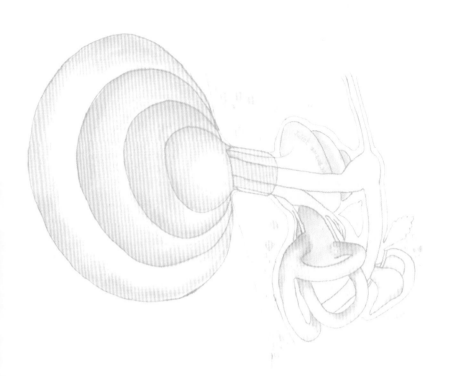

主 编

吴 皓

副主编

张力伟　汪照炎

听神经瘤

VESTIBULAR SCHWANNOMA

上海科学技术出版社

内容提要

　　本书是关于听神经瘤这一疾病的原创专著,共分14章,分别从听神经瘤诊断和治疗的发展历程、基础研究、应用解剖、临床表现、评估和治疗策略、手术治疗、围手术期管理等方面具体介绍了听神经瘤的相关知识,同时配以大量的解剖和手术图片,帮助读者更好地理解手术步骤。

　　本书内容丰富、图文并茂,实用性强,可为耳显微外科和侧颅底外科的临床医师对听神经瘤的诊治提供指导,也可以作为神经外科、麻醉科、整复外科的参考用书。

图书在版编目(CIP)数据

听神经瘤/吴皓主编. —上海:上海科学技术出版社,2018.1
　　ISBN 978-7-5478-3701-6

　　Ⅰ.①听… Ⅱ.①吴… Ⅲ.①听神经-神经瘤-诊疗
Ⅳ.①R739.61

　　中国版本图书馆CIP数据核字(2017)第217741号

听神经瘤

主编　吴　皓

副主编　张力伟　汪照炎

上海世纪出版(集团)有限公司
　　　　　　　　　　　　　　　出版、发行
上 海 科 学 技 术 出 版 社

(上海钦州南路 71 号　邮政编码 200235　www.sstp.cn)
浙江新华印刷技术有限公司印刷
开本 889×1194　1/16　印张 22.25
字数 470 千字
2018 年 1 月第 1 版　2018 年 1 月第 1 次印刷
ISBN 978-7-5478-3701-6/R·1442
定价:228.00 元

编者名单

主　编　吴　皓

副主编　张力伟　汪照炎

编　者（按姓氏笔画排序）

王　炜　上海交通大学医学院附属第九人民医院整复外科

邓予慧　上海交通大学医学院附属第九人民医院耳鼻咽喉头颈外科

吕静荣　上海交通大学医学院附属新华医院耳鼻咽喉头颈外科

朱伟栋　上海交通大学医学院附属第九人民医院耳鼻咽喉头颈外科

李　蕴　上海交通大学医学院附属第九人民医院耳鼻咽喉头颈外科

李静洁　上海交通大学医学院附属第九人民医院麻醉科

杨　军　上海交通大学医学院附属新华医院耳鼻咽喉头颈外科

杨　洁　上海交通大学医学院附属第九人民医院耳鼻咽喉头颈外科

吴　皓　上海交通大学医学院附属第九人民医院耳鼻咽喉头颈外科

汪照炎　上海交通大学医学院附属第九人民医院耳鼻咽喉头颈外科

张力伟　首都医科大学附属北京天坛医院神经外科

张明山　首都医科大学附属三博脑科医院神经外科

张治华　上海交通大学医学院附属第九人民医院耳鼻咽喉头颈外科

陈洪赛　上海交通大学医学院附属第九人民医院耳鼻咽喉头颈外科

赵　薇　上海交通大学医学院附属第九人民医院耳鼻咽喉头颈外科

钟　平　复旦大学附属华山医院神经外科

贾　欢　上海交通大学医学院附属第九人民医院耳鼻咽喉头颈外科

柴永川　上海交通大学医学院附属第九人民医院耳鼻咽喉头颈外科

黄　埼　上海交通大学医学院附属新华医院耳鼻咽喉头颈外科

潘　力　复旦大学附属华山医院神经外科

绘　图　黄　艳　朱丽烨

序

近些年来，随着听力学及影像学检查技术的不断进步，原发于第Ⅷ脑神经的神经鞘膜肿瘤——听神经瘤的确诊率及早期发现率均有了大幅度提高。听神经瘤已成为神经外科和耳科学领域比较常见的疾病。分析国内外有关听神经瘤的研究资料，不同国家和地区每100万人的发病率在2～20例/年，以此推算，我国的发病率在3万～28万例/年。

外科治疗听神经瘤的历史最早可追溯到19世纪末叶，当时的手术可以称为"大刀阔斧"，经桥小脑角，见到肿瘤后均用手指抠出。彻底成功切除的案例不多，手术死亡率也居高不下，大有谈虎色变之感。

20世纪中叶以来，随着手术器械的不断改进，麻醉技术的不断进步，House（1961年）首先将显微外科技术引入听神经瘤手术中，保留面神经成为可能。加上双极电凝止血技术的普遍应用，外科治疗听神经瘤技术逐步趋向成熟，手术死亡率大幅降低。

近20年来，随着显微外科技术的不断完善，内镜技术和术中面、听神经实时监测技术的应用，以及术中内镜辅助技术的开展，听神经瘤手术中面、听神经功能的保留水平均有了明显提高。听神经瘤外科治疗已从切除肿瘤、保存生命的目标全面转向保全面、听神经功能的新阶段，术前综合评估以及治疗预后等也有了长足进步。另外，随着立体定向放射治疗及肿瘤生物学机制的研究进展，对听神经瘤治疗的策略也有了较大的变化，手术治疗不再是唯一方法，随访观察和放疗成为一部分中小听神经瘤治疗的选择。

近10年来，现代科学技术进步为耳显微外科、耳神经外科及颅底外科提供了新的发展机遇，众人拾柴火焰高，多学科协作也为听神经瘤诊疗研究不断带来新的喜人成果。

上海交通大学医学院附属第九人民医院吴皓教授20余年来致力于听神经瘤应用基础与临床研究，带领耳神经颅底外科多学科团队，在听神经瘤的规范化诊治方面做了大量工作，制订了听神经瘤诊疗专家共识及指南，已完成各种疑难手术逾2 000例，治疗效果达到了国内外较高水准，赢得了声誉。

吴皓教授领衔编写的《听神经瘤》一书，在丰富的临床治疗经验基础上，结合了大量文献资料，全面系统地介绍了听神经瘤的基础研究、治疗策略和手术技术，阐述了分子生物学研究、颞骨解剖等相关知识,涵盖了听神经瘤的诊断、手术技巧、并发症处理等相关内容,同时也对国内外听神经瘤治疗的新进展进行了详细介绍。

　　本书内容丰富,深入浅出,具有很强的实用性,对有志于从事耳显微外科和侧颅底外科临床医师熟悉听神经瘤的诊断及治疗、提高外科治疗技能将会有很大帮助。新书出版将为规范我国听神经瘤的临床诊疗工作、提高临床医师综合诊疗治疗水平做出贡献。

韩德民

2017年8月于北京

前　言

　　回溯听神经瘤外科历史，多位著名的神经外科医师如 Cushing、Dandy 等做出了卓越的、具有里程碑意义的贡献。19 世纪 60 年代，William House 将电钻和手术显微镜引入，使听神经瘤外科进入真正意义上的显微外科时代。19 世纪 50 年代，天津医科大学神经外科赵以成教授在国内首先开展听神经瘤手术；70～80 年代，首都医科大学附属北京天坛医院王忠诚院士、华中科技大学同济医学院附属同济医院李龄教授、山东省立医院耳鼻喉科樊忠教授，以及复旦大学附属眼耳鼻喉科医院王正敏院士、中国人民解放军总医院耳鼻喉科杨伟炎教授陆续开展了听神经瘤手术，他们是国内神经耳外科的开拓者。至今，神经外科和耳鼻喉科都积累了丰富的听神经瘤研究和治疗的经验。得益于高分辨率的影像学技术、高清的显微镜、高速电钻动力系统、面听神经监护，以及立体定向放射治疗等技术，现代听神经瘤外科得到了飞速发展。而听神经瘤手术的目的，也从最初单纯减少手术死亡率、提高肿瘤全切率和安全性，逐渐向保留术后面、听神经功能及提高患者术后生活质量方向转变。

　　笔者从事听神经瘤外科已有近 30 年，回顾往事，从简陋颞骨解剖室到一体化手术室，从手动调焦显微镜到 3D 高清显微镜，从牙钻到高速电钻，从孤军奋战到团队协作，从到处蹭课到主办世界听神经瘤大会，不乏艰辛，不乏苦痛折磨，但始终不忘初心，砥砺前行。笔者起步于国内，1995 年到法国学习 3 年，感受 Sterkers 家族两代听神经瘤大师的友谊，掌握各种听神经瘤的治疗方法和手术径路。之后开始世界著名听神经瘤中心的游学阶段，在瑞士苏黎世跟随 Fisch 教授、Yasagil 教授，在美国洛杉矶跟随 House 教授、Histelsberg 教授、Brackmann 教授，在意大利跟随 Sanna 教授，把法国经验与世界其他中心经验结合起来，形成自己的体会；在以后多年中多次在世界各地听神经瘤中心短期游学，每一个阶段都有新的收获。笔者有幸接受了世界上几乎所有听神经瘤大师的教诲，他们现在都已是传奇，有时午夜梦回，一位位大师面容在眼前闪过，或已年至耄耋，或已天人永隔，但月光如水，岁月如歌，星汉灿烂，传承永恒。

　　国内第一本介绍听神经瘤的专著出版于 1995 年，由华中科技大学同济医学院附属同济医院神经外科李龄教授主编。十几年来，听神经瘤的基础研究、治疗策略、影像技术和手术设备又有了长足的进步，因此有必要更新这些方面的知识。

　　本书将系统、全面地介绍听神经瘤外科的相关知识，从发展历程到基础研究、临床表现、治疗前评估、治疗的策略等。本书的重点是颞骨、颅底和桥小脑角的解剖，以及听神经瘤的治疗策略、手术技术和基本径路。掌握和熟悉这些区域的三维解剖结构，以及神经耳科、神经外科的特殊技术，例如颞骨解剖技能、脑组织的处理和止血技巧，对于开展听神经瘤手术至关重要。本书配置了大量解剖和手术照片，以便于读者理解手术的重要步骤。应该强调的是，听神经瘤外科医生应该掌握基本的手术径路，如迷路径路、乙状窦后径路和颅中窝径路，只有这样我们才能为患者提供个性化的、最好的手术方式，而不是始终以同一种径路摘除各种类型和大小的肿瘤。

我们将在本书中介绍有关听神经瘤的分子生物学研究、颞骨解剖、听神经瘤的诊断、面神经的保护和修复、手术径路、内镜和导航辅助下的手术、脑脊液漏和其他并发症处理等的研究结果，着重介绍近十年来听神经瘤治疗的最新进展。手术切除适用于绝大多数听神经瘤，但在一些特殊情况下，放射治疗和随访观察也是可以选择的策略。现代听神经瘤外科注重功能保留，因此术中的面、听神经监护是必要条件之一。另外，近年来听觉植入技术发展很快，听神经瘤术后的患者藉此可获得更好的听力康复和生活质量。例如在术耳植入骨锚式助听器，为唯一听力耳、神经纤维瘤病Ⅱ型患者植入人工耳蜗（CI）或听觉脑干（ABI）等。希望本书对有志于耳显微外科和侧颅底外科的临床医师熟悉听神经瘤的诊治、提高手术技术有所帮助。

本书历经数年编撰完成，主要作者均为上海交通大学医学院附属第九人民医院耳鼻咽喉头颈外科和上海交通大学医学院耳科学研究所的临床医生和研究人员，另有部分章节邀请神经外科、放射治疗外科、麻醉科和整复外科的著名医师撰写。在繁重的日常工作之余，他们翻阅了大量文献，花了无数心血进行写作、编辑，得益于他们耐心、辛苦而富于成效的工作，本书才能最终出版。

今年，笔者的第一例听神经瘤患者来复查，这是其术后整整二十年，这本书的出版，也是对我二十年听神经瘤手术的一个总结，是对我敬仰的前辈大师们的致敬，更希望对有志于听神经瘤外科的年轻医师有所裨益。

由于著者水平有限，加之时间仓促，不足之处在所难免，敬请各位同道和读者们不吝批评指正。这本书只是开始，我们还在路上，希望我们的经历对读者们有所启发，与各位同道共勉。

吴 皓

上海交通大学医学院附属第九人民医院耳鼻咽喉头颈外科

上海交通大学医学院耳科学研究所

2017年5月

目 录

附录

第一章

听神经瘤诊断和治疗的发展历程

第一节 听神经瘤外科的早期历史

一、从听神经瘤的早期认识到听神经瘤手术的早期尝试

奥地利考古研究小组在距今 4 000 年前的古尸颅内发现听神经瘤,这是有史以来发现的最古老的听神经瘤病例。文艺复兴时期,达·芬奇等就已阐述了关于人脑解剖和后颅窝肿瘤的解剖学知识。由于当时人体解剖属于禁忌,所记载的文字相当隐晦,但这可视为人类对听神经瘤的最早探索(图 1-1)。

1777 年,Eduard Sandifort 第一次确切地描述了"听神经瘤"这一名词,他在尸检中描述了 1 例听神经瘤,该病例生前有单侧耳聋病史,打开硬脑膜后发现与听神经粘连紧密的实性肿块并带有包膜。

1810 年,Leveque Lasource 第一次描述了听神经瘤的临床症状,有眩晕、头痛、视力下降、耳鸣、耳聋及肢体麻木等。1830 年,Charles Bell 爵士首次系统地描述了听神经瘤的症状和尸检报告。他记载道,患者自 20 岁起出现左侧舌体烧灼感,在 1 年中逐渐加重,并蔓延至其口—面—头部……逐渐丧失左侧舌体感觉……21 岁起出现阵发性剧烈头痛伴呕吐,1 年后出现言语含糊不清,左侧咬肌、颞肌瘫痪,伸舌偏左,左侧听力丧失……患者消瘦、卧床,并伴脑后部疼痛,最后患者死于误咽所致窒息。经尸检发现小脑幕下有一鸽蛋大小肿块,肿块内含有尿色囊液,肿块占据整个桥小脑角,压迫脑桥和小脑,突入内听道,三叉神经受压变扁,面神经、听神经从距脑干发出 0.25 in(1 in=2.54 cm)处直至内耳门完全被肿瘤包裹。

1842 年,Cruveihier 第一次把单侧进行性听力下降与桥小脑角肿瘤(小脑脑桥角脑膜瘤)联系在一起。在对一名 26 岁女性病例进行尸检前,他了解到该病例有单侧听力下降和头痛、昏迷病史,因此猜测该病例可能为后颅窝肿瘤,尸检结果证实了他的猜测,同时见内耳门扩大、肿瘤相邻脑神经扭曲。

19 世纪初,听神经瘤的起源曾引起极大的争论。1838 年,解剖学家 Theodore Schwann(图 1-2)第一次确定肿瘤来源于神经鞘膜,后人为了纪念他对听神经瘤病理的伟大贡献而将神经鞘膜肿瘤命名为施万细胞瘤。但之后的大半个世纪,其神

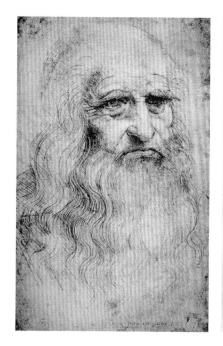

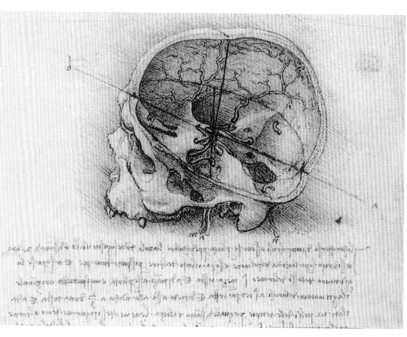

A

B

图1-1 达·芬奇肖像（A）和达·芬奇颅脑解剖素描（B）

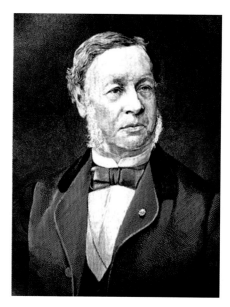

图1-2 Schwann肖像

经来源却长期未能确定，直到1900年，Sternberg才确认听神经瘤来源于第Ⅷ脑神经，从而正式启用听神经瘤这一专业名称。

18世纪中叶，对听神经瘤的临床探索已经开始，但是由于细菌学、感染学、影像学、麻醉学、临床诊断、手术器械等多学科发展的整体落后，无法开展听神经瘤的外科治疗。Morton于1846年在麻省总医院成功进行了第1例全麻手术，但入颅手术风险极大，患者往往死于感染。直到1867年巴斯德研究所的Lister发现微生物与感染的关系，并提出外科手术消毒原则，医学界才真正获得了外科手术的两大有效武器——麻醉和消毒。

19世纪90年代，随着Hughlings Jackson、Oppenheim、Babinski等在颅脑生理学上的突破性进展，神经科医师对颅脑功能性解剖的认识不断深入，对听神经瘤症状有了合理的解释，能够根据临床表现如头痛和视神经乳头水肿来诊断听神经瘤，并能根据不对称性听力下降辨别肿瘤的侧别，以及是否伴有小脑共济失调判断幕上或幕下肿瘤。但这些成果和进步仍然无法早期诊断肿瘤，患者被确诊时往往已是肿瘤末期，濒临死亡。因此，这一时期的听神经瘤无一例外都是压迫脑干、侵犯颅底的巨大肿瘤。

随着神经科学和外科学逐渐融合，各国相继报道听神经瘤手术。1890年，von Bergmann首先尝试完成第1例听神经瘤手术，但在行颅骨凿开后患者即死亡，术者并未见到肿瘤，因此多数医师尤其是美国医师不承认这次手术探索。1891年，纽约神经科医师Starr与外科医师McBurney合作行后颅窝听神经瘤手术，术中使用榔头和凿子打开枕下骨板后，见小脑肿胀明显，术中必须切除多余的脑组织，但肿瘤并未被切除，患者于术后12日死亡，尽管这次手术不成功也没有正式报道，但它是第一次真正意义上的听神经瘤手术尝试。1892年，Charles Balance（图1-3）报道了1例经二期手术成功切除后颅窝肿瘤的病例，且患者术后存活很长时间，但因该患者术前无听力下降表现，术中所见肿瘤位于岩骨背面，听神经瘤的诊断并不能明确，术者将其称为岩骨背面的"囊性纤维肉瘤（encapsulated fibro-sarcoma）"。Annadale描述了1例妊娠期女性患者，临床表现为右侧听力下降、后组脑神经麻痹、中枢性眼震及视神经乳头水肿，符合后颅窝肿瘤的特征，于1895年5月3日经患侧枕下切开颅骨，一期用手指完全剥离摘除肿瘤，桥小脑角处用纱布填塞止血。患者术后顺利出院，并于数月后顺利生产。Cushing认为这是1例典型脑膜瘤，因此他把第一次成功的听神经瘤手术的巨大荣耀归于Annadale。之后，Ballance与Beevor合作在1894—1906年进行了数例成功的后颅窝肿瘤手术，其中也包括听神经瘤。尽管数量有限，但能证明从19世纪末开始，成功的手术治疗听神经瘤已成为可能。

二、早期听神经瘤外科的探索

20世纪初，听神经瘤手术逐渐在各国开展，由于早期所有病例均为大或巨大肿瘤，患者症状严重、濒临死亡，手术是唯一可能挽救他们生命的方法，往往带有抢救性质，死亡率和严重并发症的发生率相当高（图1-4）。1913年，在伦敦召开的国际医学大会上，Victor Horsley（伦敦）、von Eiseleberg（维也纳）和Fedor Krause（柏林）分别报道了他们的手术结果。63例患者中，手术死亡率高达78%，大多数患者术后遗留重度残疾。鉴于极高的手术死亡率，Cushing将桥小脑角命名为血腥三角（bloody angle）。

当时听神经瘤手术高死亡率的原因是多方面的，最常见的是脑组织切口疝：早期听神经瘤

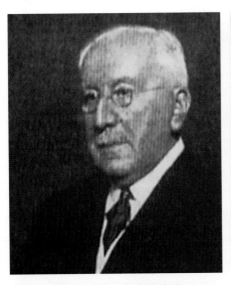

图1-3　Balance爵士肖像

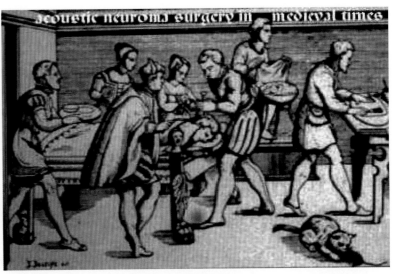

图1-4　早期听神经瘤手术

手术颅骨去除范围小，导致术中往往出现大块脑组织自切口疝出，当时的术者并未意识到脑组织肿胀、颅内压和脑脊液循环的生理意义，通常采用强行回纳或压迫，从而导致更严重的脑组织肿胀或枕骨大孔疝，约有半数以上患者在术中死亡。

术中出血是当时棘手而严重的难题，止血方法仅有压迫和结扎，而无现代手术的单极或双极电凝，头皮和帽状腱膜的出血常难以控制，因此在当时只有片面强调速度，才能减少出血。但是对于术中脑组织广泛渗血、颅内血管出血和肿瘤血管出血，往往无法控制，大多数患者不幸死于手术台上。

粗暴手术操作也是高死亡率的重要原因之一。当时神经外科尚未独立成科，从事神经外科手术的医师可能为内科医师，也可能为普外科医师，"大刀阔斧"是他们的特色，肿瘤均通过手指抠出（图1-5），成功案例不多，而因此造成的严重脑干损伤却不鲜见。

落后的麻醉监护技术严重威胁手术安全性。19世纪末全身麻醉技术尚处于起步阶段，有术中麻醉时氧化亚氮（N_2O，俗称笑气）漏出将手术医师一并麻醉的报道，患者术中疼痛苏醒的报道也很多。当时生命体征监护尚未系统开展，无法早期、实时发现患者血压、呼吸变化，使听神经瘤手术成

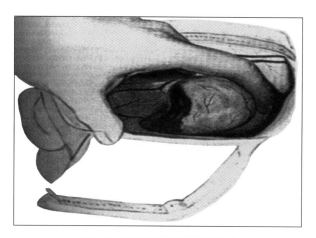

图1-5 通过手指抠出听神经瘤

为一项异常高危的手术操作。

即使患者成功耐受手术，术后脑脊液漏以及颅内感染也使很多患者在术后几周内死亡或遗留严重残疾。

听神经瘤手术具有的高风险，使患者产生不到晚期濒临死亡不接受手术的想法。但当时手术本身的难度并不止以上所列的几点，更重要的是对手术侧别的确定。由于并非所有患者都有明确单耳听力下降，从而使侧别的确定成为困扰手术医师的巨大难题，间接促使双侧枕下径路的广泛应用。整整半个多世纪，手术医师在术前都不敢完全确认术侧的桥小脑角究竟有无肿瘤，这一侧别选择问题直到20世纪60年代MRI的出现才被解决。

20世纪的第一个10年，手术医师开始了对听神经瘤手术径路的探索。1903年，Woolsey首先采用单侧枕下径路听神经瘤手术。1904年，Fraenkel详细描述了枕下径路的步骤。1905年Krause顺利完成1例二期枕下径路听神经瘤摘除，并在以后数年间完成多例手术，从而将单侧枕下径路推广至全世界。Krause是一位具有开创精神的神经外科医师，他不仅是单侧枕下径路的创始人之一，还是功能性脑神经根手术的创始者。早在1898年，他就为1例严重耳鸣患者做了第Ⅷ脑神经切断术，并在术中电刺激鉴别面神经，从而保留了面神经功能。在Krause的大力推广下，单侧枕下径路成为听神经瘤手术经典径路，历经百年，单侧枕下径路虽然经过许多改良，但其基本手术步骤与100年前并无根本变化，目前仍是临床上最常用的手术径路，作为后颅窝和桥小脑角的经典手术径路，现在常被称为乙状窦后径路。

当时单侧枕下径路听神经瘤手术的高死亡率促使手术医师开展其他手术径路的探索。1904年，Panse第一次描述了迷路径路，他认为此径路可降低死亡率，但会造成面神经不可避免的牺牲和肿

瘤的不全切除。而且由于术后脑脊液耳鼻漏几乎不可避免，该手术径路在当时被认为是"显而易见不可行"。

不少手术医师设想联合径路的可能性，但在20世纪早期已经证明，单侧枕下径路联合岩骨径路的效果并不比单纯枕下径路更佳。

第二节 | 听神经瘤外科的Cushing时代（1900—1917年）

一、Cushing的成长及其创立的新时代

Harvey Williams Cushing（图1-6）毫无疑问是听神经瘤手术史上里程碑式的人物。他第一个开展了垂体手术，并将一系列内分泌疾病与垂体肿瘤联系起来，他还是一个多才多艺的、百科全书式的人物，他曾因《William Olser爵士传记》获得普利策奖，若干年后Fulton也因为《Cushing传记》获得该奖项。Cushing另一个足以名垂青史的重大贡献，是他于1917年出版的 *Tumors of the Nervus Acusticus and the Syndrome of the Cerebellopontine Angle*，这是第一部系统论述听神经瘤的巨著。由于Cushing对听神经瘤诊断治疗各方面的贡献，

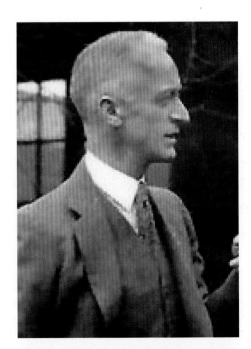

图1-6　Cushing肖像

人们把Cushing工作的年代称为Cushing时代（1900—1917）。

1869年，Cushing生于美国俄亥俄州Western Reserve的一个医学世家，从Cushing的曾祖父算起，Cushing已是他家族的第四代医师。后来Cushing进入哈佛大学医学院学习。在麻省总医院实习期间，Cushing迅速显示了成为一名优秀医师的潜质和远见。他对麻醉非常感兴趣，在实习期间发明了麻醉监护单，首次对麻醉过程中的呼吸和脉搏进行持续监护，显著降低了麻醉风险，同时他还是最先研究术中止痛技术的医师。Cushing强调麻醉对手术的重要性，即使以后致力于神经外科的工作，仍然保持着对麻醉的兴趣，他第一个将术中血压监护技术引入美国，这项技术使外科手术尤其是听神经瘤手术死亡率明显降低。Cushing自述好奇心是使他成为一名伟大医师的关键。1896年德国生理学家Roentgen发现X线后数月，Cushing就提出这项技术将在医学领域带来革命性的变革，并预言医学影像学将成为一个崭新的医学分支。当时他还是一名实习生，人微言轻，他自己出资为麻省总医院装配了世界上第一台医用X线摄片机。从这里可以看出Cushing对于新技术有着异常敏锐的洞察力，百年来医学影像学的进展不断证明着他的远见。Cushing毕业后选择进入约翰·霍普金斯医院开始住院医师生涯，完成外科基本手术的训练，在他的老师Halsted的培训和鼓励下，Cushing决定选择神经外科脑肿瘤作

为专业。结束住院医师工作后，Cushing 为自己设计了一个为期14个月的欧洲游学。当时欧洲的医疗水平远高于美国，美国青年医师去欧洲游学是一项传统，该传统迅速提高了美国的医疗水平。Cushing 首先来到英国，当时 Victor Horsley 是世界上最著名的神经外科医师，他的听神经瘤手术死亡率为30%～50%，绝大多数死亡原因是术后感染。Cushing 对 Horsley 粗暴的手术操作深感失望，他从 Horsley 处认识到神经外科技术需要革新。

1902—1917年，Cushing 共观察784例脑肿瘤患者，其中30例为听神经瘤，这些病例成为他在之后著作中的基本病例和基本经验。Cushing 于1906年开始他最早的2例听神经瘤手术，相隔3个月。2例手术均采用乙醚面罩弥散麻醉，而第1例手术使他发现手术中患者在俯卧位时的问题，从而发明了一款支架，用以在手术台之外更好地支撑患者的肩部和头部。2例患者中1例死亡，1例存活。在当时，欧洲顶尖医师的听神经瘤死亡率达到70%～90%。如此高的死亡率给 Cushing 带来疑问，为什么不放弃手术而让患者在肿瘤自然病程中自然死亡？为什么要冒80%死亡率的风险为患者手术？针对这些问题，他在第3例手术中找到了答案。他这样评论："针对本例患者渐进发展的症状，手术结果令人满意，患者获得了3年半相对舒适的生活，如果诊断和手术能够更早些，术后结果也将更好。"

20世纪初，听神经瘤患者在诊断时已处于病程晚期，症状明显，包括头痛、失明、呕吐、眩晕和共济失调等。而他们中间仅有一小部分人被诊断为后颅窝肿瘤。在当时，Wasserman 补体结合试验尚未被发明，大多数无法解释的病症均被认为是梅毒症状。这些无法手术治疗的患者，通常采用阿片制剂（如阿片酊）做保守治疗（美国第一部规范麻醉药物法规直到1914年才制定）。这些药物可能进一步抑制患者呼吸，加速患者死于肺

炎或呼吸衰竭。1902年，医学界虽已能从患者的特殊症状诊断脑肿瘤，并能够区分幕上或幕下肿瘤。但尚无法确认后颅窝肿瘤为小脑内或小脑外肿瘤，同时确诊肿瘤侧别也是个难题，所以通常采用双侧枕下径路手术。当年，Henneberg 和 Koch 引入了"桥小脑角肿瘤"这一专业术语，强调肿瘤所在解剖区域比组织起源更为重要。而在20世纪早期，根治性乳突手术已相当完善，许多医师投身耳外科，他们也能处理从乳突弥散至中后颅窝的脓肿以及乙状窦血栓。曾有耳外科医师通过 Krause 径路（即单侧枕下径路）切除听神经瘤，但死亡率奇高。1904年，与 Cushing 同时代的 Panse 提出了更为直接的径路，即迷路径路。但在当时条件下，此径路使用少，且患者往往在术中死于颞骨周围静脉窦出血或术后无法控制的脑脊液漏（当时使用碘仿纱条填塞）。1911年，荷兰乌德勒支的 Quix 用迷路径路切除了1例小型听神经瘤，患者死于术后6个月，解剖发现肿瘤仅为部分切除。直到1915年，Zange 和 Schmiegelow 较多地使用迷路径路，才使之略有推广，但总数仍很少。之后迷路径路常和乙状窦后径路或枕下径路联合使用，患者主要死于术后脑脊液漏引起的颅内感染。

二、Cushing 对听神经瘤外科的贡献

Cushing 时代的神经外科医师考虑的是如何改良听神经瘤的诊断方法和改善手术技术，而 Cushing 对听神经瘤外科的杰出贡献主要在于通过术中降低颅压、减少出血、监测生命体征以及预防术后感染显著降低死亡率。

手术出血是导致当时死亡率居高不下的主要原因。Cushing 采用一系列技术减少术中出血。第一，他使用双侧枕下径路分期切除肿瘤，以避免一期用手指抠出肿瘤时所造成的致命性基底动脉出血和由此造成的脑神经损伤。因此，早期听神经瘤往往是经二期或三期手术切除。

第二，Cushing摒弃手指暴力摘除肿瘤，改用勺挖出肿瘤中心（即囊内减压），再用Zinkers液在肿瘤内部止血。第三，Cushing本人的手术操作非常轻柔，暴露非常广泛，因此速度非常慢，他的多数手术只能分期完成。1910年，Cushing报道的180例脑肿瘤手术中有70例经二期手术。早期手术医师为了减少出血而盲目追求高速度，由此产生暴力操作和高死亡率，Cushing嘲笑那一时期为"残酷十年"。第四，Cushing致力于止血新技术的研究，并取得了重大成果。1904年，他发明了骨蜡（bone wax），这种蜂蜡、水杨酸和杏仁油的混合物能有效控制颅骨出血，至今仍是听神经瘤外科常用的止血技术。1911年，他发明了银夹（silver clip），这是真正意义上第一个神经外科止血方法。听神经瘤手术止血不再用填塞方法，显著减轻了对脑组织的压迫。第一次世界大战带来了医疗技术尤其是野战外科的革新，止血技术更是得到飞跃性进展。这期间，军医们发现了肾上腺素奇妙的止血作用，Cushing迅速将肾上腺素引入听神经瘤外科，肾上腺素头皮下注射明显减少了手术创面出血，肾上腺素棉片术腔压迫明显减少了术野出血。这些止血技术的运用，使Cushing可以比较从容地进行手术操作，而不是在血泊中争分夺秒地抠除肿瘤。第五，Cushing和其助手Bovie将电凝止血技术引入听神经瘤外科，从而产生了一个新名词，电外科（electrosurgery），使得从此以后听神经瘤手术在止血方面的困扰和障碍基本得到解决，虽然手术死亡率仍高于10%，但相对以往，听神经瘤手术不再是异常危险的手术。近百年来，听神经瘤手术止血技术都是在Cushing的基础上发展的，他的骨蜡、肾上腺素、银夹和电凝技术至今仍是手术止血的常规手段。至1920年，Cushing将手术死亡率降低到13%。

Cushing对脑组织生理病理的研究使他第一个认识到听神经瘤颅内减压的重要性。他提出广泛的颅骨切除以获得足够的暴露并降低颅内压。他采取双侧枕下径路切除听神经瘤，术中患者取俯卧位，沿双侧乳突尖做巨大的弧形切口，中点位于枕骨隆突以上4 cm。这种大切口避免了术中对脑组织的压迫，当疑似肿瘤侧未发现病变时，还能探查对侧。广泛的颅骨切除降低了颅压，并可以打开后池或侧脑室穿刺释放脑脊液以进一步降低颅压。Cushing的方法使他的听神经瘤手术死亡率和致残率明显降低。

Cushing注重降低手术死亡率和致残率，甚至将其置于肿瘤全切除之上。他是第一个提出囊内减压的手术医师，颠覆了肿瘤整块切除的手术原则。他并不强调手术速度，而强调手术操作轻柔，止血彻底。他的手术死亡率在1917年是20%，到1931年下降到4%。在20世纪早期的20年，全世界共进行了330例听神经瘤手术，其中一半是Cushing完成的，他的手术死亡率是10%左右，其他人的手术死亡率却高达65%。

Cushing在后期总结手术经验时，认为全切除肿瘤是基本不可能的，虽然他的手术死亡率低，但复发率却很高，因此许多经过手术的患者最后死于复发。Cushing的听神经瘤手术确切来说不是切除术（resection），而是减压（depression）或减容（debulk）。同时他并不赞同迷路径路，认为只有在肿瘤局限于内听道内时才能采用这一径路，这与现代听神经瘤手术是背道而驰的。

在听神经瘤外科发展史上，1917年是一个值得纪念的年份，Cushing于该年发表了他关于听神经瘤的专著*Tumors of the Nervus Acusticus and the Syndrome of the Cerebellopontine Angle*，系统地提出关于听神经瘤诊断及治疗各方面的问题，特别是对听神经瘤患者症状发展的详细描述，是留给现代听神经瘤外科的重要"遗产"，也奠定了Cushing在听神经瘤治疗上的地位，听神经瘤外科的诊疗常规逐渐被人们所接受。在Cushing时代，神经外科学正式建立起来。

第三节 听神经瘤外科的Dandy时代（1917—1961年）

一、Dandy对听神经瘤外科的贡献

第一次世界大战后的40余年中，即从Cushing时代到显微技术产生期间，听神经瘤诊疗重要原则相继被制订，对听神经瘤的治疗目的不再局限于延长患者生命和缓解症状，而是尽可能地彻底治愈疾病。此时，Cushing已经阐明了听神经瘤患者从最早单侧听力下降到若干年后因颅内压升高呼吸衰竭导致死亡的自然病程。相关的临床医学取得了重要进展。系统性神经检查、听力和前庭功能检查以及颞骨X线已开始应用。麻醉学已经过75年的发展。Lister的消毒原则也已经转化为无菌手术概念。由Cottrell倡导的颅内压减压概念得到深入实践。听神经瘤术中止血广泛采用Horsley骨蜡和Cushing银夹。更重要的是，神经外科已成为一门独立专科，疾病诊断和手术技术相辅相成共同发展。

在此期间，Walter E Dandy（图1-7）发挥了关键性的作用。Dandy师从Cushing，是听神经瘤医疗史上另一位大师。他可能是当时最伟大的神经外科医师，还是杰出的发明家，但其非常固执。虽然他不像Cushing那样注重听神经瘤的临床观察，但他在手术革新方面特立独行，手术结果较好，同时代的其他医师只能望其项背。

Dandy的第一项伟大贡献，是在1918年发明脑室造影术，对于术前评估颅内肿瘤和定位有重要意义。1919年，他又发明了气脑造影术，这些技术以及1926年由Moniz和Lima发明的血管造影使依赖临床经验的听神经瘤诊断转变为依赖辅助技术手段进行诊断，大大降低了诊断随意性，极大地提高了其准确性。

1915年，Dandy在他最初的2例患者中采用双侧枕下径路后颅窝减压，结果2例患者均在术后12小时内死亡。这2例患者在术前均有颅高压症状，但术前评估整体情况尚好，Dandy认为死亡与术中双侧小脑半球抬起、脑干移位以及术后脑水肿、颅内压升高对小脑幕压力增大有关。而他在之后连续3例效仿Cushing做听神经瘤囊内切除，其中仅1例存活，另2例死于术后颅内感染。高死亡率使他意识到手指抠出肿瘤具有明显的创伤性。他倡导在听神经瘤囊内切除的同时切除肿瘤囊壁：术中用勺剜除囊内肿瘤后囊壁变薄，从而让术者得以向前分离肿瘤囊壁与脑干，保持脑干和小脑的暴露。而如果肿瘤伸入中颅窝和椎管，则可通过囊内切除把肿瘤拉回后颅窝。通过这种方法切除肿瘤囊壁费时费力，需要术者有足够的耐心，操作必须轻柔，术野必须清楚、出血少。至1925年，是Dandy开展听神经瘤手术的第9个年头，此时他已有23例手术经验，其中5例成功治愈肿瘤，这已经是里程碑式的伟

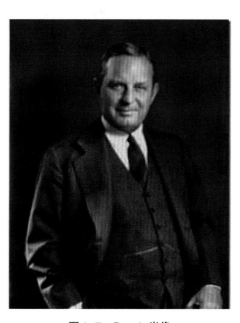

图1-7 Dandy肖像

大成就。

Dandy的第二项伟大贡献，是改良枕下径路，与Cushing倡导的大切口双侧枕下径路切口不同，Dandy选择小切口的单侧枕下径路，并在切除肿瘤后仔细地把囊壁从脑干上剥离。在Dandy、McKenzie、Alexander和Olivecrona的努力下，听神经瘤手术建立了标准化流程，即单侧枕下径路全切除肿瘤。1917年Dandy在未与Cushing沟通的情况下报道了1例单侧枕下径路听神经瘤完全切除的病例，此时Cushing刚发表他的巨著并在业界获得极大声誉，从而导致了两人的交恶。Dandy坚持全切除肿瘤的见解深深触怒了Cushing，后者极为怀疑此方法的安全性，认为这是一种有勇无谋的行为。这一事件极大地损害了两人的师生关系，促使两人日后的分道扬镳。与Cushing把重点放在脑组织生理病理上不同，Dandy更注重对脑解剖的研究，他发现了Dandy静脉，并认识到撕扯肿瘤时患者迅速死亡与该静脉损伤有关。

在Dandy时代，手术死亡率进一步降低。Dandy将听神经瘤全切除后的死亡率降至22.1%，尽管仍高于Cushing，但这与肿瘤全切除有关，而Cushing的低死亡率掩盖了其术后复发致死率高的缺点。另一个著名的神经外科医师Pool报道，从1950年至1965年72例听神经瘤手术死亡率为12.5%。而在1966年，当时世界上听神经瘤手术例数最多的瑞典医师Olivecrona报道，在他415例手术经验中，死亡率为19.2%，他第一个指出大肿瘤手术死亡率约为小肿瘤的5倍（22.5%∶4.5%），凸显早期诊断的重要性。

在Dandy时代，大部分听神经瘤都可通过单侧渐进性耳聋、面部麻木感和轻微颅内压升高症状来诊断，这些病例并非如Cushing所观察到的患者症状那样严重，诊断的提早必然使医师面对症状轻微和较小肿瘤的患者。此时，Cushing的部分切除肿瘤后颅窝减压缓解症状以获得较好生活质量

的策略已不适用，必须以全切除肿瘤彻底根治疾病为主。

Dandy的第三项贡献，在于完善电凝技术，并在手术中引入吸引系统，这使得手术野变得清晰，是革命性的技术进步。他建议手术中夹闭或电凝肿瘤周围所有血管，但他不明白为何在严密控制出血的情况下，仍会有10%的手术死亡率。显然，他并未认识到小脑前下动脉的重要性。首先意识到小脑前下动脉在听神经瘤外科中重要意义的是Atkinson。1949年，在对6例听神经瘤死亡患者的回顾中，他发现小脑前下动脉损伤会直接导致患者死亡。怀着好奇和兴趣，Atkinson对桥小脑角的血管系统进行解剖研究，发现当小脑前下动脉与小脑后下动脉、小脑上动脉之间吻合支不通畅时，小脑前下动脉损伤会导致脑桥腹侧和延髓上部的缺血。

二、Dandy时代的其他进展

包括之前已经提到的Atkinson，Dandy时代可谓人才辈出。岩尖X线于20世纪20年代由Hinchen发明，并由Towne完善。20世纪30年代，Lempert开始成功治疗耳硬化症所致的听力下降患者。前庭功能评估在当时也被普遍应用于眩晕患者。第二次世界大战后，听神经瘤逐渐归由耳科医师诊断，单侧听力下降伴面部麻木患者等同于听神经瘤。由于肿瘤诊断较早，当时医师所面临的矛盾在于，患者是否应在诊断后立即手术，这样就使原来的部分听力损失变成全聋、面瘫，同时又面对较高的死亡率。或者患者等待病情发展直至不得已必须手术，这样患者可能面对更高的手术风险和死亡率。Dandy认为应该立即手术，而Pennybacker和Cairns则认为应该等待直至患者出现三叉神经麻痹症状或早期视神经乳头水肿再行手术。

Dandy时代，人们开始思考保留面神经功能或至少是保留面神经解剖完整性的可能。第1例

全切除肿瘤并保留面神经解剖完整性（神经外观完整正常）的手术由 Cairns 在 1931 年完成。之后，Olivecrona 在 20 世纪 30 年代末第一次强调在听神经瘤术中面神经功能保留的重要性，术中他用电刺激面神经，并由护士观察患者的面部动作。1940 年他总结报道面神经解剖保存成功率为 65%，但早期功能仅保存 4%，显然解剖保存和功能保存之间的差异极为明显。为更好地保护面神经，Olivecrona 改良了单侧枕下径路，将切口向前，颅骨去除时要将乙状窦后的骨质清除，手术时可以切除内听道后壁骨质，该径路现在成为乙状窦后内听道径路，而 Olivecrona 也是第一个认识到早期诊断重要性的手术医师。

当然，手术死亡率和神经功能保留率也并非 Dandy 时代唯一被聚焦的问题，有些医师开始注意术后患者出现的严重共济失调和偏瘫问题。Thomsen 报道 125 例患者中，18% 的术后存活患者出现以上严重并发症，导致生活不能自理。

至 20 世纪 60 年代，听神经瘤诊断和手术技术已经历 60 年发展，有了长足的进步，留给下一个时代的问题是如何进一步降低死亡率和提高神经功能保留率。

第四节 | 迷路径路的发展历程

一、迷路径路创立之初

直到 20 世纪 60 年代以前，由神经外科医师 Krause 发明，并受到听神经瘤界的两位大师——神经外科医师 Cushing 和 Dandy 大力推崇和推广的枕下径路，一直是听神经瘤手术的唯一径路，但其缺点也时刻困扰着临床医师，手术死亡率、并发症的发生率始终居高不下（＞10%）。相对于备受瞩目的枕下径路，由耳科医师 Panse 发明的迷路径路在听神经瘤切除中的应用，则经历了艰难而曲折的历程。

由 Rudolf Panse 在 1904 年首先提出的迷路径路比 Krause 提出的枕下径路晚了整整 1 年，作为一名具有丰富化脓性迷路炎手术经验的耳科医师，Panse 是第一个意识到经迷路可以达到桥小脑角的医师，他认为可以通过切除乳突、耳蜗和迷路直至桥小脑角，切除鸡蛋大小的肿瘤。他还提出可以通过面神经移位增加手术视野，这恰恰是后来颞下窝径路的关键点。遗憾的是，Panse 仅仅在理论上提出迷路径路，他本人并没有具体实施过听神经瘤的手术操作。同时期的 Elsberg 也独立得出迷路径路是到达桥小脑角最短径路的结论，他认为该径路只需轻微压迫小脑就可以完全暴露后颅窝，并能够减少脑桥和延髓损伤，虽然这一结论完全正确，但他也仅报道了 1 例手术尝试，术后患者死于急性肾衰竭。

1905 年，极具偶然性地出现了迷路枕下联合径路。当时，柏林的 Borchardt 为 1 例听神经瘤患者做手术，第一次选择常规枕下径路，因术中大出血而被迫中止。4 日后选择迷路径路，再次大出血而中止手术。3 日后行第三次手术，仍采用迷路径路，顺利全切除肿瘤，虽然患者于术后 26 h 死于颅内出血，但他发现联合径路的手术视野要明显好于单纯枕下径路。1907 年，Von Eiselsberg 也尝试 1 例枕下联合迷路径路手术，仅能切除部分肿瘤，患者于术后 2 日死亡。20 世纪初，Guldenarm、Stieglitz、Gerster 和 Lilienthal 等先后做过尝试，遗憾的是，所有患者均以死亡告终。由此，迷路枕下联合径路被束之高阁。

第 1 例真正成功的迷路径路听神经瘤手术由荷兰耳科医师兼病理科医师 Quix 于 1911 年 5 月

完成。初次手术经迷路径路行乳突切除并牺牲面神经，暴露颅中窝和颅后窝硬脑膜，填塞岩上窦止血，在打开内听道前壁时遭遇大出血，中止手术。4日后再次手术顺利完成，由扩大的内听道处摘除肿瘤。术后病理证实听神经瘤诊断，并且显示肿瘤两端均可见到正常脑神经组织，Quix认为这是全切除肿瘤的标志，并由此认为Panse提出的迷路径路适合于以内听道为中心的较小型听神经瘤，而大肿瘤则需要联合枕下径路。术后患者安全出院，Quix成为第一个成功实施迷路径路听神经瘤切除的医师，而且自认为是全切除肿瘤。这是耳科医师第一次成功介入听神经瘤手术，迷路径路似乎显示了在听神经瘤治疗中的优势。遗憾的是，该患者于术后6个月死亡，尸检时发现后颅窝鸡蛋大小的肿瘤残留。这次尸检结果在迷路径路的发展历程中成为绊脚石，极大地阻碍了迷路径路的发展。以后支持枕下径路的神经外科医师每每批判迷路径路都以此次尸检结果为依据，认为迷路径路并不能切除真正致命的位于后颅窝和桥小脑角的肿瘤，因此断定迷路径路不适用于听神经瘤手术。同时期的其他耳科医师也在进行迷路径路的探索。Kümme和Schmiegelow分别在1911年和1915年行1例和2例迷路径路听神经瘤摘除，前例患者术后出院，但在1年后死于复发再手术过程中，而后2例患者均在安全出院后失访。

迷路径路的提出使耳科医师能够介入听神经瘤手术。作为一个理论上距离最近、损伤最小的手术径路，迷路径路全程都在耳科范畴内，这令耳科医师很是兴奋。Quix曾说"耳科医师可以自行完成听神经瘤手术而不再将患者转给神经外科医师，神经外科的手术死亡率很高，耳科医师的介入完全可以取得更佳的手术效果"。

虽然迷路径路可以直接暴露桥小脑角，对小脑和脑干的损伤也小，但在具体手术实践中，这一径路潜在的优势并未体现出来，而所有手术医师在尝试1~2例迷路径路手术后就迅速放弃了

这一径路。如果当时有医师坚持，迷路径路很有可能成为当时听神经瘤手术的主流径路，这是因为当时困扰枕下径路的诸多障碍，如颅高压、大出血、脑干损伤仍没有解决办法，而迷路径路的范围和手术方法与50年后William House介绍的方法基本一致，理论上说，当时迷路径路应比枕下径路更加先进和安全。

但接下去的几十年，迷路径路经历了争议、反对、抛弃和遗忘的过程。究其原因，这与当时的学术氛围有关。神经外科医师在19世纪末20世纪初已经形成一个相当强势的学术团体，而耳科医师在神经外科医师眼中属于没有经过正规训练的不属于外科医师范畴的一个团体（otologists were not considered real surgeons, Cushing语）。Cushing和Dandy虽然在听神经瘤是否需要全切除上有着很大的争论和矛盾，但并不妨碍他们在反对迷路径路上保持着惊人的一致。Cushing对迷路径路的攻击不遗余力，由于Cushing巨大的名声和权威，这场原本应该势均力敌的争论变成了一边倒的结果，耳科医师并没有提出明显的反对声音，Cushing成为舞台上的独舞者。他认为迷路径路仅能提供一个很深的创面和狭小的术野（a deep wound with a narrow field of action），由于颈内动脉、乙状窦和岩上窦的限制，任何内听道以外的肿瘤经迷路径路切除都是不现实的，即便是部分切除肿瘤，不够充分的暴露也使颅内减压减轻脑水肿变得不可能。另外，出血难以控制，经岩骨的脑脊液漏和脑膜炎更是迷路径路难以克服的障碍。Cushing曾警告说最危险的手术操作莫过于一个耳科医师试图采用迷路径路摘除听神经瘤。他还提出建议没有接受过外科训练的耳科医师不应该有资格进行手术。该建议连同他的警告刊登在耳鼻咽喉科专业杂志上（*Laryngoscope*, 1921）。Dandy也认为迷路径路暴露不佳，术后不可避免地会发生致命性脑脊液漏。他对迷路径路的评价是"完全不切实际的建议（a wholly impractical suggestion）"。Dandy的评价可以说是对迷路径路的盖棺定论，直至20世纪60年代，迷路径路都被认为是"无用的手术操作"（considerations of the procedure is useless）乃至人们已经忘记了有这样一种听神经瘤手术径路。Jackler将这一时期称为迷路径路被"笼罩在巨人的阴影中"（under the shadow of giants）。

回顾早期迷路径路的艰难历程，迷路径路被否定的原因如下：首先是耳科医师手术经验匮乏，早期耳科医师，无论Quix还是Schmiegelow都只有1～2例手术经验，并在之后放弃了这一手术径路，使得迷路径路缺乏大宗病例研究的支持。其次是耳科整体水平低下，耳科医师缺乏地位，更缺少类似Cushing和Dandy这样的学术权威，使得当神经外科医师反对迷路径路时，耳科医师集体"失语"。再次，迷路径路在当时技术条件下，的确有难以克服的障碍，尤其是经乳突术腔的脑脊液漏以及伴随的脑膜炎在当时是无法治疗的。

二、William House是迷路径路的真正创立者

William House于20世纪60年代开始进行听神经瘤手术，并于1964年发表了50例听神经瘤手术报告。作为一名耳科医师，他最初接受的是齿科医师的训练，以Cushing的看法，他绝对不适合进行耳科手术。但正是他首先将齿科电钻和手术显微镜引入耳科和听神经瘤手术，使听神经瘤手术进入显微外科时代，使桥小脑角的显微组织可以被清晰地辨认，对听神经瘤手术治疗做出划时代贡献。进入House时代以后，全切除肿瘤并保留面神经成为真正可行的手术操作，手术死亡率也进一步下降。House早期听神经瘤手术的死亡率接近10%，随后迅速下降至0.8%～5%。他的迷路径路手术与Panse的方法有所不同，通过耳后切口乳突全切除及迷路切除能良好地显露桥小脑角病变，并能较好地保全面神经，适用于不保留听力的桥小脑角肿瘤。1963年House报道了10例迷路径路手术，在神经外科界引发广泛争论，大多数神经外科医师认为不可行。这时House才发现50年前迷路径路就已被神经外科否定，但与之前被否定不同，此时的迷路径路在争议中逐渐被耳科医师和神经外科医师所接受。其原因在于，Panse和Quix装备的是骨凿和锤子，而House使用双目显微镜、高速电钻和冲洗吸引系统以及抗生素、输血技术辅助，迷路径路的诸多局限在House时代已经不再困扰手术。House本人在阅读了Panse和Quix的文献后，认为"迷路径路的先驱者拥有足够的设想和愿望，他们不成功的原因在于没有足够的技术工具作支持"（there was a time when the ideas and desire were there, but not the technical tools）。

随着耳神经外科近年来的发展，迷路径路已逐渐成为经岩骨进入桥小脑角切除听神经瘤的主要手术径路，适用于所有大小听神经瘤，包括局限于内听道的听神经瘤和突入桥小脑角3 cm以上的大型听神经瘤。听神经瘤显微手术的目的，也从最初单纯减少手术死亡率、提高肿瘤全切除率和安全性，逐渐向保留术后面神经与听神经功能、提高术后患者生活质量方向转变。

第五节 | 听神经瘤外科的House时代：现代听神经瘤外科（1961年至今）

任何成功都是基于长期的努力、准备和牺牲。很多时候，在成功之前，成功者往往需要独自面对批评、妒忌和敌对。在医学界，任何革新都必然经历对传统的挑战。听神经瘤外科史上三个伟大人

物Cushing、Dandy和House（图1-8），无不经历这样的过程。

现代听神经瘤外科开始于1961年。1956年，House诊断一位年轻的洛杉矶消防队员患有听神经瘤。该患者症状轻微，仅有单侧听力下降和耳鸣，被转诊至当地神经外科，而当时神经外科鉴于较高的死亡和并发症率，仅在出现脑神经症状（第Ⅷ脑神经除外）、共济失调或视神经乳头水肿之后才考虑对桥小脑角区域肿瘤进行手术，大部分医师宁愿等待肿瘤较大或威胁生命才考虑摘除。此患者历经1年随访，逐渐出现面部感觉麻木、头痛和视神经乳头水肿，遂行枕下径路听神经瘤切除（无显微技术），患者于术后3日死亡。次年，House诊断了另2例听神经瘤患者，虽然他们在手术后存活，但有明显的神经后遗症。那时，House已经逐渐完善了颅中窝径路暴露内听道，并且能够通过该径路行前庭神经切断和面神经减压，这为他经颅中窝径路暴露肿瘤并识别面神经打下了基础，他计划从后颅窝循面神经进入并切除接受枕下径路术后残留的肿瘤。在与洛杉矶神经外科医师John B Doyle讨论后，他们组成治疗小组，发展新的听神经瘤摘除技术以降低手术死亡率和并发症率。1961年2月15日，听神经瘤手术第一次引入显微镜技术，术中部分切除肿瘤，患者6年后在枕下径路再手术后死亡。

从1961年2月至1962年5月，House和Doyle共完成8例听神经瘤手术。在暴露后颅窝时均切除大部分迷路，而颅中窝径路主要用于在内听道外侧端识别面神经，但是结果很快证明此径路全切除率很低，促使House想要一种通过乳突和迷路更为直接到达内听道的径路，他开始对迷路径路产生兴趣，在一系列尸体解剖训练后，并借助牙钻、吸引系统，得以在术中保护内听道后壁、鼓膜和面神经。其实，迷路径路早在20世纪初就已由Panse尝试，当时并无任何显微技术和器械的辅助，术中行乳突根治伴面神经切除，具有暴露

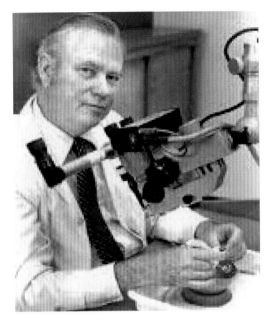

图1-8 House肖像

差、周围静脉窦易大出血、难治性脑脊液漏和脑膜炎等诸多缺点，在1911年以后已少有人再开展，伟大的Cushing更是在1917年否定了此径路，而House本人在研究该径路时并不知道该径路在50年前已被提出和否定，因此可以认为House重新创立了迷路径路。House的迷路径路与Panse存在明显的不同，他通过耳后切口乳突全切除及迷路切除以获得桥小脑角病变的良好显露，并能较好地保全面神经，适用于不保留听力的桥小脑角肿瘤。但是由于House和Doyle的分歧，使House最后独自一人完成了第1例经迷路径路听神经瘤手术（当然，之后一段时间，两人仍时常合作手术），他也第一次将牙钻和手术显微镜引入听神经瘤手术，使听神经瘤手术进入显微外科时代。

从1963年7月开始，House与William Hitselberger一起组成听神经瘤治疗小组，并在之后完成一系列听神经瘤手术，采用迷路径路切除任意大小的听神经瘤，他们最初合作的53例手术中相当一部分为部分切除肿瘤，而随着经验的积累，他们的全切除率也逐渐升高。事实证明，耳科医师与神经外科医师相结合的工作组是相当有效的操作方式，目前是国际上最常见的模式。Hitselberger研究颞

骨解剖和手术技术非常勤勉，他是第一个将显微镜和牙钻用于乳突和迷路切除的神经外科医师，但他与House具有开创性质的合作并没有使他受到神经外科同事的欢迎，反而受到了洛杉矶神经外科委员会的调查，科室间的敌对和争吵也时有发生，当时St Vincent医院院长不得已把House的手术病历锁在自己的办公室以躲避神经外科委员会的调查。

尽管受到种种刁难，House和Hitselberger仍然征服了一些顶尖神经外科医师，其中之一即是著名的Henry Dodge，而其他原先敌对的医师也纷纷减少对他们的指责和攻击。1963年，House举办了听神经瘤诊疗小型学习班；1965年，举办了听神经瘤大型国际会议，在那次会议中，神经外科、耳科、神经内科、听力学顶尖医学家齐聚一堂，主要就听神经瘤早期诊断的发展进行广泛讨论，相关专题文章在当年12月发表，翔实地列出了听神经瘤早期发现的诊断步骤。

Cushing是第一个精确描述桥小脑角肿瘤自然病程的医师，他指出听神经瘤最主要的症状为听力下降和耳鸣。Lempert作为现代耳科学之父，普及和推广了听力计的使用。House在听力学成熟发展的基础上，首先倡导对所有单侧耳鸣、听力下降或者定向障碍患者行耳神经学检查评估。

20世纪60年代的前5年，在听神经瘤早期诊断的刺激下，听力学、前庭学、放射学呈爆炸性发展的态势，相继出现了Jerger分型、改良SISI和Tony decay试验，而眼震电图也开始作为前庭功能检查方法，Compere倡导行内听道X线片诊断，而洛杉矶St Vincent医院放射科的Robert Scanlan则大力发展了后颅窝脊髓造影诊断听神经瘤的方法，他在Mayo医学中心时，观察到后颅窝造影时内听道极易被碘苯酯所充盈，从而想到可通过此法诊断内听道内肿瘤，回到洛杉矶后，他与House讨论后决定将这种造影法作为听神经瘤诊断的基本方法，这使小型肿瘤诊断的问题得以解决。之

后，在20世纪70年代，听觉脑干反应（ABR）和CT开始成为听神经瘤诊断的革命性方法，Selters、Brackman、John House等相继报道ABR诊断的精确性。而CT的出现，彻底革新了神经影像学，在当时，如果肿瘤＞2 cm，则CT是精确度较高的无创诊断方法。当然，遇到不宜使用增强剂者（如碘过敏），或者肿瘤＜2 cm者，CT的诊断受到限制。

1965年听神经瘤国际会议后，神经外科和耳鼻咽喉科医师开始注意听神经瘤的早期诊断，并且开始普及使用手术显微镜和牙钻。之后，对House和Hitselberger的争议也随之弱化消失，而效仿他们经颞骨手术的学者在不断增多，而通过他们的报道能够充分证明迷路径路成功的普遍性，在当时，经迷路径路切除听神经瘤手术数已达到200～300例/年。

除了迷路径路，House也是第一个常规使用颅中窝径路切除内听道内肿瘤保留听力的人。颅中窝径路为House首创，通过切除颞骨鳞部骨质暴露膝状神经节，经内听道上方切除内听道骨质，适用于需保留听力的突入桥小脑角＜5 mm的肿瘤。最初的5例内听道内听神经瘤手术中，他的听力保留率高达100%，但当把适应证扩大至内听道外肿瘤后，保留率迅速下降至21%（7/33）。其他学者也相继报道颅中窝径路的保留听力结果，总体而言，＜2 cm的肿瘤才可能保留耳蜗神经，在此基础上，听力保留与否和术中耳蜗血供保留有很大关系。

早在1915年，瑞典病理学家Henschen就已提出内听道内肿瘤的概念，但是直到20世纪50年代神经外科和耳科医师才认识到这一点。无论是Cushing还是Dandy，都从未切除过此部位的肿瘤，多数医师在20世纪50年代前仅是切除内耳门以外的肿瘤，继而电灼残余部分肿瘤。而直到House时代，医学界才真正认识到切除内听道内肿瘤的必要性，虽然Dandy自认为已能做到全切除肿瘤，但是确切地说，House时代才真正拉开了全切除肿瘤的序幕。

进入House时代，全切除肿瘤并保留面神经成为真正可行的手术操作，手术死亡率也进一步下降。House早期听神经瘤手术的死亡率接近10%，随后迅速下降至0.8%～5%。

House对科学的坚定和毅力使他能够坦然面对别人的指责，最后赢得属于他自己的荣誉。这种坚韧不拔的科学研究精神值得我们去学习和发扬。

第六节 | 现代听神经瘤的治疗

一、从挽救生命到功能保留

听神经瘤的诊断技术和手术技术的进步带来了另一大进步——面神经保全率的提升。在Cairns（1931年）成功在术中保留面神经解剖完整性后20年，Givré和Olivecrona将听神经瘤手术面神经解剖保全率提高到30%，但功能保留率不足4%。House应用显微镜手术，可以辨别微小的神经和血管组织，明显提高面神经解剖和功能保全率。但是，真正的面神经保全的革命性进展是在面神经监护技术出现以后。第一次脑神经监测是在1898年由柏林的Fedor Krause进行的，他在对1例因耳鸣而行听神经切断的手术中，通过电刺激鉴定出面神经。但术中面神经监护技术的应用则是从20世纪70年代末开始，最早由Delgado引入听神经瘤手术。House后期的听神经瘤手术面神经解剖保全率可以达到98%，绝大多数都能获得功能保全。

虽然自1945年起Elliot和Mckissock就有关于听神经瘤保留听力手术的散在报道，但直到20世纪70年代，听力保留在听神经瘤手术中仍被认为是不可能的。随着CT和MRI的普及，在20世纪70年代后期已经可以做到早期诊断听神经瘤。手术医师开始重视保留听力的手术方式。在试图保留听力的手术中，研究发现乙状窦后径路的听力保存率在10%～20%，颅中窝径路的听力保存率大致为20%～40%。但需要指出的是，选择颅中窝径路的肿瘤要明显小于选择乙状窦后径路。随着近年来ABR和耳蜗神经监护在听神经瘤手术中的广泛应用、对听力保留日益重视，目前在听神经瘤手术中已能做到同时监护第Ⅴ～Ⅻ脑神经，以最大限度地减少脑神经损伤。但遗憾的是，听神经瘤听力保留率与20世纪70年代相比，并没有明显的升高。听力保留率与肿瘤大小密切相关，House曾说："肿瘤越大，保存听力的可能性越小。"因此，国际上公认，对于＞2 cm的肿瘤，并无保留术后听力的可能。

由此，从Balance爵士起，经过Cushing、Dandy和House等一代又一代手术医师的不懈努力，听神经瘤外科的重点由挽救生命转移到保全面、听神经功能和生活质量上。

目前，面神经和听神经（术前如果有实用听力）的功能保留已经是听神经瘤手术的重要目标。在有经验的神经外科和耳科医师手中，听神经瘤患者的死亡率已很低，一般在1%或0.1%以下。对那些小到中等的肿瘤来说，通过几种不同的径路，面神经保存率均较高（包括解剖和功能两方面）。

二、立体定向放射外科治疗的探索

立体定向放射外科（stereotactic radiosurgery）应用离子放射诱导胶质增生及纤维增生，从而毁损缩小肿瘤组织。1969年，Lars Leksell（图1-9）和Bjorn Meyerson进行了第1例听神经瘤放射治疗，随后数十年间，立体定向放射治疗成为听神经瘤治疗的另一选择。放射治疗的优势在于低死亡率，至今大宗病例报道放射治疗死亡率几乎都为0。有些患者有暂时性面瘫，但罕见永久性面瘫报道。术后听力保全率多在90%以上，但远期听力保存率不足50%。不需要经过手术就能治疗听神经瘤使大量的患者选择了放射治疗，尤其是在20世纪90年代，听神经瘤放射治疗几乎占了听神经瘤治疗的半壁江山。但是，大宗病例长期随访的结果发现放射治疗的远期效果要差于手术治疗。Leksell（1987年）总结近20年经验，发现听神经瘤放射治疗后的随访过程中，49%缩小，42%体积没有变化，有9%的肿瘤会增大而需要手术治疗。Noren等（1993年）对254例接受放射治疗的听神经瘤患者至少随访1年，结果发现55%的肿瘤缩小，33%无变化，另有12%的肿瘤继续生长。Kwon等（1998年）、Kondziolka等（1998年）及Shirato等（1999年）也得到类似的结果。从这些结果可以看出，放射治疗对肿瘤似乎并无根治作用。

近年来，随着外科医师手术技巧和经验的日益丰富，手术治疗重新成为听神经瘤治疗的主要选择。1997年，Samii（图1-10）报道了1 000例枕下径路听神经瘤的手术经验，他是第一个手术

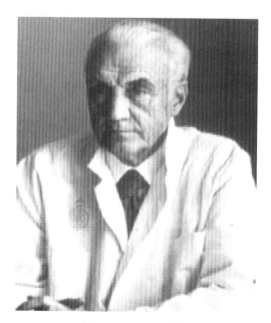

图1-9　Leksell肖像

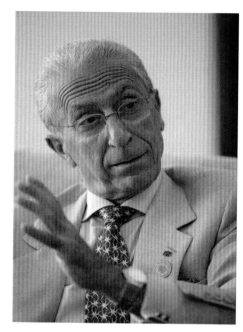

图1-10　Samii肖像

例数达到千例的神经外科医师。随后，在世界上著名的耳科和神经外科中心，相继有数百例的手术报道。至2015年，House耳科研究所的听神经瘤手术病例已积累至5 000例以上。目前，国际上公认手术例数达到200例以上的手术医师，其手术经验足以确保手术获得最佳效果。

三、听神经瘤治疗策略的演进

总结听神经瘤的诊断和治疗过程可以发现听神经瘤的治疗策略在近200年的变化。从19世纪起人们开始认识到单耳听力下降、面部麻木、面瘫、失明、共济失调乃至头痛、恶心、呕吐及昏迷等，与桥小脑角占位性病变有关。19世纪后期，人们开始探索听神经瘤的手术治疗。虽然说手术效果很差，死亡率高达70%左右，但不手术患者必然死亡，因此听神经瘤早期探索阶段的手术目的是挽救生命。

Cushing时代的治疗策略仍为挽救生命，同时降低严重颅脑并发症的发生率。Cushing不赞成"死马当活马医"的粗暴操作，他强调轻柔操作，控制颅内压及减少出血，并不追求全切除肿瘤。Cushing成功地把手术死亡率控制在10% ～ 20%。

进入Dandy时代，Dandy发现Cushing的手术死亡率虽低，但有很多患者死于术后复发。因此，Dandy提出全切除肿瘤的治疗策略，虽然Dandy的手术死亡率要稍高于Cushing，但全切除肿瘤成为听神经瘤外科的主流，毫无疑问是向前迈出了一大步。

House将听神经瘤外科带入显微外科时代，手术死亡率已经降低到5%以下的水平，全切除肿瘤也达到85%以上。在此基础上，House开始注重术后生活质量，尤其是面神经功能。20世纪80年代起，随着面神经监护在听神经瘤手术中的广泛应用，术后面神经功能保全率达到80%以上。对听神经瘤基础与临床的研究，在这一时期也日益深入。人们发现并不是所有的肿瘤都会继续生长，部分肿瘤会停止生长甚至缩小。由此，对于小听神经瘤尚有实用听力者，认为可以采用观察与随访（wait and scan）的方法。

立体定向放射治疗的应用，使听神经瘤患者在手术之外获得一个新的治疗选择。20世纪90年代，放疗成为中等大小或更小的听神经瘤的首选治疗方案。但大宗病例报道的结果显示，听神经瘤放疗后的复发率要高于手术复发率，而且放疗后再手术时发现肿瘤与神经粘连比较严重，术后听力必然丧失，面瘫的发生率要明显增高，且部分放疗后的听神经瘤有恶变可能。因此，目前放射治疗的指征包括老年病例、肿瘤位于唯一听力耳、有全身系统手术禁忌证及拒绝接受手术的患者。

目前听神经瘤手术后面神经功能保全率在85%以上，而即便是在选择性病例中，听力保留仍不足60%。目前的听神经瘤治疗策略是对于大肿瘤及所有无实用听力的肿瘤，按术者个人经验选择枕下径路（乙状窦后径路）或迷路径路；小肿瘤有实用听力者可选用颅中窝径路或乙状窦后径路；观察与随访适用于小型听神经瘤；放射治疗是手术治疗外的选择，对于某些患者，如60岁以上的小肿瘤可以采用放射治疗。现代听神经瘤手术的目标是：① 肿瘤全切除；② 围手术期死亡率低于1%；③ 严重的颅脑并发症的发生率低于1%；④ 面神经功能保全率大于95%；⑤ 术后2个月恢复正常工作与生活。

四、听神经瘤外科在中国的发展

20世纪50年代天津医科大学神经外科赵以成教授在国内首先开展听神经瘤手术，其后天坛医院和华山医院神经外科相继开展听神经瘤手术。经过数十年发展，国内神经外科治疗听神经瘤已经有了丰富的经验积累。国内由王正敏教授和杨伟炎教授率先在耳鼻咽喉科开展听神经瘤手术。近年来，在国内著名的耳科听神经瘤中心已有大量手术病例的报道。

晚近，听神经瘤的多学科协作规范化治疗策略的研究成为听神经瘤治疗的重要进展，国内相继发表多项听神经瘤诊疗共识。2015年第七届世界听神经瘤大会在中国上海举办，标志着中国的听神经瘤诊治水平得到国际同行的认可。

五、展望

经过百年的发展，听神经瘤手术已经不是威胁生命的手术操作了，但是听神经瘤对神经外科或耳科仍然是一项挑战。随着技术和理念的革新，以下几项听神经瘤外科的进展值得期待。

面神经损伤虽已降低到10%以下的水平，但面瘫仍然是听神经瘤手术最常见的并发症。近年来，针对面瘫的预防，提出近全切除的理念，即在面神经与肿瘤紧密粘连处，保留小片肿瘤组织在面神经表面，以减少神经损伤。目前近期疗效发现面神经功能好，短期内无肿瘤复发，但远期效果尚待进一步大宗资料随访。术后面瘫的康复治疗近来进展迅速。

相比于面神经功能的预后，术后听力保留的效果要差得多。由于耳蜗神经损伤的不可逆性和听觉监护的滞后性，术中听觉监护对听力保留的作用差强人意。寻找能实时监护乃至前瞻性听力监护的方法是听神经瘤外科和听力学研究的重点之一。

近来,微创外科和内镜外科方兴未艾,有不少关于内镜辅助听神经瘤外科的报道,但缺乏大宗病例长期随访的比较分析。不过,内镜在听神经瘤外科中的应用前景值得期待。

既往认为60岁以上无脑干压迫症状的听神经瘤应采取随访观察,进入老龄化社会后,60岁这个界线是否合适,听神经瘤治疗策略应如何修正值得关注,对于老年患者或有手术禁忌的患者如果肿瘤增大如何处理,目前尚存争议。有人提出MRI辅助下囊液穿刺减压的方法,但缺乏随访资料。肿瘤在穿刺后是否会迅速增长、穿刺后是否可以注入抑制生长的药物有待进一步研究。

双侧听神经瘤即神经纤维瘤病2型的治疗仍是临床上的难点,目前已经明确无论散发性听神经瘤或遗传性听神经瘤(神经纤维瘤病2型),发病原因都是*NF2*基因的突变失活。药物靶向治疗和基因替代疗法是目前基础研究的热点,导入正常基因或抑制基因以消除、逆转或阻滞听神经瘤的发生与发展是听神经瘤治疗的发展方向。

(汪照炎 张治华)

参 考 文 献

[1] Atkinson W J. The anterior inferior cerebellar artery[J]. Journal of Neurology Neurosurgery & Psychiatry, 1949, 12(2): 137−151.

[2] Bell C. The nervous system of the human body, embracing the papers delivered to the royal society on the subject of nerves[M]. London: Longman, Rees, Orme, Brown & Green, 1830: 112−114.

[3] Bozorg G A, Kalamarides M, Ferrary E, et al. Conservative management versus surgery for small vestibular schwannomas[J]. Acta Oto-Laryngologica, 2005, 125(10): 1063−1068.

[4] Brackmann D E. Acoustic neuroma: surgical approaches and complications[J]. Annals of the Academy of Medicine Singapore, 1991, 20(5): 674.

[5] Ballance C A. Some points in the surgery of the brain and its membranes[M]. London: Macmillan & Co., 1907: 276.

[6] Carhart R. Clinical determination of abnormal auditory adaptation[J]. AMA Archives of Otolaryngology, 1957, 65(1): 32−39.

[7] Clemis J D. Microsurgical treatment of acoustic neurinomas (results and complications)[J]. Laryngoscope, 1971, 81(8): 1191−1198.

[8] Clemis J D. Radiographic Atlas of the Temporal Bone [J]. Arch Otolaryngol Head Neck Surg, 1966, 83(5): 501−502.

[9] Cushing H. Further concerning the acoustic neuromas [J]. Laryngoscope, 1921, 31(4): 209−228.

[10] Cushing H. The control of bleeding in operations for brain tumors: with the description of silver "clips" for the occlusion of vessels inaccessible to the ligature[J]. Annals of Surgery, 1911, 54(1): 1−19.

[11] Dandy W E. Results of removal of acoustic tumors by the unilateral approach[J]. Archives of Surgery, 1941, 42(6): 1026−1033.

[12] Dandy W E. Ventriculography following the injection of air into the cerebral ventricles[J]. Annals of Surgery, 1918, 68(68): 5−11.

[13] Delgado T E, Bucheit W A, Rosenholtz H R, et al. Intraoperative monitoring of facial muscle evoked responses obtained by intracranial stimulation of the facila nerve: a more accurate technique for facial nerve dissection[J]. Neurosurgery, 1979, 4(5): 418−421.

[14] Elliott F A, Mckissock W. Acoustic neuroma, early diagnosis[J]. Lancet, 1954, 264(6850): 1189−1191.

[15] Gibson G A. Remarks on the results of surgical measures in a series of cerebral cases[J]. Edinb Med J, 1895, 41: 689−700.

[16] Cushing H. Tumors of the nervus acusticus and the syndrome of the cerebellopontine angle[M]. 1963 reprinted. New York: Haffner Publishing Company, 1917.

[17] House W F, Gardner G, Hughes R L. Middle cranial fossa approach to acoustic tumor surgery[J]. Archives of Otolaryngology, 1968, 88(88): 631−641.

[18] House W F, Hitselberger W E. Transtemporal bone microsurgical removal of acoustic neuromas. morbidity and mortality of acoustic neuromas[J]. Archives of

Otolaryngology, 1964, 80(80): 752.

[19] House W F, Shelton C. Middle fossa approach for acoustic tumor removal[J]. Otolaryngologic Clinics of North America, 1992, 25(2): 347−359.

[20] House W F. Middle cranial fossa approach to the petrous pyramid. report of 50 cases[J]. Archives of Otolaryngology, 1963, 78(78): 460.

[21] House W F. Partial tumor removal and recurrence in acoustic tumor surgery[J]. Archives of Otolaryngology, 1968, 88(6): 644−654.

[22] House W F. Surgical exposure of internal auditory canal and its contents through middle cranial fossa[J]. 1961, 71(11): 1363−1385.

[23] Jerger J, Shedd J L, Harford E. On the detection of extremely small changes in sound intensity[J]. AMA Arch Otolaryngol, 1962, 69(2): 200−211.

[24] Jerger J. Bekesy audiometry in analysis of auditory disorders[J]. Journal of Speech Language & Hearing Research, 1960, 3(3): 275.

[25] Kondziolka D, Lunsford L D, Mclaughlin M R, et al. Long-term outcomes after radiosurgery for acoustic neuromas[J]. New England Journal of Medicine, 1998, 339(20): 1426−1433.

[26] Kwon Y, Kim J H, Lee D J, et al. Gamma knife treatment of acoustic neurinoma[J]. Stereotactic & Functional Neurosurgery, 1998, 70 Suppl 1: 57.

[27] Leksell D G. Stereotactic radiosurgery. present status and future trends[J]. Neurological Research, 1987, 9(2): 60−68.

[28] Lempert J. Improvement of hearing in cases of otosclerosis new one stage surgical techniques[J]. Archives of Otolaryngology, 1938, 90(6): 818−823.

[29] Maddox H E. Experiences in acoustic tumor surgery [J]. Laryngoscope, 1969, 79(4): 652.

[30] Madjid S, Cordula M. Management of 1000 vestibular schwannomas (acoustic neuromas): hearing function in 1000 tumor resections[J]. Neurosurgery, 1997, 40(2): 248−260.

[31] Matthies C, Samii M. Management of 1000 vestibular schwannomas (acoustic neuromas): clinical presentation[J]. Neurosurgery, 1997, 40(1): 1−9; discussion 9−10.

[32] Mckenzie K G, Jr A E. Acoustic neuroma[J]. Clinical Neurosurgery, 1954, 2: 21−36.

[33] Montgomery W W. Surgery for acoustic neurinoma[J]. Ann Otol Rhinol Laryngol, 1973, 82(4): 428−444.

[34] Nguyen-Huynh A T, Jackler R K, Pfister M, et al. The aborted early history of the translabyrinthine approach: a victim of suppression or technical prematurity?[J]. Otology & Neurotology, 2007, 28(2): 269−279.

[35] Norén G, Greitz D, Hirsch A, et al. Gamma knife surgery in acoustic tumours[J]. Acta Neurochirurgica

Supplement, 1993, 58(58): 104.

[36] Olivecrona H. Analysis of results of complete and partial removal of acoustic neuromas[J]. Journal of Neurology Neurosurgery & Psychiatry, 1950, 13(4): 271.

[37] Olivecrona H. Neurosurgery, past and present[J]. Acta Neurochirurgica, 1951, 2(1): 4.

[38] Olivecrona H. The removal of acoustic neurinomas[J]. Journal of Neurosurgery, 1967, 26(1): 100−103.

[39] Panse R. Klinische and pathologische Mitteilungen IV[M]// Ein Gliom des Akustikus. Archiv für Ohrenheilkunde, 1904, 61: 251−255.

[40] Panse R. Klinische and pathologische Mitteilungen[J]. European Archives of Oto-Rhino-Laryngology, 1903, 59(1): 84−98.

[41] Pennybacker J B, Cairns H. Results in 130 cases of acoustic neurinoma[J]. J Neurol Neurosurg Psychiatry, 1950, 13(4): 272−277.

[42] Pool J L. Suboccipital surgery for acoustic neurinomas: advantages and disadvantages[J]. Journal of Neurosurgery, 1966, 24(2): 483−492.

[43] Rand R W, Kurze T L. Micro-neurosurgery in acoustic tumors (suboccipital transmeatal approach) [J]. American Academy of Ophthalmology and Otolaryngology, 1967, 71(4): 682.

[44] Revilla A G. Neuromas of the cerebellopontine recess. A clinical study of 160 cases including operative mortality and end results[J]. Bulletin of the Johns Hopkins Hospital, 1947, 80(5): 254−296.

[45] Samii M, Gerganov V. History of cerebellopontine angle surgery[M]// Surgery of Cerebellopontine Lesions. Springer Berlin Heidelberg. 2013: 1−8.

[46] Samii M, Matthies C, Tatagiba M. Management of vestibular schwannomas (acoustic neuromas): auditory and facial nerve function after resection of 120 vestibular schwannomas in patients with neurofibromatosis 2[J]. Neurosurgery, 1997, 40(4): 705−706.

[47] Scanlan R L. Transtemporal bone microsurgical removal of acoustic neuromas. positive contrast medium (iophendylate) in diagnosis of acoustic neuroma[J]. Archives of Otolaryngology (Chicago, III. 1960), 1964, 80(6): 698.

[48] Selesnick S H, Johnson G. Radiologic surveillance of acoustic neuromas[J]. American Journal of Otology, 1998, 19(6): 846.

[49] Selters W A, Brackmann D E. Acoustic tumor detection with brain stem electric response audiometry[J]. Archives of Otolaryngology, 1977, 103(4): 181−187.

[50] Shirato H, Sakamoto T, Sawamura Y, et al. Comparison between observation policy and fractionated stereotactic radiotherapy (SRT) as an initial management for

vestibular schwannoma[J]. International Journal of Radiation Oncology Biology Physics, 1999, 44(3): 545−550.

[51] Silverstein H, Norrell H. Neurological surgery of the ear[J]. Aesculapius Pub Co, 1977.

[52] Thomsen J. Suboccipital removal of acoustic neuromas. results of 125 operations[J]. Acta Oto-Laryngologica, 1976, 81(3−6): 406.

[53] Towne E B. Erosion of the petrous bone by acoustic nerve tumor-demonstration by roentgen ray[J]. Archives of Otolaryngology, 1926, 4(6): 515−519.

[54] Wiet R J, Teixido M, Liang J G. Complications in acoustic neuroma surgery[J]. Otolaryngologic Clinics of North America, 1992, 25(2): 389.

[55] Yasargil M G, Fox J L. The microsurgical approach to acoustic neurinomas[J]. Surgical Neurology, 1974, 2(6): 393−398.

[56] Yoshimoto Y. Systematic review of the natural history of vestibular schwannoma[J]. Journal of Neurosurgery, 2005, 103(1): 59.

[57] 李龄, 蒋先惠. 大型听神经瘤63例手术治疗的经验[J]. 中华神经科杂志, 1979, 12(4): 226−230.

[58] 罗其中, 陈文琴, 徐涛, 等. 听神经瘤手术死亡病例分析[J]. 中国神经精神疾病杂志, 1984(3).

[59] 王正敏, 杨伟炎. 耳外科耳神经外科和颅底外科的研究进展[J]. 中华耳鼻咽喉头颈外科杂志, 1999, 34(5): 262−264.

[60] 吴皓, 曹荣萍, 陈向平, 等. 听神经瘤分期及治疗效果分析[J]. 中国耳鼻咽喉头颈外科, 2004, 11(3): 139−141.

[61] 杨伟炎, 姜泗长, 李兴启, 等. 经迷路后听神经瘤切除术[J]. 中华耳鼻咽喉头颈外科杂志, 1986, 21(1): 1−4.

[62] 周良辅, 杨卫忠. 复发性听神经瘤的处理[J]. 中华外科杂志, 1988, 26(8): 491−493.

第二章

听神经瘤的流行病学及分子生物学研究

第一节 | 听神经瘤的流行病学

听神经瘤流行病学是研究人群中听神经瘤的分布及其影响因素，并研究防治策略和措施的科学。听神经瘤流行病学数据不是单纯的学术统计，对于研究听神经瘤生长和指导治疗策略具有非常重要的意义。

一、听神经瘤的流行病学资料

目前听神经瘤的真实发病率仍不明确，因地区不同、统计时间的差异，各家报道的听神经瘤的发病率存在较大差异，每年每100万居民中有2～20例发病。

一些早期的听神经瘤发病率的研究基于脑肿瘤的流行病学研究。例如，1958年Kurland等报道在曼彻斯特3万居民10年的观察中发现了27例脑肿瘤，其中2例为听神经瘤，由此推测听神经瘤的发病率为7例/（100万·年）。在一些国家地区关于听神经瘤发病率的资料见表2-1。

Frohlich等报道加拿大马尼托巴地区1987—1991年听神经瘤的平均发病率为13.1例/（100万·年），其中男性发病的第一高峰为30～39岁，发病率为21例/（100万·年），其后在50～59岁年龄段为发病的第二高峰，27～36例/（100万·年）。女性发病率随着年龄的增加而增加，到60～69岁达到高峰，可达41例/（100万·年），其

表2-1　早期报道的各国或地区听神经瘤发病率比较

国家和地区	英国 曼彻斯特	美国 康涅狄格	以色列	英国 西撒克斯	加拿大 马尼托巴	加拿大 马尼托巴
作者	Kurland	Schoenberg	Cohen	Barker	Southerland	Frohlich
报道年份	1958	1976	1968	1976	1987	1993
研究年份	1948—1958	1935—1963	1960—1964	1965—1974	1980—1985	1987—1991
发病率 ［例/（100万·年）］	7	1	4	4	5	13.1

后发病率逐渐下降。

20世纪80年代起，肿瘤登记部门登记确诊的听神经瘤研究逐渐增多。Nestor 等对200万人的群体中69例听神经瘤病例进行分析，结果提示1985—1988年北美地区听神经瘤的发病率为12例/（100万·年）。在丹麦60万人群的奥尔胡斯地区，1977—1996年共计有138人（143例）听神经瘤，该地区在20世纪70年代和80年代的发病率分别为5例/（100万·年）和7例/（100万·年），而1992—1996年的发病率为18例/（100万·年），提示先前未能早期诊断的听神经瘤病例使发病率明显提高。Moffat 等报道了英国剑桥地区200万人在1981—1991年中有230例听神经瘤病例，发病率为20例/（100万·年）。Moffat 等认为目前听神经瘤发病率较以往增高的主要原因是临床医师对听神经瘤认识的不断增加，以及早期诊断策略的应用，如对有不对称听力下降症状的病例进行MRI检查等。

波兰曾进行过一项对3 850万人群的听神经瘤流行病学研究，统计了1997—1998年12个月内，7个神经外科和3个耳鼻咽喉科中心进行手术的听神经瘤患者共计72例，结果显示听神经瘤的手术率为1.9例/（100万·年）。其中50岁年龄段19例，60岁年龄段15例，大多数为女性，但此研究仅限于手术病例，以大型肿瘤为主。

Howitz 等通过肿瘤登记资料研究了丹麦1977—1995年的795例听神经瘤病例，其中1977—1981年的发病率为5例/（100万·年），1982—1986年的发病率为8例/（100万·年），1987—1991年以及1992—1995年的发病率为10例/（100万·年）。男性发病由每年每100万居民中的5例增加到9例，女性发病由每年每100万居民中的8例增加到11例。

丹麦的Tos 等将1976年7月至2001年12月分为4个阶段分析比较该国的听神经瘤的发病率。1976年7月至1983年6月的第一阶段，发病率为7.8例/（100万·年），1983年7月至1990年6月第二阶段为9.4例/（100万·年），1990年7月至1995年12月第三阶段为12.4例/（100万·年），1996年1月至2001年12月第四阶段为17.4例/（100万·年）。另外，对听神经瘤的发病年龄特征的研究结果表明，30岁以上发病明显增多，女性绝经后发病率明显增加。Tos 等还比较了这4个时间阶段的听神经瘤诊断例数，分别为278例、337例、355例、542例。1996—2001年的发病率增加到17.4例/（100万·年），在此期间平均每年诊断的听神经瘤例数增加到91例。与此同时，诊断的听神经瘤的大小呈现相反的变化，即诊断的听神经瘤的最大直径在不断变小。第一阶段，以巨大或大的听神经瘤为主。第二、第三阶段，统计数据显示诊断的巨大听神经瘤明显减少，而小型听神经瘤例数明显增加。第四阶段，巨大听神经瘤显著减少，而内听道内的肿瘤显著增加。相比于第一、第二阶段中内听道听神经瘤所占比例0.3%、0.4%，1996—2001年诊断的内听道听神经瘤为166例，占接近1/3的比例。而巨大听神经瘤例数显著下降，从第一阶段的36.3%，下降至第四阶段的1.8%。此期间所诊断的内听道外听神经瘤瘤体的平均直径也在不断减小，从第一阶段的平均28 mm到第四阶段的16 mm。

Evans 等对英格兰西北部地区1990—1999年散发性听神经瘤、神经纤维瘤病2型发生率进行研究。10年间共计诊断了散发性听神经瘤419例，大约10.4例/（100万·年）。其中，后5年即1995—1999年听神经瘤的发病率达到12.7例/（100万·年）。如果保持该发病率，那么就意味着对一个该地区80岁的人来说，一生中大约有1/1 000的概率罹患听神经瘤。这些病例的年龄范围为15.7～91.9岁，中位数年龄为54.9岁，其中小于20岁者2例，大于80岁者9例，发病率最高的年龄段为60～69岁，共有113例。10年间诊断的散发性听神经瘤419例中，男性203例，女性216例。在小于60岁的病例中，男性125例，女性127例；而在大于60岁的病例中，男性78例，女性89例。

Propp等对美国脑肿瘤登记中心（CBTRUS）和洛杉矶癌症监督机构（LACCSP）的数据中关于性别、年龄、种族和病程等的听神经瘤流行病学资料展开研究。他们将数据根据肿瘤编码进行分类，统计原发性神经鞘膜瘤、中枢神经系统神经鞘膜瘤、听神经瘤及非前庭神经来源的鞘膜瘤的年发病特征。将其按性别、年龄和种族等进行分组，并使用美国2000年的人口基数进行校正，数据覆盖约20%的美国人口。1995—1999年，脑肿瘤登记中心登记神经鞘膜肿瘤共2 811例，其中89%为良性神经鞘膜瘤，57%为听神经瘤。神经鞘膜肿瘤发病率为1.1例/10万，听神经瘤的发病率约为0.6例/10万。听神经瘤的发病率在不同的性别之间无明显差异，在白种人中的发病率较高，而非白种人中较低，男性为0.56例/10万，女性为0.55例/10万，白种人为0.58例/10万，非白种人为0.23例/10万。0～19岁组的发病率最低，45～64岁组最高，65岁以上组次高。听神经瘤的发病模式与神经鞘膜肿瘤相同。

1995—1998年，洛杉矶癌症监督机构收集了神经鞘膜肿瘤352例，98%的中枢神经系统神经鞘膜瘤为良性，其中256例为听神经瘤。神经鞘膜肿瘤发病率为1.1例/10万，听神经瘤的发病率约为0.8例/10万。男性为0.83例/10万，女性为0.80例/10万，白种人为0.89例/10万，非白种人为0.51例/10万。资料显示性别、人种及年龄分布特征与美国脑肿瘤登记中心基本相同。

脑肿瘤登记中心1985—1999年资料显示，神经鞘膜肿瘤的发病率年均增加5%，听神经瘤年均增加14%，而非前庭神经来源的神经鞘膜瘤的发病率呈逐年下降趋势。同样的统计方法分析洛杉矶资料，神经鞘膜肿瘤的发病率年均增加1%，听神经瘤年均增加6%，而非前庭神经来源的神经鞘膜瘤的发病率呈少量逐年递增趋势。

曾有报道称，大约90%的颅内神经鞘膜瘤来源于第Ⅷ脑神经。但是，脑肿瘤登记中心1995—1999年资料显示，大约53%的中枢神经系统神经鞘膜瘤为听神经瘤。而洛杉矶1995—1998年资料显示，该比例为73%。将脊索及马尾等部位的神经鞘膜瘤去除后，同期脑肿瘤登记中心资料中听神经瘤约占64%，而洛杉矶数据中该比例为91%。

国内尚未开展关于听神经瘤的流行病学研究。

二、听神经瘤发病率不断增加的原因

听神经瘤的发病率持续增高，对其原因有很多推测，最普遍的推论是手机的广泛使用，但是到目前为止，多个国家的流行病学调查研究均未发现手机的使用时间和频率与听神经瘤发生有关。

听神经瘤发病率的增加从流行病学角度分析有以下几种情况。

第一类为发现无症状的听神经瘤。发现的过程可能因为患者认识不同，也可能因为患者自身文化、教育、社会经济条件以及提供的健康服务等其他原因而存在差异。曾有报道认为，使用含钆造影剂增强的MRI检查发现隐匿的听神经瘤的概率约为1%。但也有学者对161例因其他原因进行头颅MRI检查的人群进行分析，并未发现阳性结果，提示MRI检查发现无症状听神经瘤的概率可能低于早先报道的1%。为了估计在大样本人群中偶然发现的听神经瘤的患病率，2005年Lin等对美国旧金山加利福尼亚大学1995—2003年的46 414例非特异的MRI检查患者进行回顾性研究，其中大约70%的患者使用含钆造影剂。总共"偶然"发现此人群中听神经瘤8例，肿瘤大小为3～28 mm。这个研究结果提示人群中无症状的听神经瘤的发病率至少为0.02%，高于普遍流行病学报道的听神经瘤的发病率，但低于由颞骨解剖中得到的发病率。

第二类情况，由于患者和（或）医师的延误，导致一些听神经瘤病例有症状但未诊断。随着 CT 扫描技术的不断升级改进，20 世纪 80～90 年代 MRI 技术的推广和应用，以及钆造影剂在 MRI 中的广泛使用，同时医师和患者对听神经瘤症状的警惕性不断增加，听神经瘤的诊断率不断提高。此类情况正在逐渐减少。例如在 1 070 例单侧感音神经性听力下降患者中，采用高分辨 MRI 扫描，听神经瘤的发现率为 5.2%。

第三类情况，有证据表明听神经瘤发病率的增加是由于诊断了那些先前未诊断的肿瘤。1988 年 Thomsen 和 Tos 报道，在早先的 69 例迷路径路手术中，因患者因素平均延误时间为 7 年，而医师因素平均延误时间为 6 年，合计平均延误时间为 13 年。而在接下来的 300 例病例中，22% 的病例在出现症状的第 1 年即获得确诊，其余 78% 病例平均延误时间为 7.1 年，包括患者因素和（或）医师因素。随着时间推移，诊断延误的时间逐渐缩短，在 703 例采用迷路径路手术病例中，大约 25% 的病例于出现症状的第 1 年内得到诊断，在 1～5 年内诊断的占 43%，超过 5 年诊断的约占 32%。1996—2001 年，内听道内听神经瘤在病例中所占的比例逐渐增加，而内听道外的肿瘤直径逐渐减小，诊断延误的时间也继续减少。

听神经瘤发病率的逐渐增加与许多因素相关。

美国脑肿瘤登记中心和洛杉矶癌症监督机构的数据分析结果值得我们注意：① 听神经瘤的发病率增加具有统计学意义；② 镜下确诊的听神经瘤的发病率呈增加趋势；③ 听神经瘤的发病年龄、性别、种族无明显差异；④ 听神经瘤的发生率并未随时间呈现急剧变化；⑤ 神经鞘瘤不断增加的趋势，主要反映听神经瘤亚群的趋势。因此，有理由相信，由于采用了 CT 和 MRI 等一系列技术手段协助诊断，以及公共健康体系有效进步等，最近年份所报道的平均发病率体现了听神经瘤的真实发病率。根据 2001 年的数据显示，其发病率达到 20 例/（100 万·年）。

诊断、肿瘤编码以及疾病报告操作的不同也可以部分解释发病率的差异。一些国家未要求通报良性肿瘤。未经病理证实的听神经瘤的发病率呈明显上升趋势，说明通过影像学诊断确认听神经瘤的不断增加。针对小脑、脑神经的国际肿瘤学分类法局部解剖编码，也包括桥小脑角。在病理学报告中使用此类术语可能导致肿瘤错误分类。而且在桥小脑角，前庭神经与其他脑神经接近，以及解剖术语的变更，都可能导致听神经瘤被错误分类。

三、颞骨解剖研究中听神经瘤的发病率

颞骨解剖中听神经瘤的发现率相当高，为 0.8%～2.7%。Wittmaack 等统计了德国汉堡地区 1905—1945 年的 1 720 例颞骨，听神经瘤的发现率为 1.7%。Johns Hopkins 大学医学院 1928 年（250 例）、1941 年（240 例）的颞骨解剖数据表明，听神经瘤的发现率分别为 2.7%、0.8%。波士顿哈佛大学医学院的解剖发现率为 0.9%。哥本哈根 150 例颞骨中听神经瘤的发现率为 2.4%。而在 1984 年的一项研究中，176 例尸体解剖中的 315 例颞骨中没有发现听神经瘤。

如果把解剖数据中听神经瘤的发病率折算以 1 例/（100 万·年）为单位，其发病率将达到 8 000 例/（100 万·年）。即使按年份折算，其发病率仍可达到近 100 例/（100 万·年），与目前的临床统计结果明显不符。颞骨解剖中听神经瘤的高发现率可能与有些颞骨的高选择性有关，因为需要进行几千例随机的尸体解剖才可能从中发现原本无症状的听神经瘤。

第二节 | 听神经瘤的肿瘤生物学

一、听神经瘤的生物学行为

在CT和MRI被应用之前，根据临床症状估计听神经瘤的病程和生长特性。随着影像学诊断技术的进步，听神经瘤的自然病程被逐渐了解。临床医师对小听神经瘤进行观察，发现听神经瘤的生长速度并不相同。1986年，Lassonen第一次系统分析了这一现象，他对23例听神经瘤患者进行CT扫描随访，发现部分肿瘤慢速生长，部分肿瘤停止生长，因此认为听神经瘤的生长不是呈线性，而是呈S形曲线。1991年Bederson等报道了70例听神经瘤，其中37例肿瘤继续生长，28例停止生长，5例缩小。2005年Bozorg Grayeli等对随访观察的111例听神经瘤进行了平均33个月的随访，发现47%的肿瘤继续生长，47%的肿瘤静止，6%的肿瘤缩小。Yoshimoto等综合26篇有关听神经瘤生长速率的文献报道，总计1 340例听神经瘤，结果显示46%的肿瘤生长，8%的肿瘤缩小。1997年Charabi等根据对听神经瘤病例进行MRI随访研究，提出听神经瘤有5种生长模式，包括进行性增大、稳定增大、顿挫生长、静止生长及缩小。他的研究发现零生长或负生长的听神经瘤仅占少数，绝大多数肿瘤仍会继续增大，因此积极的外科手术干预仍是听神经瘤的首选治疗方案。

听神经瘤具有不同生物学行为的原因尚不明了，也无法根据听神经瘤的症状或影像学特征来预测肿瘤的进一步发展趋势。大量的临床资料显示，肿瘤一旦囊性化，将迅速生长。也有研究认为，肿瘤的生物学行为可以根据内听道内的肿瘤影像来判断，内听道扩大表明肿瘤生长迅速。

目前尚未找到肿瘤生物学行为的预测因子，但在某些方面的研究或许可以解释听神经瘤不同生物学行为的原因。最可能的原因是肿瘤血供的不同。1997年Charabi等的研究表明，在裸鼠皮下种植人类听神经瘤后，凡肿瘤瘤体内血管丰富者肿瘤组织生长良好，反之则生长缓慢或无生长。1980年Perneczky应用脑血管造影技术发现，与公认的小脑前下动脉/内听动脉供血学说不同，听神经瘤的血供主要是来自颈外动脉脑膜支，其次才是椎基底动脉系统的小脑前下动脉，且只有50%的患者肿瘤血管染色，意味着有一半的肿瘤血供相对贫乏。1996年Matsunaga等的研究表明肿瘤分泌促血管生长因子，如碱性成纤维细胞生长因子（BFGF）和血管内皮生长因子（VEGF），使邻近正常血管参与肿瘤血供。2005年Thomasen等的研究发现VEGF的量与肿瘤生长速度直接相关。2007年Diensthuber等发现促红细胞生长素及其受体在生长迅速的听神经瘤中高表达，进一步表明肿瘤不同生物学行为的原因是血供的不同。

二、听神经瘤的囊性变

20世纪90年代以前，临床医师已经发现了部分听神经瘤会出现囊性变，但对此并不重视，认为其是肿瘤增大以后缺血坏死的表现，囊性变的发生具有偶然性。随着神经影像学的发展，人们发现听神经瘤囊性变并不罕见，发生率大致占所有听神经瘤的5.7% ～ 24%。囊性变的听神经瘤在影像学中可见肿瘤内部囊液形成，术中可见淡黄色清亮囊液及囊壁组织。Piccirillo等根据影像学中囊性部分的位置、数量及囊壁的厚度，将囊性听神经瘤进一步分为囊腔位于中央且囊壁较厚的A型和囊腔位于肿瘤边缘且囊壁较薄的B型。

对听神经瘤囊性变的研究是从20世纪90年代以后开始，人们发现囊性变的听神经瘤在临床表现上与实性听神经瘤不尽相同。1996年Pendl等发现囊性听神经瘤的生长方式尤其是放疗后的生长方式是不可预测的。囊性变的听神经瘤具有以下特点：症状不典型，病程短，发展迅速，面神经易受累，肿瘤体积大。2007年Moon等总结106例听神经瘤（其中囊性变24例，实性听神经瘤82例）发现，囊性变的听神经瘤病程短（14.0个月对26.1个月），肿瘤的平均体积大（43.8 mm对34.2 mm），虽然囊性变的肿瘤更加容易全切除（100%对84.1%），但面神经粘连的发生率非常高（62.5%对48.8%）。在囊性变的听神经瘤的手术过程中可以发现，实质部分易出血，脑神经粘连、移位及术后出血的发生率高，导致囊性变的听神经瘤治疗效果差，而囊性变的听神经瘤对放疗的效果也很差。对于那些囊性变的听神经瘤，直接手术似乎是较好的选择，因为观察与等待的结果最终是肿瘤无一例外的增大。

近年来，有研究在大型听神经瘤中发现，囊性变者较实性听神经瘤病程更短（2年对3.2年），肿瘤体积更大（42.7 mm对39.8 mm），脑神经症状更重，表现为更易出现后组脑神经功能障碍、视神经乳头水肿、突发性耳聋和严重的听力下降。对于囊性听神经瘤的手术治疗更为棘手，术中近全切除率高（16.7%对3.8%），面神经保留率低（77.8%对92.4%），术后面神经功能恢复效果差，长期良好率仅为25.0%。对囊性听神经瘤各亚型的临床研究发现，B型较A型与肿瘤周围神经、血管粘连更为紧密，因而术中全切除率显著低于A型，且术后短期面神经功能较A型差。

由于囊性变的听神经瘤有着与实性听神经瘤诸多不同的生物学行为，人们开始研究听神经瘤囊性变的原因及其意义。目前的研究着重于两个方面，一方面是听神经瘤囊性变究竟是听神经瘤增大过程中的偶发原因还是在听神经瘤发展时某种未知内在因素导致囊性变。另一方面是囊性听神经瘤生长特点如生长迅速、易粘连等是囊性变

的结果还是原因，即囊性变导致的肿瘤生长迅速还是肿瘤生长迅速导致的囊性变。

2000年Charabi等将听神经瘤囊壁组织植入裸鼠皮下，发现有囊性肿瘤生成，证实囊性变的听神经瘤的发生有其内在原因，考虑可能是囊壁组织内的某种未知物质导致听神经瘤的囊性变。

通过对大量听神经瘤的临床表现、组织学、影像学特性的研究，一般认为囊性变与肿瘤缺血、出血、坏死等有关。目前关于听神经瘤囊性变有以下几种假设：① 囊性变可能由于肿瘤生长所致的组织中缺血坏死所致。听神经瘤的血供主要来源于颈外动脉的脑膜支，囊性变部分多位于瘤体中心及远端终末血管供血区，镜下多为肿瘤缺血改变。② 囊性变由肿瘤组织变性所致。基于免疫组织化学研究发现，小囊泡中的Antoni B型肿瘤细胞可以产生一种黏液瘤样物质，可以相互融合成大囊泡并压迫周围Antoni A型细胞。③ 肿瘤囊性变可能因为Antoni病理组织分型不同所致，但这一观点目前尚存在争议。④ 在囊性听神经瘤组织切片中可以观察到增厚的或闭塞的血管，从血肿瘤屏障渗出的血清蛋白或者肿瘤细胞分泌的蛋白质导致囊性化，最终在渗透压的作用使得囊性部分不断扩大。⑤ 肿瘤内小血管的反复微小出血可能是听神经瘤囊性变的形成机制之一，在组织切片中常可观察到具有含铁血黄素的巨噬细胞、含铁血黄素沉着、多量异常窦状毛细血管及血管内血栓形成，影像学资料中也可观察到瘤内出血。微出血灶的形成是目前比较公认的假说，2006年Park等发现在听神经瘤囊液中有大量含铁血黄素，囊壁上有栓塞的微小血管，这说明囊性组织中有陈旧性出血表现，囊液和囊壁含铁血黄素的量远大于肿瘤实质。

近来，对听神经瘤囊性变组织的分子生物学研究取得了一定的进展，能较好地解释囊性听神经瘤的临床特征。基质金属蛋白酶（MMP）的功能是降解细胞外基质，肿瘤细胞能够分泌MMP，

降低周围组织压力,促进肿瘤对周围组织的侵袭生长。在囊性听神经瘤囊液中,MMP含量高于囊壁细胞和肿瘤实质部分,MMP的高表达可能是囊性听神经瘤发展快、与周围组织粘连明显的原因。抗核抗体Ki-67代表着细胞增殖活性,对听神经瘤组织的研究发现,Ki-67在囊性变和实质性听神经瘤中无差别,说明囊性听神经瘤增大的原因不在于细胞增殖而是囊液增多导致。

肿瘤的形成在本质上是由于体内原癌原因与抑癌基因失调控所致,因此有研究从基因学角度探究囊性听神经瘤的形成机制。研究结果显示,尽管NF2基因突变在听神经瘤形成过程中占主导地位,但在囊性和实性肿瘤中的突变率并无显著差异(35.5%对34.2%)。对囊性和实性听神经瘤组织样本进行基因芯片检测,利用生物信息学方法比较分析后发现,Clorf130、CNTF和COL4A4等基因在囊性听神经瘤中的表达明显下调,提示上述基因可能在听神经瘤囊性变过程中发挥着重要作用。

听神经瘤囊性变的机制假说和临床分析之间尚有矛盾。对于囊性变的原因,目前主流意见认为是局部缺血,公认的是听神经瘤囊性变意味着肿瘤将迅速生长,应尽早手术。但根据听神经瘤不同生物学行为假说,血供增加导致肿瘤生长,那么缺血的囊性听神经瘤为何会迅速增大仍是一个疑问。近来分子生物学研究进展发现,NF2基因突变在听神经瘤发生发展中起着重要作用,NF2基因及其蛋白表达产物merlin是否在肿瘤生长中起着一定的作用,目前尚不明了。尽管基因芯片已筛选出在听神经瘤囊性变中可能具有关键作用的基因,但其参与调控的分子生物学机制尚在研究中,是否能将这些基因作为囊性听神经瘤的特异性标志物,它们又是如何影响囊性听神经瘤的生物学特性,将是下一阶段的研究方向。

第三节 | 听神经瘤的基因学基础

一、NF2基因的基础研究

随着分子生物学和分子遗传学的进展,对于肿瘤发生的基本原理已经明了。从本质上来说,任何肿瘤都是一种基因病。肿瘤发生的原因在于体内促进细胞生长(原癌基因)和抑制细胞生长(抑癌基因)的基因调控失衡。当原癌基因突变时,形成癌基因,导致某些蛋白质过度表达,促进细胞增殖和转化;当抑癌基因突变时,导致抑制生长的蛋白质表达减少或功能异常,使细胞无限生长。相对于原癌基因的单次突变,抑癌基因必须是等位基因的两个相同位点均突变失活,才能导致肿瘤生成,即所谓Knudson(1971年)的两次打击学说。肿瘤的生成涉及多种原癌基因和抑癌基因的突变

影响,导致肿瘤分子生物学的复杂性和治疗的困难,相对于原癌基因,似乎抑癌基因的失活在肿瘤生成中起着更加重要的作用。

肿瘤是单克隆起源或多克隆起源与肿瘤的病因学和发生学直接相关。就目前所知,大多数神经系统肿瘤均系单克隆起源,即由一个祖细胞突变发展而来。1994年Jocoby等对听神经瘤做基因探针分析,发现大多数听神经瘤属于单克隆起源。

对于听神经瘤的基因学基础研究源于对神经纤维瘤病2型(neurofibromatosis 2,NF2)的研究,神经纤维瘤病2型是一种常染色体显性遗传疾病,特异性表现为双侧听神经瘤,有时伴有中枢神经系统肿瘤、咖啡牛奶斑或其他皮肤病变,以及晶状体混浊。神经纤维瘤病2型的发病原因在于NF2

基因的突变,NF2基因的发现最初源于脑膜瘤的研究。1982年Zang发现大多数脑膜瘤均存在第22对染色体异常。1986年Seizinger等发现在散发性听神经瘤和双侧听神经瘤患者中有22号染色体的基因缺陷。1989年Rouleau等认为这一22号染色体上的基因位点可能编码一种抑癌基因。1993年,两个研究小组分别独立克隆出NF2基因及其蛋白质。NF2基因定位于染色体22q12,是首次发现的与细胞结构蛋白有关的人类抑癌基因。编码区cDNA长度为1 785 bp,5′非编码区长144 bp,其中有1个长89 bp的框架内终止位于第1个起始密码子ATG的上游,3′非编码区长135 bp。1998年,Zucman等推导出NF2基因的完整序列,分析并发现了2个"cpG"岛。cpG1与第1个外显子相邻并含有NF2基因启动子,cpG2位于17 kb到NF2基因的最后1个外显子处。NF2基因包含17个外显子,对于NF2的研究结果发现绝大多数的NF2基因突变都是点突变,而且没有发现突变热点位点,突变位点均匀地分布在前15个外显子中。外显子16和17没有发现突变点。

二、NF2基因突变及其与表现型的关系

NF2基因突变率估计为6.5×10^{-6}。迄今已发现200余种NF2突变,其基因突变类型大多是小片段缺失和插入引起的框架漂移、无义突变和拼接位点突变。这些突变可能提前终止密码子,产生截短蛋白。有研究将NF2基因突变的形式归结为:约65%的突变是无义突变和框架漂移,约10%为错义突变,25%为拼接突变。2003年Kluwe等检测了35例肿瘤样本,发现21种突变,其中12例无义突变,5例框架漂移,2例拼接突变,1例框架缺失,22例均存在杂合性丢失(loss of heterozygosity LOH)。目前,除外显子16、17外。其他15个外显子均发现了失活突变,但并未发现明确的突变热点。有学者发现,cpG二核苷酸中C→T转换(C169)导致相同的无义突变,可能是NF2基因潜在的突变热区。2003年,Bovie等首次报道1例突变为46,X,t(X;22)(p11.2;q11.2)的神经纤维瘤病2型患者,其生殖细胞NF2基因并未发现任何突变或缺失。并由此提出神经纤维瘤病2型的可能机制:一定比例的施万细胞由于NF2基因易位至X染色体,使NF2的1条等位基因功能失活,而异常的X染色体为保留易位常染色体的表达而失活。2004年Tsilchorozidou等对5例神经纤维瘤病2型患者进行染色体分析,发现22号染色体存在广泛结构重排,包括3例46,XX,r(22);1例46,Y,der(x)(22qterRq13;Xp22.3RXqter);1例46,XX,t(1;22)(p36.1;q12)。由此认为,22号染色体重排是神经纤维瘤病2型的病因之一。

三、散发性听神经瘤与神经纤维瘤病2型的分子鉴别

从分子遗传学角度来说,肿瘤细胞分裂后的子代细胞携带相同的突变基因,子代也是肿瘤细胞,但只有发生在生殖细胞的突变导致的肿瘤才具有遗传性。根据两次打击学说,生殖细胞突变后,基因单拷贝已经突变失活,当生命过程中,另一等位基因拷贝再度突变失活时,即导致肿瘤形成。而体细胞突变的肿瘤,须经过等位基因两次突变方能导致肿瘤生成。遗传性肿瘤在肿瘤和外周血淋巴细胞中均能发现基因突变,而体细胞肿瘤仅能在肿瘤中发现基因突变。

神经纤维瘤病2型是一种伴有生殖细胞突变的常染色体显性遗传疾病,其外显率高达95%。患者的子代有50%的机会发病。然而NF2基因虽已被分离,但神经纤维瘤病2型仍是一种临床诊断。NF2突变仅见于神经纤维瘤病2型患者和可能患病的携带者,但由于没有明显的热点突变位点,NF2基因突变检查是一种昂贵且费时的事情,且即便检出突变,也未必是病因性的。因此,神经纤维瘤病2型的分子诊断仍然是一项巨大的挑战。

并不是所有的神经纤维瘤病2型患者均有家

族史，相反有近半数患者是散发病例，即这些神经纤维瘤2型患者是家系中唯一发病者。这种非遗传性散发性神经纤维瘤2型的原因在于体细胞镶嵌，该现象是由于胚胎发育早期合子后的突变，突变并非发生在生殖细胞内，因此在外周血中突变的量很低。镶嵌型病例中，只有小部分正常细胞中带有NF2基因的结构突变，检测非肿瘤组织（如血细胞）的突变基因，当检测水平很低时就可能造成检测失败。另外，该突变不会遗传，临床表现也较家族性神经纤维瘤2型为轻。镶嵌型的发生率占所有神经纤维瘤2型的25%～30%。

散发性听神经瘤属于机会性突变导致的良性肿瘤，理论上没有遗传风险。但有意思的是，临床上也观察到部分散发性听神经瘤有家族性特性。是否NF2基因突变受多基因遗传的影响，目前尚不可知。

散发性听神经瘤和神经纤维瘤2型的发生均符合两次打击学说，理论上说对其进行分子鉴别是可行的。若仅在肿瘤中发现突变，而外周血中该突变配对分析无异常，为散发性听神经瘤；若肿瘤和外周血中均发现NF2基因突变，则为遗传性听神经瘤，即神经纤维瘤2型，对其子女也可进行该突变的分子筛选，特异性应为100%。

由于神经纤维瘤2型的发病只需一次体细胞基因突变，因此临床发病时间早（25岁以前）；而散发性听神经瘤需要两次体细胞突变，因此临床发病时间晚（45岁）。

神经纤维瘤2型的临床表现明显要严重于散发性听神经瘤，其原因可能在于NF2的基因突变多为大片段丢失和点突变导致截短的基因蛋白产物，此类突变的NF2基因所编码的蛋白产物完全失去功能；而散发性听神经瘤多发生错义突变，其编码的蛋白产物可能残留部分功能。同样，这也是临床上体细胞镶嵌型神经纤维瘤2型症状较轻、发病较晚的原因。

目前对神经纤维瘤2型分子遗传学的研究尚处于起步阶段。有很多问题有待解决：神经纤维瘤2型是发生在生殖细胞的突变，为什么病理上仅引起施万细胞的病变而不涉及其他细胞，已知NF2基因突变共有200多种，具体哪些突变是病因性突变，等等。

四、merlin的结构和修饰

人类NF2基因突变后导致听神经瘤、脑膜瘤及其他神经来源的良性肿瘤。NF2基因的表达产物是一种类似于ERM家族（moesin, ezrin, radixin family）的蛋白质，称为merlin蛋白，定位于细胞膜，是一种膜蛋白。野生型merlin蛋白主要分布在胞膜下及核周胞质中。merlin蛋白由595个氨基酸残基构成，在功能上属于肿瘤抑制蛋白，具有休眠和活化两种状态，只有处于活化状态时（脱磷酸）merlin蛋白才能实现其肿瘤抑制功能，而当磷酸化时merlin失活。merlin蛋白就以这种方式调控细胞增殖。merlin有多个磷酸化位点，但据目前所知只有518位的丝氨酸磷酸化时merlin才会失活，失去了抑制细胞生长的功能，从而导致肿瘤生成。

merlin蛋白表达于神经元和神经胶质中，把肌动蛋白细胞骨架固定于特定的细胞膜蛋白并参与细胞信号传导，从而发挥肿瘤抑制作用。merlin蛋白在结构上与ERM蛋白相似，它与ERM蛋白具有高度的同源性。它们都属于4.1蛋白超家族，包含3个功能结构域：氨基端、羧基端和中间的螺旋结构，都拥有相似的氨基端和中间的螺旋结构，并且在氨基端都含有一个约300个氨基酸的保守序列，称为FERM区，该区是直接和细胞质膜结合的部位，可与包括CD44在内的细胞表面糖蛋白及细胞间黏附分子等相互作用。但两者在羧基末端有所不同，在merlin蛋白的羧基端缺乏一个通常能在ERM蛋白中见到的肌动蛋白结合区，但是merlin蛋白可以利用氨基端的残基通过与丝状肌动蛋白结合蛋白βⅡ-spectrin和fodrin的相互作用而间接地和肌动蛋白细胞骨架相结合。merlin蛋白在分子结构上有一个重要的分子内折叠,merlin的功能取决于这种分子构象。闭式结构使merlin发挥肿瘤抑制功能,磷酸化后,闭式结构打开成为开放结构,从而丧失抑制活性。

从功能方面来说,merlin蛋白和ERM蛋白都可以连接细胞骨架和特定的细胞膜蛋白,从而影响肌动蛋白重组活性。ERM蛋白的功能是通过它们的氨基端与羧基端的分子内相互作用来负调节的。在关闭状态,它们的配体结合部位被掩蔽,而某些细胞信号(如Rho介导的信号)和磷脂酰肌醇-4,5-二磷酸(PIP_2)等可消除这种分子内的相互作用,使蛋白处于活化状态。同样,merlin蛋白也具有休眠和活化两种状态,只有处于活化状态时merlin蛋白才能实现其肿瘤抑制功能。merlin蛋白的休眠和活化两种状态在一定的条件下是可以相互转变的,其抑制活性与磷酸化修饰有关。Wang等通过激光共聚焦对merlin的表达进行了形态学观察,发现磷酸化merlin表达在核周,失去膜蛋白活性作用。同时发现在大肿瘤中磷酸化merlin高表达;小肿瘤中merlin和磷酸化merlin均表达缺失,而且磷酸化merlin表达的大肿瘤患者年龄要小于磷酸化merlin表达缺失患者,说明磷酸化merlin表达能促进肿瘤生长。

根据外显子16的选择性剪接与否可以将merlin蛋白分成两个亚型:1型是由外显子1～15及外显子17编码的595个残基的蛋白质;2型包含外显子16,但阻止了外显子17的翻译,形成一个由外显子1～16翻译所形成的590个残基的蛋白质。merlin蛋白的休眠和活化两种状态在一定的条件下是可以相互转变的,并且merlin的两种亚型具有不同的状态。与ERM蛋白不同的是,merlin还能通过三级结构的改变来调节自身的功能。

此外,merlin蛋白又与ERM蛋白中的ezrin、radixin和moesin存在着相互关系,对细胞的生长代谢起到重要作用。ERM蛋白通过对细胞骨架的重组从而保持上皮完整性,而merlin蛋白还具有调

节生长的作用。2006年Hughes和Fehon通过对果蝇的研究发现,一种Ste20激酶Silk可通过磷酸化调节moesin的活性,并控制merlin蛋白的亚细胞定位及磷酸化,使Silk同时在细胞的形态及生长调节方面起作用。在对radixin蛋白的研究中发现,在磷酸存在的条件下,膜透明质酸受体layilin的羧基末端可以和radixin的氨基端相结合;而在缺乏磷酸的条件下,layilin则与merlin结合。layilin通过与这些不同的配体相互作用从而介导信号从细胞外基质传到细胞骨架系统。另有体内及体外研究表明,merlin蛋白第518位丝氨酸磷酸化能促使merlin蛋白和ezrin蛋白形成异二聚体,使merlin蛋白的肿瘤抑制作用消失。

虽然merlin蛋白和细胞骨架相关蛋白具有较高的同源性,但可能正是由于某些序列及三维结构上的不同导致了merlin蛋白的肿瘤抑制功能和独特的蛋白质与蛋白质之间的相互作用。

merlin蛋白的氨基端及羧基端还可以和多种细胞蛋白相互作用,以调节其自身与某些重要因子或调节分子的结合能力,进而通过调节细胞骨架结构及改变细胞信号转导等方式调节细胞的生长速度和运动能力,从而发挥肿瘤抑制功能。这些细胞蛋白及因子主要包括丝状肌动蛋白(F-actin)、CD44、β Ⅱ 血影蛋白、胞衬蛋白、Wiskott-Aldrich综合征蛋白(N-WASP)、Ras、细胞外信号调节激酶(ERK)、erbin、细胞周期蛋白D1、Rac等。

五、merlin的功能:细胞骨架修饰

由于merlin蛋白具有维持正常细胞结构的功能,有学者认为merlin蛋白的生长抑制功能可能跟它修饰细胞骨架的功能有关。当merlin蛋白突变或表达缺乏时,可导致细胞与基质的分离,并且出现肌动蛋白和细胞骨架结构和功能的异常,而这种现象可在再次表达merlin后被逆转。其中,丝状肌动蛋白和N-WASP在merlin蛋白修饰细胞骨架及调节细胞运动性方面起到了重要作用。Gutmann等

通过在鼠的施万细胞株中过量表达野生型merlin和突变型merlin，发现过量表达野生型merlin可导致丝状肌动蛋白结构、细胞伸展和细胞附件的暂时改变、细胞的运动性受损。体外试验显示过量表达merlin蛋白损伤细胞运动性的功能可通过抑制N-WASP介导的肌动蛋白聚集而实现。merlin可以和ERM蛋白相互作用并调节N-WASP，而N-WASP是一个关键的肌动蛋白动力学调节器，merlin和ERM蛋白与N-WASP相互作用可调节肌动蛋白聚合作用和有丝分裂原激活蛋白激酶活性。

merlin蛋白的生长抑制依赖与CD44胞质尾区的相互作用，其氨基端FERM区域介导与CD44表面糖蛋白结合，merlin蛋白和CD44可以形成分子开关，决定细胞的生长抑制和增殖。研究证明，CD44和merlin蛋白之间相互作用的残基位于merlin蛋白氨基端的前50个氨基酸中。在免疫耐受的小鼠中过量表达merlin蛋白可以抑制神经鞘膜瘤细胞的皮下生长；相反，敲除内源性merlin前50个氨基酸的表达可以促进肿瘤生长。由此提出merlin蛋白生长调节的又一模型，即由CD44携带生长信号，通过与ERM蛋白及merlin蛋白的相互作用而将生长信号从细胞膜传入细胞核。除此之外，merlin还可以通过与RalGDS（Ral鸟嘌呤核苷酸分离刺激物）、GTP酶信号分子Rac、内源性生长因子受体Grb2等相关蛋白结合，间接影响信号通路。

六、merlin的抑癌作用

大量的研究表明merlin的失活会导致肿瘤生成和细胞增生活跃，相反melrin的过度表达会抑制细胞增生。但是对于merlin蛋白是如何受到各种内外因素的影响并发挥其肿瘤抑制作用的机制，尚无定论。目前的研究认为，merlin蛋白是通过与各种细胞蛋白和重要因子进行相互作用，从而起到调节生长和抑制肿瘤形成的作用。

肿瘤生成机制中Ras及Rac通路起着最重要的作用。作为癌基因，当Ras及Rac活化时，细胞生长信号会依次活化Ras通路的下游信号，通过Ras—MEK—ERK—JNK通路，提高线粒体内转录效率，促进细胞增生，进而导致肿瘤生成，这些细胞信号因子平时在细胞液内以无活性的脱磷酸状态存在，在Ras及Rac信号传导通路依次激活过程中，上游信号依次磷酸化下游信号使其活化。野生型merlin的负性调节作用和Ras通路促进细胞生长的作用相拮抗，在体内平衡细胞生长活性。

对于merlin与Ras通路的关系，目前的研究已较为透彻。与Ras通路信号一致，merlin的功能也是通过磷酸化来调节的。研究发现，结构上merlin的丝氨酸和苏氨酸残基均可磷酸化，但只有518丝氨酸（serine 518，S518）磷酸化会影响merlin的活性。S518磷酸化merlin能使merlin与CD44结合而失活，细胞外生长因子通过磷酸化merlin和CD44复合物将生长信号传递至细胞核内，S518磷酸化使merlin由抑制细胞生长状态转为允许细胞生长状态。在体外，merlin磷酸化状态受细胞密度、血清营养和细胞黏附状态的影响。

merlin蛋白518位丝氨酸磷酸化受Ras/Rac通路影响。2002年Kissil等发现活化的Rac/Cdc42信号可使merlin蛋白第518位的丝氨酸磷酸化，该作用是通过p21-actived kinase（PAK酶）调节的。PAK是Rac和Cdc42共同的下游靶位。体内和体外实验表明，PAK可以直接使merlin518位丝氨酸磷酸化，使merlin蛋白失去抑制细胞生长的功能。2001年Morrison等发现在细胞高密度时，merlin处于低磷酸化状态，抑制细胞生长；在细胞低密度时，merlin磷酸化，并与ezrin、moesin及CD44形成复合物，促进细胞生长。merlin的抑癌功能是通过调节细胞外信号来发挥作用的。Ras→Raf→MEK1/2→细胞外信号调节激酶（ERK）→丝裂原活化蛋白激酶（MAPK）通路可以偶联丝裂信号促使细胞增殖，研究发现merlin可以钝化ERK的活性，并且和MLK3（MAP3K混合谱系酶3）在原位相互作用,打破此通路之间的相互作用。此外,一种新的PDZ蛋白erbin能和merlin结合配体(EBP0)直接结合,将merlin连接到黏附连接蛋白复合物上并调节MAP激酶信号通路。通过减少erbin表达可以改变细胞与细胞之间的相互作用,使上皮细胞钙黏蛋白分离,增加细胞增殖,提高ERK磷酸化水平。Erbin表达的减少还能使merlin和粘连连接蛋白分离并增加磷酸化merlin的水平。抑制住ERK激酶后,这些表现型可以复原。

七、merlin在细胞周期调节中的作用

merlin失活在听神经瘤发生中起着关键作用已被证实,但是merlin是否影响听神经瘤的发展目前尚存争议,多数学者认为merlin在听神经瘤的发展过程中也有影响,表现在merlin的肿瘤抑制作用与细胞分裂周期有关。Muranen等研究指出在胶质瘤与骨肉瘤细胞株中,内源性的merlin在细胞内的分布与特定的细胞周期相关。当细胞处于G_2/M期时,merlin蓄积于细胞核周围;G_1期早期蓄积于核内;细胞分裂时位于有丝分裂纺锤体和收缩环处。在神经纤维瘤病2型细胞中野生型merlin的表达可以明显降低细胞增殖,并使被转导的施万细胞停留于G_0/G_1期,同时促进细胞凋亡。merlin蛋白的这一功能是通过调节细胞周期蛋白D1的表达来实现的。merlin可以通过阻止PAK诱导的细胞周期蛋白D1的表达发挥抑制增殖作用。另外,merlin还可以通过阻止Ras介导的Rb磷酸化,从而抑制细胞周期蛋白D1的表达。在正常G_1期,细胞周期蛋白D1受速率限制;当Ras和Rac同时活性突变时,细胞周期蛋白D1将大量产生。

P53作为细胞内检测DNA损伤的最重要的因子,在细胞生长增殖方面起着重要的调控作用。P53通过影响p21的功能调节细胞周期由G_0/G_1进入S期,p53又能调控癌基因*mdm2*的表达影响转录效率;而*mdm2*的活化又能反向调控p53的活性。p53蛋白不稳定,在胞质内迅速与*mdm2*的蛋

白产物p90结合而失活。最近有文献报道当p53阳性时,野生型merlin高表达,提示这两者在抑制细胞生长时具有协调作用,其机制可能为merlin能维持p53蛋白的稳定。

Wang等发现merlin的抑制活性与p53—mdm2通路有关,应用听神经瘤组织、纤维细胞株、神经鞘膜细胞株和恶性肿瘤细胞株研究发现,正常对照组p21表达而听神经瘤标本中p21不表达,而p53则呈不规则表达,其表达量与磷酸化修饰的merlin呈负相关。p21的表达与活化的merlin(WT及S518A)呈正相关,并能够抑制磷酸化修饰的merlin(S518D)的表达。同时构建慢病毒转染*NF2*基因沉默的p53+/+或p53−/−细胞系,发现*NF2*基因沉默后p53mRNA和蛋白质均表达下降或缺失,而*mdm2*表达升高,提示merlin能调控p53—mdm2通路的活性。*NF2*沉默的p53+/+细胞增生活跃,而p53−/−细胞生长速度没有改变,提示merlin的细胞增殖负性调控作用需要依赖p53的存在。同时,我们观察*NF2*基因沉默细胞的细胞周期和凋亡活性改变,发现p53调控细胞周期的作用也受到merlin的影响。因此,我们认为merlin与p53具有共表达的协同作用,共同发挥细胞增殖负性调控作用。merlin的调控作用是通过抑制p53—mdm2通路实现的,听神经瘤中merlin失活,p53—mdm2通路活化,p53与mdm2结合失活,导致细胞增殖、肿瘤生长。图2-1示听神经瘤发病机制中相关信号传导通路。

*NF2*基因及其表达产物merlin在细胞生长方面起到抑制生长的作用已经明确,*NF2*基因突变会导致听神经瘤的生成,但仍有很多关键步骤尚未明了。目前对merlin的研究主要是在体外试验,细胞株培养与体内生理环境毕竟有很大的不同,在听神经瘤中merlin蛋白的表达及其意义尚无有说服力的研究报道。merlin的失活导致*Ras*和*Rac*等癌基因信号传导通路的活化,细胞异常增生。动物实验显示,*NF2*基因失活的小鼠会迅速发生多

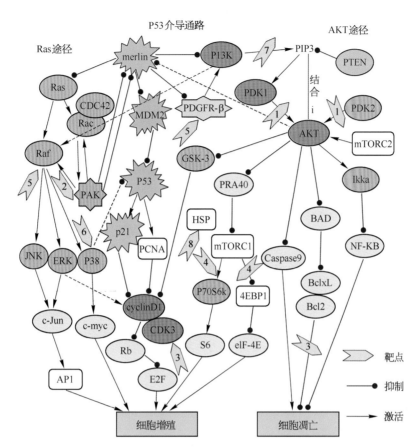

图2-1 听神经瘤发病机制中相关信号传导通路

发性恶性肿瘤，不仅包括神经源性肿瘤，另有骨肉瘤、皮肤恶性肿瘤。而在人群中 *NF2* 基因突变失活后，病变仅局限于神经系统的良性肿瘤，其恶性程度远没有动物模型那么高。同样是癌基因 *Ras* 和 *Rac* 过度表达，人群中 *NF2* 基因突变后表现为良性肿瘤而不是恶性肿瘤，其原因尚不清楚。

第四节 | 听神经瘤的病理学

一、听神经瘤组织病理

听神经瘤是原发于第Ⅷ脑神经鞘膜上的肿瘤，又称为神经鞘膜细胞瘤。听神经瘤大多来自前庭神经，70%～75%原发于内听道内。该肿瘤占颅内肿瘤的8%～10%，占小脑脑桥肿瘤的80%～90%，多见于30～60岁的成人，女性较多见，男女比例为2∶3。多为单侧，双侧者罕见。

双侧听神经瘤为神经纤维瘤病2型的主要（或诊断性）特征。大多数肿瘤无症状，且直径多小于5 cm。良性神经鞘膜细胞瘤极少发生恶变。

听神经瘤为良性肿瘤，主要来自Scarpa神经节附近的前庭神经分支，包括前庭上神经或前庭下神经，故又称为前庭神经施万瘤（vestibular schwannoma）。肿瘤通常发生于内耳门附近的神经胶质细胞与神经鞘膜细胞交接处的神经鞘膜上。早期肿瘤位于内听道内,逐渐长大后,一方面可充满内听道,并侵蚀内听道各壁,致使内听道口扩大,呈喇叭状;另一方面,则向桥小脑角方向扩展,随着瘤体增大,脑桥、延髓可受到压迫,而向对侧或上、下移位,第四脑室、大脑导水管因受压移位、阻塞,出现脑积水,加之肿瘤在颅内的占位,导致颅内高压。

经典的听神经瘤为具有包膜的肿瘤,肿瘤外观呈现灰红色,大小不一,包膜完整。小的肿瘤呈圆形或卵圆形,肿瘤增大后呈分叶状。邻近的神经根、神经干可在肿瘤表面行走,亦可包裹于肿瘤内。Antoni于1920年在组织学上将肿瘤分为两型,分别称为Antoni A(束状或致密)型和Antoni B(网状)型,比例不一,至今仍被沿用。

Antoni A型(致密纤维状,图2-2):组织细胞丰富,由形态单一的梭形施万细胞组成,其胞质嗜酸,边界不清,核嗜碱,点状;分布于多少不一的胶原纤维间质内。通常可见核呈栅栏状排列,栅行间为嗜酸性胞质(突起),此结构称为Verocay小体。显微镜下可见密集的、成束的梭形或卵圆形细胞排列在一起,在某些区域排列成漩涡状,在另一些区域又平行排列,呈栅栏状。该型又称为束状形。

Antoni B型(稀疏网眼型,图2-3):由施万细胞组成,但胞质不明显,核似悬浮于丰富的黏液样,并常形成微小囊腔的基质内,此区域可能为变性所致。此区域最常见的特征为出现玻璃样变性的厚壁血管。根据组织结构稀疏和肿瘤细胞多样性特点,本型可分为两个亚型:① 脂肪变性型,由于瘤细胞内有脂肪小滴堆积,致使细胞肿胀增大,呈蜂窝状,胞核位于细胞中央,或偏于一侧;② 透明变性型,瘤细胞发生透明变性,以致出现大片无定形的透明变性基质,仅有少量的星形的肿瘤细胞位于其中。位于内听道的位听神经由于受到肿瘤的压迫,或继发于供血障碍(动脉受肿瘤压迫或受肿瘤侵犯),神经纤维数目减少,耳蜗螺旋神经节细胞可出现缺失,Corti器发生萎缩,以基底周最为明显。椭圆囊斑、球囊斑和壶腹嵴受损程度一般比耳蜗轻。

良性神经鞘膜细胞瘤常具有正常核分裂象,特别在Antoni A型区域,但若超过5/10(高倍镜视野,HPF)则属异常,尽管偶尔起源的神经可穿过包膜,但一般良性施万细胞瘤内查不到轴索或神经。然而,趋势有极少数具有施万细胞瘤核经典的神经纤维瘤的双重图像的肿瘤。这种病例常伴有神经纤维瘤病。施万细胞瘤常见有进行性变性的改变,反映病变存在时间的长短,以及是否位于常受到损伤的部位。此种改变开始为局灶性,包括玻

图2-2　良性听神经瘤,Antoni A型区域细胞丰富,
核呈栅栏状排列

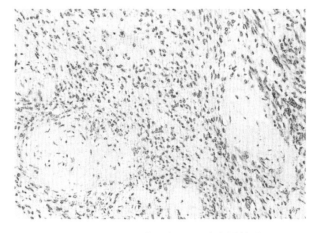

图2-3　Antoni B型区域,可见黏液样基质和
透明变性的血管壁

璃样变性、间质出血、囊性变和钙化。

电镜显示良性施万细胞瘤（包括其亚型），瘤细胞具有小的细胞小体和长的相互交叉的细胞突起，覆盖有完整的外板，且常为双层，突起一般由桥小体样结构连接；细胞器相当少，而且缺乏特异性；间质内常见有长间距胶原小体（long-spaced collegen，称Luse小体）。

肿瘤生长一般比较缓慢，平均每年增长0.25～0.4 cm，个别肿瘤可在1年内增大2 cm。若瘤体内出血、水肿或发生囊性变，此时瘤体的表面积可较快地或迅速增大。也有报道部分肿瘤生长可具有一定的自限性，肿瘤的退行程度或纤维化或许与此有关。

二、良性施万细胞瘤分型

目前对于施万细胞瘤的病理组织分型研究较多，这里对神经鞘膜细胞瘤的病理分型进行详细介绍，由此可以对听神经瘤的病理组织分型提供借鉴。

（一）退行性施万细胞瘤

此型基本代表那些具有严重退行性改变的良性施万细胞瘤。如上所述，没有严格的诊断标准，但倾向于保留此名称，因为有些病例或者具有明显的核异形性或多形性，其中Antoni A型细胞成分非常少或成灶性，以至于只有利用S-100免疫组化染色，否则诊断会有困难。退行性核异形性的特征是核深染，呈粗块状，核仁不清或无，一般见不到分裂象。此型施万细胞可见于任何部位，但一般位置深，无复发倾向（图2-4）。

（二）富于细胞型施万细胞瘤

此型于1981年首次确诊，并且有高达30%的病例被误诊为肉瘤。典型肿瘤位置深，体积大，多发于腹膜后或纵隔，且常起源于大神经，女性略多见，偶有病例伴有神经纤维瘤病。尽管有包膜，但有些病例可见有灶性浸润和侵犯骨组织，若切除不完全，可出现局部复发。

镜下不同于一般的施万细胞瘤，几乎每个视野均为细胞密集区（Antoni B型成分不明显），呈明显的束状或漩涡状排列，罕见有核呈栅栏状排列。核分裂可达10/10 HPF，也可见有核的多形性，后者属退行性变，且通常与核分裂象无关。其他常见特征有厚的纤维包膜，其内可见有密集的淋巴细胞浸润和瘤内相当大量的泡沫细胞（黄色瘤样细胞），见图2-5。

病变边界清楚，存在透明变性的血管壁，小灶状Antoni B型区及基本缺少神经纤维瘤样区域，

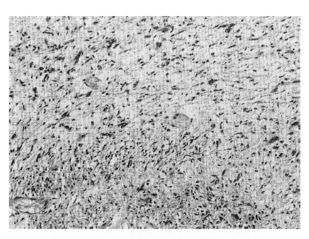

图2-4 退行性施万细胞瘤，可见核异形性

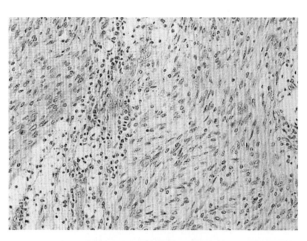

图2-5 富于细胞型施万细胞瘤，可见形态单一的嗜酸性胞质，许多泡沫细胞聚集

加之相当明显的临床病理资料，能使绝大多数病例与低级别的恶性周围神经鞘肿瘤鉴别。S-100阳性和Desmin（结蛋白）阴性能避免误诊为平滑肌肉瘤，此种情况易于发生在肿瘤由束状排列的嗜酸性梭形细胞所组成，并伴有大量核分裂的时候。

（三）丛状施万细胞瘤

丛状施万细胞瘤是施万细胞瘤的少见类型，临床上多累及较一般施万细胞瘤略年轻的患者，躯干较多见。值得注意的是，至少2/3的病例病变位于真皮内。除极个别病例外，不伴有神经纤维瘤病，因而与丛状神经纤维瘤病的鉴别就很重要。肿瘤的直径一般＜3 cm，有时伴疼痛。镜下由多个互不相连的结节组成，结节主要由Antoni A型组成；每个结节均有包膜，可见有核分裂象，与一般的施万细胞瘤类似。局部复发非常少见，未见有恶性变的报道。

（四）黑色素性施万细胞瘤

黑色素性施万细胞瘤为施万细胞瘤中的罕见类型，一般发生于中年人，好发于脊神经根，但也可见到发生位置较广的个案报道。典型特征通常为上皮样施万细胞、核沟和有大量Fontana阳性的黑色素，至少许多（甚至绝大多数）瘤细胞具有这些典型特征；超微结构，肿瘤细胞有典型施万细胞的特征，甚至含有黑色素小体。若病变有包膜，无核分裂，则其临床经过为良性。相当多的病例具有多少不一的层状钙化球（沙粒体型黑色素性施万细胞瘤），而且其中至少50%伴有Carney综合征（黏液瘤，点状色素沉着，内分泌异常）。

小部分黑色素性施万细胞瘤（不论是否为沙粒体型）临床表现为恶性，并可发生转移。此类肿瘤常发生于交感神经链，且可具有大量的核分裂象。但是，有些病例其原发瘤的组织学图像可使人误认为是良性瘤。

（五）腺样施万细胞瘤

此型具有争议，大多数具有腺样分化的神经鞘肿瘤为恶性。但此型确实存在有极个别的良性肿瘤，可能大多数（若非全部）此类肿瘤其腺样成分是被肿瘤围绕起来的正常结构，此结构存在某种程度上的变化。

（六）Pacinian施万细胞瘤

此型是指极其罕见的良性神经鞘肿瘤，它们具有类似Pacinian小体的漩涡状结构。此类肿瘤一般具有包膜，原先被称为Pacinian神经纤维瘤，但其组织结构似施万细胞瘤而非神经纤维瘤，称为Pacinian施万细胞瘤。

（七）淋巴结施万细胞瘤

现在认为此类型是淋巴结内肌纤维母细胞瘤，但是的确也有发生于淋巴结的真正的施万细胞瘤，但非常罕见。

三、听神经瘤的分子生物学研究进展

（一）基质金属蛋白酶（MMP）

Moon等的研究表明在肿瘤的囊液中有大量的MMP-2存在，同时还发现MMP-2在靠近囊腔内壁的肿瘤细胞上有很明显的表达，但在肿瘤的实性结构中却没有表达。近期Sakata等研究也表明，MMP-2、MMP-9和金属蛋白酶2的组织抑制因子（TIMP-2）同听神经瘤发生囊性变和出血有一定的联系。以往研究发现MMP-2、MMP-9在许多种结构不稳定的脉管系统高水平表达，如脑动脉瘤、动脉粥样硬化的颈动脉、脑动静脉畸形等。内皮细胞上MMP-2、MMP-9和TIMP-2表达明显增加，表明囊性听神经瘤中血管的不稳定性。血管基质过度降解使得血管壁变薄，血管破裂，从而引起肿瘤内出血的发生。此外，MMP还参与了血管形成，肿瘤细胞因子使MMP上调，可能与听神经瘤囊性改变有关。MMP-2不但同肿瘤囊性变和肿瘤体积增加有关,还可能增加了囊性听神经瘤与面神经之间的黏附性,这可能是由于MMP-2加速了肿瘤体积扩大,或是由于MMP-2使"肿瘤-神经屏障"发生了蛋白质水解,从而使肿瘤同面神经之间发生粘连,为手术分离增加了难度。

(二)血管内皮细胞生长因子(VEGF)和碱性成纤维细胞生长因子(bFGF)

研究发现VEGF和bFGF在听神经瘤肿瘤细胞的表达增加,这两种促血管生成因子的表达与肿瘤的微血管密度、生长指数、体积有关。VEGF和bFGF除了在调控肿瘤血管形成中起关键作用外,VEGF在周围和中枢神经系统中还具有神经营养和神经保护作用,它除了可以直接作用于神经元以外,还可以作用于施万细胞、星形胶质细胞、神经干细胞、小胶质细胞等。bFGF主要表达于损伤后施万细胞上。bFGF在增殖的施万细胞上表达增加,刺激了细胞的有丝分裂,同时对神经元也起到了分化因子和增殖因子的作用。还有研究表明,听神经瘤上VEGF和其高亲和性的VEGF受体-1表达增加,而这种受体表达增加也提高了肿瘤的生长率。

(三)基因突变

听神经瘤复发、囊性畸形、手术效果等可能与 $NF2$ 基因失活有关。 $NF2$ 基因是一个肿瘤抑制基因,编码merlin的蛋白质。merlin的作用可能是调节细胞-细胞和细胞-基质之间相互作用的信号转导通路的一部分。研究发现22号染色体异常在听神经瘤细胞中很常见。22号染色体丢失抑制了 $NF2$ 基因的功能。在肿瘤细胞中重新表达野生型merlin,可以显著减少细胞增殖,使被转染的细胞停留于 G_0/G_1 期,细胞凋亡明显增加。过度表达的 $NF2$ 基因能够通过加速细胞表面生长因子的降解

来抑制神经鞘瘤细胞的增殖。 $NF2$ 基因缺陷会减少位于细胞膜和细胞骨架之间merlin的活性,从而使对正常施万细胞的生长和再生起重要作用的黏附分子发生功能障碍,使细胞-细胞之间的接触抑制丢失,从而使肿瘤的侵袭性更大。

四、恶性听神经瘤(施万细胞瘤)

听神经瘤为良性肿瘤,关于其发生恶变的报道较少,偶见于放疗后的报道。这里对恶性神经鞘瘤的病理组织学进行详细阐述。恶性周围神经鞘瘤(malignant peripheral nevesheath tumor cmalignant schwanoma, neurofibrosarcoma, MPNST)是肉瘤性神经鞘瘤较为合适的名称,细胞具有异质性,并且与常规良性施万细胞瘤或神经纤维瘤之间的关系不确定。早先认为,诊断MPNST必须证实来源于神经或以前存在良性神经鞘肿瘤;电镜显示施万细胞分化,神经纤维瘤病1型(NF1)的患者出现梭形细胞肉瘤。现已明确,许多MPNST病例具有相同的形态学特征,这些特征足以在缺乏上述标准的情况下做出明确诊断,特别是有免疫组织化学的支持时。

(一)临床特征

MPNST主要有两种基本形式,散发或者有30%~50%的患者伴有NF1的特征或家族史。NF1的患者一生中发生MPNST的概率估计为2%。发病年龄范围很宽,但大多数为成年人。散发的病例中,发病高峰为40~50岁,男性多见。发病部位广泛。伴有NF1者有充分证据表明其来源于神经或继发于神经纤维瘤。

发生于良性施万细胞瘤的病例罕见,其他可发生于节细胞神经瘤、神经母细胞瘤肿瘤放疗后,高达10%的MPNST患者的诱因为放疗,其治疗后的静止期一般超过10年。另有约10%发生于儿童,其中伴有NF1者据说较成人更为多见。MPNST总体有5年生存率,散发者为50%,

伴有NF1者为20%～25%，放疗诱发的病例在10%～15%及以下，大多数病例死于肺部转移。

（二）病理特征

除非伴有显著的神经症状（罕见），大多数MPNST直径不超过10 cm，反映出其位置较深。发生于大神经者，一般显示相邻神经呈梭形肿胀，继发于良性瘤者大体可显示为条带状，但常不明显。

镜下大多为成束的梭形细胞，其细胞分化的典型特征为细胞密集区突然转变为明显的黏液区及瘤细胞明显的血管周围聚集和漩涡，有时可侵入血管壁，导致血栓形成。另外一些病例中，肿瘤细胞形态单一，成束排列，HE切片上几乎与单相分化的滑膜肉瘤或纤维肉瘤难以鉴别。达10%的病例整个肿瘤具有丰富的黏液样基质。细胞水平上有助于诊断的依据为胞质淡染、分界不清，胞质狭长，呈纺锤形，有些区域常呈波浪状或弯曲状。但后一特征不似神经纤维瘤那样常见。胞核一般深染，至少有灶性多形性，核仁不明显；栅栏状排列少见，Meissnerian分化罕见；核分裂易见。除少数细胞丰富或轻度异形的神经纤维瘤外，伴有NF1者，其良恶性的鉴别完全依赖于核分裂出现与否，然而核分裂象很少见。有些罕见的MPNST病例HE切片上与所谓的多形性MFH无法鉴别，确切的诊断需要辅助性检查（通常为电镜）。有些儿童MPNST病例明显呈丛状（图2-6）。

10%～15%的MPNST，特别是伴有NF1的患者，一个典型特征是多向分化，最常见的是横纹肌肉瘤样成分，形成所谓的恶性蝾螈瘤，其预后尤差。另外常见的还有骨肉瘤或软骨肉瘤样分化，显示不同程度的恶性细胞特征，罕见有血管肉瘤。传统上这些肿瘤不叫恶性间叶瘤。极罕见的病例还可有上皮分化，须与滑膜肉瘤鉴别。

免疫组化只有50%的MPNST病例S-100阳性。似乎反映这样一个事实，即电镜下大约不超

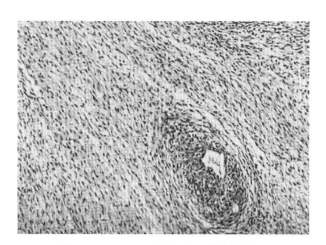

图2-6 MPNST以瘤细胞血管周聚集和血管浸润为常见特征

过50%的病例有广泛的、发育良好的施万细胞分化，而其他则有不同程度的纤维母细胞性、神经束膜特性或混合性分化特征。即使在阳性病例中，S-100阳性细胞率也常在20%～30%及以上。偶尔有病例报道称完全神经束膜分化，伴EMA阳性。其他确认的神经标记，如Leu-7和髓鞘碱性蛋白（myelin basic protein），在MPNST诊断的广泛应用中的可靠性或敏感性尚不肯定，免疫组化易于确定异源性横纹母细胞性或上皮性分化。

（三）MPNST亚型

上皮样MPNST约占5%，临床无特异性，50%的病例发生于真皮深部或皮下组织，发生位置表浅者预后较好。镜下最常见的为多结节状，瘤细胞呈不同程度的巢状和条索状排列。瘤细胞为圆形、嗜酸或嗜双色的上皮样细胞，胞核呈空泡状，核仁明显。有些类似无色素性恶性黑色素瘤。典型的常见的MPNST出现梭形细胞区。免疫组织化学黑色素瘤抗原为阴性，必要时结合电镜检查可与转移的黑色素瘤鉴别。与一般性MPNST不同，S-100阳性细胞数的比例常要高得多，利用免疫组织化学易与原发性或转移性癌鉴别。

色素性（黑色素性）MPNST，已在黑色素性施万细胞瘤中介绍过。除去那些独特的恶性病

变(一般发生于交感神经链),确实存在罕见的MPNST病例,显示有灶性黑色素出现。

五、听神经瘤与神经纤维瘤病1型和2型

(一)神经纤维瘤病1型

神经纤维瘤病1型(neurofibromatosis type 1,NF1)又称为von Recklinghausen病、von Recklinghausen神经纤维瘤病、外周神经纤维瘤病。NF1为常染色体显性遗传病,以多发性神经纤维瘤、恶性外周神经鞘瘤、视神经胶质瘤和其他星形细胞瘤、多发性咖啡牛奶斑、腋下和腹股沟雀斑状色素沉着、虹膜错构瘤和不同的骨病为特点。发病率约为1/4 000,阿拉伯-以色列人种发病率更高。约50%的患者有新的配系突变。除了大的缺失,自发性突变主要在父系胚系。

NF1患者神经纤维瘤的特点不同于散发性肿瘤。皮肤和丛状亚型神经纤维瘤是NF1的主要亚型。皮肤神经纤维瘤是界限清楚、无包膜的良性肿瘤,由施万细胞和纤维母细胞样细胞组成,混有内皮细胞、淋巴细胞和异常大量的肥大细胞。深部的结节性神经纤维瘤不多见,质实,可引起神经症状。

丛状神经纤维瘤使大神经干和分支弥漫性肿大,有时很像绳状包块,是NF1的特征性病变。丛状神经纤维瘤在1~2岁时产生,在皮下形成边界不清的单个肿块。后期,它们能严重毁容并累及身体的大片区域。如果肿瘤位于头颈部,甚至可能危害生命。5%的丛状神经纤维瘤有恶变的危险,其他神经纤维瘤罕见恶变。

NF1的恶性外周神经鞘瘤常发生于年轻人,可包括横纹肌母细胞瘤和其他异质成分。这种病变称为恶性蝾螈瘤,是NF1最具特点的病变。另外,恶性外周神经鞘瘤腺管型也提示有NF1。

NF1最常见的胶质瘤是毛细胞型星形细胞瘤,位于视神经内。如果双侧性生长,提示NF1。NF1视神经胶质瘤可多年静止,有些可有进展。其他NF1的胶质瘤包括弥漫性星形细胞瘤和胶质母细胞瘤。

其他中枢神经系统表现,NF1常有下列特点临床表现:巨脑、智力障碍、癫痫、脑积水、导水管狭窄和神经病。

咖啡牛奶斑雀斑状色素沉着和Lisch结节都可造成色素异常。咖啡牛奶斑是NF1新生儿的第一个表现,婴儿期它们的数量和大小不断地增加,成人期可停止生长,甚至可以减少。组织病理学显示黑色素细胞与角化细胞的比例在NF1未受累的皮肤较高,在咖啡牛奶斑会更高。约2/3的NF1患者会出现腋窝和(或)腹股沟色斑,但易发生在年轻患者。组织学特点与咖啡牛奶斑相似。Lisch结节小,是高出于虹膜表面的色素性错构瘤。几乎所有的NF1成人会发生Lisch结节,所以它的存在是诊断NF1特别有用的标志。

NF1眼眶常因蝶骨翼发育不良而受累。另外,脊髓变形常造成严重的脊柱侧凸,需要外科治疗。长骨(特别是胫骨)变薄、弯曲和假关节以及个子矮小也可以出现在NF1。有报道,肾和其他动脉包括大的颈部血管可发生纤维肌肉发育不良。

NF1患者增加嗜铬细胞瘤、十二指肠类癌、横纹肌肉瘤和儿童慢性髓细胞性白血病的危险性,常伴有皮肤黄色肉芽肿。

(二)NF1的遗传学

*NF*1的基因很长,跨度335 kb,包含60个外显子。2个较长的内含子其一27 b从反方向转录编码3个基因:*EV*12A、*EV*12B和*OMGP*。8号染色体上有12个非表达的*NF*1假基因。这些假基因都没有延伸超过外显子29。

*NF*1基因产生11~13 kb的可变剪切转录产物,最长的转录子有8 601 bp的开放读框。有些转录子类型具有组织和细胞类型特异性,在神经元和胶质细胞中有不同表达。

该基因产物为胞质蛋白神经纤维瘤蛋白,有

2818（1型）和2839（2型）氨基酸的两种异构体，分子量为240～290 kDa。该蛋白有GAP相关结构域（GRD），属于哺乳动物RasGTP酶激活蛋白。除了GAP同源的区域外，还有1个大片段与2个酵母RAS蛋白抑制剂IRA1和IRA2同源。这些结构域的可变剪切和突变的特征表明，该蛋白质功能很重要，但确切的功能还不清楚。神经纤维瘤蛋白在大部分哺乳动物组织中表达，表达水平最高的是中枢和外周神经以及肾上腺。

NF1基因的突变没有热点集中的表现。最常见的突变（R1947X）只出现在14例患者中。在300个已经报道的突变中，只有21个出现2次以上突变。大于80%的突变都编码一个截短的蛋白质，但是截短的神经纤维瘤蛋白在NF1患者中没有检测到，这样的结果可能以突变蛋白的降解和突变等位基因转录mRNA数量下降来解释。

目前基因型和表型之间的关系还没有研究清楚，这种关系十分复杂。NF1家族成员中各个成员NF1蛋白表达有很大的不同。几项散发的与NF1相关的肿瘤研究表明，神经纤维瘤蛋白是一个肿瘤抑制基因，在神经纤维瘤、嗜铬细胞瘤、青少年髓单核细胞白血病中出现第二个等位基因的LOH和突变。神经纤维瘤中只有施万细胞亚群出现NF1基因的杂合性丢失，支持神经纤维瘤来源于施万细胞的假说。

（三）神经纤维瘤病2型

神经纤维瘤病2型（neurofibromatosis type 2，NF2）是常染色体显性遗传病，以肿瘤性和发育不良性神经鞘细胞（神经鞘瘤和神经鞘病）、脑膜皮细胞（脑膜瘤和脑膜血管瘤病）和胶质细胞（胶质瘤和胶质微错构瘤）病变为特点。双侧听神经瘤具有诊断价值。另外的病变包括球后混浊和大脑钙化。

NF2的发病率约为1/40 000，新生儿会发生NF2，约一半的病例无家族性NF2病史，常因新获得胚系突变所致。

多发性脑膜瘤是NF2的第二个特征性病变，并主要发生于NF2患者。NF2脑膜瘤比散发性脑膜瘤早发。这些病变常为WHO Ⅰ级肿瘤，非典型或恶性脑膜瘤在NF2并不增多。NF2患者可发生脑膜瘤的任何主要亚型。

NF2相关神经鞘瘤是WHO Ⅰ级肿瘤，由肿瘤性神经鞘细胞构成，单在几个方面与散发性神经鞘瘤不同。NF2发生时间早，许多NF2患者在20多岁时发生具有诊断特点的双侧听神经瘤。NF2听神经瘤可以包裹第Ⅶ脑神经，增生活性高，但侵袭性生物学行为不明显。

除了第Ⅷ脑神经（前庭神经）外，其他的感觉神经也可发生神经鞘瘤，如第Ⅴ脑神经和脊神经根；另外运动神经也可发生神经鞘瘤，如第Ⅻ脑神经。皮肤神经鞘瘤可为丛状。在大体和镜下，NF2神经鞘瘤可呈多结节状（葡萄簇状），多发性神经鞘瘤可沿着单个神经生长，特别是脊神经。

NF2患者中大约80%的胶质瘤是脊髓髓内或马尾肿瘤，另外10%的胶质瘤发生在延髓。在NF2患者的胶质瘤中，65%～75%是室管膜瘤，亦有报道几乎所有的脊髓肿瘤是室管膜瘤。大部分NF2病例的脊髓室管膜瘤是多发性髓内肿块。弥漫型和毛细胞型星形细胞瘤也可发生于NF2，但较少见。

皮肤神经纤维瘤也可发生于NF2。组织学观察发现许多"神经纤维瘤"是神经鞘瘤，包括把丛状神经鞘瘤误诊为丛状神经纤维瘤。

神经鞘瘤病（schwannonsis）中神经鞘细胞增生，有时伴轴突增粗，无明确肿瘤形成。NF2神经鞘瘤病常位于脊髓后根进入区，有时伴后根或脊髓血管周间隙的神经鞘瘤，结节性病灶很像小的创伤性神经瘤。少数报道认为神经鞘瘤是反应性病变。

脑膜血管瘤病（meningioangiomatosis）斑块状生长的脑膜皮细胞和纤维母细胞样围绕小血管生

长为特点的皮质病变,可发生于NF2,也可散发。脑膜血管瘤病常为单个皮质病变,也可多发,或非皮质病变。病变主要由血管构成,很像血管畸形,或主要由脑膜皮细胞构成,有时伴脑膜瘤。散发性脑膜血管瘤病为单灶性病变,常发生于年轻人或儿童,临床表现为癫痫或持续性头痛。相反,NF2相关脑膜血管瘤病可为多灶性,无临床表现,仅在尸检时发现。

胶质错构瘤(glial hamartias)大脑皮质的胶质错构(或微错构瘤)由界限清楚的簇状细胞构成,细胞体积中到大,核不典型或缺无,胞质有时星状,嗜伊红。免疫组化染色S-100蛋白强阳性,单GFAP灶性阳性。

它们常见于NF2并具有确定诊断的价值,但与智力低下或星形细胞瘤的发生无关。错构常发生在皮质,主要位于分子层核皮质深层,也可见于基底节、丘脑和小脑。类似的错构瘤可出现在脊髓后角,称为室管膜异位。胶质错构瘤表达merlin,提示在发育过程中可能发生单倍不足畸形。

此外,还可有大脑钙化(cerebralcalcification)、外周神经病(peripheral neuropathy)及球后混浊等神经系统外临床表现。

(四)NF2的遗传学

*NF2*基因定位于22q12,基因跨度11 kb,包含17个外显子。神经纤维瘤病2型mRNA由于C端异位剪接编码两种蛋白形式。异构体1由外显子1～15和外显子17编码,与ERM蛋白相似,具有分子内相互作用。异构体2由外显子1～16编码,只以非折叠状态存在。

*NF2*基因在大部分正常组织中表达,包括脑组织。预测的蛋白质产物与高度保守的细胞骨架相关蛋白4.1家族相似。这个家族包括蛋白4.1、talin、moesin、ezrin、radixin和蛋白酪氨酸磷酸酶。因为*NF2*编码蛋白与moesin、ezrin、radixin相似,所以将其命名为merlin,还有人建议使用

schwannomin这个名词。蛋白4.1家族成员将细胞膜和细胞肌动蛋白骨架蛋白连接。这些蛋白质包含球状N端结构、一个包含富于果仁糖区的α螺旋结构域和带C端结构域,N端与细胞膜蛋白CD44、CD43、ICAM-1和ICAM-2相互作用,C端结构域包含肌动蛋白的结合位点。merlin和ERM蛋白结构最相似的部分是氨基末端结构域。merlin缺乏肌动蛋白结合位点,但是通过异位剪切可以产生这个位点。ERM蛋白和merlin可能通过头尾接触的分子内相互关系自身进行调节,所以存在折叠和非折叠两种状态。已经鉴定出一些与merlin相互结合的蛋白质,包括Na^+-H^+交换的调节辅因子hNHE-RF(EBP50)。NHE-RF与离子通道和受体等跨膜蛋白相互作用,可能将merlin相互结合或作用的蛋白质包括血影蛋白、肌动蛋白和CD44。

目前已经发现大量的*NF2*基因胚系和体细胞突变,支持NF2是肿瘤抑制基因的假说。NF2的胚系突变与散发性神经鞘瘤和脑膜瘤中的体细胞突变不同。最常见的胚系突变是点突变,引起剪切位点改变或产生新的终止密码。除了异位剪切的外显子外,胚系突变可见于基因的所用部分,最常累及的是外显子1～8。一个可能突变的热点是外显子2的169位核酸,该位点C到T的改变在密码子57(CpG二核苷酸)出现了终止密码。其他CpG二核苷酸也是C→T突变常见的靶位点。*NF2*基因突变也见于一些神经鞘瘤病,该病非常少见,患者有多发外周神经鞘瘤,没有前庭神经鞘瘤和其他NF2综合征的表现。肿瘤可以限制在身体一侧或一个肢体,也常常疼痛。患者多发肿瘤的分子分析显示*NF2*基因体细胞嵌合体存在不同类型的*NF2*突变形式。

NF2的临床过程在各家族之间各不相同。有些家族发病早,伴有不同的多发性肿瘤(Wishart型),而其他家族发病晚,仅有双侧听神经瘤的神经鞘瘤(Gardner型)。已发现母系基因的遗传作

用较强。

NF2家族显示与22号染色体相关疾病连锁，也就是说，引起疾病的单基因，其基因型和表型有关，我们可以通过检测NF2突变来预测临床过程。不管无意或移码突变发生在基因的什么位置，常与较严重的表型变化有关。外显子7上游剪切位点的突变伴有较严重的表型变化。一些轻度的表型变化与体细胞嵌合体有关。另外，2个不相关的NF2患者，一个有严重的Gardner表型，另一个有轻度的Gardner表型，都携带相同的NF2突变，有些大的缺失可能与轻度病症有关。因此，应该还有其他因子能够调节NF2基因突变的表型变化。

六、囊性听神经瘤

曾认为听神经瘤囊性变多见于中型或大型肿瘤，临床病程、性别及发病年龄与一般听神经瘤无异。自1990年以来，随着CT和MRI技术的发展，听神经瘤囊性变发生率报道的比例不断增加，达5.7%～24%。这主要与所判断囊性变的标准有关，一般认为仅依赖于影像学的表现，如CT、MRI上在实质性等密度等信号之间有密度低信号区，由此所判断的囊性变发生率较高。囊性变除有上述影像学特征外还需要符合以下两个条件：术中证实有囊性变，组织学发现肿瘤中出现膜样结构。

囊性听神经瘤具有区别于实体听神经瘤的特性，常表现为非典型的始发症状，病程短，突然退变，肿瘤大且临床上易压迫面神经并累及其功能。此外，因为手术中保留蛛网膜困难、血供丰富、脑

神经移位和手术后出血倾向，放射治疗中突然增大甚至囊壁破裂，囊性听神经瘤的预后较实体听神经瘤差，常造成治疗困难。

囊性听神经瘤的病理特征：囊性听神经瘤中可能出现Antoni A、B型结构，一些肿瘤中Antoni A区的Antoni B型组织明显减少，其他一些肿瘤出现Antoni A型向Antoni B型组织移行。囊性听神经瘤中，虽然Antoni A、B型细胞均可见到，但以退变的B型细胞为主，说明囊性变属于听神经瘤的一种退化改变。Antoni A型结构中S-100阳性，而B型结构中以阴性为主，S-100阳性区域与阴性区域分界明显。大部分病例术中发现明显囊膜，Ki-67阳性数低于无囊性变肿瘤的Ki-67阳性数，可能由囊性肿瘤的组织密度较低所致。

囊性听神经瘤的生长、增殖：囊性听神经瘤的生长速度明显高于非囊性听神经瘤，影像学和组织病理学的研究提示囊性听神经瘤的生长不是先天性的，可以用囊性成分扩张来解释。有学者认为囊性听神经瘤的生长速度是非囊性者的10倍。囊性听神经瘤的免疫组化研究提示，在小囊区Antoni B型产生黏液样物质并融合成大囊，从而压迫周围的Antoni A型组织，但囊性变肿瘤的细胞增殖指数低于无囊性变者，可能与囊性肿瘤的细胞密度低有关。

囊性变的原因前文已述及，参见第二章的第二节。

（汪照炎　张治华　柴永川　陈洪赛　吕静荣）

参 考 文 献

［1］Alfthan K, Heiska L, Grönholm M, et al. Cyclic AMP-dependent protein kinase phosphorylates merlin at serine 518 independently of p21-activated kinase and promotes merlin-ezrin heterodimerization［J］. The Journal of biological chemistry, 2004, 279(18): 18559-18566.

［2］Anonymous. Neurofibromatosis. Conference statement. National Institutes of Health Consensus Development Conference［J］. Archives of Neurology, 1988, 45(5):

575-578.

[3] Bai Y, Liu Y J, Wang H, et al. Inhibition of the hyaluronan-CD44 interaction by merlin contributes to the tumor-suppressor activity of merlin[J]. Oncogene, 2007, 26(6): 836.

[4] Barker D J, Weller R O, Garfield A J S. Epidemiology of primary tumours of the brain and spinal cord: a regional survey in Southern England[J]. Journal of Neurology Neurosurgery & Psychiatry, 1976, 39(3): 290-296.

[5] Baser M E, Friedman J M, Wallace A J, et al. Evaluation of clinical diagnostic criteria for neurofibromatosis 2[J]. Neurology, 2002, 59(11): 1759.

[6] Bashour A M, Meng J J, Ip W, et al. The Neurofibromatosis type 2 gene product, merlin, reverses the F-actin cytoskeletal defects in primary human schwannoma cells [J]. Molecular & Cellular Biology, 2002, 22(4): 1150.

[7] Bederson J B, Von A K, Wichmann W W, et al. Conservative treatment of patients with acoustic tumors [J]. Neurosurgery, 1991, 28(5): 646-650.

[8] Bikhazi N B, Lalwani A K, Jackler R K, et al. Familial occurrence of unilateral vestibular schwannoma[J]. Laryngoscope, 1997, 107(9): 1176-1180.

[9] Bono P, Cordero E, Johnson K, et al. Layilin, a cell surface hyaluronan receptor, interacts with merlin and radixin[J]. Experimental Cell Research, 2005, 308(1): 177-187.

[10] Bourn D, Carter S A, Mason S, et al. Germline mutations in the neurofibromatosis type 2 tumour suppressor gene[J]. Human Molecular Genetics, 1994, 3(5): 813-816.

[11] Bozorg G A, Kalamarides M, Ferrary E, et al. Conservative management versus surgery for small vestibular schwannomas[J]. Acta Oto-Laryngologica, 2005, 125(10): 1063-1068.

[12] Bovie C, Holden S T, Schroer A, et al. Neurofibromatosis 2 in a patient with a de novo balanced reciprocal translocation 46,X,t(X;22)(p11.2;q11.2)[J]. Journal of Medical Genetics, 2003, 40(9): 682-684.

[13] Cayé-Thomasen P, Werther K, Nalla A, et al. VEGF and VEGF receptor-1 concentration in vestibular schwannoma homogenates correlates to tumor growth rate[J]. Otology & Neurotology, 2005, 26(1): 98-101.

[14] Charabi S, Tos M, Børgesen S E, et al. Cystic acoustic neuromas. Results of translabyrinthine surgery[J]. Arch Otolaryngol Head Neck Surg, 1994, 120(12): 1333.

[15] Charabi S, Tos M, Thomsen J, et al. Cystic Vestibular schwannoma-clinical and experimental studies[J]. Acta Otolaryngol Suppl, 2000, 543(537): 11-13.

[16] Charabi S. Acoustic neuroma/vestibular schwannoma in vivo and in vitro growth models. A clinical and experimental study[J]. Acta Otolaryngol Suppl, 2009, 530(s530): 1-27.

[17] Cohen A, Modan B. Some epidemiologic aspects of neoplastic diseases in Israeli immigrant population. 3. brain tumors[J]. Cancer, 1969, 22(6): 1323-1328.

[18] Compston A. The neurofibromatoses: a pathogenetic and clinical overview[J]. Journal of Neurology Neurosurgery & Psychiatry, 1994, 57(10): 1301.

[19] Daniels R L, Swallow C, Shelton C, et al. Causes of unilateral sensorineural hearing loss screened by high-resolution fast spin echo magnetic resonance imaging: review of 1,070 consecutive cases[J]. American Journal of Otology, 2000, 21(2): 173.

[20] Diensthuber M, Ilner T, Rodt T, et al. Erythropoietin and erythropoietin receptor expression in vestibular schwannoma: potential role in tumor progression[J]. Otology & Neurotology, 2007, 28(4): 559-565.

[21] Drapkin A J, Rose W S. Multicystic acoustic neuroma. case report and differential diagnosis[J]. Acta Radiologica, 1989, 30(1): 7-9.

[22] Evans D G R, Blair V, Strachan T, et al. Variation of expression of the gene for type 2 neurofibromatosis: absence of a gender effect on vestibular schwannomas, but confirmation of a preponderance of meningiomas in females[J]. Journal of Laryngology & Otology, 1995, 109(9): 830.

[23] Evans D G, Moran A, King A, et al. Incidence of vestibular schwannoma and neurofibromatosis 2 in the North West of England over a 10-year period: higher incidence than previously thought[J]. Otology & Neurotology, 2005, 26(1): 93.

[24] Evans D G, Trueman L, Wallace A, et al. Genotype/phenotype correlations in type 2 neurofibromatosis (NF2): evidence for more severe disease associated with truncating mutations[J]. Journal of Medical Genetics, 1998, 35(6): 450-455.

[25] Evans D G, Wallace A J, Wu C L, et al. Somatic mosaicism: a common cause of classic disease in tumor-prone syndromes? lessons from type 2 neurofibromatosis[J]. American Journal of Human Genetics, 1998, 63(3): 727-736.

[26] Fehon R G. Phosphorylation and activity of the tumor suppressor merlin and the ERM protein moesin are coordinately regulated by the slik kinase[J]. Journal of Cell Biology, 2006, 175(2): 305.

[27] Feiz-Erfan I, Zabramski J M, Herrmann L L, et al. Cavernous malformation within a schwannoma: review of the literature and hypothesis of a common genetic etiology[J]. Acta Neurochirurgica, 2006, 148(6): 647-652.

[28] Francovidal V, Songu M, Blanchet H, et al. Intracochlear hemorrhage after gamma knife radiosurgery[J].

Otology & Neurotology, 2007, 28(2): 240−244.

[29] Frohlich A M, Sutherland G R. Epidemiology and clinical features of vestibular schwannoma in Manitoba, Canada[J]. Canadian Journal of Neurological Sciences, 1993, 20(2): 126−130.

[30] Fundová P, Charabi S, Tos M, et al. Cystic vestibular schwannoma: surgical outcome[J]. Journal of Laryngology & Otology, 2000, 114(12): 935−939.

[31] Gomez-Brouchet A, Delisle M B, Cognard C, et al. Vestibular schwannomas: correlations between magnetic resonance imaging and histopathologic appearance[J]. 2001, 22(1): 79−86.

[32] Gutmann D H, Aylsworth A, Carey J C, et al. The diagnostic evaluation and multidisciplinary management of neurofibromatosis 1 and neurofibromatosis 2. JAMA[J]. Jama the Journal of the American Medical Association, 1997, 278(1): 51.

[33] Gutmann D H, Sherman L, Seftor L, et al. Increased expression of the NF2 tumor suppressor gene product, merlin, impairs cell motility, adhesion and spreading [J]. Human Molecular Genetics, 1999, 8(2): 267.

[34] Hardell L, Hansson Mild K, Sandström M, et al. Vestibular schwannoma, tinnitus and cellular telephones[J]. Neuroepidemiology, 2003, 22(2): 124.

[35] Howitz M F, Johansen C, Tos M, et al. Incidence of vestibular schwannoma in Denmark, 1977−1995[J]. American Journal of Otology, 2000, 21(5): 690−694.

[36] Huo Z, Zhang Z, Qi H, et al. Clinical comparison of two subtypes of cystic vestibular schwannoma: surgical considerations and outcomes[J]. European Archives of Oto-Rhino-Laryngology, 2016, 273(12): 4215.

[37] Jacoby L B, Maccollin M, Louls D N, et al. Exon scanning for mutation of the NF2 gene in schwannomas [J]. Human Molecular Genetics, 1994, 3(3): 413.

[38] Jin H, Sperka T, Herrlich P, et al. Tumorigenic transformation by CPI−17 through inhibition of a merlin phosphatase[J]. Nature, 2006, 442(7102): 576.

[39] Joensen P. Incidence of primary intracranial neoplasms in an isolated population (the Faroese) during the period 1962−1975[J]. Acta Neurologica Scandinavica, 1981, 64(1): 74−78.

[40] Jukich P J, Mccarthy B J, Surawicz T S, et al. Trends in incidence of primary brain tumors in the United States, 1985−1994[J]. Neuro-Oncology, 2001, 3(3): 141.

[41] Jung J R, Kim H, Jeun S S, et al. The phosphorylation status of merlin is important for regulating the Ras−ERK pathway[J]. Molecules & Cells, 2005, 20(2): 196−200.

[42] Kameyama S, Tanaka R, Kawaguchi T, et al. Cystic acoustic neurinomas: studies of 14 cases[J]. Acta Neurochirurgica, 1996, 138(6): 695.

[43] Karjalainen S, Nuutinen J, Neittaanmäki H, et al. The incidence of acoustic neuroma in autopsy material[J]. European Archives of Oto-Rhino-Laryngology, 1984, 240(1): 91.

[44] Kim H, Kwak N J, Lee J Y, et al. Merlin neutralizes the inhibitory effect of mdm2 on p53[J]. Journal of Biological Chemistry, 2004, 279(9): 7812.

[45] Kim S H, Youm J Y, Song S H, et al. Vestibular schwannoma with repeated intratumoral hemorrhage [J]. Clin Neurol Neurosurg, 1998, 100(1): 68−74.

[46] Kissil J L, Johnson K C, Eckman M S, et al. Merlin phosphorylation by p21−activated kinase 2 and effects of phosphorylation on merlin localization[J]. Journal of Biological Chemistry, 2002, 277(12): 10394.

[47] Kluwe L, Mautner V, Heinrich B, et al. Molecular study of frequency of mosaicism in neurofibromatosis 2 patients with bilateral vestibular schwannomas[J]. Journal of Medical Genetics, 2003, 40(2): 109.

[48] Knudson A G. Mutation and cancer: statistical study of retinoblastoma.Proc. Natl. Acad. Sci. USA 68: 820−823[J]. Proceedings of the National Academy of Sciences, 1971, 68(4): 820−823.

[49] Kurland L T. The frequency of intracranial and intraspinal neoplasms in the resident population of rochester, Minnesota[J]. Journal of Neurosurgery, 1958, 15(6): 627.

[50] Laasonen E M, Troupp H. Volume growth rate of acoustic neurinomas[J]. Neuroradiology, 1986, 28(3): 203−207.

[51] Lanser M J, Sussman S A, Frazer K. Epidemiology, pathogenesis, and genetics of acoustic tumors[J]. Otolaryngologic Clinics of North America, 1992, 25(3): 499−520.

[52] Lee H, Kim D, Dan H C, et al. Identification and characterization of putative tumor suppressor NGB, a GTP−binding protein that interacts with the neurofibromatosis 2 protein[J]. Molecular & Cellular Biology, 2007, 27(6): 2103−2119.

[53] Lee K S, Nagashima T, Cho K G, et al. The proliferative activity of neurilemomas[J]. Surgical Neurology, 1989, 32(6): 427−433.

[54] Lin D, Hegarty J L, Fischbein N J, et al. The prevalence of "incidental" acoustic neuroma[J]. Arch Otolaryngol Head Neck Surg, 2005, 131(3): 241−244.

[55] Linthicum F H, Saleh E S, Hitselberger W E, et al. Growth of postoperative remnants of unilateral vestibular nerve schwannoma: role of the vestibular ganglion[J]. Orl J Otorhinolaryngol Relat Spec, 2002, 64(2): 138−142.

[56] Lunardi P, Missori P, Mastronardi L, et al. Cystic acoustic schwannomas[J]. Acta Neurochirurgica, 1991, 110(3−4): 120−123.

［57］Lü J, Zou J, Wu H, et al. Compensative shuttling of merlin to phosphorylation on serine 518 in vestibular schwannoma［J］. Laryngoscope, 2008, 118(1): 169.

［58］Manchanda N, Lyubimova A, Ho H Y, et al. The NF2 tumor suppressor merlin and the ERM proteins interact with N-WASP and regulate its actin polymerization function［J］. Journal of Biological Chemistry, 2005, 280(13): 12517-12522.

［59］Matthies C, Samii M, Krebs S. Management of vestibular schwannomas (acoustic neuromas): radiological features in 202 cases — their value for diagnosis and their predictive importance［J］. Neurosurgery, 1997, 40(3): 481-482.

［60］Mcclatchey A I, Saotome I, Mercer K, et al. Mice heterozygous for a mutation at the NF2 tumor suppressor locus develop a range of highly metastatic tumors［J］. Genes & Development, 1998, 12(8): 1121.

［61］Meyer T A, Canty P A, Wilkinson E P, et al. Small acoustic neuromas: surgical outcomes versus observation or radiation［J］. Otology & Neurotology, 2006, 27(3): 380-392.

［62］Tos M, Charabi S, Thomsen J. Incidence of vestibular schwannomas［J］. Laryngoscope, 1999, 109(5): 736-740.

［63］Mirz F, Jørgensen B G, Pedersen C B. Vestibular schwannoma. Incidence of the disease and the consequences［J］. Ugeskr Laeger, 1998, 160(45): 6516.

［64］Moffat D A, Hardy D G, Irving R M, et al. Referral patterns in vestibular schwannomas［J］. Clinical Otolaryngology & Allied Sciences, 2004, 29(5): 515-517.

［65］Mohyuddin A, Neary W J, Wallace A, et al. Molecular genetic analysis of the NF2 gene in young patients with unilateral vestibular schwannomas［J］. Journal of Medical Genetics, 2002, 39(5): 315.

［66］Moon K S, Jung S, Seo S K, et al. Cystic vestibular schwannomas: a possible role of matrix metalloproteinase-2 in cyst development and unfavorable surgical outcome［J］. Journal of Neurosurgery, 2007, 106(5): 866.

［67］Morrison H, Sherman L S, Legg J, et al. The NF2 tumor suppressor gene product, merlin, mediates contact inhibition of growth through interactions with CD44［J］. Genes & Development, 2001, 15(8): 968-980.

［68］Morrison H, Sperka T, Manent J, et al. Merlin/neurofibromatosis type 2 suppresses growth by inhibiting the activation of Ras and Rac［J］. Cancer Research, 2007, 67(2): 520-527.

［69］Moyhuddin A, Baser M E, Watson C, et al. Somatic mosaicism in neurofibromatosis 2: prevalence and risk of disease transmission to offspring［J］. Journal of Medical Genetics, 2003, 40(6): 459-463.

［70］Muranen T, Grönholm M, Renkema G H, et al. Cell cycle-dependent nucleocytoplasmic shuttling of the neurofibromatosis 2 tumour suppressor merlin［J］. Oncogene, 2005, 24(7): 1150-1158.

［71］Muzumdar D P, Goel A, Pakhmode C K. Multicystic acoustic neurinoma: report of two cases［J］. Journal of Clinical Neuroscience, 2002, 9(4): 453-455.

［72］Mérel P, Hoang-Xuan K, Sanson M, et al. Screening for germ-line mutations in the NF2 gene［J］. Genes Chromosomes Cancer, 1995, 12(2): 117-127.

［73］Neill G W, Crompton M R. Binding of the merlin-I product of the neurofibromatosis type 2 tumour suppressor gene to a novel site in beta-fodrin is regulated by association between merlin domains［J］. Biochemical Journal, 2001, 358(Pt 3): 727-735.

［74］Nestor J J, Korol H W, Nutik S L, et al. The incidence of acoustic neuromas［J］. Arch Otolaryngol Head Neck Surg, 1988, 114(6): 680.

［75］Park C K, Jung H W, Kim J E, et al. Therapeutic strategy for large vestibular schwannomas［J］. Journal of Neuro-Oncology, 2006, 77(2): 167.

［76］Park C K, Kim D C, Park S H, et al. Microhemorrhage, a possible mechanism for cyst formation in vestibular schwannomas［J］. Journal of Neurosurgery, 2006, 105(4): 576-580.

［77］Parry D M, Maccollin M M, Kaiser-Kupfer M I, et al. Germ-line mutations in the neurofibromatosis 2 gene: correlations with disease severity and retinal abnormalities［J］. American Journal of Human Genetics, 1996, 59(3): 529-539.

［78］Pearson M A, Reczek D, Bretscher A, et al. Structure of the ERM protein moesin reveals the FERM domain fold masked by an extended actin binding tail domain［J］. Cell, 2000, 101(3): 259.

［79］Pendl G, Ganz J C, Kitz K, et al. Acoustic neurinomas with macrocysts treated with gamma knife radiosurgery［J］. Stereotactic & Functional Neurosurgery, 1997, 66 Suppl 1(1): 103-111.

［80］Caye-Thomasen P, Hansen S, Dethloff T, et al. Sublocalization and volumetric growth pattern of intracanalicular vestibular schwannomas［J］. Laryngoscope, 2006, 116(7): 1131-1135.

［81］Perneczky A. Blood supply of acoustic neurinomas［J］. Acta Neurochirurgica, 1980, 52(3-4): 209-218.

［82］Pettersson D, Mathiesen T, Prochazka M, et al. Long-term mobile phone use and acoustic neuroma risk［J］. Epidemiology, 2014, 25(2): 233-241.

［83］Piccirillo E, Wiet M R, Flanagan S, et al. Cystic vestibular schwannoma: classification, management, and facial nerve outcomes［J］. Otology & neurotology, 2009, 30(6): 826.

[84] Prakash G S. Multicystic acoustic neuroma[J]. Acta Radiologica, 1990, 31(1): 112.

[85] Prestonmartin S, Thomas D C, Wright W E, et al. Noise trauma in the aetiology of acoustic neuromas in men in Los Angeles County, 1978-1985[J]. British Journal of Cancer, 1989, 59(5): 783-786.

[86] Propp J M, Mccarthy B J, Davis F G, et al. Descriptive epidemiology of vestibular schwannomas[J]. Neuro-Oncology, 2006, 8(1): 1.

[87] Ramesh V. Merlin and the ERM proteins in Schwann cells, neurons and growth cones[J]. Nature Reviews Neuroscience, 2004, 5(6): 462-470.

[88] Rangwala R, Banine F, Borg J P, et al. Erbin regulates mitogen-activated protein (MAP) kinase activation and MAP kinase-dependent interactions between Merlin and adherens junction protein complexes in Schwann cells[J]. Journal of Biological Chemistry, 2005, 280(12): 11790-11797.

[89] Rouleau G A, Merel P, Lutchman M, et al. Alteration in a new gene encoding a putative membrane-organizing protein causes neuro-fibromatosis type 2[J]. Nature, 1993, 363(6429): 515-521.

[90] Rouleau G A, Wertelecki W, Haines J L, et al. Genetic linkage of bilateral acoustic neurofibromatosis to a DNA marker on chromosome 22[J]. Nature, 1987, 329(6136): 246.

[91] Ruggieri M, Huson S M. The clinical and diagnostic implications of mosaicism in the neurofibromatoses [J]. Neurology, 2001, 56(11): 1433-1443.

[92] Ruttledge M H, Andermann A A, Phelan C M, et al. Type of mutation in the neurofibromatosis type 2 gene (NF2) frequently determines severity of disease[J]. American Journal of Human Genetics, 1996, 59(2): 331.

[93] Sakata H, Fujimura M, Watanabe M, et al. Association of cavernous malformation within vestibular schwannoma: immunohistochemical analysis of matrix metalloproteinase-2 and -9[J]. Neurologia Medico-Chirurgica, 2007, 47(11): 509.

[94] Schmerber S, Palombi O, Boubagra K, et al. Long-term control of vestibular schwannoma after a translabyrinthine complete removal[J]. Neurosurgery, 2005, 57(4): 693-698.

[95] Schoenberg B S, Christine B W, Whisnant J P. The descriptive epidemiology of primary intracranial neoplasms: the Connecticut experience[J]. American Journal of Epidemiology, 1976, 104(5): 499-510.

[96] Schulze K M, Hanemann C O, Müller H W, et al. Transduction of wild-type merlin into human schwannoma cells decreases schwannoma cell growth and induces apoptosis[J]. Human Molecular Genetics, 2002, 11(1): 69-76.

[97] Seizinger B R, Martuza R L, Gusella J F. Loss of genes on chromosome 22 in tumorigenesis of human acoustic neuroma[J]. Nature, 1986, 322(6080): 644-647.

[98] Selesnick S H, Johnson G. Radiologic surveillance of acoustic neuromas[J]. American Journal of Otology, 1998, 19(6): 846.

[99] Selesnick S, Deora M M, Heier L. Incidental discovery of acoustic neuromas[J]. Otolaryngol Head Neck Surg, 1999, 120(6): 815-818.

[100] Shaw R J, Mcclatchey A I, Jacks T. Regulation of the neurofibromatosis type 2 tumor suppressor protein, merlin, by adhesion and growth arrest stimuli[J]. Journal of Biological Chemistry, 1998, 273(13): 7757-7764.

[101] Shimizu T, Seto A, Maita N, et al. Structural basis for neurofibromatosis type 2[J]. Journal of Biological Chemistry, 2002, 277.

[102] Speck O, Hughes S C, Noren N K, et al. Moesin functions antagonistically to the Rho pathway to maintain epithelial integrity[J]. Nature, 2003, 421(6918): 83.

[103] Stokowski R P, Cox D R. Functional analysis of the neurofibromatosis type 2 protein by means of disease-causing point mutations[J]. American Journal of Human Genetics, 2000, 66(3): 873-891.

[104] Sun C X, Robb V A, Gutmann D H. Protein 4.1 tumor suppressors: getting a FERM grip on growth regulation[J]. Journal of Cell Science, 2002, 115(21): 3991-4000.

[105] Surace E I, Haipek C A, Gutmann D H. Effect of merlin phosphorylation on neurofibromatosis 2 (NF2) gene function[J]. Oncogene, 2004, 23(2): 580-587.

[106] Sutherland G R, Florell R, Louw D, et al. Epidemiology of primary intracranial neoplasms in Manitoba, Canada[J]. Canadian Journal of Neurological Sciences, 1987, 14(4): 586-592.

[107] Szyfter W, Kopeć T. Epidemiology of acoustic neuromas in Poland[J]. Otolaryngol Pol, 2001, 55(5): 533.

[108] Thomsen J, Tos M. Acoustic neuromas. Diagnostic delay, growth rate and possible non-surgical treatment [J]. 1988, 452(s452): 26-33.

[109] Tos M, Charabi S, Thomsen J. Clinical experience with vestibular schwannomas: epidemiology, symptomatology, diagnosis, and surgical results[J]. European Archives of Oto-Rhino-Laryngology, 1998, 255(1): 1-6.

[110] Tos M, Stangerup S E, Cayéthomasen P, et al. What is the real incidence of vestibular schwannoma?[J]. Arch Otolaryngol Head Neck Surg, 2004, 130(2): 216-220.

[111] Tos M, Thomsen J, Charabi S. Incidence of acoustic

neuromas［J］. Ear Nose & Throat Journal, 1994, 71(9): 391−393.

［112］Tos M, Thomsen J. Epidemiology of acoustic neuromas［J］. Journal of Laryngology & Otology, 1984, 98(7): 685−692.

［113］Trofatter J A, Maccollin M M, Rutter J L, et al. A novel moesin-, ezrin-, radixin-like gene is a candidate for the neurofibromatosis 2 tumor suppressor［J］. Cell, 1993, 75(4): 826.

［114］Tsilchorozidou T, Menko F H, Lalloo F, et al. Constitutional rearrangements of chromosome 22 as a cause of neurofibromatosis 2［J］. Journal of Medical Genetics, 2004, 41(7): 529−534.

［115］Vellin J F, Bozorg G A, Kalamarides M, et al. Intratumoral and brainstem hemorrhage in a patient with vestibular schwannoma and oral anticoagulant therapy［J］. Ontology & Neurotology, 2006, 27(2): 209−212.

［116］Vincent Darrouzet M D, Jacques Martel M D, Véronique Enée M D, et al. Vestibular schwannoma surgery outcomes: our multidisciplinary experience in 400 cases over 17 years［J］. Laryngoscope, 2004, 114(4): 681−688.

［117］Wallace C J, Fong T C, Auer R N. Cystic intracranial schwannoma［J］. Can Asso Radiol J, 1993, 44(6): 453.

［118］Walter M H, Hahlbrock K. Impairment of cell adhesion by expression of the mutant neurofibromatosis type 2 (NF2) genes which lack exons in the ERM−homology domain［J］. Oncogene, 1998, 17(7): 801.

［119］Wang Z, Lu Y, Tang J, et al. The phosphorylation status of merlin in sporadic vestibular schwannomas［J］. Molecular and Cellular Biochemistry, 2009, 324(1): 201−206.

［120］Wuttipong T, Helmut B. Loss of heterozygosity on chromosome 22 in sporadic schwannoma and its relation to the proliferation of tumor cells［J］. Chin Med J (Engl), 2005, 118(18): 1517−1524.

［121］Xiao G H, Beeser A, Chernoff J, et al. p21−activated kinase links Rac/Cdc42 signaling to merlin［J］. Journal of Biological Chemistry, 2002, 277(2): 883−886.

［122］Xiao G H, Gallagher R, Shetler J, et al. The NF2 tumor suppressor gene product, merlin, inhibits cell proliferation and cell cycle progression by repressing cyclin D1 expression［J］. Molecular & Cellular Biology, 2005, 25(6): 2384.

［123］Yoshimoto Y. Systematic review of the natural history of vestibular schwannoma［J］. Journal of Neurosurgery, 2005, 103(1): 59.

［124］Zang K D. Cytological and cytogenetic studies on human meningioma［J］. Cancer Genetics & Cytogenetics, 1982, 6(3): 249−274.

［125］Zhang Z, Wang Z, Huang Q, et al. Removal of large or giant sporadic vestibular schwannomas via translabyrinthine approach: a report of 115 cases［J］. ORL J Otorhinolaryngol Relat Spec. 2012, 74(5): 271−277.

［126］Zhang Z, Wang Z, Sun L, et al. Mutation spectrum and differential gene expression in cystic and solid vestibular schwannoma［J］. Genetics in Medicine Official Journal of the American College of Medical Genetics, 2014, 16(3): 264−270.

［127］Zucman-Rossi J, Legoix P, Der S H, et al. NF2 gene in neurofibromatosis type 2 patients［J］. Human Molecular Genetics, 1998, 7(13): 2095−2101.

［128］卞留贯, 殷玉华, 沈建康, 等. 囊性听神经瘤［J］. 中国微侵袭神经外科杂志, 2001, 6(1): 30−33.

［129］蔡丽慧, 吴皓, 吕静荣, 等. 听神经瘤S518磷酸化merlin蛋白的表达及与CD44结合特性［J］. 中华耳鼻咽喉头颈外科杂志, 2008, 43(12): 910−914.

［130］陈洁, 吴皓, 向明亮. 听神经瘤的分子生物学研究进展［J］. 中国耳鼻咽喉颅底外科杂志, 2006, 12(1): 77−80.

［131］弗莱彻. 肿瘤组织病理诊断［M］. 济南: 山东科学技术出版社, 2001.

［132］黄选兆. 实用耳鼻咽喉头颈外科学［M］. 北京: 人民卫生出版社, 2008.

［133］吕静荣, 吴皓. 听神经瘤分子生物学研究［J］. 国际耳鼻咽喉头颈外科杂志, 2006, 30(1): 49−52.

［134］吕静荣, 邹静, 吴皓. merlin蛋白在听神经瘤组织中的表达与分布［J］. 中华耳鼻咽喉头颈外科杂志, 2006, 41(7): 501−505.

第三章

颞骨、桥小脑角及内听道的应用解剖

第一节 | 颞骨解剖

一、颞骨的骨性结构

颞骨位于头颅两侧，为颅骨底部和侧壁的一部分。它为一复合骨块，由鳞部、鼓部、乳突部、岩部和茎突组成。其上方与顶骨相连接，前方与蝶骨和颧骨相连接，后方与枕骨相连接（图3-1）。图3-2为左侧颞骨外面观。图3-3为右侧颞骨上面观。图3-4为右侧颞骨下面观。

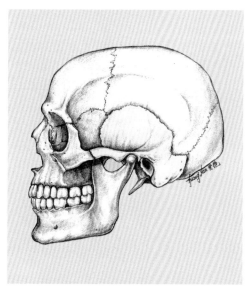

图3-1　颞骨在颅骨中的位置

（一）颞骨鳞部

颞骨鳞部位于颞骨前上部，形似鱼鳞，有内、外两面及后上、前下两缘。外面光滑略外凸。有颞肌附着，表面有浅细的颞中动脉沟。内面呈凹面，为大脑颞叶所在区，有大脑沟回的压迹及脑膜中动脉沟。鳞部内面与岩部相接，形成岩鳞缝或称岩鳞裂，成人仅见痕迹，幼儿比较明显，是中耳

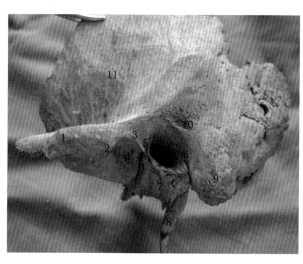

图3-2　左侧颞骨外面观。1. 颧弓；2. 颧骨前结节；3. 颧骨后结节；4. 下颌窝；5. 鳞鼓嵴；6. 鼓乳裂；7. 鼓部；8. 茎突；9. 乳突；10. 道上棘；11. 鳞部

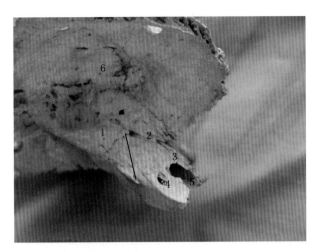

图3-3　右侧颞骨上面观。1. 弓状隆起；2. 岩浅大神经；3. Meckel腔压迹；4. 岩上窦；5. 破裂孔；6. 天盖（直线：内耳道投影）

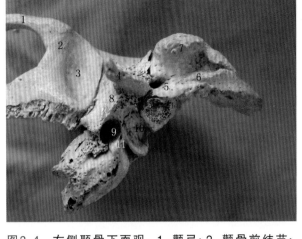

图3-4　右侧颞骨下面观。1. 颧弓；2. 颧骨前结节；3. 下颌窝；4. 茎突；5. 茎乳孔；6. 二腹肌嵴；7. 乳突尖；8. 鼓部；9. 颈内动脉管外口；10. 颈静脉孔；11. Jacobson神经管

感染向颅内扩散的途径之一。鳞部下方是颧突及其前后根，颧突后根接颧突上缘，向后延伸为颞线，颞肌下缘即止于此。颞线常作为估计颅中窝硬脑膜平面的标志。颧突后根与外耳道后壁之间有外耳道上三角，内含有许多小孔，故称此区为筛区。外耳道后上方有高1 mm、长5 mm条状或三角形突起，称外耳道上棘。外耳道上棘和筛区是乳突手术时指示鼓窦位置的重要解剖标志。图3-5示外耳道、道上棘、筛区和颞线。颧弓上缘与岩部上面约在同一平面。颧突前根接颧突下缘，向

内有关节结节和下颌关节窝，与下颌骨形成颞下颌关节。

（二）颞骨鼓部

颞骨鼓部位于岩部之外，鳞部之下，乳突部之前，为一U形骨板，构成骨性外耳道前壁、下壁和部分后壁。鼓部的前下面形成下颌凹的后壁。鼓部内侧端有一小沟，称为鼓沟，鼓膜边缘的纤维软骨环嵌入沟内，鼓膜附着于此；其上部有缺口，即鼓切迹，此处无鼓沟及纤维软骨环，鼓膜直接附着在颞骨鳞部，形成鼓膜松弛部。鼓部前上缘内侧与岩部形成岩鼓裂，外侧与鳞部形成鼓鳞裂。岩鼓裂位于下颌窝中，在鼓室前壁，内有鼓索神经穿出，上颌动脉鼓室支经此进入鼓室，还有锤骨前韧带穿过。在鼓鳞裂后的鼓部外侧骨质形成外耳道上棘。鼓部后上缘与乳突部形成鼓乳裂，成人此裂多已闭合，而儿童多留有痕迹。茎突自鼓部的下面伸向前下方，有茎突舌骨制带、茎突卜颌韧带、茎突舌肌、茎突咽肌、茎突舌骨肌附着。在茎突根部的稍后方有面神经通过的茎乳孔，至此面神经出颞骨、进入腮腺。婴幼儿的乳突因乳突尚未发育，位置很浅，施行耳后切口时不应向下延伸，以

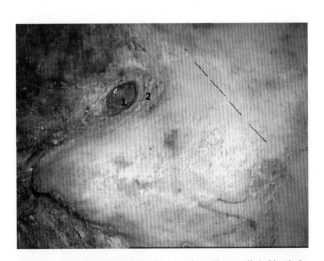

图3-5　外耳道、筛区和颞线。1. 外耳道；2. 道上棘，许多小孔的区域为筛区（虚线：颞线）

免伤及面神经。

（三）颞骨乳突部

颞骨乳突部位于颞骨鳞部后下方，呈一锥形突起。外面粗糙，有枕肌和耳后肌附着，外下方有胸锁乳突肌、头夹肌和头最长肌附着。后方近枕乳缝有一不恒定的孔，称为乳突孔，有乳突导血管穿过，使耳后静脉或枕静脉于乙状窦相通。乳突尖内侧有深沟，称为乳突切迹，二腹肌后腹起于此处。乳突切迹乳突面的突起称为二腹肌嵴（digastric ridge），是乳突切除时识别面神经垂直段的重要标志之一，二腹肌嵴的前端即指向面神经垂直段。乳突切迹内侧有一浅沟，枕动脉由此经过。乳突内侧面形成颅后窝的一部分，面向小脑，内侧面有一弯曲的深沟名乙状沟，乙状窦位于其内。乙状沟的深浅、宽窄及其骨壁的厚薄因乳突气房发育程度不同而异，正常人乙状沟前壁距外耳道后壁约为 14 mm，有 2%～5% 的人乙状沟前壁前移与外耳道后壁融合，约有 8.7% 的人乙状沟骨壁凸入乳突腔。因此，术前应仔细阅读 CT 片，确定有无乙状沟前移而采取不同的手术方式。

（四）颞骨岩部

颞骨岩部为一长形的三棱锥体，位于颅底，嵌在枕骨与蝶骨之间。它有一底、一尖端、三个面和三个缘，听觉和平衡器官均位于其内。岩部的底与颞骨鳞部和乳突部融合，尖端向内前方微向上，嵌于蝶骨大翼后缘和枕骨基底部之间，有颈动脉管内口穿过，并组成破裂孔的后外界。

岩部前面，组成颅中窝的一部分，与鳞部的脑面以骨缝相连。其中部有上半规管形成的弓状隆起，其外侧稍凹，为鼓室盖。弓状隆起的内侧有两个小沟与岩锥长轴平行，外侧是岩浅小神经沟，内侧是岩浅大神经沟，两沟向后延伸达面神经管裂孔。岩浅大神经是颅中窝径路中确定内听道位置的重要标志之一。两沟的前内近岩尖处有一浅凹，名三叉神经压迹，为半月神经节所在处。

岩部后面组成颅后窝前壁，和乳突部内侧面相连。在后面的中部有内听道口通内听道，面神经、前庭耳蜗神经和小脑前下动脉的内听动脉支从此经过。内听道的外下方，有一个被骨板遮盖的裂隙，即前庭导水管外口，为内淋巴囊所在处。前庭导水管恒定于后半规管中部后方，在乙状窦后径路的手术中，前庭水管的开口是定位后半规管的非常重要的标志。

岩部下面组成颅底外面的一部分，凹凸不平。在下面近岩尖处为腭帆提肌和咽鼓管软骨附着处。尖端的后外方有颈内动脉管的外口。颈内动脉管外口后方有颈静脉凹。颈静脉凹与颈内动脉外口之间是一薄骨嵴。嵴上有鼓室小管下口，舌咽神经的鼓室支从此经过。颈静脉凹内有乳突小管口，迷走神经耳支由此穿过。颈静脉凹内侧，有一三角形小窝，内有耳蜗导水管蜗外口，外淋巴液通过小管向蛛网膜下隙引流。

岩部的上缘最长，有岩部沟容纳岩上窦，沟缘有小脑幕附着；内端有一切迹，内含三叉神经半月神经节的后部。上缘尖端借岩蝶韧带和蝶骨连接形成小管，内有展神经和岩上窦经过，故岩尖炎时可并发展神经麻痹。

岩部前缘的内侧部分与蝶骨大翼连接形成蝶岩裂；外侧部分形成岩鳞裂和岩鼓裂；在岩部与鳞部之间，有通入鼓室的鼓膜张肌半管和咽鼓管半管。

岩部后缘连接枕骨，形成浅沟，内含岩下窦；外侧部分和枕骨的颈静脉凹形成颈静脉孔。

（五）颞骨茎突

茎突起于颞骨鼓部的下面，伸向前下方，呈细长形，长短不一，平均长度约为 2.5 cm（0.2～5.2 cm）。近端前、外侧被颞骨鼓部的鞘突包绕，远端有茎突咽肌、茎突舌肌、茎突舌骨肌、茎突舌骨韧带和茎突下颌韧带附着。在茎突后方与乳突之间有茎乳孔（stylo-mastiod foramen），面神经在二腹肌嵴前缘、茎突后方出茎突孔，面神经主干由此出颞骨。婴儿时期乳突尚未发育，茎乳孔位置甚浅，若做耳后切口，不宜过于向下延伸，以免损伤面神经。

二、外耳、中耳及内耳

外耳道、中耳及内耳是包含在颞骨内的重要结构，在听神经瘤的手术径路中常会涉及。图3-6为外耳、中耳及内耳的分界及构成。

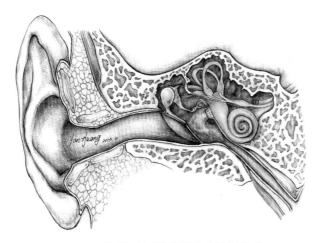

图3-6　外耳、中耳及内耳的分界及构成

（一）外耳道

外耳道起自耳甲腔的外耳道口，止于鼓膜，长2.5～3.5 cm，由软骨部和骨部组成。软骨部约占其外1/3，骨部约占其内2/3。外耳道非一直管，略呈S形弯曲。外耳道有两处较狭窄，一为骨部与软骨部交界处，另一为骨部距鼓膜约0.5 cm处，后者称为外耳道峡。在听神经瘤手术的耳囊径路和耳蜗径路中，外耳道必须被封闭成一个盲端（blind sac closure），封闭时将外耳道的软骨切除，在外耳道口稍内的位置缝合皮肤。

（二）中耳

1. **鼓膜（鼓室外界）**　鼓膜向前下倾斜，呈圆锥状。故外耳道骨部的前下壁较后上壁要长。鼓膜与耳道前壁形成的角度较鼓膜与后壁形成的角度小，前者为锐角，后者为钝角。前角被前壁悬垂突出的骨质遮挡。鼓膜由三层组成，外层为鳞状上皮，内层为黏膜层，两层之间为鼓膜固有层，即纤维层。鼓膜分为两部分，紧张部位于锤骨短脚、锤前皱襞及锤后皱襞的下方，占据鼓膜大部。纤维层在紧张部周边增厚形成鼓环。鼓环附着于骨性外耳道所形成的鼓沟处。松弛部位于锤骨短脚的上方，附着于耳道上壁的切迹即鼓切迹。

2. **鼓室内壁**　有如下结构。

（1）面神经（facial nerve）：详见本节四、颞骨内的神经。

（2）外半规管（lateral semicircular canal）：位于面神经管的后上方，之间的距离为0.5～1.5 mm，是定位面神经第二膝（锥曲）的重要标志之一。

（3）匙突（cochleariform process）：为鼓膜张肌腱附着处。位于锤骨颈内侧、卵圆窗前上方，位于面神经水平段下方，是定位面神经水平段的标志之一。在此骨性突起处，鼓膜张肌几乎成直角向外侧弯曲附着于锤骨颈。

（4）鼓岬（promontory）：是位于卵圆窗前下和圆窗前方的较明显的骨性隆起。其内是耳蜗底周。

（5）卵圆窗（oval window）：又称前庭窗。镫骨底板附着于卵圆窗，卵圆窗缘与镫骨底板间以环韧带相连，通向耳蜗前庭阶。面神经水平段走行于卵圆窗上方。在卵圆窗后方，面神经弯向下方经过第二膝（锥曲）然后向下，即为面神经垂直段。

（6）圆窗（round window）：圆窗位于圆窗龛内，卵圆窗的下方。圆窗通向耳蜗鼓阶。此窗使得骨性结构内的淋巴液对机械振动较为敏感。圆窗膜隐藏于圆窗龛内，几乎位于水平平面，因此不磨开圆窗龛上缘很难直接看到圆窗膜。

（7）颈内动脉（internal carotid artery）：详见本章第三节颞骨内的血管。

3. **鼓室前壁**　鼓室前壁的上部有两口，上为鼓膜张肌半管开口,下为咽鼓管(eustachian tube)半管的鼓室口。下部有薄骨板与颈内动脉相隔。颈内动脉位于鼓室前壁与内壁交界处。

4. **鼓室后壁** 面神经垂直段通过鼓室后壁的内侧。后壁上段相当于上鼓室水平有一小孔,为鼓窦入口,上鼓室借此与鼓窦相通。鼓窦入口的内侧有外半规管凸。鼓窦入口的底部,在面神经管水平段与垂直段相交处的后方,有一容纳砧骨短脚的小窝,即砧骨窝。后壁下内方,相当于前庭窗的高度,有一小锥状突起,称锥隆起,内有小管,镫骨肌腱由此发出附丽于镫骨颈后面。后壁与外壁相交处,鼓沟后上端的内侧,有鼓索小管的鼓室口,鼓索神经自此进入鼓室。鼓膜后缘以后的鼓室腔称为后鼓室,内有鼓室窦和面神经隐窝。

5. **鼓室上壁** 即鼓室天盖,厚3～4 mm,由颞骨岩部前面组成,后连鼓窦盖,前与鼓膜张肌之顶相连续。鼓室借此壁与颅中窝的大脑颞叶相隔。岩鳞裂位于此壁。

6. **鼓室下壁** 有一较上壁狭小的薄骨板将鼓室与颈静脉球分隔,其前方为颈内动脉管的后壁。颈静脉球位于下鼓室底部的偏内侧。此壁若有缺损,颈静脉球的蓝色即可透过鼓膜下部隐约可见。下壁内侧有一小孔,有舌咽神经鼓室支通过。在颈静脉球顶部的外膜内,有颈静脉球体分布,为颈静脉球体瘤的原发组织。

7. **面神经隐窝** 面神经隐窝(facial nerve recess)呈一倒三角形,其底为砧骨短脚和砧骨窝,其外界为深部外耳道后壁与鼓索神经(chorda tympani),其内界为面神经垂直段。从后鼓室的横切面观察,面神经隐窝位于锥隆起外侧,鼓室窦位于锥隆起内侧。后鼓室径路手术即为经乳突开放磨去介于面神经和鼓索神经之间的骨质而达面神经隐窝,从而进入鼓室,可以观察到锥隆起、镫骨上结构、卵圆窗、圆窗、砧骨和锤骨以及咽鼓管鼓口等,是现代耳外科的重要手术径路。鼓室成形术、人工耳蜗植入、鼓室球体瘤手术以及面神经减

压手术等均可通过此径路施行。图3-7示后鼓室径路时面神经隐窝的解剖界限。

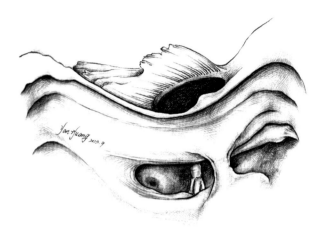

图3-7 后鼓室径路时面神经隐窝的解剖界限

8. **听骨链** 听小骨为人体最小而互相连接的一组小骨,由锤骨(malleus)、砧骨(incus)和镫骨(stapes)组成。图3-8为听骨链示意图。

(1)锤骨:位于听骨链的外侧,为3个听骨中最大者,有头、颈、短突和柄。锤骨头位于上鼓室前段,锤骨头和锤骨柄之间为锤骨颈。锤骨短突位于锤骨柄的上外侧端。锤骨柄附着于鼓膜黏膜层与纤维层之间,其尖端为鼓膜脐部。鼓膜张肌腱附着于锤骨颈内侧,当鼓膜张肌收缩时,将听小骨拉向内侧,增加鼓膜的紧张度。锤骨头由锤上及锤前悬垂韧带支撑。

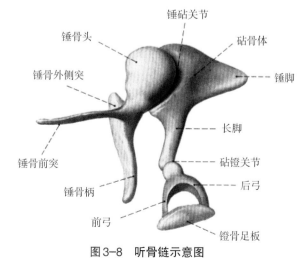

图3-8 听骨链示意图

（2）砧骨：位于听骨链的中间，形如前磨牙，分为体、长脚和短脚。砧骨体位于上鼓室的后段，前面与锤骨头形成关节。砧骨短脚向后突起，位于鼓窦入口底部的砧骨窝内。砧骨短脚和砧骨窝的内侧是面神经第二膝（锥曲）的骨管，是定位面神经垂直段起始段的重要标志。砧骨长脚伸向中鼓室，在锤骨柄之后，末端向内侧膨大称为豆状突，后者与镫骨组成关节。砧骨由前方的锤骨和后方的砧后韧带支撑。

（3）镫骨：位于听骨链的中间，为3个听小骨中最小者，分为头、颈、前弓、后弓和足板（footplate）。镫骨头与砧骨豆状突形成关节。镫骨颈后附着有镫骨肌。镫骨底板呈椭圆形，嵌于卵圆窗，连接前庭。镫骨底板与卵圆窗之间的结缔组织形成环韧带。

听骨链是传播声波振动的结构，在听神经瘤手术中也是识别一些重要结构（如面神经、耳蜗等）的标志。图3-9为切除部分外耳道后壁、去除鼓膜后所见的听小骨及周围结构。

9. 上鼓室和齿突　齿突（cog）是鼓室天盖垂直向下的一个骨性突起，形似齿状，尖端恰好指向锤骨头前方。齿突将上鼓室分为前后两部分，即后部和上鼓室前隐窝，后者亦称管上隐窝。齿突位于面神经的上方，且齿突尖指向面神经，是定位面神经水平段的标志之一。在上鼓室前部的内壁有

面神经膝状神经节，岩浅大神经（greater superficial petrosal nerve）从这里分出。

10. 鼓窦　鼓窦（tympanic antrum）是连接上鼓室与乳突的气房。它位于上鼓室后方、颅中窝脑板下方以及迷路外侧。鼓窦入口下壁有容纳砧骨短脚的砧骨窝。鼓窦内壁前部有外半规管和面神经管。鼓窦外壁即乳突皮质，相当于外耳道筛区，因鼓窦位置恒定，加之鼓窦外侧无重要的结构，所以鼓窦为乳突切除术开始阶段最重要的标志。

11. 咽鼓管　咽鼓管（eustachian tube）为沟通鼓室与鼻咽部的管道，成人全长约35 mm，由骨部与软骨部组成。外1/3为骨部，位于颞骨鼓部与岩部交界处，在颈内动脉垂直段的外侧。上方仅有薄骨与鼓膜张肌相隔，下壁常有气化，其鼓室口位于鼓室前壁上部。在听神经瘤的耳囊径路和耳蜗径路中，咽鼓管鼓室口必须被封闭，在磨鼓室口的骨质时勿伤及邻近的颈内动脉。内2/3为软骨部，其内侧端为咽口位于鼻咽侧壁，在下鼻甲后端的后下方。软骨部在静止状态时闭合成一裂隙。它位于颅底颞骨岩部与蝶骨大翼之间的骨沟中。自鼓室口向内、前、下达咽口，故咽鼓管与水平面约成40°角，与矢状面约成45°角。骨部管腔为开放性的，鼓室口高于咽口2～2.5 cm。骨部内径最宽处为鼓室口（呈漏斗状），约4.5 mm，越向内越窄。骨与软骨部交界处最窄，称为峡，内径为1～2 mm。自峡向咽口又逐渐增宽，咽口上下径约9 mm。

（三）内耳

内耳包括耳蜗、前庭和半规管。图3-10为轮廓化的耳蜗、前庭、半规管示意图。

1. 耳蜗　耳蜗（cochlea）为一个螺旋弯曲两圈半的管道，形似蜗牛壳，位于前庭的前方。它有一个宽大的基底和狭窄的蜗尖。耳蜗底周转向鼓室内壁凸起，形成鼓岬。蜗管围绕中央骨轴-蜗轴旋转。蜗轴起自内听道底，内有耳蜗神经纤维。从

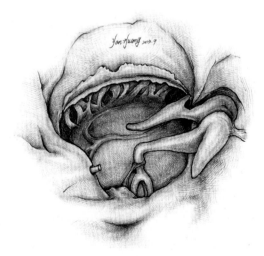

图3-9　听小骨及周围结构

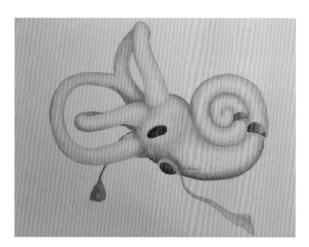

图3-10 轮廓化的耳蜗、前庭、半规管示意图

蜗轴伸出隔板样骨性突起伸向蜗管并占据蜗管一半，称为骨螺旋板。膜性螺旋板又称为基底膜，连接骨螺旋板和蜗管外壁，将蜗管分为两个管腔，上方为前庭阶，下方为鼓阶。前庭阶通向卵圆窗，鼓阶通向圆窗。

2. 前庭　前庭（vestibule）位于耳蜗与半规管之间，内含椭圆囊和球囊。后上部有3个骨性半规管的5个开口通入。外壁为鼓室内壁，上有前庭窗和蜗窗。内壁构成内听道底。上壁骨质中有面神经迷路段经过。椭圆囊隐窝下方有前庭导水管内口。

3. 半规管　骨性半规管（semicircular canal）位于前庭后方，为3个互相垂直的近半环形的小骨管，按其所在位置分别为外半规管（lateral semicircular canal）、上半规管（superior semicircular canal）和后半规管（posterior semicircular canal）。每个半规管的两端开口均在前庭，其中一端膨大为壶腹。外半规管前端为壶腹。上半规管位于颅中窝脑板下方，其壶腹位于前端，位于外半规管壶腹的上内侧，在迷路径路的听神经瘤手术中，上半规管壶腹是内听道上界的标志。外半规管和上半规管的壶腹位于上鼓室后部的内侧壁。后半规管位于外半规管的后方，外半规管的后缘指向后半规管的中心。后半规管的走行几乎平行于后颅窝硬脑膜，其壶腹

位于下端，位于面神经垂直段内侧。后半规管上端与上半规管连接，形成总脚（common crus）。在图3-11中后鼓室已经切开，3个半规管及面神经垂直段已被轮廓化。3个半规管的位置、3者之间的关系，外半规管、后半规管与面神经垂直段的关系。在图3-12中面神经垂直段、第二膝、水平段均被轮廓化，外半规管、后半规管被打开，示外半规管、上半规管壶腹毗邻。

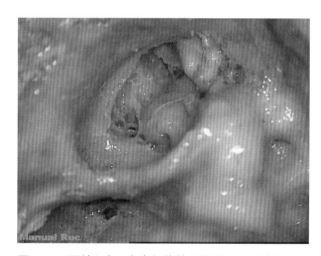

图3-11 面神经与3个半规管的位置关系。面神经行于外半规管内下方和砧骨短突内侧，3个半规管彼此垂直，上半规管恰位于颅中窝底之下

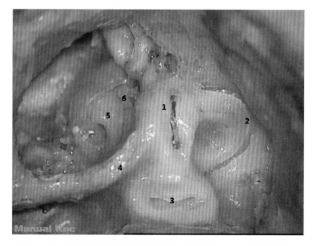

图3-12 面神经与迷路结构的位置关系。1. 外半规管；2. 上半规管；3. 后半规管；4. 面神经；5. 耳蜗；6. 镫骨

4. 前庭导水管和内淋巴囊　前庭导水管（vestibular aqueduct）的外口位于岩部后面的内淋巴囊裂底部，即内听道口的外下方，与内淋巴囊相

通。内淋巴囊（endolymphatic sac）是贴附于颅后窝硬脑膜的裂隙状囊状结构。外半规管长轴的延长线与后半规管垂直相交，其后下角即为前庭导水管。

5. 耳蜗导水管　耳蜗导水管（cochlear aqueduct）在耳蜗底周自鼓阶发出，在舌咽神经出颅处水平进入颈静脉孔前上端，在硬脑膜内形成一平行于内听道、位于内听道和颈静脉孔之间的细沟。耳蜗导水管在后半规管壶腹的内侧、颈静脉球上方，其内侧下方即为舌咽神经。在迷路径路手术中耳蜗导水管是舌咽神经的定位标志。

三、颞骨内的血管

（一）颈内动脉

颈内动脉（internal carotid artery）是颞骨内最大的动脉。颈内动脉自颈总动脉发出，在颈部上升至颅底，经颈内动脉外口进入颞骨岩部颈内动脉管。在颅底，茎突将颈内动脉与颈外动脉分开，内侧为颈内动脉，外侧为颈外动脉。颈内动脉进入颅底颈内动脉管之前，被致密的纤维结缔组织环绕，有4个结构位于其外侧，即舌咽神经、茎突及其附丽的肌肉、二腹肌后腹和颞骨外面神经总干。

颈内动脉在鼓室下壁垂直向上走行，到耳蜗下方，此为垂直段，平均长约10 mm。颈内动脉垂直段被静脉丛和较厚的纤维组织层包绕，与颈静脉球之间被颈内静脉颈内动脉脊（jugulo carotid spine）分开，磨去部分脊可显露舌咽神经。

颈内动脉在耳蜗中周水平向前、向内几乎以直角转向岩尖，形成了在咽鼓管鼓口后下方和耳蜗前方的水平段。水平段长度约为垂直段的2倍。在2%的病例，分隔咽鼓管和颈内动脉的骨板可以有1～5 mm不等的骨管缺失。垂直段与水平段之间的膝部位于咽鼓管鼓口的内侧。颈内动脉水平段表面仅有一薄的纤维层。其外侧的结构除咽鼓管外，还有三叉神经下颌支、脑膜中动脉。岩浅大神经在颈内动脉上方，并与其平行走行。三叉

神经半月神经节（Gasserian ganglion）覆盖在水平段最前端，它们之间有时没有骨性间隔。

在破裂孔水平，颈内动脉向前上转90°入颅，在此处展神经进入Dorello管后横过颈内动脉的外侧。约在后床突侧方进入海绵窦，沿颈内动脉沟前行，于前床突侧方处海绵窦，分出大脑前动脉和大脑中动脉。

临床上将颈内动脉分为4段：颈段、颞骨内段（岩骨段）、海绵窦段和床突上段。通常将海绵窦段和床突上段合称为颈内动脉虹吸部。颈静脉副神经节瘤Fisch分型的C型即是根据颞骨内颈内动脉受累节段划分。在听神经瘤的耳囊径路和耳蜗径路中，多涉及颞骨内颈内动脉垂直段。

（二）内听动脉

内听动脉（internal auditory artery）也称迷路动脉。多来自小脑前下动脉或基底动脉，也可来自小脑后下动脉或椎动脉。面神经的颅内段由迷路动脉供应。迷路动脉进入内听道后分成两支，即前庭动脉和耳蜗总动脉。前庭动脉供应前庭神经、椭圆囊、球囊，以及上、外半规管的一部分。耳蜗总动脉又分为耳蜗固有动脉和前庭耳蜗动脉，耳蜗固有动脉供应骨螺旋板、基底膜、血管纹，前庭耳蜗动脉供应半规管大部及椭圆囊、球囊、后半规管、大部分的耳蜗底周。内听动脉是终末动脉，如果损伤，将造成内耳缺血、听力下降。

（三）颈内静脉及静脉窦

1. 乙状窦与颈静脉球　乙状窦（sigmoid sinus）是一重要的硬脑膜静脉窦，位于颞骨乳突后缘，在乙状沟内走行。乙状窦在颞骨岩部上缘起自窦汇的横窦，沿颅侧壁弯曲下行。几近乙状窦中部，乳突导血管接受耳后静脉回流，向前汇入乙状窦。乙状窦继续下行并转向内侧达颈静脉孔，延续于颈内静脉，主要收集颅骨、脑膜、大脑等处的静脉血。乙状窦与乳突气房仅以薄层骨板相隔，除了颅中

窝径路,听神经瘤的其他手术径路均要涉及。

上矢状窦和直窦都汇入窦汇,但前者血液主要流向右侧横窦,后者主要流向左侧横窦。一般情况下,都会以一侧横窦为"优势侧",起主要引流作用。颅脑的静脉血主要通过右侧的横窦、乙状窦、颈静脉球,汇入右侧颈内静脉。

整个大脑静脉系统由浅层和深层两个系统组成。浅层系统汇成矢状窦和皮层静脉,它收集双侧大脑半球表浅的静脉血。深层系统汇成横窦、直窦和乙状窦,收集沿途大脑深部的静脉血,最终都汇入颈内静脉。

乙状窦终止于颈静脉孔的后缘,此处膨大形成颈静脉球(jugular bulb)。颈静脉球位于颈静脉窝的后方,占据颈静脉窝的最大部分,连接乙状窦和颈内静脉。颈静脉球可膨大突入鼓室底部。颈静脉球位于面神经垂直段的内侧和半规管的下方。乙状窦和颈静脉球是听神经瘤手术中常要涉及的重要结构。后组脑神经(舌咽、迷走和副神经)出颅时与颈静脉球毗邻。

乙状窦与颈静脉球两者的形状、大小、相对位置变异很大,这除了与两侧血管发育不同步有关外,还与颞骨的发育以及出生后乳突气化程度密切相关。乳突的气房发育良好者,乙状窦骨板较薄且位置偏后,与外耳道后壁间的距离较大;乳突气房发育较差者,则乙状窦骨板坚实,位置靠前,与外耳道后壁间距离接近,手术时易受损。乙状窦与颈静脉球关系密切,颞骨乳突气化程度也会影响到颈静脉球发育。颈静脉球的高度、形态、位置与乳突气化程度也有关联。

乙状窦还存在性别及侧别的差异。右侧乙状窦的横截面积大于左侧,右侧颈静脉球要高于左侧。右侧的乙状窦位置更靠边缘、较深、侧壁的骨质较薄。男性的乙状窦位置更靠边缘、较偏后,颈静脉球也更靠边缘;男性右侧的乙状窦前部比左侧偏前,而女性则相对偏后。

听神经瘤的迷路径路中,如果颈静脉球高位

且偏向内侧,完全可以将颈静脉球下压,为摘除肿瘤提供足够的术野。但少数情况下,乳突气房发育差,乙状窦位置靠前,与外耳道后壁间距离短,迷路径路较为狭窄,需要完全轮廓化乙状窦,将其后推;极少数情况下乙状窦与横窦交汇处位置前移,这时需改为乙状窦后径路。

2. Labbé静脉 Labbé静脉(Labbévein)汇入横窦,但Labbé静脉注入横窦的位置也有很大的差异,一般位于岩上窦的上方。一般来说,大脑的静脉血都汇入邻近的静脉窦。大脑浅静脉可以通过Trolard静脉和Labbé静脉相互交通,大脑浅层静脉汇入大脑内部静脉或基底静脉,参与形成大脑大静脉后,汇入直窦。Labbé静脉是连接大脑颞叶下表浅静脉和横窦的一条重要静脉,主要引流大脑颞叶和顶叶大部分区域的静脉血入横窦,一旦损伤或阻断则可引起言语、记忆和(或)认知功能障碍。

Labbé静脉通常起源于外侧裂的中部,向后、下走行,向横窦的前部或向后走行向颞叶的终末端,向前走行向颞叶外侧面的前1/3,构成颞叶外侧裂与横窦间最大的吻合。Labbe静脉常有变异,有研究发现,在20个大脑半球中,Labbé静脉位于颞中静脉水平12例,颞后静脉水平6例,颞前静脉水平2例。并发现有双根Labbé静脉,偏后的一根常较粗。在40例颞叶标本中,以单根静脉形式注入横窦者占25%,以双根或多根者各占22.5%。当乙状窦被阻断后,来自Labbé静脉和上矢状窦静脉的血液就会流向对侧横窦。

3. 岩上窦 延髓前面及外侧面的静脉主要经过桥小脑角的岩静脉回流。岩静脉在桥小脑角与三叉神经毗邻,在小脑天幕下,贴附于颅中窝硬脑膜后行延续为岩上窦(superior petrosal sinus),在窦脑膜角略上方汇入横窦。岩上窦汇入横窦处位于Labbé静脉下方。在磨除颅中窝硬脑膜表面的骨质时,注意勿损伤岩上窦。

4. 岩下窦 岩下窦(inferior petrosal sinus)在斜坡的头端侧方、左右侧颞骨岩缝与枕骨之间的硬脑膜内,引流海绵窦、迷路静脉和局部静脉血,然后汇入颈内静脉。岩下窦开口于颈静脉球的内壁,与后组脑神经关系密切。

四、颞骨内的神经

(一)面神经

面神经(facial nerve)在听神经瘤手术中占有极为重要的位置。颞骨内的面神经走行在骨管内,被两膝(genu)分为三部分。

1. 迷路段　迷路段为面神经最细和最短的一段。由内向外、从内听道底向膝状神经节(geniculate ganglion)走行。这个狭窄骨管的界限为:前方为耳蜗,后方为上半规管,下方为前庭,上方与颅中窝硬脑膜间仅仅隔有一薄层骨板。膝状神经节为一膨大部分,是面神经第一膝,即面神经迷路段与水平段的分界,含有面神经的感觉纤维的神经元。10%～15%的病例,分隔面神经与颅中窝硬脑膜的骨板可有缺如。面神经的第一分支岩浅大神经(greater superficial petrosal nerve)在膝状神经节的前面分出,在听神经瘤的颅中窝径路中是辨别面神经和内听道位置的重要标志之一。图3-13示面神经迷路段、膝状神经节、岩浅大神经、面神经水平段。图3-14为颞骨高分辨率CT水平位,显示面神经的迷路段。图3-15显示面神经膝状神经节。

2. 水平段　面神经向后弯曲60°～90°后延续为水平段,亦称水平段。这一段位于鼓室的内壁,向鼓室腔微微突起,覆盖有一层薄层骨管。面神经水平段的起始部以上方的齿突和下方的匙突为标志。当神经向后走行时,向下倾斜,位于鼓室内壁外半规管隆凸的下方。在面神经平面以下有卵圆窗和鼓岬。该段神经的骨管缺失率很高,在有些报道中,缺失率可高达50%。当神经到达卵圆窗水平时,开始向下弯曲,形成第二膝(锥曲),恰好与外半规管形成的弯曲一致。在神经到达此膝之前,上半规管和外半规管壶腹位于面神经上内侧,与面神经仅以一层薄骨板相隔。图3-16示面神经

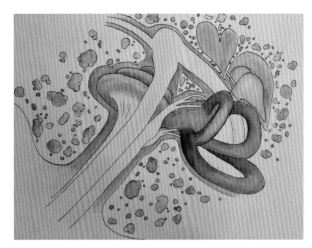

图3-13　面神经迷路段、膝状神经节、岩浅大神经和面神经水平段

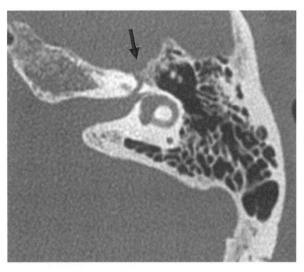

图3-14　颞骨高分辨率CT水平位,显示面神经的迷路段

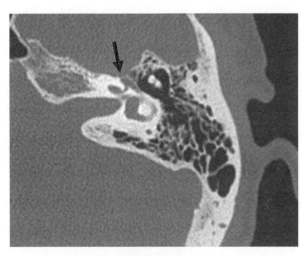

图3-15　颞骨高分辨率CT水平位,显示面神经膝状神经节

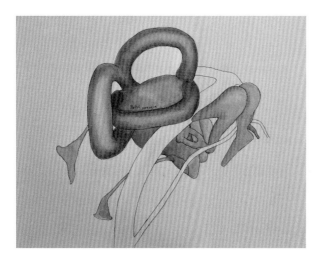

图3-16　面神经膝状神经节、水平段和垂直段

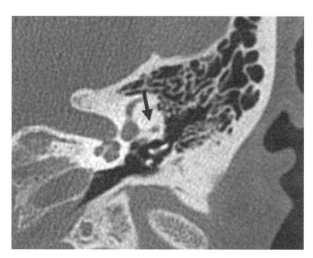

图3-17　颞骨高分辨率CT冠状位,显示面神经的水平段

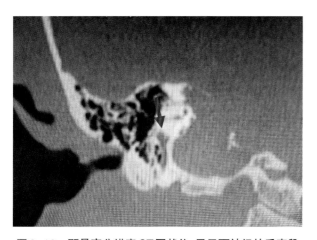

图3-18　颞骨高分辨率CT冠状位,显示面神经的垂直段

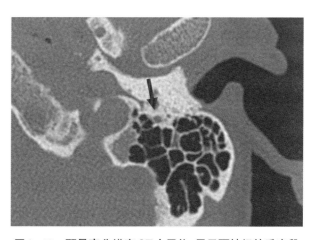

图3-19　颞骨高分辨率CT水平位,显示面神经的垂直段

膝状神经节、水平段和垂直段。图3-17为颞骨高分辨率CT冠状位,显示面神经的水平段。

3. 垂直段　面神经在砧骨短脚内侧向下走行,此为垂直段。锥隆起内有镫骨肌,为一骨性突起,位于砧骨短脚的下方数毫米处,与面神经前面相邻。面神经在出茎乳孔前恰在二腹肌嵴前缘,因此二腹肌嵴是辨别面神经垂直段的重要标志之一。后半规管壶腹位于面神经垂直段中部的内侧,是迷路径路手术中一个有用的标志。乳突下段的中部可达颈静脉球外侧面。图3-18为颞骨高分辨率CT冠状位,显示面神经的垂直段;图3-19为颞骨高分辨率CT水平位,显示面神经的垂直段。

垂直段面神经的第一个分支是支配镫骨肌的镫骨肌支,在锥隆起水平发自面神经前面。自面神经发出后,它经过锥隆起内的一个小骨管到达镫骨肌。鼓索神经是面神经垂直段的第二个分支,含有支配下颌下腺和唾液腺的副交感纤维、支配舌前2/3和软腭的味觉纤维。鼓索神经从面神经的发出处变异很大,可以是外半规管和茎乳孔之间的任一点。也有报道可以从面神经的颞骨外段发出,而后又折返进入茎乳孔。从面神经分出后,鼓索神经在鼓室后壁走行一小段后进入鼓室,穿过锤骨颈内侧方向前走行,从鼓膜前界出鳞鼓裂。

(二)耳蜗神经

耳蜗神经(cochlear nerve)在内听道底前下

部向外穿出后，到达耳蜗蜗轴的螺旋神经节。耳蜗底周的传入神经纤维组成耳蜗神经的外层，而耳蜗顶周的纤维位于耳蜗神经的深层或中心部分。

（三）前庭神经

前庭神经（vestibular nerve）的神经元胞体在内听道底部形成前庭神经节（scarpa ganglion），分为前庭上、下神经节，它们分别发出前庭上、下神经。前庭上神经穿过内听道底的后上部，分布于上半规管壶腹嵴（上壶腹神经）、外半规管壶腹嵴（外壶腹神经）、椭圆囊斑（椭圆囊神经）等。前庭下神经穿过内听道底的后下部，分布于球囊斑（球囊神经）和后半规管壶腹（后壶腹神经）。

第二节　桥小脑角解剖

1902年Henneberg和Koch最先介绍"桥小脑角"的名称。桥小脑角（cerebellopontine angle）是指脑桥、延髓及小脑相交的区域。桥小脑角的前界是颞骨岩部后面，后界是小脑前面，上界是脑桥和小脑、中脑，下界是小脑腹侧。桥小脑角区的骨性结构有内听道、颈静脉孔、岩尖和斜坡侧缘。桥小脑角区的脑神经有三叉神经（trigeminal nerve，Ⅴ）、展神经（abducent nerve，Ⅵ）、面神经（facial nerve，Ⅶ）、中间神经（intermediate nerve）、前庭耳蜗神经（vestibulo-cochlear nerve，Ⅷ）、舌咽神经（glossopharyngeal nerve，Ⅸ）和迷走神经（vagus nerve，Ⅹ）。桥小脑角区的动脉有小脑前下动脉（anterior inferior cerebellar artery，AICA）、小脑后下动脉（posterior inferior cerebellar artery，PICA）和内听动脉等。

一、桥小脑角区的骨性结构

桥小脑角区的骨性结构主要由颞骨岩部后面组成，从外向内有外下方的前庭小管内口、外上方的弓状下窝、内听道、内听道口内侧的岩尖和斜坡侧缘。

二、桥小脑角区的脑神经结构

三叉神经（trigeminal nerve，Ⅴ）位于小脑天幕附着缘之下，向前外侧走行，越过岩骨嵴后进入Meckel腔，与半月神经节相连。向后下弯曲抵达脑桥旁，穿脑桥臂根部入脑。该段神经根实际上是由半月神经节的中枢支组成，其内包括传导面部痛、温觉的大根，传导头面部轻触觉的中间根和执行三叉神经运动功能的小根。在脑桥侧池内上述3个根可被辨认，三叉神经的运动根通常位于感觉根前内侧的上方，当乙状窦后径路时不易见到运动根。三叉神经后根长约6.9 mm，直径约4.2 mm，位于展神经外上方约5.7 mm，面听神经内上方约7.9 mm。

展神经（abducent nerve，Ⅵ）起于脑桥下缘的桥延沟，位于面神经内侧，沿基底动脉外侧上行于脑桥与斜坡之间的脑桥前池。越过岩下窦之后转向前，经岩床韧带、岩尖和鞍背之间的Drello管进入海绵窦后部。在脑桥腹面走行时与小脑前下动脉关系密切，小脑前下动脉从该神经腹侧越过者较常见，少数也从该神经背侧越过。展神经自脑发出进入蛛网膜下隙，多数是单个根，少数自脑开始分为上、下两根，在Drello管入海绵窦前或后再合为单根抵达外直肌。展神经的脑池段长约5.8 mm，距外侧的面听神经6.8 mm，进入Drello管处距中线约3.5 mm。

面神经（facial nerve，Ⅶ）包括运动根（面神经根）和感觉根（中间神经）。面神经在桥延沟的外端起自脑干，中间神经、前庭耳蜗神经依次在其后方进入脑干。面神经与前庭耳蜗神经进入脑干处相距2.3 mm（1.5～3.6 mm）。在脑桥小脑池内面神经走行于前庭耳蜗神经前上方，中间神经在两者之间。前庭耳蜗神经的脑池段长度约11.3 mm（9.2～14.3 mm），内听道口处直径为3.3 mm（2.1～5.3 mm）。

中间神经（intermediate nerve）为面神经的感觉根，单根占70%，自前庭上神经的前上方分出，在内听道内位于前庭上神经的前方。少数呈多根，最多者由三根丝组成，但在与面神经汇合之前先合并为单根。中间神经可分为三部分，起始段为前庭耳蜗神经的一部分，长约6.5 mm（5.4～8.3 mm），在内听道入口处，面神经运动根贴在前庭耳蜗神经前上方的凹槽内，中间神经夹于面神经运动根和前庭耳蜗神经之间；中间神经游离段长度平均约为6.2 mm，位于桥小脑角区者占85%，位于内听道内者占15%；第三段与面神经合并走至内听道底，平均约为4.7 mm。

前庭耳蜗神经（vestibulo-cochlear nerve，Ⅷ）自耳蜗和前庭核发出，经蛛网膜下隙（侧脑池）进入内听道，终于内听道底。男性长17～19 mm，女性长16～17 mm。前庭耳蜗神经与面神经行经蛛网膜下隙和在内听道时紧密相邻，经常位于面神经之后，中间神经位于两者之间。面神经、耳蜗神经、前庭上神经及前庭下神经在内听道底的位置恒定。内听道底被一横嵴（transverse crest）分为上下两部分，上部又被一骨嵴（垂直嵴，Bill' bar）分为前后两半，面神经、耳蜗神经、前庭上神经和前庭下神经分别位于内听道底的前上、前下、后上和后下。

舌咽神经（glossopharyngeal nerve，Ⅸ）自延髓橄榄体与小脑下脚之间的橄榄后沟出脑，位于面神经、前庭耳蜗神经根的下方和迷走神经的上方。舌咽神经起点与面神经起点的距

离为（2.7±1.2）mm，在内听道水平两神经相距（3.9±1.5）mm。舌咽神经根丝向外侧走行并聚集成干，其中感觉根位于背侧，运动根位于腹侧。经第四脑室脉络丛的腹侧、绒球前面，最后通过颈静脉孔出颅。舌咽神经的桥小脑角区游离段长度为（17.7±1.9）mm，其在颈静脉孔处的直径为（1.2±0.5）mm。

迷走神经（vagus nerve，Ⅹ）自延髓出脑处位于舌咽神经根的下方，向外走行，经第四脑室脉络丛、绒球的腹侧，通过颈静脉孔出颅。迷走神经从脑干到颈静脉孔的游离段长度为（18.5±2.6）mm，颈静脉孔处直径为（0.8±0.6）mm。

副神经（accessory nerve，Ⅺ）的延髓根在迷走神经根的尾侧出脑，两者紧邻。副神经的脊髓根位于延髓根的尾方，两者之间的距离小于1.5 mm。副神经的延髓根和脊髓根常合成一短干进入颈静脉孔后外侧部。副神经的延髓根起源于迷走神经核，通常其与迷走神经根汇成一束进入颈静脉孔。图3-20示听神经瘤乙状窦后径路中所看到的桥小脑角区脑神经结构（右侧）。

颈静脉孔与舌咽神经、迷走神经、副神经关系密切。颈静脉孔是枕骨和颞骨岩部之间的一个骨间孔，岩下窦位于其前份，乙状窦位于其后份，舌

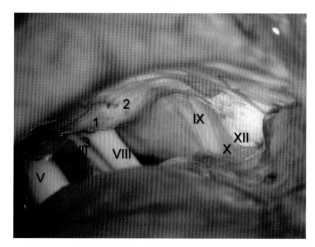

图3-20 显露桥小脑角区脑神经结构（右侧）。Ⅴ～Ⅻ相对应的脑神经；1. 内听道口；2. 岩骨背面；3. 内听动脉

咽神经、迷走神经和副神经位于其中份。颈静脉孔的孔腔由两部分组成，前内部被称为神经部，有岩下窦和舌咽神经通过。后外部被称为血管部，有颈静脉球、迷走神经、副神经和脑膜后动脉通过。图3-21为颞骨高分辨率CT水平位，显示颈静脉孔神经部和血管部。

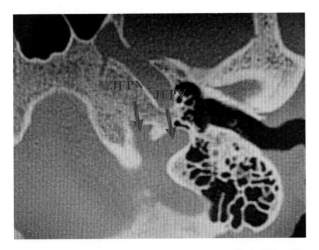

图3-21　颞骨高分辨率CT水平位，显示颈静脉孔神经部（JFPN）和血管部（JFPV）

在神经部和静脉部之间有纤维桥相隔，纤维桥恰跨越在岩骨的颈静脉嵴和枕骨的颈静脉突之间。覆盖在颈静脉孔上的硬脑膜向孔内延续，形成两个孔道，一为舌咽道，在神经部内，呈漏斗状，内大外小，其中有舌咽神经通过；另一为迷走道，在静脉部内，位于颈静脉球的前方偏内，形状似凹筛，道内径大，有迷走神经和副神经通过。在舌咽道和迷走道之间有硬脑膜构成的隔膜，两道相隔0.5～4.9 mm。在两道的道口处，硬脑膜皱襞呈唇样突起，自前外缘向后内方伸出，盖在道内的神经上。

舌咽神经、迷走神经根起始端的上方，沿橄榄上窝解剖可达第四脑室外侧隐窝，位于前庭耳蜗神经与舌咽神经之间。此处是小脑延髓外侧池的起始处，也是椎、基底动脉汇合点水平的标志。脉络丛经第四脑室外侧孔突出，位于面神经和前庭耳蜗神经下方，舌咽神经背面，外侧为小脑绒球

（flocculus cerebelli），恰好位于面神经、前庭耳蜗神经起点水平，是术中寻找面神经、前庭耳蜗神经脑干端的重要标志。

三、桥小脑角区的血管结构

椎动脉在桥延髓连接处形成基底动脉，椎基底动脉系统发出3对小脑动脉：小脑上动脉、小脑前下动脉和小脑后下动脉。肿瘤的血供来源于小脑后下动脉和小脑前下动脉。

小脑上动脉（superior cerebellar artery, SCA）起于基底动脉，与三叉神经和滑车神经关系密切，动脉向上至三叉神经，多数分为两支。

小脑前下动脉（anterior inferior cerebellar artery, AICA）多数起自基底动脉，约占90%，起点与基底动脉形成一个向下开放的45°角，多数是单支。小脑前下动脉在脑桥的腹侧行走，到达小脑半球的表面，并在此处与小脑后下动脉和小脑上动脉吻合。小脑前下动脉与展神经起始段的关系极为密切，行于神经腹侧者占75%，行经神经背侧者占10%，穿神经根者占15%。小脑前下动脉的走向有3种类型：① 前位型占60%。小脑前下动脉在听神经、面神经之间或在面神经之下形成动脉襻，在襻的顶部发出内听道的主要动脉——迷路动脉，然后出内听道向腹侧行进。② 中位型占18%，小脑前下动脉发出一向后的分支，然后在距内听道口5 mm处形成一动脉襻，动脉襻可位于听神经、面神经之间或在面神经之下。在动脉襻处发出小脑迷路动脉进入内听道，再发出迷路动脉及小脑回返动脉。③ 后位型占22%，小脑前下动脉交叉状跨越听面束，在与神经交叉处发出小脑迷路动脉后再同前腹侧行进。小脑前下动脉与面神经及听神经的关系也很密切，位于神经根腹侧者占35%，位于神经根背侧者占10%，穿于两神经之间或面神经与中间神经者占45%，呈襻状围绕此两神经者占10%。动脉襻顶位于内听道处或稍突入内听道

者占40%，襻顶突入内听道中、外1/3交界处者占50%，襻顶达内听道全长一半以上者占10%。小脑前下动脉是桥小脑角区最重要的血管结构，供应脑桥下部和延髓上1/3，如果损伤会导致低位脑干功能障碍，即Atkinson综合征，因此手术中必须注意保护。

小脑后下动脉（posterior inferior cerebellar artery, PICA）起自椎动脉者占90%，起自基底动脉者占10%，多数为单支。小脑后下动脉与舌咽神经、迷走神经、副神经的关系极为密切，可分为3型：① 背侧型，即动脉的前段和外侧段位于神经根的背侧，约占25%；② 腹侧型，即动脉位于神经根的腹侧，约占15%；③ 穿神经根型，即尾襻穿行于舌咽、迷走、副神经根之间，约占60%。

内听动脉（迷路动脉，internal auditory artery）细长，通常为小脑前下动脉的分支，常常在血管离开动脉襻后密切接近听神经和面神经，并伴两神经进入内听道。迷路动脉从内听道前内方与面神经之间向内听道内行进，然后经面神经深面潜入前庭耳蜗神经上面的凹槽中。除发出分支至神经外，主支继续向内听道底方向行进，穿内听道底进入内耳。在内听道的面神经和听神经由迷路动脉供血，另外还供应内耳内侧方、周围骨性结构和硬脑膜。迷路动脉出3个分支：前庭动脉、前庭耳蜗动脉和耳蜗动脉。前庭动脉供应椭圆囊、球囊、上半规管、外半规管的一部分和前庭神经。前庭耳蜗动脉供应后半规管、外半规管和上半规管的一部分，椭圆囊和球囊的大部分和耳蜗的底周。耳蜗动脉穿过蜗轴的小孔形成动脉网，供给鼓阶骨壁、螺旋神经节、骨螺旋板、基底膜和螺旋韧带。这些分支均为终末支，无侧支循环，发生阻塞时不能由其他动脉的供血加以补偿。

岩静脉（petrosal vein, Dandy静脉，Dandy's vein），桥小脑角区多数静脉经岩静脉回流至岩上窦。岩静脉是一短粗干，起源于桥小脑角池，由来自脑桥、小脑半球、脑干和第四脑室的许多属支汇合而成。汇合点位于三叉神经感觉根背侧者占65%，位于绒球外侧者占25%，位于小脑水平裂者占10%。岩静脉通常在三叉神经下方向前外走行，恰在内听道上方、三叉神经的外侧。术中损伤岩静脉，常会导致脑干水肿。图3-22为桥小脑角神经血管示意图。

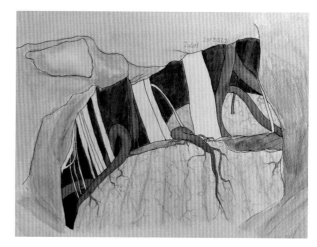

图3-22　桥小脑角神经血管示意图。三叉神经、面听神经束、展神经、迷走神经、舌咽神经、小脑上动脉、小脑前下动脉以及小脑后下动脉

第三节 | 内听道解剖

一、内听道的骨性结构

内听道全长近1 cm，从桥小脑角通向岩骨。

内听道口位于岩骨的后表面，其后缘为一锐角，而前缘较平坦。后颅窝的硬脑膜向内听道内延续，如袖套状内衬整个内听道，直至其内的神经进入内听道底各自的小孔。内听道的长轴与外耳道的长轴之间的夹角在150°～170°之间,平均为158.5°。

二、面神经和前庭耳蜗神经

面神经和前庭耳蜗神经从脑干的脑桥延髓连接处发出,经过桥小脑角池,作为两个单独的结构进入内听道口。前庭耳蜗神经,即第Ⅷ脑神经,在内听道内分成两束,而分开的位置个体差异很大。在内听道最外侧距内听道底3～4 mm处,前庭神经和耳蜗神经彼此分开呈可辨别的结构。耳蜗神经在内听道的前下象限继续向外,位于面神经之下,前庭神经在内听道后份,位于耳蜗神经和面神经之后。在内听道底,前庭神经被一称为水平嵴(horizontal crest)的骨嵴分为前庭上和前庭下神经。内听道底的上半部分又被一垂直的称为Bill's bar的骨嵴分成前后两个部分,面神经位于Bill's bar的前方,前庭上神经位于其后方。4根神经的位置在内听道底是恒定的。内听道内除了这些神经,还有内听动脉和静脉,可能还有小脑前下动脉的襻。神经进入内听道底的位置见图3-23。图3-24为MRI斜矢状位重建,显示内听道内神经。前上为面神经,前下为耳蜗神经,后方为前庭上、下神经。

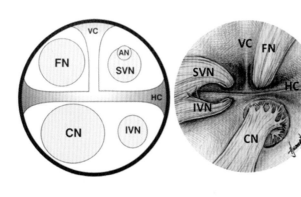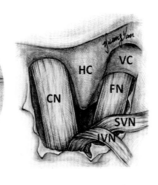

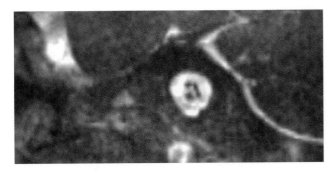

图3-23　神经进入内听道底的位置。AN,上壶腹神经;SVN,前庭上神经;IVN,前庭下神经;FN,面神经;CN,耳蜗神经;HC,水平嵴;VC,垂直嵴(Bill's bar)

图3-24　MRI斜矢状位重建,显示内听道内神经。前上为面神经,前下为蜗神经,后方为前庭上、下神经

（汪照炎　杨　洁　柴永川　朱伟栋）

参 考 文 献

[1] Cass S P. Atlas of temporal bone and lateral skull base surgery-American Journal of Otolaryngology[M]. Stuttgart: Georg Thieme Verlag, 1995.

[2] Friedman R A, Clinic H. Lateral skull base surgery: the house clinic atlas[M]. New York: Thieme, 2012.

[3] Grosu A L, Oestreicher E, Fauser C, et al. Vestibular

schwannoma (acoustic neuroma): Radiotherapy for Non-Malignant Disorders[M]. Berlin: Springer Berlin Heidelberg, 2008.

[4] Oghalai J S, Driscoll C L W. Atlas of neurotologic and lateral skull base surgery[M]. Springer Berlin Heidelberg, 2016.

[5] Sanna M, Khrais T, Falcioni M, et al. The temporal bone [M]. New York: Thieme, 2006.

[6] Sanna M. Atlas of microsurgery of the lateral skull base [M]. Stuttgart: Georg Thieme Verlag, 2008.

[7] 黄选兆, 汪吉宝, 孔维佳. 实用耳鼻咽喉头颈外科学 [M]. 2版. 北京: 人民卫生出版社, 2007.

[8] 王忠诚. 王忠诚神经外科学[M]. 武汉: 湖北科学技术出版社, 2005.

[9] 吴皓. 颞骨及侧颅底解剖训练手册[M]. 北京: 人民卫生出版社, 2013.

[10] 严波, 吕海丽, 张秋航. 关于乙状窦解剖的研究现状 [J]. 中华神经外科杂志, 2011, 27(8): 862-864.

第四章

听神经瘤的临床表现

第一节 | 听神经瘤症状的演变

听神经瘤是一种缓慢发展的颅内良性肿瘤,当肿瘤组织自前庭神经生长并逐渐长大时,它对内听道和桥小脑角的一些结构进行压迫并产生相应症状,另外肿瘤及其微环境的改变有时也会导致听力下降等临床表现。在桥小脑角,肿瘤的上方是三叉神经、小脑上动脉和岩静脉;面神经与肿瘤的关系非常密切,小脑前下动脉位于肿瘤下方;肿瘤下极与后组脑神经毗邻,肿瘤很大时也与小脑后下动脉有关;肿瘤前方是展神经和基底动脉;肿瘤后面是小脑;肿瘤内侧是脑干。由此产生一些临床症状,主要表现为桥小脑角综合征,包括以前庭神经、耳蜗神经、三叉神经、面神经为主的脑神经功能障碍,小脑损害症状、长传导束损害症状及颅内压增高症状。图4-1为听神经瘤自然演变过程。

听神经瘤的临床症状在疾病早期常并不明显。Cushing在1917年对听神经瘤的临床表现进行了较详细的描述,认为典型的听神经瘤症状的发展顺序应为眩晕、耳鸣、耳聋等前庭神经及耳蜗神经受累症状;额枕部头痛伴有病变侧枕骨大孔区不适;小脑共济失调、动作不协调;相邻脑神经损害症状,如病变侧面部疼痛、面部感觉减退或消

失,面部抽搐、周围性面瘫等;头痛、恶心、呕吐、视物模糊等颅内压增高症状;吞咽困难,小脑危象,呼吸停止。

听神经瘤临床症状的出现及发展过程受到肿瘤起始部位、发展方向、肿瘤大小、血液供应等多种因素影响。一般来说,典型听神经瘤症状的演变过程具有以下4个阶段。

一、前庭神经、耳蜗神经受累阶段

由于听神经瘤起源于前庭神经,故前庭神经最先受累。继之耳蜗神经受肿瘤挤压、刺激而产生相应临床症状,患者可出现眩晕、耳鸣、听力下降、恶心、呕吐。尤其是耳鸣及听力下降可维持相当长一段时间而不被患者注意。若此时因头晕或轻度耳鸣就诊,常常被误诊为耳源性眩晕或神经性耳聋。肿瘤在内听道内生长,可压迫迷路动脉,因为此动脉为终末动脉,造成耳蜗缺血而引起突发性耳聋。

二、肿瘤相邻脑神经受累阶段

内听道口距三叉神经仅1.5 cm,随着肿瘤的

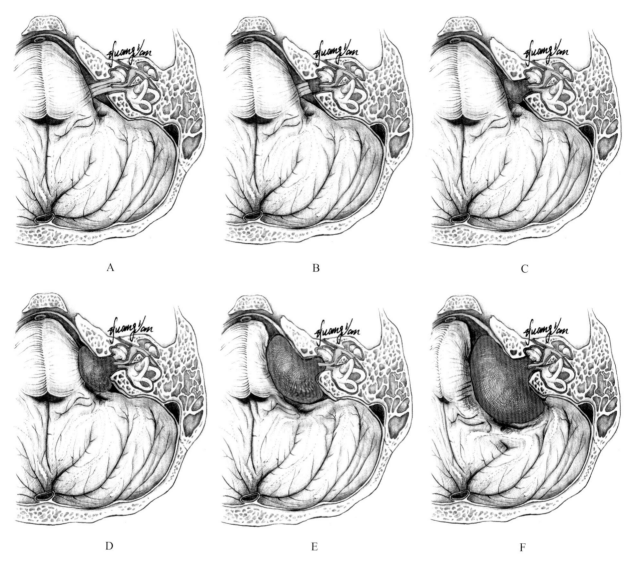

A   B   C

D   E   F

图4-1 听神经瘤自然演变过程

不断发展，其上极可达三叉神经。如果三叉神经感觉根受刺激可引起面部疼痛，而感觉根受到破坏可引起面部感觉减退、麻木，角膜反射减退或丧失。如果三叉神经运动根受累可出现同侧咀嚼肌无力，或咀嚼肌、颞肌萎缩。如肿瘤继续发展，展神经可受累，患者出现复视。听神经瘤在生长过程中可推移、牵拉面神经而产生同侧舌前2/3味觉减退或消失，周围性面瘫在听神经瘤中较为罕见，即使肿瘤很大时也不易出现。需要注意的是，在一些内听道型肿瘤，内听道鱼腹样扩大而内听道口扩大不明显，这时因肿瘤直接压迫面神经或其

滋养血管且压力不能释放，可出现面瘫。而在其他类型的肿瘤，面瘫出现较晚，甚至肿瘤巨大时，面瘫也属偶见。肿瘤继续发展，可通过小脑幕裂孔达颅中窝。如动眼神经受到牵拉，可引起同侧部分眼外肌麻痹，瞳孔散大，光反射消失。后组脑神经（Ⅸ、Ⅹ、Ⅺ）位于桥小脑角的尾端，受累时可出现吞咽困难、饮水呛咳、同侧舌后1/3味觉减退或消失、软腭麻痹、声音嘶哑、同侧咽反射消失及胸锁乳突肌、斜方肌麻痹或萎缩。后组脑神经麻痹出现亦晚，并不多见。舌下神经有部分小脑保护，很少出现功能障碍。

三、脑干及小脑结构受累阶段

内听道口距脑干仅1 cm,肿瘤向内侧发展可挤压脑干,肿瘤巨大时可将脑干推移至对侧呈弓

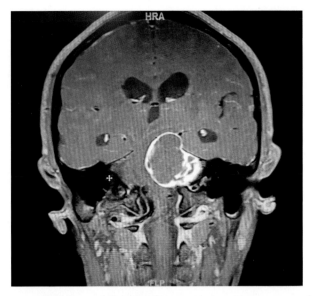

图4-2 巨大肿瘤将脑干推移至对侧呈弓形

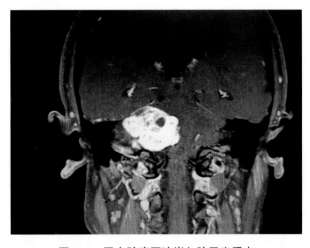

图4-3 巨大肿瘤压迫嵌入脑干实质内

形(图4-2),甚至可嵌入脑干实质内(图4-3),引起脑干内传导束功能障碍,出现对侧肢体不同程度的偏瘫、浅感觉减退。有时脑干受压于对侧天幕裂孔的边缘,可出现患侧或双侧偏瘫、感觉减退。脑干的移位使动眼神经也受到牵拉,导致单侧或双侧动眼神经受到损伤而产生眼球运动障碍、眼睑下垂、瞳孔散大。小脑半球受肿瘤的长时间压迫可导致同侧肢体共济失调、辨距不良、小脑性构音障碍等。

四、颅内压增高症状阶段

随着肿瘤的不断发展,向上生长可伸入颅中窝,中脑导水管受压;向下发展可达颈静脉孔区,压迫乙状窦及颈内静脉;亦可使枕大池、后颅窝侧池、环池下部闭塞;向内侧生长挤压脑干,使第四脑室受压变形,脑脊液循环通路闭塞或导水管部分阻塞,可引起导水管以上的脑室系统扩张。由此产生进行性加重的头痛、恶心、呕吐、视神经乳头水肿等颅内压增高症状。部分患者因长时间颅内压增高导致继发性视神经萎缩,严重者甚至失明。后颅窝容积较小,对颅内压增高的代偿能力十分有限,随着肿瘤的不断增大,小脑扁桃体受到肿瘤挤压而伸入颈椎管内呈慢性下疝状态,高位颈神经根受到下疝的小脑扁桃体刺激,反射性引起患者颈强直、颈后部疼痛不适及枕后部疼痛。此外,肿瘤对局部硬脑膜等结构的刺激,可产生局部枕下区疼痛。在疾病晚期甚至出现意识障碍并可有角弓反张样僵直性发作。

第二节 | 听神经瘤的症状和体征

听神经瘤的病程较长,症状存在的时间为数月至数年不等。大部分患者就诊时主要症状是听神经受损的表现,包括头晕、耳鸣和听力下降,可三者同时、两者同时或先后出现。耳鸣常为高调音,似蝉鸣或汽笛声,并为连续性,常伴有耳聋。据报道,耳聋存在于85.2% ~ 100%

的病例中，而耳鸣存在于63%～66.9%的病例中。由于患者头晕症状较轻，迅速缓解，也不伴有恶心、呕吐，因此常不为患者和医师注意。病程的长短反映了肿瘤的生长速度、发生位置以及是否有囊性变。临床症状的发生率与肿瘤的发展程度有关。肿瘤越小头晕发生率越高，而且头晕症状持续时间与肿瘤的大小呈负相关，瘤体越大头晕症状持续时间越短。Matthies和Samii总结1 000例听神经瘤的临床症状，发现以耳蜗神经障碍最常见，为95%，前庭神经受损为61%，三叉神经、后组脑神经（IX、X、XI）、展神经受损分别为9%、2.7%、1.8%。因此，在听神经瘤的临床表现中听神经的症状和体征是非常重要的。对单侧进行性听力减退的中老年患者应特别引起重视，对怀疑有桥小脑角肿瘤的患者应详细询问听力减退的病史，并进行详细的神经耳科学检查。约有6%的听神经瘤患者听力正常，可能与肿瘤起源于听神经的近侧端、肿瘤对听神经的压迫较轻有关。有报道称虽然95%的患者出现耳蜗症状，但其中15%并没有注意到听力下降，对听力下降的确切时间不能做出回忆。对单侧进行性听力减退的患者不应忽视有听神经瘤存在的可能性。

一、首发症状

1987年Sterkers等认为，听神经瘤是神经外胚层Schwann细胞肿瘤，起源于中枢性和周围性髓磷脂会合的前庭神经Obersteiher-Redlich区，而1991年Thedinger等进一步提出，此区位于内听道内，在突入到桥小脑角前肿瘤组织常充填整个内听道。因此，大多数患者的首发症状为进行性单侧听力减退伴耳鸣、眩晕，此症状持续时间较长，一般为3～5年。也有认为一部分（20%～25%）听神经瘤发生在前庭神经的内听道口至脑干段，由于没有骨壁的限制，早期不会对听力造成影响，其首发症状并非耳聋，而是头痛、恶心、呕吐、视力障碍。少数老年患者可出现精神方面改变，表现为萎靡不振、意识淡漠、对周围事物反应迟钝，可能与老年人脑动脉硬化及颅内压增高有关。向上扩展的肿瘤，患者以三叉神经刺激或破坏症状为首发，有时易误诊。

吕静荣等曾回顾性分析了137例听神经瘤患者的首发临床症状，以典型症状为首发者占88.3%，以非典型症状首发者占11.7%。其中以耳聋和耳鸣为首发症状者分别占44.5%和27.7%，以三叉神经受累、眩晕以及行走不稳为首发症状者分别占5.1%、2.2%和2.2%。非典型症状为首发症状的包括突发性聋（5.8%）、头胀痛（1.5%）、中耳炎（1.5%）和耳闷胀感（0.7%）。

二、症状和体征

各家报道的听神经瘤临床表现较复杂（表4-1），其症状并不完全一致，可轻可重，这主要与肿瘤起始部位、生长速度、发展方向、肿瘤大小、血供情况、是否囊性变等诸多因素有关，听力下降和耳鸣最常见，而肿瘤越大，出现的其他脑神经受累症状越多。

表4-1　听神经瘤的临床表现

临床症状	Cushing	Mathew	Selesnick	Matthies	Mackle	吴 皓
听力下降	100%	97%	85%	95%	91%	88%
耳 鸣		66%	56%	63%	5%	64%

（续表）

临床症状	Cushing	Mathew	Selesnick	Matthies	Mackle	吴 皓
平衡失调		46%	48%	61%	27%	32%
眩 晕		5%	19%	61%	3.3%	12%
三叉神经	63%	33%	20%	16.5%		15%
面神经麻痹	77%	22%	10%	17%		1%
头 痛	100%	29%	19%	12%		27%
视觉症状	87%	15%	3%	1.8%		0.5%
后组脑神经			0	2.7%～3.5%		0.1%
吞咽困难	53%		0			
视神经乳头水肿						
无症状			1.6%		0.25%	4%

1. 耳聋　听神经瘤最常见、最典型的表现为单侧感音神经性聋，发生于95%的患者，原因在于听神经纤维被压迫或浸润，以及神经或内耳的血供受到损害。2004年Forton等通过研究认为，听神经瘤患者的渐进性听力下降与肿瘤压迫耳蜗血管和（或）耳蜗神经有关，而与肿瘤是否在耳蜗神经内生长无关。近来也有研究发现肿瘤周围微环境改变，肿瘤释放肿瘤坏死因子（TNF）也是导致耳聋的可能原因。绝大多数患者渐进性听力下降可达数年，直至全聋。在早期阶段，听力下降是单侧的或非对称性的，多累及高频听力部分。言语识别率的下降与纯音听力损失不成比例。听力下降有3种形式，渐进性占87%，突发性占10%，波动性占3%。

突发性听力下降可能是肿瘤压迫所致的内听动脉痉挛或阻塞的结果，可由头部外伤或剧烈的运动诱发。听力下降可为全聋，并且有恢复的可能。临床上遇突发性耳聋的患者要排除听神经瘤。虽然仅1%～2%的突发性耳聋患者最后被证实有听神经瘤，但持积极的态度排除听神经瘤是必要的。

听力下降的不典型形式相当常见。早在1977年，在一组500例听神经瘤患者的大宗病例研究中，Johnson发现其中66%为高频听力损失，而近20%为上升型或谷型听力图。在2007年Mackle等的398例听神经瘤患者中，3.7%具有不典型症状，其中包括听力正常。据2000年Magdziarz等报道，听神经瘤患者中，听力正常的发生率为3%～12%。另有报道发现听神经瘤患者中的15%主观听力正常，其中4%听力学检查正常（纯音听阈＜25 dBHL，言语识别率＞85%）。

2. 耳鸣　在听神经瘤中，耳鸣是很常见的，高达70%的患者有耳鸣。在大多数病例中，患耳耳鸣为高频音，常被描述为"汽笛声""哨音""蝉鸣音""轰鸣声"等。耳鸣可为间断性，也可为持续性，也有出现一段时间后自行消失。耳鸣十分顽固者，至听力完全丧失仍继续存在。耳鸣可为唯一症状，也可伴其他症状。耳鸣的发生是传入神经功能障碍，但耳鸣的持续存在不仅是传入神经的问题，更是听觉中枢可塑性改变的问题，因此听神经瘤术后耳鸣并不能消失，在很多病例即使术中切断耳蜗神经，术后仍存在顽固性耳鸣。

3. 眩晕、平衡失调、辨距障碍　因为前庭和小脑功能障碍，听神经瘤患者会出现很多相关症状。头位变化可诱发或加重眩晕，典型的症状是患者自诉旋转感，也可出现地面滚动或向后坠落。眩晕是阵发性的，而平衡失调则是持续的不稳定感，轻度的动作失调或笨拙，尤其是步态不稳定。尽管两者有一些重叠，但听神经瘤的患者眩晕和平衡失调的症状通常是明显不同的。

听神经瘤患者的真性眩晕并不常见，在1993年Selenick和Jackler报道的听神经瘤患者中，仅19%主诉眩晕，其中大部分是小听神经瘤。在肿瘤发现之前，尽管一些患者主诉有几年的眩晕发作史，但大听神经瘤的患者在诊断时眩晕并不是其常见的症状。因此，眩晕出现在听神经瘤生长的早期，可能是前庭神经受到破坏或迷路的血供受到干扰所致。

平衡失调远较眩晕常见，出现于近一半的听神经瘤患者。随着肿瘤体积增大，眩晕发生率减少，而平衡失调则变得常见。直径大于3 cm的听神经瘤平衡失调发生率超过70%。平衡失调最可能的机制是单侧前庭传入神经阻滞不能被有效代偿，以及患侧前庭持续输入反常神经冲动。

小脑障碍的特征性症状是意向震颤和步态共济失调。大听神经瘤挤压小脑外侧和小脑脚并损害同侧小脑半球的大部分输入。躯干共济失调较肢体共济失调更为普遍，但缺乏准确的发生率，患者易向肿瘤侧跌倒。

4. 面部麻木和疼痛　面部感觉障碍出现于约50%直径大于2 cm的肿瘤患者，很少见于小肿瘤者。面部感觉减退是最常见的症状。许多患者和医师常错误地将这些症状归为鼻窦或牙齿的疾病。症状性三叉神经功能障碍患者的角膜反射通常减退或消失，三叉神经的上颌支和下颌支逐渐受累，演变为范围较广的感觉减退，最终发展成面部麻木。

听神经瘤会导致面部疼痛。三叉神经痛在大肿瘤中虽不常见但也并不少见，可能的病理机制是，小脑上动脉或岩静脉被肿瘤移位至三叉神经的根部入脑干区。肿瘤相关的面部疼痛和特发性的三叉神经痛一样，对卡马西平的治疗反应良好。对侧的三叉神经痛亦有报道，但非常少见。

三叉神经运动支的功能障碍仅见于晚期的听神经瘤。检查时可发现单侧的颞肌和咬肌萎缩，有时会导致殆错位。

5. 面肌无力和痉挛　虽然面神经处于肿瘤生长的中心，但在听神经瘤生长的自然病程中，面部运动功能的紊乱却不常见。面神经足够强壮，能够承受听神经瘤的持续压迫、伸展和扭转，而保持功能的完整性。除非在非常大的肿瘤，面肌无力并不常见，而一定程度的面部颤搐出现于10%的患者。面神经功能亢进与肿瘤的大小无关，最常见的临床表现是眼轮匝肌的颤动，功能亢进可与无力同时存在。绝大多数听神经瘤的患者面神经功能正常，但面肌电图偶尔可检测到亚临床的运动神经损害，表现为面神经功能正常但面肌电图和瞬目反射异常。

面神经是混合神经，拥有感觉成分（由中间神经支配），分布于外耳道后份和耳甲腔皮肤，这个区域的感觉减退是听神经瘤的一个体征，称为Hitzelberger征。

6. 头痛　听神经瘤患者头痛的发生率很大程度上依赖于肿瘤的大小。小的肿瘤几乎不会发生头痛。Selesnick和Jackler报道，中等大小（1～3 cm）的肿瘤引起的头痛的发生率约为20%，而大肿瘤发生率则超过40%。与听神经瘤有关的头痛最常见的是位于枕下区或没有显著特点的头痛。由脑积水引起的头痛仅出现于少数病例。

7. 眼科学表现　听神经瘤最常见的眼科表现

是眼震和角膜反射减弱。水平眼震常见于小肿瘤,可能是前庭神经受累所致,眼震的方向多向健侧。垂直眼震见于大肿瘤,是脑干受压的结果。

另一重要的眼科表现是脑积水引起的视神经乳头水肿,但并不常见。在Selesnick和Jackler报道的病例中,仅4%的听神经瘤患者有脑积水。由于第四脑室的塌陷,脑积水通常是阻塞性的,但仍可能是交通性的,交通性脑积水原因可能是肿瘤释放到脑脊液中的物质损害了蛛网膜颗粒再吸收的功能。慢性颅内压力的升高可导致视神经萎缩,表现为进行性的外周视野丢失、管状视野发展,最终失明。并非所有颅内压增高的患者均出现视神经乳头水肿,也并非所有视神经乳头水肿的患者均出现视力丧失。尽管视力丧失程度常不对称,而视神经乳头水肿通常是双侧对称的。

在听神经瘤的患者中复视并不常见。滑车或展神经可因大的肿瘤而麻痹,但非常罕见。展神经的功能可因颅内压增高继发性地被损害。

8. 后组脑神经症状　后组脑神经(IX～XII)的功能紊乱能导致声嘶、误吸、吞咽困难和(或)同侧的肩无力。即使是很大的肿瘤也很少穿破颈静脉孔,这些神经的颅内段可悬挂在肿瘤的下极,但很少因受压导致后组脑神经功能障碍;如果出现后组脑神经症状,说明很可能颈静脉孔区同时存在神经鞘膜瘤。

我们对听神经瘤其他脑神经受累症状进行回顾性分析发现,出现面部麻木及角膜反射消失或迟钝者,肿瘤平均直径为(32.1±9.6)mm(10～50 mm);周围性面瘫者,肿瘤平均直径为(37.3±11.0)mm(20～70 mm);进食呛咳、声音嘶哑等后组脑神经症状者,肿瘤平均直径为(45.3±11.3)mm(35～60 mm)。肿瘤越大,其所伴脑神经症状亦越多。

9. 晚期症状　随着诊断方法的不断改进,现在听神经瘤的晚期症状已经很少见。长传导束体征的报道已经很少见于现今的研究中。患者可有晚期的脑干压迫、脑积水伴严重的平衡丧失,但四肢仍有运动和感觉功能。当颅内压较高时,从反射亢进到轻瘫到麻痹可进展得很快。损害的水平可直接由肿瘤压迫脑桥引起,或间接因小脑扁桃体疝压迫低位髓质引起。在听神经瘤自然病程的最后阶段,会出现意识不清和昏迷。最后,患者陷入深昏迷,死于呼吸停止。

10. 颅内自发性出血　肿瘤内出血很少见,可导致急性桥小脑角综合征,表现为突然的神经系统恶化。患者可出现耳聋、急性面肌痉挛或无力、面部感觉紊乱、声嘶,甚至嗜睡和长传导束征。出血可能是由剧烈的身体锻炼,或头部外伤诱发。

肿瘤外出血更为罕见,患者会突然出现蛛网膜下隙出血的症状和体征,伴剧烈头痛、恶心、呕吐、精神状态改变。蛛网膜下隙出血的可能原因是肿瘤表面的动脉破裂。其他的原因有肿瘤表面出血、囊性肿瘤出血破裂等。

(吴　皓　贾　欢　杨　军)

参考文献

[1] Selesnick S H, Jackler R K. Clinical manifestations and audiologic diagnosis of acoustic neuromas[J]. Otolaryngologic Clinics of North America, 1992, 25(3): 521-551.

[2] 吕静荣,杨军,吴皓,等.非典型症状听神经瘤的临床分析[J].听力学及言语疾病杂志,2010,18(6):538-541.

[3] 张治华,黄琦,吴皓,等.前庭神经鞘膜瘤其他脑神经受累情况分析[J].中国耳鼻咽喉头颈外科,2011,18(10):532-534.

第五章

听神经瘤的检查

第一节 | 听神经瘤的听力学检查

听神经瘤的听力学检查非常重要。听力学检查目的在于对蜗神经（第Ⅷ脑神经）功能状况的检查，实际上远不止于此。完整的听力学检查涵盖了中耳、耳蜗、蜗后神经传导功能，甚至也包括外耳的功能。检查中要注意的是，不能仅用某一项检查来诊断听神经瘤，需要通过组合测试来提高其诊断率而不致漏诊。

听力学检查的意义在于以下几点：① 听力学检查结果是诊断过程中的重要环节，结合患者的主诉症状，初步判断听神经瘤的可能性以及是否应该进一步做影像学检查来确诊。② 术前听力学检查结果是选择手术径路的重要依据之一，即采用听力保留手术径路与否。③ 在保留听力的听神经瘤手术中，将术后随访的听力学检查结果与术前对照，观察听力保留的效果以及在随访过程中有何变化。

一、纯音听力检查

（一）纯音听阈测定

听神经瘤所导致的听力下降是感音神经性听力下降。早期微小听神经瘤可以无明显听阈的改变，或仅表现为病变侧高频听阈轻微提高，随着听神经瘤逐渐增大，多数表现为高频听力逐渐丧失。基底膜高频区感觉毛细胞的传入神经纤维排列在蜗神经外围，低频区感觉毛细胞的传入神经纤维位于蜗神经的中央。因此，在病变初期，蜗神经外层的纤维受压迫或损害较重，中央的纤维损害较轻或几乎未受影响，故表现为高频听力减退（图5-1）。如病变继续发展，蜗神经的全部纤维均受到损害，使病变侧各频率听阈均提高，呈平坦型曲线甚而全聋。病变严重者，脑干可能受到挤压损害，

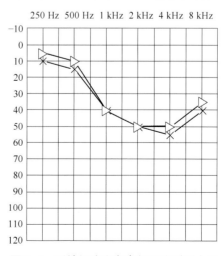

图5-1 听神经瘤患者高频下降型听力图

使对侧耳的听阈也提高。在少见的迷路内型听神经瘤中,听力学表现可能不一致,视肿瘤初发部位而定,但最终听力曲线转为平坦下降型(图5-2)。

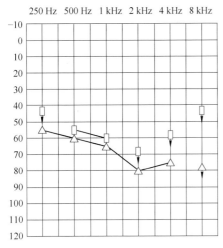

图5-2　听神经瘤患者平坦下降型听力图

(二)言语测听

言语测听是用标准化的言语测试材料,用符合标准的言语听力计来测试言语听阈和言语识别率的一种测试方法。言语识别率(SDS)以百分比表示,反映受试者听力及语言状况,临床上对耳聋的鉴别诊断和听觉康复方面有较大的实用价值。听神经瘤的言语识别率因病变发展阶段不同而不同,一般表现为言语识别率下降明显于纯音听阈,即两者下降程度不成比例,结合其他听力学检查,可以帮助诊断听神经瘤。采用适当的测听词表,测定言语识别率曲线,对病变的定位诊断有一定价值(图5-3)。

能够听见和能够理解代表了两个不同的概念。能够听见或听见的程度(纯音测听的听阈)表示外周听器(外耳、中耳、内耳)功能正常或有不同程度的损害,能够理解或理解的程度(言语测听的言语识别阈)表示听觉通路直至听皮质功能正常或有不同程度的下降,包含了高级听觉中枢对言语的解析。当然,从听觉系统的完整性角度来看,远非上述这样简单,但这两个概念一定程度上反

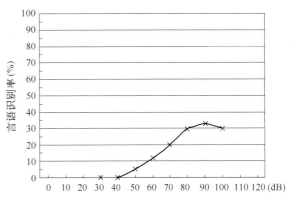

图5-3　听神经瘤患者言语识别曲线。最大言语识别率较低,并出现回跌现象

映了纯音测听和言语测听检查结果的意义。实际上,纯音测听和言语测听的结果是听神经瘤术前听力评估分级的基础,是决定手术径路的依据之一,因此有重要意义。

当言语声强度增加到一定程度后,识别率反而下降,称为曲线回跌现象,临床上可用回跌指数(rollover index, RI)来表示其程度。回跌指数(RI)=(最大言语识别率-最大声强时的最小言语识别率)/最大言语识别率。回跌指数为0时无回跌现象,回跌指数为1提示完全回跌;回跌指数为0~0.4提示蜗性病变,回跌指数为0.45~1提示蜗后病变。其诊断蜗后病变的可靠性达90%。由于采用不同的测听材料,其结果差异较大,汉语与英语的识别率也有差别。此外,文化水平、方言等因素,对测验结果均有影响。

(三)阈上听力检测

1. 双耳交替响度平衡试验(ABLB)　听神经瘤及听神经损伤,ABLB试验一般为阴性。但如果伴有耳蜗病变,ABLB试验可为阳性。部分听神经瘤患者如进行双耳交替响度平衡测试,随着声强增加,患侧的响度增长反而比健侧慢,称为减振。其原因可能为肿瘤压迫致部分蜗神经纤维损害,使之失去功能,当提高刺激强度时,患侧蜗神经发生兴奋的纤维总数少于健侧。因此,患侧的响度增长速度低于健侧。

2. 短增量敏感指数试验（SISI） 耳蜗病变者对声音的微弱变化极为敏感，辨别正确率达60%～100%，可以帮助鉴别蜗性或蜗后病变。

3. 音衰试验 常用的音衰测试方法是Carhart的阈音衰变测验和Olsen等提出的从阈上20 dB开始检查的改进方法。异常的音衰是蜗后病变的表现，当听觉病变位于耳蜗后听神经及以上部分，会有对声音的适应现象，即短时间内出现听阈提高的现象。如果病变位于耳蜗，又会出现过度敏感现象，也就是重振现象。蜗后病变患者的纯音听阈只有轻度或中度提高时就可发生严重的音衰。一般认为轻度或中度的音衰可为耳蜗病变的表现，而音衰的程度在30～35 dB以上者提示蜗后病变。音衰愈严重，蜗后病变的可能性愈大。多数听神经瘤是一种耳蜗后病变，其1 min内阈音衰减可超过30 dB，呈阳性反应，而不会出现重振现象。异常音衰一般多发生于病变的同侧有时也可发生于对侧耳，这可能与肿瘤体积较大，压迫脑干，影响对侧蜗神经有关。异常音衰累及的频率愈广，病变可能愈严重。若音衰的程度不因声强增加而减轻，也提示有蜗后病变。有些研究报道用音衰试验诊断蜗后病变的阳性率为68%～95%。

4. Bekesy听力测验 自描听力计测听蜗后病变如听神经瘤、桥小脑角肿瘤、多发性神经瘤等多表现为Ⅲ型曲线，部分表现为Ⅳ型曲线。因蜗后病变患者对间断测试音不发生音衰，但对连续测试音有明显的音衰，因此检查一开始，连续音的听阈就迅速提高，但连续音听力曲线的波幅一般不减少，而间断音的听阈无明显改变，此为蜗后病变的典型表现。实际上Ⅲ型曲线也就是异常音衰的一种表现。据Hughes等收集的资料，除蜗后病变外，小脑肿瘤、大脑脑膜瘤、肢端肥大症、腮腺炎性神经炎、突发性聋、原因不明的感音神经性聋、后天性梅毒性聋、梅尼埃病、伴有感音神经性聋的耳硬化症及先天性感音神经性聋等疾病，也可表现

为Ⅲ型曲线。据报道，该方法在蜗后病变的诊断中的阳性率仅占47%。

如果应用倒叙式扫频自描听力计检查法（reverse frequency sweep Bekesy audiometry）检查，检查顺序不是常规地从低频开始，而是从高频（8 kHz）开始，逐渐降低频率，直至250 Hz。此法获得的音衰可比常规方法获得者更明显，在蜗后病变的诊断中，报道的阳性率可达78%。

二、声导抗测试

声导抗测试也常用于听神经瘤、脑桥小脑角肿瘤及低位脑干病变的辅助诊断。

1. 声反射异常衰减 当用阈上10 dB的0.5 kHz或1 kHz纯音或白噪声测试时，在给声10 s内声反射半衰期短于5 s者，提示有蜗后病变可能。但如用2 kHz或4 kHz纯音测试时，正常耳也可产生声反射衰减现象，所以这种情况下即使半衰期短于5 s也无诊断意义。

2. 声反射阈提高 提示有听力障碍存在。

3. 声反射消失 对比同侧刺激和对侧刺激引出的镫骨肌声反射，将有助于反射通路中各部位病变的定位诊断。基于交叉声反射的反射弧经过脑干中线，而非交叉声反射的反射弧不经过脑干中线的原理，听神经病变可表现为患耳的非交叉声反射与健耳的交叉声反射消失，而患耳的交叉声反射与健耳的非交叉声反射正常，声反射结果呈"对角式"现象。上述结果提示蜗神经传入通路受损，而脑干中枢和患侧面神经传出通路尚正常。小脑脑桥角病变压迫或损害蜗神经也可引出上述结果。

脑干中线的病变表现为双耳的交叉声反射均消失，而双耳的非交叉声反射均正常，声反射结果呈水平式现象。这种结果提示两侧镫骨肌反射的传入和传出通路均正常，但通过脑干中线的两侧交叉通路受损害。

一侧听神经病变累及同侧面神经时可表现为

患耳的非交叉与交叉声反射消失，健耳的交叉声反射消失，仅健耳的非交叉反射正常，声反射结果呈倒"L"式。这种情况提示患侧的传入与传出通路均受损，脑桥小脑角病变压迫脑干下部也可引出上述结果。

4. 声反射潜伏期的测定　镫骨肌声反射潜伏期是指从声刺激开始至镫骨肌收缩所经历的时程。利用中耳声导抗的变化测量声反射潜伏期属于一种间接测量声反射弧神经传导时间的方法。此法可用以辨别耳蜗和蜗后病变，特别对数毫米大小的听神经瘤，测量声反射潜伏期，配合其他检查具有一定的诊断价值。1980年Clemis检查了脑干听觉诱发电位呈假阳性的患者的声反射潜伏期，在这些患者中，可做出正确判断者占93%。

三、听觉电生理检查

（一）听觉脑干反应

在MRI出现之前，听觉脑干反应（ABR）是听神经瘤测试组合中的重要组成部分。早期研究报道，常规ABR的敏感度在95%～98%，但这些都是相对于大听神经瘤而言。1980年Eggermont等借助CT和外科手术，研究听神经瘤肿瘤大小对ABR敏感度的影响，其结果显示，当肿瘤小于1 cm时，常规ABR不能检出。此后有多位学者进行了ABR与增强MRI敏感度比较的研究，结果发现，当肿瘤＞1 cm时，常规ABR潜伏期分析法几乎可以100%准确检出。而当肿瘤小于1 cm时，潜伏期法的敏感度在63%～93%，与之相应的假阴性率为7%～37%。敏感度范围较宽，可能是由于各研究选择的诊断标准不同。尽管许多研究都证明了依赖潜伏期和波形幅度的ABR分析法，在检出小听神经瘤方面都存在一定困难，但是由于临床使用MRI来筛查听神经瘤，导致许多非肿瘤患者也要进行影像学检查，而MRI费用昂贵，且不能普及。因此，ABR对有MRI检查禁忌证的患者为一种有效方法。从降低医疗及检查费用的角度考虑，费

用低廉且广泛普及的ABR测试仍然是目前听神经瘤主要的检查手段。

听力正常人在接受短声刺激后，可在头颅皮肤表面描记到7个潜伏期在10 ms以内的与刺激声具有锁时关系的脑电波，依次用罗马数字来表示，即Ⅰ波、Ⅱ波、Ⅲ波、Ⅳ波、Ⅴ波、Ⅵ波和Ⅶ波。计算各波之间相对潜伏期及能引出波形的最小声音，可以比较客观地评估听力的状况和脑干病变。在阈上70～80 dB声强刺激时ABR波形出现率最高。随着刺激声减弱，各波出现率也逐渐降低，其中Ⅴ波最接近听力计测定的阈值，往往是最后消失的波，是ABR中的主波。其次，临床意义较大的是Ⅰ波和Ⅲ波，其余几个波因变异较大，不够稳定，临床上不予重视。目前认为Ⅰ波的发生源是蜗神经纤维的远端（外周端），正常潜伏期在1～2 ms。它是计算其他各波的基准，因此辨认Ⅰ波尤为重要。认为Ⅲ波来源于脑桥的耳蜗核，正常潜伏期在3～4 ms，振幅一般高于Ⅰ波，最好比较同侧和对侧记录来辨认Ⅲ波。如果Ⅰ波正常，Ⅲ波潜伏期延长或消失，Ⅰ～Ⅴ波和Ⅲ～Ⅴ波间期延长，则可初步确定病变部位在蜗后。Ⅴ波来源于下丘脑，正常潜伏期在5～6.5 ms。Ⅴ波常是最稳定的一个峰，而且后面继以一明显的颅顶负波。改变给声重复率和降低声强，对Ⅴ波出现率影响较小，在其他波消失后Ⅴ波还可继续存在。Ⅴ波潜伏期延长或消失，临床上最多见于听神经瘤，其他蜗后病变也能导致Ⅴ波的特征改变。

ABR除了可以诊断听觉通路上病变的部位，对于听力损失程度的判断也具有一定参考价值。以下主要围绕听神经瘤的诊断来讨论ABR的检测指标。

1. 常规ABR　常规ABR是诊断桥小脑角肿瘤，特别是诊断听神经瘤的有效方法之一。

ABR中各波与蜗神经及脑干中的听觉神经元存在着一定的结构联系，故能较准确地反映蜗神经及脑干的功能。目前大多采用Ⅰ波后波形缺

失、双侧Ⅴ波潜伏期差值或Ⅰ～Ⅴ波间期耳间差值≥0.4 ms作为异常的标准。具体来说，蜗后病变患者的听性脑干反应可出现以下变化。

（1）患侧耳给声刺激时记录听性脑干反应，Ⅴ波潜伏期常显著延长，超过6 ms以上，Ⅴ波与Ⅰ波潜伏期差值（中枢传导时间）增大超过4.6 ms，提示蜗神经与下丘核之间神经冲动的传导时间延长，多因听神经瘤或桥小脑角肿瘤压迫蜗神经所致，也可见于脑干病变（图5-4）。如为耳蜗病变，则中枢传导时间属正常范围，甚至比正常人缩短。

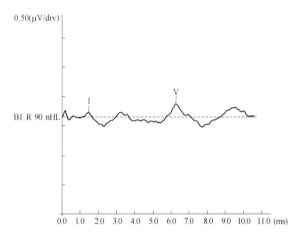

图5-4 听神经瘤患者ABR波形。Ⅴ波潜伏期显著延长，达6.25 ms，Ⅰ～Ⅴ波潜伏期差值增大达4.79 ms

（2）如患侧耳给声刺激时只记录到Ⅰ波，其余各波消失，则提示蜗神经病变较严重，以致发生完全性传导阻滞。这种情况可由体积较大的听神经瘤或脑桥小脑角肿瘤所引起。此外，耳蜗核病变也可有此表现。有时听力损害较严重的病例可能连Ⅰ波也不出现，这种情况多因蜗神经受损较重，使蜗神经动作电位的振幅明显减小，以致用远电场电极（如听性脑干反应测听中的头顶部或前额部电极）不易记录出来，故Ⅰ波也消失，这种情况不易与耳蜗病变鉴别。为了鉴别这两种病变，还需记录耳蜗电图（图5-5、图5-6），如记录到蜗神经动作电位，则蜗后病变的可能性很大。如也记录不到蜗神经电位，表明耳蜗可能也有严重病变，蜗神经不能产生神经冲动向中枢传送，Ⅴ波的缺

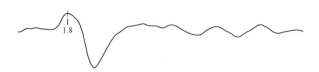

图5-5 听神经瘤患者耳蜗电图波形。耳蜗电图波形变异，但可以帮助判别Ⅰ波

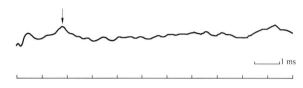

图5-6 同一听神经瘤患者ABR波形。仅可见Ⅰ波，其余各波消失

失不言而喻，但这种情况对于蜗后病变的诊断也就失去意义。

（3）两耳Ⅴ波潜伏期差值或两耳Ⅰ～Ⅴ波间期差值≥0.4 ms（图5-7）。因该指标排除了个体差异的影响，在诊断单侧性蜗后病变时可能较其他指标更灵敏。但当有中耳病变或严重感音神经性聋时，该指标则无诊断意义。

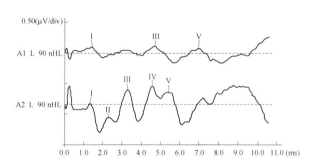

图5-7 听神经瘤患者ABR波形。两耳Ⅴ波潜伏期差值或两耳Ⅰ～Ⅴ典型波间期差值达1.4 ms以上（＞0.4 ms）。A1均为患耳（左耳）ABR波形，A2为健耳（右耳）ABR波形

（4）患侧耳给声刺激时，患侧记录到的脑干诱发电位异常，对侧耳给声刺激时记录到的反应也有异常，例如Ⅴ波振幅减小，Ⅴ波与Ⅲ波潜伏期差值增大等。上述异常不仅提示患侧听神经病变严重，而且提示脑干受到较重的压迫或破坏，使对侧听觉神经元在脑干中的交叉纤维也受到影响。这种测验结果对于术前估计肿瘤的体积有较大的参考价值（图5-8）。

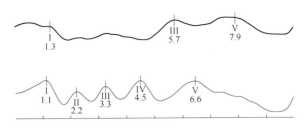

图5-8　听神经瘤患者ABR波形。左侧听神经瘤患者，MRI提示肿瘤直径4 cm，脑干受压右侧移位。右耳ABR波形异常，V波潜伏期延长

（5）脑干轴内病变可使相应平面以上的波形发生畸变，甚至消失。例如中脑病变可使IV波与V波的振幅减小和潜伏期延长，耳蜗核病变可表现为I波以后的各波均消失。

（6）波形分化的好与差和神经兴奋的同步性有关，如神经功能出现障碍，造成神经兴奋的失同步性，从而使波形异常、重复性差。听神经瘤是神经鞘膜的病变，其造成神经兴奋失同步性的原因尚需进一步研究。

我们统计一组23例听神经瘤患者，其中有21例出现潜伏期延长，无波形反应或V波缺失，符合听神经瘤的诊断标准，其阳性率占91.30%（21/23），反映了ABR检测方法的敏感性，与文献报道相符合。有2例患者，双侧I～V波间期差值分别为0.03 ms和0.17 ms，并未达到≥0.4 ms的异常标准，MRI显示肿瘤均≤1.5 cm，提示肿瘤较小尚未引起蜗神经和耳蜗功能的明显变化，但患侧ABR波形重复性差，MRI和手术证实为听神经瘤。表明并非所有的听神经瘤患者均会出现潜伏期的延长，少数患者ABR波形的异常特别是重复性的好坏也能提示听神经有病变的可能，本组23例患者中所有患侧的波形均出现波形异常、重复性差的特点，也提供了佐证。由于波形重复性的好坏是一个主观判断过程，没有明确的界线，尚不能作为诊断的标准，仅有参考价值。对侧波形异常，一般认为是由于肿瘤压迫中线引起对侧神经传导延迟所造成，一般提示患侧瘤体较大。上述研究中所遇2例对侧波形异常者均为巨大听神经瘤，瘤体

直径均≥5.0 cm。

在23例患者中，波形完全不能引出者，肿瘤平均直径为3.1（1.5～6.3）cm；I～V波间期耳间差值均大于0.4 ms者，肿瘤平均直径为2.7（0.8～5.5）cm。前者平均直径略大于后者。但不能据此参数判断某一肿瘤的大小，因为听神经瘤的ABR波形的异常表现不仅取决于肿瘤的大小，还与其生长部位、肿瘤理化特性、侵犯方式以及邻近组织受压迫的程度等多种因素有关。筛查听神经瘤或桥小脑角肿瘤患者时，V波潜伏期或I～V波间期的延长是判断ABR异常的最重要指标，但不是唯一的指标，波形是否异常、重复性的好坏，可从另一侧面提供有用的诊断信息。

目前ABR测听法主要用于听神经瘤和脑桥小脑角肿瘤的诊断。对听神经瘤的诊断阳性率可达90%以上，对脑桥小脑角肿瘤的诊断阳性率约为75%。文献中也曾提到ABR在蜗后病变诊断中的假阳性率较高，可达30%，上述假阳性率多因当时仅以V波潜伏期延长作为诊断蜗后病变的指标所致。因耳蜗病变或中耳病变均可引起V波潜伏期延长，容易被误诊为蜗后病变。现在许多作者均以中枢传导时间延长作为诊断蜗后病变的主要指标，从而使假阳性率明显减少。

因此，在听觉功能检查方法中，ABR是诊断蜗后病变的一种最有意义的筛选方法。

2. 累积ABR（Stacked ABR）　常规ABR识别肿瘤必须具备以下两个条件：一是肿瘤产生了足够的压力，使蜗神经同步化遭到破坏，出现传导阻滞或神经传导性质改变；二是受肿瘤影响的神经成分达到一定的数目。如果两者都不具备，ABR将无法识别肿瘤。在采用常规ABR潜伏期分析如I～V波间期或双耳间V波潜伏期时，还需要第三个条件，即肿瘤必须影响决定波峰潜伏期的神经元的活动。换句话说，正常ABR波峰的潜伏期只由一部分神经纤维决定，特别是由一些高频神经纤维决定。当内听道内肿瘤较小时，决定波峰

潜伏期的高频神经纤维的同步化活动受肿瘤影响不大,从而导致ABR假阴性率较高。因此,即使小肿瘤对足够数量的中低频神经元产生了影响,但中低频神经元对ABR潜伏期的长短不起决定性作用,因此潜伏期仍不会有太大改变。如果肿瘤引起听力症状使患者前去就诊,那么可以推测,肿瘤已经压迫了一定数量的神经。如果ABR检出了肿瘤,说明决定波峰潜伏期的相当数量的神经成分已受到了影响;如果ABR未识别出肿瘤,则说明对波峰潜伏期起决定作用的神经成分还未受到太大的影响,因此就可能导致潜伏期法对一些小肿瘤不敏感。常规ABR能否成功识别肿瘤取决于第Ⅷ脑神经的解剖结构、肿瘤的大小、位置以及其侵犯的部位,而且当肿瘤存在同时又伴有部分蜗性听力损失时,肿瘤引起的潜伏期延长,会因耳蜗重振现象导致的潜伏期缩短所抵消,此时潜伏期仍可保持在正常范围。这种蜗性听力损失对潜伏期的补偿效应有时也是常规ABR潜伏期分析法敏感度较低的原因。

潜伏期分析法对小肿瘤不敏感,而用V波幅度分析法理论上应该对听神经活动减少或同步化变差非常敏感,但正如前面所讨论的一样,很多研究表明,此法比潜伏期法的变异更大,主要原因有两个:① V波幅度是多次记录电位叠加后的总和幅度,且经叠加后,反应中仍残留有背景噪声;② 耳蜗内的相位抵消作用及耳蜗不同部位存在反应时间的差异。当以短声作为刺激声时,相位抵消作用使得幅度分析法不能反映全部神经活动的情况,有些研究表明耳蜗低频部分的活动几乎不能在V波幅度中体现出来。因此,与潜伏期法相似,当高频纤维没有受到足够影响时,幅度分析法也无法识别肿瘤。

正是由于常规ABR对一些小听神经瘤会出现漏诊现象,因此有研究者又发现了一种使用ABR识别小听神经瘤的新方法,即使用粉红噪声掩蔽的短声作为刺激声,可用以检测一些尚无临床表现的小听神经瘤,目前称之为累积ABR。

听神经瘤常起源于内听道听神经前庭支的髓鞘细胞,最后扩展到桥小脑角。肿瘤既可起源于前庭上神经,也可起源于前庭下神经,并逐步侵犯蜗神经。在听神经中,来自耳蜗底转较低和较高部位的纤维分别位于听神经的下部(Ⅰa)和上部(Ⅰb),来自耳蜗第二转和顶转的纤维位于听神经的中间部分(Ⅱ),与前庭下神经相邻(图5-9)。听神经瘤的部位决定了是高频纤维还是低频纤维最先受到影响。如果肿瘤来源于前庭下神经的交界部位,则首先会影响耳蜗顶转和第二转的低频纤维。有些患者仅表现为低频听力损失或上升型听力曲线。另外,肿瘤除了对神经干周围有挤压作用,有许多学者的研究证据表明,它还会侵入或浸润神经干。因此,除了位于神经干表面的纤维外,其他纤维也可能受到影响。能够反映耳蜗所有部位神经活动的测试方法在检出小肿瘤方面更具有优势。因此,当耳蜗所有频率均参与和影响ABR的波形构成时,ABR对小肿瘤检测的敏感度就会提高。

基于上述原理,1997年Don等学者提出一种新的针对小听神经瘤的ABR测试方法——累积

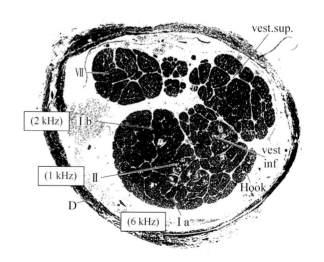

图5-9　内听道横断面。可以看到面神经(Ⅶ)、前庭上神经(vest.sup.)、前庭下神经(vest.inf.)、耳蜗底转最末端纤维(Hook)、底转较低部位纤维(Ⅰa)、底转较高部位纤维(Ⅰb)和第二转和顶转纤维(Ⅱ)

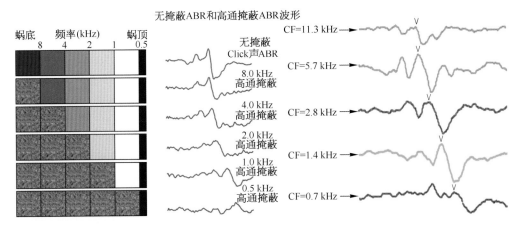

图5-10 获得衍生带ABR的高通噪声掩蔽技术。先用短声诱发全部耳蜗产生反应(左列最上波形),再用不同高通噪声分别掩蔽(左列2～6波形),然后依次和短声ABR(左列最上波形)相减就得到了衍生带反应(右列1～5波形),其反映了被分成5个不同频率带宽的蜗神经纤维在短声ABR波形形成中贡献的大小

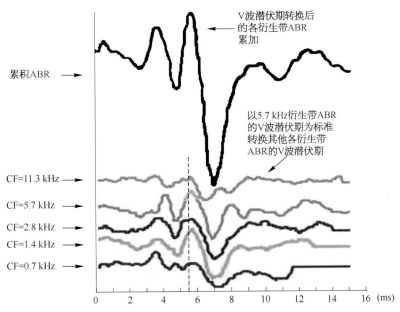

图5-11 累积ABR幅度法。累积ABR是将各衍生带ABR反应波以5.7 kHz衍生带ABR V波为标准对齐,然后叠加在一起形成(顶部所示波形)

ABR幅度法。此法对耳蜗所有频率区域的神经活动的变化都很敏感,任何部分蜗神经纤维受到肿瘤损害,累积ABR都可反映出来。但该法要求刺激声强度必须足够大,以激活耳蜗所有区域的神经纤维。累积ABR的测量需要应用衍生带和累积ABR技术,先用短声刺激来激活整个耳蜗区域,再通过高通掩蔽技术,把得到的反应波分成5个频带的ABR,这5个频带的ABR叫做衍生带ABR,它们构成了累积ABR。图5-10、图5-11说明了获得衍生带ABR的方法和累积ABR幅度分析法的基本原理。

图5-11所示为衍生带ABR构成累积ABR的过程,需要两个步骤,首先进行时间转换,使各衍生带ABR的V波潜伏期相同;其次将已进行时间转换的各衍生带ABR叠加在一起。一般以5.7 kHz衍生带ABR的V波潜伏期为标准,将其他

各衍生带ABR的Ⅴ波潜伏期与之对齐,叠加后即形成累积ABR(图5-11顶部所示波形)。对各衍生带ABR进行时间转换,相当于人为将耳蜗各频率区域的活动进行了同步化,因此与常规ABR幅度分析法相比,累积ABR的Ⅴ波更直接地反映了耳蜗总的神经活动。由于ABR反应来自脑深部结构,发生源距体表记录电极很远,属远场记录,因此ABR的信噪比很差。即使经过多次叠加,ABR反应也易被残留的背景噪声所掩盖。在累积ABR技术中,要求其波形中不能混有噪声,因此应用了许多处理和记录技术,以确保在叠加过程中背景噪声的残留很少。此外,在叠加中还应用了1985年Elberling和Wahlgreen发明的贝叶斯加权法,这样可以使噪声更小,并将大的周期性背景噪声对ABR的影响降至最低。因此,累积ABR测试法实际上就是衍生带ABR与这些技术的结合。

1997年Don等观察了25例患者,其中肿瘤直径在1 cm以内的内听道小肿瘤5例,以常规ABR潜伏期法(IT5和Ⅰ～Ⅴ波间期法)未检出,而累积ABR法全部检出。另一篇观察了30例小肿瘤的报道显示,使用累积ABR幅度法,可100%地检出肿瘤(敏感度100%),相对于正常听力非肿瘤人群的特异度在男性为90%,女性为75%。因此,累积ABR在不漏诊的情况下,可显著减少进行影像学检查的非肿瘤患者的数量。

累积ABR幅度法比常规ABR潜伏期法和幅度法对小肿瘤更敏感的主要原因是,累积ABR由经时间校正的衍生带波形叠加而成,其幅度代表了所有神经的同步化活动的总和,也就是说所有神经成分都参与了累积ABR幅度的组成。由肿瘤引起的任何神经纤维同步化活动的消失,都会导致累积ABR幅度降低。而在常规ABR潜伏期法和幅度法中,只有当某些神经成分(高频神经纤维)受损时,ABR才会表现异常,因此累积ABR比常规ABR敏感度更高。

此外,累积ABR还显示出对正常听力人群的

高度特异性。因为小肿瘤常发生在听力正常者中,所以早期采用正常听力人群作为对照组。一些早期研究表明,由于累积ABR对蜗性听力损失非常敏感,因此有时会与肿瘤发生混淆。假设蜗性听力损失会造成参与活动的神经数量减少,而小肿瘤不仅导致参与活动的神经数量减少,而且还使得神经活动的同步化降低,且这种神经同步化降低并不表现出听阈的异常。因此由于失同步化的附加影响,累积ABR的幅度下降程度应该大于单纯听力损失的下降程度。早期研究数据支持了这一假设,肿瘤患者的累积ABR幅度远远小于其听力损失程度应有的幅度。因此可以确信,蜗性听力损失不会对肿瘤检出造成混淆。采用耳间比较法能够进一步提高累积ABR的敏感度和特异度,当耳间差异异常增大时(＞10%)对肿瘤有诊断意义。目前还有其他一些研究,通过改变刺激声参数来增强肿瘤耳和非肿瘤耳之间的区别,也可提高累积ABR的敏感度和特异度。

累积ABR的主要局限在于其刺激短声强度不能大于60 dB nHL(即90 dB peSPL),因此,当患者各频率平均听阈高于60 dB时,采用累积ABR筛查没有意义。这是由于较高强度的短声需要较高的掩蔽噪声来获得衍生带反应,当掩蔽噪声强度过高时,有损伤听力的可能,会引起受试者的不适或不安全。因此,我们无法获得短声强度大于60～65 dB nHL的累积ABR的正常值。但一般这并不影响累积ABR的使用,因为累积ABR的主要应用是检出小肿瘤,通常此类患者的平均听力损失都在60 dB nHL以内。如果肿瘤所致的听力损失大于60 dB nHL,往往肿瘤已较大,常规ABR就会出现明显异常,无需再行累积ABR检测。还应该注意的是,短声强度低于60 dB nHL也会影响累积ABR的结果,因为当刺激强度较低时,不能够激活足够数量的受损神经纤维,致使小肿瘤累积ABR幅度的改变不易被观察到。此外,蜗性听力损失可使累积ABR幅度降低,导致出现较高的假

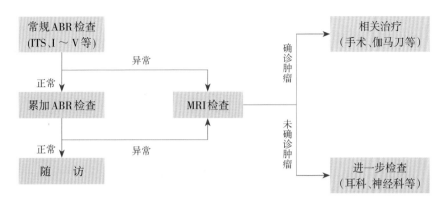

图5-12　ABR筛查听神经瘤的建议流程

阳性率（特异度降低）。

因此，这里给出使用ABR筛查听神经瘤的流程建议如下图（图5-12）。

（1）首先进行常规ABR测试，若其中任何一项指标出现异常（Ⅰ～Ⅴ波间期延长、波形缺失等），则做MRI，以排除听神经瘤。如果发现肿瘤，则进行相应的处理（如手术）。如果MRI结果阴性，应行听神经病检查（耳声发射等）以排除听神经病的可能和（或）做进一步的神经科检查。

（2）如果常规ABR结果正常，则进行短声累积ABR测试，强度为60～65 dB nHL。若患者听力损失太重，则累积ABR没有意义。如果累积ABR幅度异常减小，则行MRI，以排除听神经瘤。如果发现肿瘤，则进行相应的处理（如手术）；如果没发现肿瘤，则继续观察，并做听力学和（或）神经科检查随访。

（3）如果累积ABR幅度正常，则继续观察，并做听力学和（或）神经科检查随访。

（二）耳声发射

耳声发射（otoacoustic emissions, OAE）在评价听神经瘤患者的耳蜗功能、蜗后聋的鉴别诊断、术中耳蜗功能监测及保存听力术式选择等方面有较大应用潜能。从理论上看，耳声发射可检测外毛细胞功能状态，可反映耳蜗功能，应能为蜗性与蜗后性病变的鉴别提供有意义的根据，但实际

上听神经瘤（蜗后病变）在压迫蜗神经的同时，往往也会不同程度地压迫内听动脉，影响内耳血供而对耳蜗造成一定的损害。在听神经瘤患者，耳声发射可用于推断耳蜗功能的现状，还可能利用该信息确定听力保存的可能性。例如，某患者诊断为桥小脑角肿瘤，轻中度听力损失，耳声发射存在，可能提示该患者仅为单纯的神经性听力损失，耳蜗供血尚存（图5-13）。这种类型的临床表现可以预估听力保存较好。反之，如果轻度听力损失，ABR异常，耳声发射消失，可能提示耳蜗已经受到损害。1例极端的情况，桥小脑角巨大脑膜瘤侵入内听道，有重度到极重度听力下降，ABR严重异常，但耳声发射正常，预示术中保存好听神经和耳蜗血供，术后听力可以恢复到正常。1990年Bonfils报道只有当听神经瘤一侧患耳的短声主观阈值小于20 dB nHL或听神经瘤的最大径小于2.2 cm时，方可记录到诱发性耳声发射。1995年叶星等报道11例听神经瘤患者中只有3例能检出瞬态诱发性耳声发射，由此可见，单独应用诱发性耳声发射在脑桥小脑角肿瘤诊断中作用有限。早期小听神经瘤可出现耳声发射正常而听力下降现象，提示听神经受累而耳蜗功能仍正常。如将诱发性耳声发射与ABR检查相结合，特别是当ABR未引出反应而瞬态诱发性耳声发射正常时，对蜗后病变的诊断可能有些帮助。研究听神经瘤常用的耳声发射类型为瞬态耳声发射和畸变产物耳声发射，有报道听

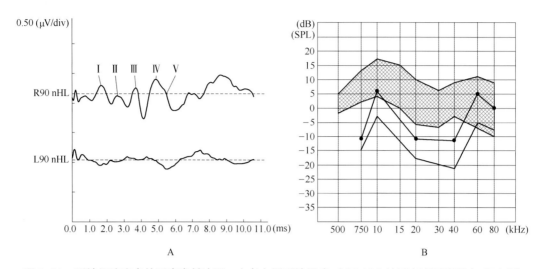

图5-13　听神经瘤患者的耳声发射波形。患者左侧听神经瘤，左耳ABR波形（A）不能引出，但左侧 DPOAE信号（B）尚好，提示肿瘤尚未影响到耳蜗血供

神经瘤患者诱发性耳声发射的平均检出率为47%。

在保留听力的听神经瘤手术中，术前耳声发射存在，说明患者尚有良好的耳蜗功能，可考虑保留听力的手术径路。术后诱发性耳声发射能引出，是听力有望恢复的良好迹象。

（三）耳蜗电图

耳蜗电图（electrocochleogram, EcochG）是一种近场记录早期诱发电位技术，属于快反应，是在刺激后 0 ～ 4 ms 出现的一组反应波，产生于耳蜗。它记录的电位包括耳蜗微音器电位（cochlear microphonics, CM）、总和电位（summating potentials, SP）和动作电位（action potentials, AP）。耳蜗微音器电位是耳蜗底回有限的一段基底膜外毛细胞的活动；总和电位是耳蜗底段的活动；听神经动作电位是蜗底段听神经纤维的电活动。它从近场记录，受刺激耳蜗和听神经的反应，不会受到对侧耳因越边听力对其记录的影响，测试时不需在对侧耳加掩蔽噪声。但耳蜗电图只反映耳蜗及耳蜗神经的活动，不能用于了解较高平面的听功能状态。在耳蜗电图记录中，SP和AP常组成复合波，SP潜伏期短于AP，临床主要通过对

AP的反应阈、−SP/AP振幅比等指标来判断病变。

传导性聋AP的反应升高，AP振幅较正常低，潜伏期延长。突聋者AP高反应，AP振幅高，负SP增高，−SP/AP＞0.4（正常范围上限）。蜗后聋者反应阈明显好于ABR反应阈，可引出正常或接近正常的耳蜗电图波形。由于听神经瘤对内听动脉的压迫或肿瘤毒素的作用，耳蜗电图可表现有−SP异常增大，也有出现AP波形异常，可表现为异常增宽和多峰的AP波形，严重时AP消失。耳蜗电图还可以提供ABR的Ⅰ波参考值。与ABR的反应阈值比较，耳蜗电图阈值较低。另外，耳蜗电图在小脑脑桥角手术中可进行监测第Ⅷ脑神经的活动，给术者提示第Ⅷ脑神经的信息。

听神经瘤的听力障碍有以下特点：感音神经性聋；高频区听力首先被影响；言语识别率低于正常；听力下降为进行性，如伴耳蜗病变，有重振现象。ABR检测Ⅴ波潜伏期或Ⅰ～Ⅴ波间期的延长是判断异常的最重要指标。

总之，听力学测试在临床应用中，必须相互配合全面分析，对听神经瘤的诊断、定位以及对其他耳神经、桥小脑疾患鉴别诊断均有较大的临床价值。

第二节 | 听神经瘤的前庭功能检查

前庭系统由迷路、前庭神经、前庭神经核、前庭中枢及其径路共同组成。前庭功能检查是通过系列测试方法观察前庭自发性或诱发性体征，并根据其结果判断前庭系统的功能状态及病变程度、部位和侧别。

一、前庭自发性体征检查

观察由于前庭功能障碍而出现的一系列自发的前庭体征，以及借助检查而显露其异常的方法称为前庭自发性体征检查。

（一）自发性眼震

眼震是临床上各种前庭反应中最明显和最重要的体征。眼震是一种不自主、无意识而多数为有节律的眼球往返震荡运动。眼震可以分为自发性和诱发性两类。前庭系统受到病理性刺激所引起的眼震称为自发性眼震，而自发性眼震多属病态表现。在前庭器官接受冷热或旋转等生理刺激之后所诱发的眼震反应，称为诱发性眼震。

1. 眼震类型 典型的节律性眼震有快相与慢相之分。慢相是眼球向一个方向的缓慢运动，快相是继慢相之后的眼球快速返回原位的运动。一般将快相所指的方向称为眼震方向。

节律性眼震在临床较为多见，由前庭系统疾病所引发的眼震多表现为水平旋转性的节律性眼震，也可称为迷路性自发性眼震。迷路性自发性眼震的特征及其与中枢性眼震的区别如下：① 具有节律性的快相与慢相。② 向快相方向凝视时眼震增强，反之减弱或消失。在激惹期眼震朝向患侧，抑制期转向健侧。③ 以中频（10～100次/分）、小幅度（＜5°）眼震最为多见。④ 以水平型

或水平旋转型眼震为主，少数疾病可呈现旋转型眼震。⑤ 眼震常与眩晕症状伴行，眼震持续时间较短。⑥ 可有耳鸣、耳聋同时出现。

无节律性摆动性眼震为眼球的不规则摆动或游动，无快慢相之分，多见于先天性眼性眼震。隐性眼震指一眼被遮盖，仅用单眼注视时出现的眼震，眼震慢相朝向内眦，改为双眼注视时眼震消失。小脑疾病的眼震亦可为钟摆样或水平型、旋转型眼震。中枢性眼震中最多见的是斜型眼震和垂直型眼震。不协调性眼震也属于中枢性眼震，其特点是双侧眼震的振幅不一致，多发性硬化者可出现此类眼震。跷跷板型眼震在临床较为少见，其眼震特点是垂直旋转型眼震，两眼上下交替垂直升降，蝶鞍肿瘤者可有该眼震出现。聚合型眼震是指双眼快相同时向中线聚合，而反之，快相同时朝向外眦的眼震被称为分离型眼震，两者均由中枢性疾病引发。

由听神经瘤引起阵发性眩晕、眼震少见，多表现为走路不稳、偏倒感。在个别小的听神经瘤病例中，可出现水平眼震。如果术前听神经瘤的患者患侧前庭功能未完全丧失，术后多出现前庭水平性眼震和眩晕，是因为患侧前庭神经连同肿瘤切除后，两侧前庭传入不一致而引起。这种前庭性眼震多于术后1周左右逐渐消失。

2. 眼震强度 眼震的强度一般分为三度。

Ⅰ度眼震：仅在向眼震快相方向凝视时出现。

Ⅱ度眼震：向前方直视及向快相凝视时均出现眼震，眼震在眼球向快相方向注视时明显，向慢相注视时消失。

Ⅲ度眼震：向前方直视及向快、慢相方向凝视时均出现眼震，并且向前方和快相方向注视时眼震明显。

前庭性眼震多为Ⅰ、Ⅱ度眼震。

3. 眼震检查方法　通常在自然光线下采取肉眼观测法。检查者与患者面对面而坐，令患者注视检查者示指，指端距双眼距离应为30～60 cm，示指应先引导患者直视，随后分别向左、右、上、下和左上、右上的斜角方向注视。注意勿将患者视线引致45°以外，以免过度偏离中线而诱发眼肌极位性眼震或称末位性眼震。

（二）平衡功能检查

正常人在一般状态下由前庭系统及与其保持密切关系的视觉和本体感觉（躯干、肌肉张力等）的参与及合作，能够随时明确自己在空间的正确定位关系，即使在闭目或动态状况下亦可确定自身的方位而保持平衡。当前庭功能减退或受到病理性、生理性刺激时则各方面的协调关系混乱，表现为平衡功能障碍。

（1）直立倾倒试验（Romberg试验）：受检者闭目直立、双足并拢、双手相互扣紧放置于胸前并向两侧拉紧或双臂向前平伸，观察其站立时的稳定程度。由于迷路病变者于倾倒发生之前有短暂的潜伏期，因此检查所用时间不得少于60 s。前庭功能正常者站立平稳无自发性倾倒，异常者则依病变部位或程度的不同而出现不同方向的倾倒，如迷路病变者多向前庭功能减弱的眼震慢相一侧倾倒，倾倒方向可随头位改变。小脑病变者自发性倾倒方向始终朝向患侧或向后倾倒，并且倾倒方向不受头部位置的影响。脊髓空洞症患者的倾倒方向亦不受头位影响，但其倾倒的特点为无固定方向的晃动，并以腿部的晃动为主，因此手扶外物（如树干、墙壁等）可以站立，眩晕时则不能如此。

（2）Mann试验：此试验实际为Romberg试验的一种加强试验，该试验对肌张力的改变较前者更为敏感，因此在临床应用普遍。检查时受检者闭目站立，双足前后踵趾相接或单足直立，迷路病变者左右摇晃不定或向前庭功能减弱一侧倾倒。

（3）过指试验（past-pointing）：检查者与被检查者面对而坐，将手臂伸出，双手握拳，示指向前伸直，令检查者与被检查者平伸的指尖相互接触，随后让被检者将前臂垂直上举之后迅速放下，示指尖再次与检查者相触，先睁眼反复重复几次，直至被检者学会，再让其闭眼反复重复数次，本测试既可两臂分别依次进行，亦可双臂同时操作。双臂同时测试要求检查者与被检查者双手示指尖接触之后将双臂快速上举，放下时双手示指尖再次与检查者双手指同时接触并反复重复几次。测试动作要迅速，当过指出现时检查者应以双手指轻轻接住受检者的示指，以防受检者因受到暗示而有意矫正过指。此外，还应保持肩及上臂和肘部关节的协调运动，才可避免过度内收和外展的过指体征出现。正常人在睁闭眼状态下均无过指现象，单侧迷路病变患者表现为睁眼时无过指，闭眼时双手均向前庭功能较低一侧过指，而小脑病变者的过指仅表现为一侧手臂的偏移。

（4）书写试验：受检查者端坐于桌前，身体不与周围物体接触，左手放置于膝上，右手悬腕执笔，在预先铺好纸张的桌面上从上至下书写文字或符号，每个字大小为3～5 cm^2，纵向长度为15～20 cm，先睁眼纵写一行，再闭眼纵写一列，以两行文字左右偏斜＜10°为正常，＞10°则应考虑前庭功能异常。外周病变中约65.4%的书写结果为异常，字偏向患侧，即前庭功能低下或眼震慢相一侧偏斜。

（5）踏步试验：受检者闭目站立于直径分别为0.5 m、1.0 m、1.5 m的三个同心圆的中央，双臂向前平伸，在1 min时间内原地踏步50～100步，注意观察受检者踏步结束时的位置、偏离圆心的距离以及偏斜的角度。身体旋转＞30°及向前、后位移超过1 m为异常。

（6）行走试验：蒙住受检者双眼，令其先前行5步，再后退5步，依照此顺序反复重复5次，结束时测量起点与终点之间的角度偏离差，如偏差＞90°

则表明双侧半规管功能不对称。

（7）姿势描记法：姿势描记法（posturography, PSG）是用于检测前庭脊髓反射功能的一种较为先进的检查方法。姿势描记仪由静态传感平台、X-Y记录仪和信号处理器三部分组成。测试时压力平板的压力静态传感器可记录人体站立时重心移动的轨迹，并将其数据采集后传至计算机，经系列处理获得每瞬间重心投影点与平台中心的距离参数，绘出重心移动轨迹的图形。

检查时受检者赤足站立于平台上，双眼目视前方，两臂自然下垂，睁眼及闭眼各测 60 s，测试内容主要为人体重心晃动位移曲线的图形、轨迹长度、面积及速度。人体重心晃动轨迹可分为中心型、前后型、左右型、多中心型和弥散型 5 种基本类型。

正常人重心晃动轨迹的总长度较为恒定，但面积大小参差不齐，图形的形态是以中心型为主，弥散型次之。前庭外周病变者的测试结果大于正常值，中枢性病变的数值皆大于外周性病变者。目前此项检测指标有利于外周性眩晕和中枢性眩晕的诊断与鉴别，但不可单独以此作为定量的指标，必须结合临床及其他检查结果进行综合分析才可得出明确的定位诊断。

二、前庭诱发性体征检查

（一）位置性眼震

1. 位置性眼震　位置性眼震（positional nystagmus test）是指仅当头部处于某一特殊位置时而引出的眼震。临床常用诱发体位为 5 种，检查时通常按如下顺序进行：① 端坐位；② 仰卧位；③ 仰卧左侧头位；④ 仰卧右侧头位；⑤ 仰卧悬头位。每个位置各观察 30 s，如若某头位出现微弱水平性眼震应视为正常，但出现明显的眼震均属异常现象。当检查由一种位置变换为另一种位置时，要求转头动作缓慢，整个过程要超过 1 s，以减轻运动所产生的影响。为避免引发颈性眼震，转头时亦可让患者将头部与躯干同时向左或向右侧转动。

位置性眼震可分为中枢型和外周型两种。中枢型眼震常在多种头位出现眼震，且无潜伏期，引发后眼震持续时间较长，并可反复于同一头位诱发，称为无疲劳现象。此型眼震由中枢神经系统病变引起，如小脑病变、第四脑室肿物等。外周型眼震仅限于某一头位出现，潜伏期为 3 ~ 5 s，持续时间短（5 ~ 30 s），重复检查时眼震可减弱或消失，称为疲劳现象。临床常以其眼震方向的恒定性和疲劳现象作为与中枢型眼震鉴别的要点。外周型眼震常因良性阵发性位置性眩晕引起，与椭圆囊退行性病变有关，也可为急性迷路炎早期的重要体征。

2. 变位性眼震　变位性眼震（positioning nystagmus test）亦称良性阵发性位置性眼震或阵发性眼震。其特点是眼震常于快速变换头位时诱发，外周病变多有疲劳现象，中枢病变无疲劳表现，但部分可出现垂直性眼震。

（二）诱发性前庭功能检查

1. 静态姿势描记法　人体重心动摇检查法是使直立试验检查客观化、定量化的一种方法，目的是评估平衡障碍的程度、疾病经过治疗及前庭康复训练效果。所谓直立不动姿态，实质上人体仍处于前后、左右不停地绕自身平衡点晃动状态中，称为生理性姿势动摇。正常人有一定限度，前庭器及传导系统如有任何异常，将导致直立自控障碍。人体重心动摇检查法有静态与动态两种测试方法，静态平衡台测试即量化的 Romberg 试验，受检者站于平台上 60 s，重心动摇计的压力感受器将足底压力中心的动摇变化转换为电信号输入计算机装置并进行数字信号分析处理，描绘出人体重心移动的轨迹图供分析结果。

前庭功能检查对了解前庭功能状态，虽有很大进步，已由定性迈上定量台阶，但尚不能精确定位诊断。姿势图和眼震电图是从两个侧面评估前庭功能状态，很多研究证明眼震电图与姿势图两项检查结果并不完全一致。眼震电图及姿势图分别测试前庭眼反射和前庭脊髓反射，各有独特的作用，不能互相取代，但在诊断中可互补，两者均为临床诊断提供信息，是其他检查不能替代的，必须要结合其他资料，方能全面判断病变部位及程度。

2. 动态姿态平衡测试　动态姿态检测技术，具有可以相对分离人体平衡控制中的视觉、前庭觉和本体觉信息的优势，而超越静态姿态平衡检查，成为姿态平衡测试中的最佳技术方法。动态姿态平衡测试技术，可以客观地评价和分辨平衡控制过程中的感觉、运动以及中枢适应性功能障碍。但是要注意，虽然它可以确定和分辨与病理过程有关的功能性缺陷，但其本身并不能给出病理诊断或确切的损伤区域。

动态姿态图测试（computerized dynamic posturography, CDP）与临床有良好的相关性。目前研究表明，动态姿态图测试中的感觉整合测试，可以准确反映经过治疗后的前庭代偿是否完全，在康复医疗中具有一定的应用。动态姿态图测试虽然无法替代目前临床上所用的前庭功能检测方法，但它是对前庭-脊髓反射的客观检查手段，其检测结果不仅与临床观察结果具有极好的相关性，而且可以比较准确地反映外周前庭代偿完全与否。

3. 前庭诱发的肌源性电位检查　前庭诱发肌源性电位（vestibular evoked myogenic potentials, VEMP）是指用高强度的声音刺激一侧球囊并在紧张的胸锁乳突肌上记录到的肌源性电位。前庭诱发肌源性电位反映前庭-颈反射通路的功能，是一种客观、无创的电生理检查方法，对前庭系统及相关疾病的诊断有重要作用。

1997年Morawec Bajda等发现前庭功能减弱的患者其患侧前庭诱发肌源性电位振幅降低，而单侧聋的患者前庭诱发肌源性电位无改变，提示前庭诱发肌源性电位是前庭源性的，起自前庭终末器官。Al Sebeih等研究发现在正常人和重度听力障碍的患者中能诱发出正常的前庭诱发肌源性电位，感音神经性听力损失患者和周围前庭功能损失者（主要病变在前庭上神经）其双侧前庭诱发肌源性电位也都正常，证明前庭诱发肌源性电位为前庭源性与前庭下神经有关，而与耳蜗无关。还有学者通过手术发现，选择性前庭下神经切除的患者术后冷热试验提示前庭上神经功能存在，而无论通过气导还是骨导给声刺激都无法诱发出前庭诱发肌源性电位，证明前庭诱发肌源性电位与前庭下神经功能的相关性。有学者发现耳蜗受肿瘤侵犯的患者其患侧前庭诱发肌源性电位仍正常，而前庭下神经受肿瘤侵犯的患者往往前庭诱发肌源性电位缺失，由此认为耳蜗并未参与到前庭诱发肌源性电位的传导通路中。

前庭上神经主要分布于上半规管、外半规管、椭圆囊和小部分球囊，冷热试验可评价它的功能，而前庭下神经分布在后半规管和球囊大部。目前的研究认为，前庭诱发肌源性电位的传导途径为：球囊→前庭下神经→脑干前庭侧核→前庭脊髓束→胸锁乳突肌运动神经元，该电位反映了前庭丘脑通路的完整性。因此，可以用前庭诱发肌源性电位评价球囊和前庭下神经的功能，与冷热试验和眼震电图一起能够全面地评价前庭系统的功能。

通过对46例听力正常者研究，我们建立了上海交通大学医学院耳科学研究所前庭诱发肌源性电位的正常值参数（表5-1）。46例中，前庭诱发肌源性电位的引出率为93.5%，听力正常者前庭诱发肌源性电位各参数正常值见表5-1。若将均值加、减2倍标准差作为正常值的上限，各参数如下：p13潜伏期为16.08 ms，n23潜伏期为22.95 ms，p13n23间期为10.09 ms，振幅比为2.06，耳间不对称率为0.34；p13潜伏期耳间差（Δp13）为1.86 ms，n23潜伏期耳间差（Δn23）为2.99 ms，p13n23耳间差（Δp13n23）为2.44 ms。

表5-1　上海交通大学医学院耳科学研究所前庭诱发肌源性电位正常值

| | 潜伏期（ms） | | | 耳间差（ms） | | | 振幅（μV） |
	p13	n23	p13n23间期	|Δp13|	|Δn23|	|Δp13n23|	
左耳	11.89 ± 2.03	18.67 ± 2.25	6.78 ± 1.72	—	—	—	23.68 ± 8.02
右耳	11.83 ± 2.22	18.47 ± 2.15	6.64 ± 1.68	—	—	—	24.68 ± 8.48
双耳	11.86 ± 2.11	18.57 ± 2.19	6.71 ± 1.69	0.64 ± 0.61	1.05 ± 0.97	0.84 ± 0.81	24.18 ± 8.22

　　前庭诱发肌源性电位除了比较双侧振幅外，对潜伏期和阈值也有一定的应用价值。Δp13、Δn23和Δp13n23，尤其是Δp13同潜伏期一样提示其传导通路异常，是一项实用的指标，可作为临床上对前庭诱发肌源性电位异常判断的辅助指标。此外，前庭诱发肌源性电位的阈值也是一项实用的指标，尤其对于诊断声音和（或）压力敏感性眩晕有积极意义。

　　1999年Matsuzaki等尝试记录2例听神经瘤患者的前庭诱发肌源性电位，结果发现其患侧前庭诱发肌源性电位异常而ABR正常，由此前庭诱发肌源性电位对听神经瘤的诊断价值得到初步肯定。Takeichi等也发现前庭诱发肌源性电位对于听神经瘤患者的前庭下神经功能的测定有意义，与平衡障碍、自发性眼震、半规管麻痹、纯音听阈关联不大。目前认为，前庭诱发肌源性电位可用于诊断听神经瘤、前庭神经炎、内淋巴积水、上半规管裂孔综合征，以及一些神经-感觉

的退行性变等。

　　听神经瘤患者的患侧前庭诱发肌源性电位表现可能为：① 正常；② 各波潜伏期延长，耳间潜伏期差值延长；③ 患侧振幅较对侧降低；④ 未引出前庭诱发肌源性电位各波。上海交通大学医学院耳科学研究所研究的14例听神经瘤患者中，无1例前庭诱发肌源性电位表现正常，而且异常的表现各不相同。11例未引出，引出的3例中1例p13潜伏期延长，所有3例Δp13均超出正常上限，2例Δp13n23超出正常上限。引出前庭诱发肌源性电位的3例，其肿瘤大小分别为4.0 cm、1.5 cm、3.5 cm，未引出的11例中肿瘤最小直径为1.0 cm，最大直径为5.0 cm。因此，肿瘤大小可能并不是影响前庭诱发肌源性电位的主要因素。有2例重度听力损失的患者仍能引出前庭诱发肌源性电位，可见前庭诱发肌源性电位不受听力水平影响。表5-2为14例听神经瘤患者前庭诱发肌源性电位的检测结果。

表5-2　14例听神经瘤患者前庭诱发肌源性电位的检测结果

| 例 序 | 侧 别 | VEMP潜伏期（ms） | | 振幅（μV） | | PTA（dB）* | 肿瘤大小（cm）** |
		健 侧	患 侧	健 侧	患 侧		
1	左	12.3 ～ 19.8	未引出	20.89	—	> 100	4.0
2	右	12.7 ～ 21.1	15.2 ～ 19.8	14.19	13.01	74.2	4.0
3	右	13.4 ～ 20.3	未引出	20.87	—	> 100	4.2
4	右	12.7 ～ 19.8	未引出	14.78	—	> 100	4.5
5	右	10.0 ～ 16.3	未引出	27.30	—	80	3.5

（续表）

例 序	侧 别	VEMP潜伏期（ms）		振幅（μV）		PTA（dB）*	肿瘤大小（cm）**
		健 侧	患 侧	健 侧	患 侧		
6	左	未引出	未引出	—	—	45.8	1.0
7	左	13.6～20.9	15.6～21.1	19.48	15.35	36.7	1.5
8	左	15.6～21.3	未引出	23.65	—	71.6	5.0
9	左	14.2～18.0	未引出	15.87	—	38.3	1.0
10	右	10.0～16.6	未引出	25.90	—	40	2.0
11	左	10.6～19.5	未引出	16.58	—	95	3.0
12	左	13.4～21.7	18.1～22.8	24.82	16.22	72.5	3.5
13	右	未引出	未引出	—	—	93.3	3.0
14	右	未引出	未引出	—	—	71.6	2.8

*PTA为患侧500 Hz、1 kHz、2 kHz三个频率气导听阈均值；**肿瘤大小为MRI水平位测量到的肿瘤最大直径。

其中，1例患侧冷热试验正常，但前庭诱发肌源性电位的Δp13超出正常上限，初步判断该患者的肿瘤可能起源于前庭下神经，并未侵及或压迫前庭上神经，后经过手术证实，因此前庭诱发肌源性电位还可以用来判断听神经瘤的来源。图5-14示该患者的前庭诱发肌源性电位波形（上为正常侧，下为患侧）。在桥小脑角的占位性病变中，是否压迫脑干可能也是前庭诱发肌源性电位异常的原因之一。

Hamann等也认为听神经瘤在内听道中的位置对前庭诱发肌源性电位有影响，因此可通过前庭诱发肌源性电位来判断听神经瘤在内听道的位置。前庭诱发肌源性电位对于听神经瘤的诊断意义主要在于可根据前庭诱发肌源性电位的表现确定受累的神经，如果正常提示前庭下神经可能未受累。因为听神经瘤大多起源于前庭下神经，前庭诱发肌源性电位可缺失或呈低振幅。因此，前庭诱发肌源性电位检查对于听神经瘤的重要性在于，即便ABR引出、冷热试验功能正常，前庭诱发肌源性电位仍可检出异常，可作为听神经瘤的筛查方法，结合冷热试验和ABR，提高听神经瘤的检出率。

4. 眼震电图检查　前庭终器通过神经纤维与大脑、小脑、自主神经、眼动及脊髓神经有广泛的组织和功能上的联系，单凭1～2项检查很难全面鉴定前庭功能状态。

眼震电图（electronystagmography）是目前观察眼震的方法中可量化、应用最广泛和效果较好的一种电生理检测手段，对了解前庭系统功能状态、眩晕患者的诊断、鉴别诊断、前庭代偿情况和判断愈后等方面起重要作用。通过眼震电图检查，可以确定前庭系统和眼动系统的功能状态及有无病变，有助于对前庭系统及相关系统的

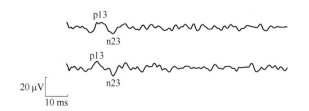

图5-14　听神经瘤患者的前庭诱发肌源性电位波形。上为正常侧，下为患侧

病变定位,而且某些疾病的眼震电图有特异性表现。

眼震电图通常包括4个方面的检查:① 自发和位置性眼震;② 前庭诱发眼震(常采用旋转试验或冷热试验);③ 视觉对前庭眼震的抑制即固视抑制试验;④ 视动中枢试验。以下逐一简介。

(1)定标试验(calibration test):又称视测距障碍试验。眼震电图检查前应做定标测定评价眼动系统快速跟踪目标能力,眼要从一个注视点移到另一注视点,眼球需急速跳动,使运动的物象准确地落在黄斑部。定标目的:① 观察眼球扫视运动有无异常,包括眼肌运动和中枢病变的异常眼动。正常情况下,眼球捕捉光点是定位准确,从一光点到另一光点过程很迅速,不夹杂其他运动形式。正常人和前庭外周性病变,为规则的方行波。但中枢病变者在捕捉光点时常有过冲或欠冲,如小脑病变时捕捉光点障碍,视测距不良常出现眼球动作过度或不足(图5-15)。脑干病变时,扫视潜伏期延长,眼速减慢。听神经瘤患者有时会出现

过冲现象。先天性眼震者在定标曲线上叠加频率很快的水平性眼震波。② 眼震电图检查过程需对眼球位移定量得出定标值,根据定标值测出眼震慢相角速度大小。眼震电图各参数中,慢相角速度最能代表前庭功能状态。

(2)自发性眼震(spontaneous nystagmus):正常时无眼震出现。若有眼震,再向左或右30°角处各凝视30 s,观察自发性眼震增强或减弱,闭眼后眼震增强为外周性病变,减弱为中枢病变。眼源性为摆动性眼震,向左右凝视可出现向该侧眼震,闭眼消失。图5-16为1例左侧听神经瘤的自发性眼震,向患侧及健侧均出现眼震,向肿瘤侧(左)为粗大凝视麻痹性眼震;向对侧(右)为前庭麻痹眼震,称为Bruns眼震,是小脑脑桥角肿瘤特有的眼震。

(3)凝视眼震(gaze test):检查眼位维持系统的功能。正常及外周病变无凝视眼震。小脑脑桥角肿瘤可出现凝视眼震(图5-17)。侧视30°位若有眼震,再凝视20°位,当眼球向一侧凝视超过45°

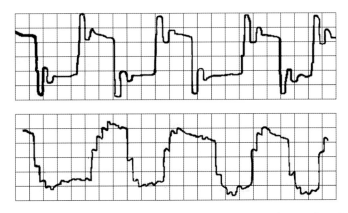

图5-15 过冲和欠冲。上图为过大扫视后进行修正扫视而出现过冲,下图为多次扫视后到达靶点而出现欠冲

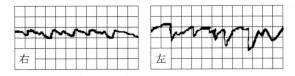

图5-16 Bruns眼震。左侧听神经瘤,出现Bruns眼震,向肿瘤侧出现粗大眼震,向对侧出现细小眼震

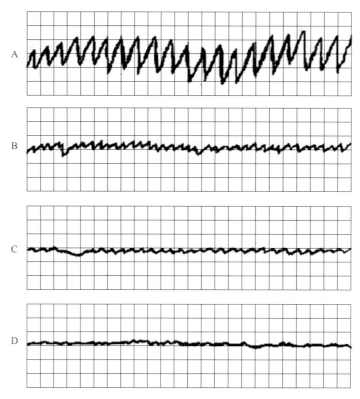

图5-17 凝视眼震。A. 罩眼向左30°凝视,出现向左凝视眼震;B. 睁眼眼震减弱;C. 向前正中凝视眼震减弱;D. 向右凝视眼震消失

时,约50%的正常人出现生理性末位眼震。

（4）平稳跟踪试验（smooth pursuit test）：检查视觉平稳跟踪系统的功能状态。描记眼球运动的轨迹,分为4种图形（图5-18）：Ⅰ型为光滑正弦曲线；Ⅱ型是在Ⅰ型曲线基础上叠加眨眼波；Ⅲ型为在正弦曲线上叠加扫视波,呈齿轮状曲线；Ⅳ型

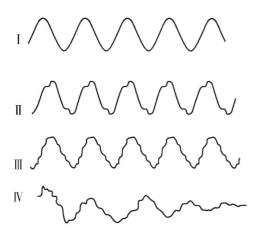

图5-18 平稳跟踪试验的4种曲线分型

为紊乱波形已非正弦曲线。Ⅰ型、Ⅱ型为正常或外周病变,Ⅲ型、Ⅳ型为中枢病变。

（5）视动性眼震试验（optokinetic nystagmus test, OKN）：检查视动系统功能状态。视动装置诱发出的视动性眼震分为水平性和垂直性两种,为生理性眼反射,其慢相为追踪反射所引起,由跟踪系统完成,其快相为大脑皮质的矫正反射,由扫视系统完成。在左、右向同等刺激条件下正常人左、右向眼震相等,如出现视动性眼震两侧不对称,表示中枢病变,外周性病变不影响视动性眼震（图5-19）。

（6）位置性眼震（positional nystagmus test）：在缓慢改变头位时,耳石器在不同体位下受到不同张力的刺激,诱发而出现的眼震,称位置性眼震,为一侧前庭器病变引起。检查时常取平卧、右侧卧、左侧卧、悬头、右悬头和左悬头6个头位测试。受试者向前视睁眼,眼震方向分为固定型和

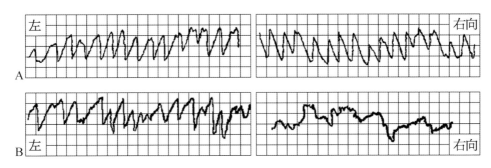

图5-19 视动性眼震图形。A. 正常左右向视动性眼震；B. 右小脑脑桥角肿瘤视动性眼震图形（右向视动性眼震明显减弱）

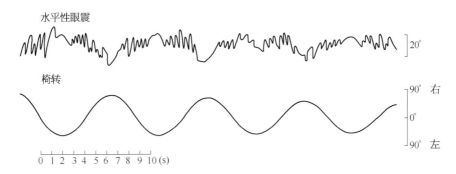

图5-20 正弦摆动试验。左、右向眼震波

变换型；若眼震阳性，根据是否重复出现分为疲劳性和不疲劳性。一般认为，中枢性者眼震方向可变，不易疲劳；周围性者方向固定且容易疲劳。位置试验阴性也不能排除位置性眩晕，正常人亦可记到个别头位小于3°/s的位置性眼震，凡大于3°/s或数个头位出现方向不一致的眼震均为病理性眼震。

（7）变位性眼震（positioning nystagmus test）：是快速变换头位时，耳石器受到快速运动的刺激出现的眼震，又称位置运动试验，是良性阵发性位置性眩晕（BPPV）的重要检查方法。垂直管BPPV常用手法为Dix-Hallpike和侧卧位手法（side-lying maneuver）；水平管BPPV常用滚动手法（roll maneuver）。反复试验，出现水平眼震并有疲劳现象表示外周病变；出现垂直眼震无疲劳现象表示中枢病变。

（8）旋转试验：半规管有3个不同方位，按Flouren定律，眼震平面与受刺激的半规管平面相同，头前倾30°诱发水平性眼震；后仰60°旋转刺激后半规管出现旋转性眼震；头向一侧肩部侧斜旋转刺激上半规管诱发垂直性眼震。人体常在水平面活动，以临床检查水平半规管试验为例分析，水平半规管左右对称结构，旋转试验两侧内淋巴同时流动，但两侧壶腹嵴受到刺激正好相反，当头向右转动后停止时，半规管内淋巴因惯性继续运动，则右壶腹嵴远离椭圆囊侧，左侧嵴顶偏向椭圆囊侧，根据Ewald定律，左侧为兴奋状态，眼震快相向左。常用旋转试验方法如下。

脉冲旋转试验：用眼震慢相速度计算优势偏向，旋转试验正常时左右向慢相角速度比值差在15%以内，大于此值则优势偏向较小侧，半规管功能低下。

正弦摆动试验：正常人眼震方向与转椅方向一致，左右向眼震强度一致，如不对称表示有方向优势，其结果为双耳功能的综合反应。正常左右比值在15%以内（图5-20）。

正弦谐波加速度试验（sinusoidal harmonic acceleration test, SHAT）：有位相、增益、左右对称

性三项参数。位相指头位与眼位之间的关系，相差180°为零位相值，以度为单位；增益指转椅的峰速（即头位移）与眼峰速（位移）的比例，正常在0.88～1.02；对称性为左向慢相角速度减去右向慢相角速度，然后除以左右向慢相角速度之和，用百分比（%）表示，正常值为±15%，+为右侧优势，-为左侧优势。三项参数中位相异常最为常见，增益异常次之，对称性异常率较低。该检查法刺激定量，重复性好、反应敏感客观。正弦谐波加速度试验与冷热试验的吻合率高，提高了半规管检查的精确度。外周病变早期双侧明显不对称，随病变恢复不对称性缩小；中枢性病变早期不对称小，随病情发展不对称增强，与外周病变相反，可作为鉴别诊断根据。

旋转试验为生理性刺激，缺点是同时刺激两侧半规管，判断病变侧别不如冷热试验精确，但能判断前庭系统整体功能状态及损失后前庭代偿的程度。

应用前庭刺激可做重振与减振试验，当弱刺激旋转试验出现优势偏向，强刺激优势偏向减弱或消失称前庭重振，提示前庭外周病变。若在一般强度刺激并无优势偏向，当刺激强度增大才出现优势偏向，称前庭减振，多见于中枢性病变。

（9）冷热试验（caloric test）：冷热试验的最大优点是可分别评定单侧半规管功能状态，缺点是其属于非生理性刺激，患者反应大。Hallpike冷热试验法为公认的基本方法。记录每一次眼震方向、潜伏期、持续时间、频率、平均幅度和最大慢相速度。

多项前庭视动性眼震异常者，特别是出现凝视眼震或追踪试验异常者，提示肿瘤较大，压迫小脑或脑桥。但温度试验异常与肿瘤大小无明显相关性。听神经瘤起源于听神经的前庭支，因此病变早期可采用此方法诊断听神经瘤，可发现患侧的前庭功能减退或消失。冷热试验显示患侧半规管功能受损程度不一，可能与肿瘤起源的前庭神经分支不同，以及冷热试验只刺激外半规管（前庭上神经

支配）有关。凝视眼震、扫视追踪和视动性眼震异常提示中枢受损。单侧半规管麻痹的病因很多，椎基底动脉供血不足常引起前庭视动性眼震的异常。因此，眼震电图检查对听神经瘤的诊断意义有限，但术前检查对估计肿瘤大小、肿瘤与小脑和脑桥的关系，以及手术径路的选择有很大帮助。

（10）固视抑制失败试验（failure of fixation suppression test）：在进行冷热试验中行视抑制试验。前庭与视网膜间存在着反馈性抑制弧，绒球对来自前庭的信息在通往眼动神经之前，应用视追踪信息加以抑制。正常人及外周病变者受视固定影响，冷热诱发眼震减弱或消失，中枢病变者眼震不被视觉抑制或反而增强，称固视失败。

眼震电图的诊断价值和临床意义如下。

眼震电图是眼球运动的客观记录，能消除固视，记录和观察到肉眼无法观察的各种自发性、诱发性和位置性眼震，能区别前庭性、视性、中枢性和其他眼动。缺点是眼震电图受皮肤电阻、各种干扰波的影响，不能记录旋转眼震。视频眼震电图（video-眼震电图，VNG）克服了眼震电图的缺点，无须在皮肤上贴电极，可在视频上看到眼震类型，尤其可观察到眼震电图无法记录的旋转性眼震。

当观察或记录到自发性眼震时，应鉴别其为眼性或前庭性。若判为前庭性眼震，需区别其源于前庭中枢还是外周性病变。除通过自发性眼震特点鉴别诊断外，尚可通过前庭诱发试验及视动中枢功能检查，确定病变部位、侧别、损害程度。目前视动中枢功能检查，已由定性检查发展到定量检查的高度。前庭功能与视动功能联合检查法，例如视前庭眼反射（VVOR）及前庭眼反射固视试验（VOR-fix）等的研究，可为脑干功能状态提供重要的信息。前庭周围病变视动中枢检查无改变，而桥小脑角、脑干及后颅窝病变，视动功能多异常，扫视有过冲或欠冲现象，跟踪表现齿轮状Ⅲ型曲线，视动眼震减弱和固视能力下降。脑肿瘤

越大眼震电图/视频眼震电图异常越明显。临床上有因眼震电图/视频眼震电图异常再行颅脑CT或MRI而确定诊断者,故眼震电图/视频眼震电图检查已成为耳神经系统病变重要的检查项目。眼震电图/视频眼震电图检查的优势:① 可判断前庭功能正常与否;② 可判断病变侧别;③ 可判断前庭系统损伤在中枢还是外周。位于内听道内的小听神经瘤与长至桥小脑角的大听神经瘤呈现完全不同的图形,故眼震电图/视频眼震电图对判断肿瘤部位、大小及确定手术方案有指导意义,是重要的辅助诊断方法。

总之,眼震电图/视频眼震电图是一无创性检查方法,利用它可进行各种眼震检查和记录,特别是一些不能用肉眼观察到的需要张目、闭目进行对比的检查,对鉴别前庭中枢和周围病变有重要意义。

第三节　其他脑神经检查

脑神经共有12对,用罗马数字表示。它们是嗅神经(Ⅰ)、视神经(Ⅱ)、动眼神经(Ⅲ)、滑车神经(Ⅳ)、三叉神经(Ⅴ)、展神经(Ⅵ)、面神经(Ⅶ)、前庭耳蜗神经(Ⅷ)、舌咽神经(Ⅸ)、迷走神经(Ⅹ)、副神经(Ⅺ)、舌下神经(Ⅻ)。12对脑神经按其所含神经纤维可分三类:感觉神经(Ⅰ、Ⅱ、Ⅷ)、运动神经(Ⅲ、Ⅳ、Ⅵ、Ⅺ、Ⅻ)和混合神经(Ⅴ、Ⅶ、Ⅸ、Ⅹ)。其中Ⅰ、Ⅱ分别与端脑和间脑相连,其余神经依次位于脑干内的不同平面,Ⅺ尚有来源于上颈髓的纤维。脑神经由颅底相应孔裂出颅,脑干内或颅底病变易引起脑神经损伤。相对来说,特殊感觉神经最为脆弱,感觉神经次之,运动神经最为强壮,这就是听神经瘤首先导致耳蜗神经功能障碍,然后出现三叉神经感觉支功能障碍,而很少出现面神经功能障碍的原因。

桥小脑角包含有许多脑神经结构,听神经瘤的症状也与脑神经密切相关,因此除了前庭耳蜗神经(前已述及)外,三叉神经、面神经、后组脑神经(Ⅸ、Ⅹ、Ⅺ、Ⅻ)的检查对听神经瘤的诊断和鉴别诊断也非常重要。

一、三叉神经检查

三叉神经(trigeminal nerve)是混合神经,包括感觉功能和运动功能,是12对脑神经中最大的神经,其神经核由中脑、脑桥一直延伸到延髓和脊髓上端,脑干和颅底病变可能累及三叉神经。

1. 面部感觉检查　颜面皮肤、鼻黏膜和舌的感觉(味觉除外)由三叉神经感觉支配。用针、棉签以及盛冷水、热水的试管分别检查三叉神经眼、上颌、下颌支分布区域内皮肤的痛觉、触觉和温度觉,两侧对比,观察有无感觉障碍并定出其区域。

2. 咀嚼肌群的运动检查　先观察咬肌颞肌有无萎缩,再用双手分别按在两侧该肌肉上,让患者做咀嚼动作,注意有无肌张力和收缩力减弱,两侧是否相等。嘱患者张口,以露齿时上下门齿的中缝线为标准,如下颌偏向一侧,提示该侧三叉神经功能障碍致翼肌麻痹,因为健侧翼肌收缩,使下颌推向患侧。

3. 角膜反射检查　三叉神经第一支即眼神经构成角膜反射弧的传入神经,因此用棉絮刺激角膜时可引起角膜反射。如果眼神经受损则角膜反射消失。以捻成细束的棉花轻触角膜外缘,正常可引起两侧迅速闭眼,同侧称为直接角膜反射,对侧称为间接角膜反射。

4. 下颌反射　下颌反射弧传入和传出神经都是三叉神经。嘱患者开口,检查者以一指置于其下颌正中,用叩诊锤叩击手指,正常时应出现下颌上举,中枢性损害此反射亢进,三叉神经受损则引不出。

二、面神经检查

面神经(facial nerve)是以运动为主体的混合神经,其中包含副交感神经和感觉神经成分,合称为中间神经。中间神经的感觉神经除了舌前2/3味觉之外,还接受鼓膜、外耳道、耳郭和耳后皮肤感觉纤维,但这些部位的痛觉是和三叉神经、舌咽神经、迷走神经感觉支配重叠。

1. 运动检查 让患者做皱额、闭眼、吹哨、露齿、鼓气动作,比较两侧面肌收缩是否相等。一侧面神经周围性瘫痪时,该侧上半部、下半部面肌都瘫痪;如只有下半部面肌瘫痪,则为中枢性面瘫。

2. 味觉检查 让患者伸舌,检查者以棉签蘸少许糖、醋、盐或奎宁溶液,轻涂于舌前一侧,不能讲话和缩舌,可令指出事先写在纸上的甜、酸、咸、苦四字之一,对不识字者可以预定符号表示检查者询问,患者以点头或摇头示意。先试可疑一侧,再试健侧。每种味觉测试完毕时,需用温水漱口。

3. 面肌电图检查 面肌电图是记录神经和肌肉生物电活动以判断其功能的一种电诊断方法(图5-21)。面肌电图不仅能诊断神经损害的程度,评估预后,还可鉴别肌肉萎缩是神经源性或肌源性,抑或失用性萎缩。常规监测额肌、眼轮匝肌以及口轮匝肌。

三、后组脑神经检查

1. 舌咽神经和迷走神经 舌咽神经(glossopharyngeal nerve)和迷走神经(vagus nerve)都是混合神经,包括运动感觉和副交感神经。这两对脑神经在解剖及功能上关系密切,可同时检查。

(1)运动:发音是否低哑或带鼻音,饮水是否呛咳、吞咽是否困难。嘱患者张口观察软腭位置;一侧麻痹时,该侧软腭变低,悬雍垂偏向健侧。嘱患者发"啊"音,正常时两侧软腭均上提,悬雍垂居中;一侧麻痹时,该侧软腭上提差,悬雍垂偏向健侧。声带运动情况用间接咽喉镜或纤维镜检查。

(2)感觉:用棉签或压舌板轻触两侧软腭及咽后壁,舌后的味觉由舌咽神经所支配,检查方法同

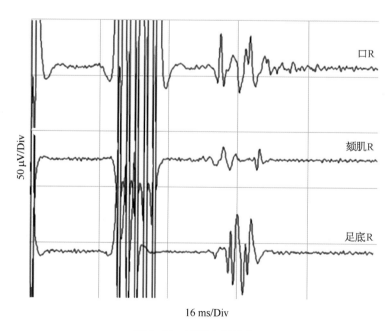

图5-21 面肌电图检查

面神经。

（3）咽反射：嘱患者张口，用压舌板轻触左侧及右侧咽后壁，正常应有呕吐反应，有舌咽神经或迷走神经损害时，患侧咽反射迟钝或消失。

2. 副神经　副神经（accessory nerve）是纯运动神经，由延髓根和脊髓根组成，与舌咽神经、迷走神经一起经颈静脉孔出颅，支配胸锁乳突肌和斜方肌。

通过观察肩的外形，患者转头和耸肩可以检查此神经受损情况。由于斜方肌萎缩肩外形出现改变，并下垂。嘱患者做对抗阻力的转头颈（胸锁乳突肌）及耸肩（斜方肌）动作，比较两侧肌力及肌肉收缩时的轮廓和触摸其坚实度。若副神经受损时，向对侧转头及患侧耸肩无力，该部肌肉也可有萎缩。

3. 舌下神经　舌下神经（hypoglossal nerve）为纯运动神经，由延髓发出10～15条神经根系合成一根神经经舌下神经管出颅，与迷走神经伴行后入舌，支配舌肌运动。观察伸舌时有无偏斜、舌肌萎缩及肌束颤动。由于受双侧皮质延髓束支配，舌下神经中枢性损害表现不明显；而周围性损害时患侧舌肌萎缩，并有纤颤，伸舌时舌偏向患侧，缩舌时偏向健侧，排出含于患侧齿间的食物困难，有时说话笨拙。

第四节　听神经瘤的影像学检查与鉴别诊断

一、听神经瘤的影像学检查

（一）听神经瘤的X线平片检查的发展历史和诊断价值

1912年Henschen从影像学角度证明听神经瘤起源于内听道外侧，并且建议常规行X线平片检查作为听神经瘤的诊断依据。1917年，波士顿的Carr首先在X线平片诊断颅底肿瘤时发现岩骨内听道的肿瘤，但她提出了通过X线片难以精确定位听神经瘤。同样，Cushing也认为X线平片技术不足以诊断听神经瘤。

1912年，Grashey提出可以通过额−枕位摄片观察岩尖病变。1926年Towne报道额−枕位摄片最容易发现听神经瘤，并将其常规用于听神经瘤的诊断。1936年瑞典斯德哥尔摩的Ebenius报道了由Olivecrona手术的34例听神经瘤患者的X线影像学表现，其中80%的患者内听道扩大，呈现漏斗型改变。1951年Lundborg补充报道了300例Olivecrona的听神经瘤手术患者，其中85%的患者出现了内听道影像学改变。而Revilla报道Dandy手术的160例听神经瘤患者X线影像学资料时，仅52例出现内听道扩大或侵蚀，表明即使内听道无明显影像学改变，也不能排除听神经瘤的诊断。这些报道对X线片用于听神经瘤诊断的观点起到了有力的支持作用。

20世纪40年代以后，X线平片在听神经瘤诊断中的作用受到脊髓造影、体层摄片和多体层X线摄片的挑战，期间曾有过不少争论。Scanlan坚持认为后颅窝脊髓造影对听神经瘤诊断优于X线片和体层摄片。Crabtree、House和Sheehy则报道在X线平片上可见85%的听神经瘤患者出现内听道阳性表现，因此认为X线平片优于体层摄片。Valvassori发表一系列文献指出，X线平片对精确定位病变和辨识周围结构方面存在困难，而体层摄片和多体层X线摄片则可发现78%的听神经瘤内听道改变。Crabtree、Naunton则认为听神经瘤可能不累及内听道而仅局限于桥小脑角区，造成体层摄片无法发现肿瘤。1975年Osborn报道多体层X线摄片较平片精确度略高（84% ∶ 78.5%），但假阳性率也较高（10% ∶ 3.5%），在初次诊断时可采用X线平片，如有疑问，再用多体层X线摄片加以明确。至此，对几种X线检查方法的优劣有了一个较为客观的认识。

事实证明，在数字成像技术出现以前，X线平片作为一种听神经瘤的影像学检查，曾发挥过重要作用。即使在今天，在一些基层医疗单位，它作为一种简便、经济、初步的筛选手段，仍不失为一种有价值的检查方法。

X线平片的判定标准：① 内听道周边骨质被侵蚀和破坏。② 正常的内听道内径为4 ～ 7 mm，平均5.0 mm，两侧内听道可有1 ～ 2 mm的差异，若两侧差异大于2 mm或更大，则有诊断价值。③ 内听道口呈漏斗形扩大、后壁缩短大于3 mm以上。④ 垂直嵴（Bill's bar）移位。

除了上述异常改变外，听神经瘤可沿小脑幕切迹向前侵入中颅窝、斜坡和鞍背，导致相应部位的骨质破坏。若肿瘤内部出血、囊性变，坏死的区域可发生钙化，X线平片显示为小弧线状高密度影。

（二）听神经瘤的CT扫描检查

CT扫描颅底层面，重点用于观察骨结构，如内听道的扩大和岩骨的破坏、吸收情况。但因其易产生颅骨伪影，肿瘤本身不能清晰显示。为更好地显示听神经瘤，应采用高分辨率薄层（1 ～ 2 mm）扫描技术。

1. CT平扫　听神经瘤常表现为等密度或低密度团块影，若肿瘤内部有出血，则肿瘤显示混杂高密度灶；若肿瘤内部囊性变，则肿瘤实质部分与囊液形成高-低密度分层现象。瘤体内一般无钙化。瘤体形态大多为圆形、椭圆形或形态不规则。肿瘤边缘欠清晰，不像脑膜瘤那样光滑。若肿瘤发生囊性变，则囊壁较为光滑。应该注意的是，由于颅底骨伪影的干扰，肿瘤与正常组织的密度差减

小、界限不清，常导致肿瘤漏诊，肿瘤大于3 cm时，应注意周边组织受压表现，如有无第四脑室的变形和移位。第四脑室和中脑导水管受压可导致幕上侧脑室（第三脑室）积水或脑水肿，有报道发生率达38%；还应注意桥小脑池、环池、桥前池有无闭塞和增宽，脑干是否受压等间接的占位性病变的表现。CT平扫的诊断阳性率为60% ～ 70%。

图5-22为高分辨率颞骨CT的骨窗位，显示右侧内听道呈漏斗状明显扩大，周壁骨质吸收破坏（图5-22A）。有一团块影从内听道口向桥小脑角延伸，等密度，椭圆形，有不甚清晰的边界（图5-22B）。

2. CT增强扫描　目前由于MRI的广泛应用，钆喷葡胺（Gd-DTPA）增强MRI可以很好地显示桥小脑角区域的神经、血管及其他周边脑组织结构，定位和鉴别诊断更准确，一般CT检查只做平扫，无需增强。但若无MRI检查，则一定要做CT增强扫描，以免漏诊。

听神经瘤病灶多呈圆形、椭圆形或不规则形，多以内听道为中心，向桥小脑角扩展，一般与岩骨背面呈锐角。常表现为不均匀强化，肿瘤实质部分呈高密度。囊性变区不强化，呈低密度。部分较大的听神经瘤的边缘脑组织，因肿瘤长期压迫导致局部缺血水肿而呈现低密度水肿带。CT增强扫描的诊断阳性率为80%，直径大于2 cm的听神经瘤阳性率更高。图5-23A示左侧内听道明显扩大，桥小脑角处有一近椭圆形肿块，以内听道为中心，与岩骨背面呈锐角，边界不甚清晰。图5-23B示同一患者的CT增强扫描，肿块呈不均匀强化，与脑组织之间有明显分界。

（三）脑池和气脑造影CT扫描检查

颅内病变的特殊造影包括直接穿刺脑室注入气体或阳性对比剂的脑室造影、气脑和阳性对比剂的脑池造影等。近年来，随着CT和MRI在临床的广泛应用和技术进步，这些特殊的造影已很少

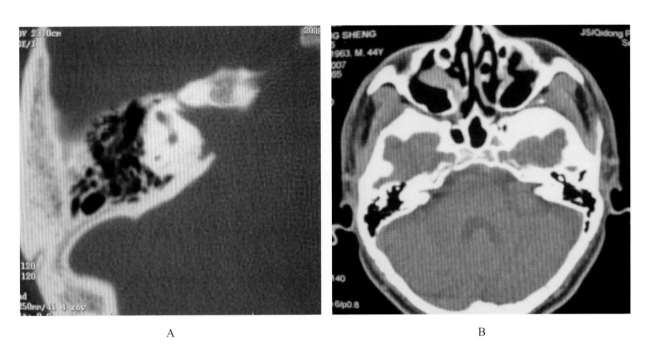

图 5-22　高分辨率颞骨CT显示内听道和桥小脑角。A. 右侧内听道呈漏斗状明显扩大，周壁骨质吸收破坏；B. 有一团块影从内听道口向桥小脑角延伸，等密度，椭圆形，有不甚清晰的边界

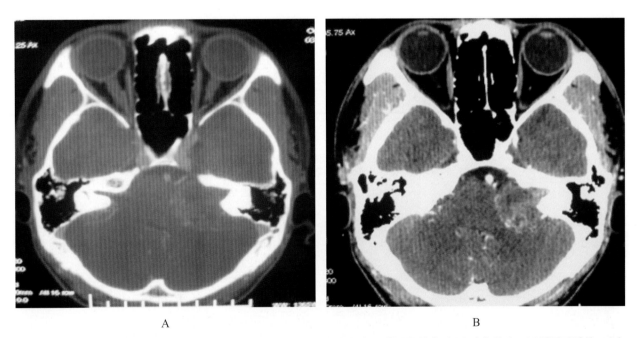

图 5-23　听神经瘤的颞骨CT检查。A. 高分辨率CT的水平位：左侧内听道明显扩大，桥小脑角处有一近椭圆形肿块，以内听道为中心，与岩骨背面呈锐角，边界不甚清晰；B. CT增强扫描水平位：同一患者的CT增强扫描，肿块呈不均匀强化，与脑组织之间有明显分界

应用。

　　脑池造影CT扫描（computed tomography cisternography, CTC）是指先经腰椎穿刺将对比剂注入蛛网膜下隙，利用体位使对比剂上行至颅内并使脑池充盈，行CT扫描以显示相关结构。对比剂可使用阳性对比剂，如甲泛葡胺、碘海醇（欧乃派克）、碘曲仑（或称伊索显），也可使用阴性对比剂（如过滤空气、氧气等）。对比剂的选择应视平

扫所见而定，低密度占位病变应选用阳性对比剂；一些微小等密度占位，如微小听神经瘤，临床症状、体征明确，而常规CT又难以检出，可选用阴性对比剂行桥小脑角池造影明确诊断。

如选用阳性对比剂，嘱患者侧卧，常规腰椎穿刺，将对比剂注入蛛网膜下隙，头低足高位，保持1 min后减少角度，患侧朝下。然后根据病变大小选择层厚及层数，多数患者仅做轴位扫描。另外也可经颈1～2间隙侧方入路穿刺至枕大池再注入对比剂，因接近头侧注射，可节省检查时间。

如选用阴性对比剂即气体脑池造影，患者采用坐位腰椎穿刺，将气体注入蛛网膜下隙后，令患者侧卧，患侧朝上。注入气体4～6 ml，但有时注入1～2 ml气体即可达到满意效果。扫描应拍摄定位片，自内听道后缘连续向头侧扫描，层厚2 mm，一般扫5～6层即可。

（四）MRI检查

MRI检查的优点在于，无CT扫描的骨伪影干扰，可显示直径几毫米的微小听神经瘤（1～10 mm），并可以三维显示听神经瘤的形态。此外，MRI可以很好地显示桥小脑角区域的神经、血管及其他周边脑组织结构，定位和鉴别诊断更准确，因此MRI已成为目前诊断听神经瘤主要的、首选的影像学检查方法。MRI对内听道内小至3 mm的肿瘤均能准确识别其大小和位置（House等，1986；Jackler等，1990）。1991年美国国家卫生研究院（National Institutes of Health, NIH）规定增强MRI是检测听神经瘤的金标准（NIH Consensus, 1991）。

听神经瘤T_1WI呈低信号或等信号，在T_2WI呈高信号。若肿瘤为实质性，则其信号均匀。若肿瘤发生囊性变后，则囊性变区信号特点T_1WI为低信号、T_2WI为高信号，钆喷葡胺（Gd-DTPA）增强不均匀强化。若肿瘤实质内发生出血，则T_1WI、T_2WI均表现为高信号。图5-24A为MRI T_1WI加权像。肿瘤以内听道为中心，向桥小脑角延伸，呈球形密度影，等信号或稍高信号，其中少部分低信号。图5-24B为MRI T_2WI加权像。肿瘤呈高信号影，其中部分强信号，提示有部分囊性变。图5-

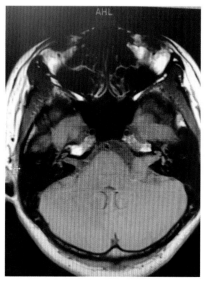
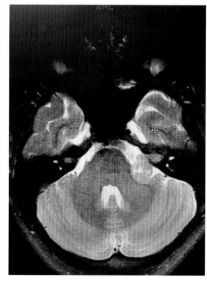
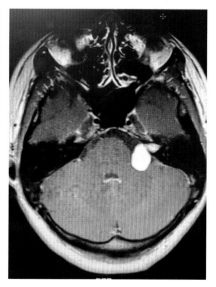

图5-24　听神经瘤典型MRI表现。A. MRI T_1WI加权像：肿瘤以内听道为中心，向桥小脑角延伸，呈球形密度影，等信号或稍高信号，其中少部分低信号；B. MRI T_2WI加权像：肿瘤呈高信号影，其中部分强信号，提示有部分囊性变；C. MRI T_1WI Gd-DTPA增强影像：肿瘤均匀强化

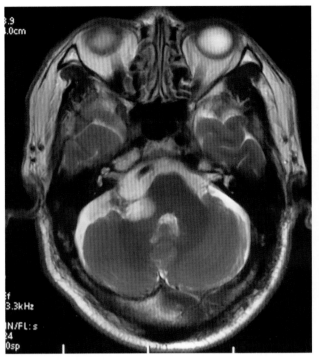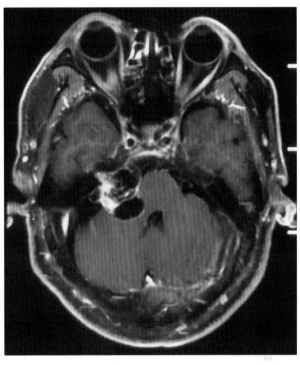

A   B

图5-25　囊性听神经瘤伴获得性蛛网膜囊肿。A. MRI T₂WI影像：肿瘤显示囊性变,后外侧可见一蛛网膜囊肿；B. MRI T₁WI Gd-DTPA增强影像：肿瘤显示囊性变,后外侧可见一蛛网膜囊肿

24C为MRI T₁WI Gd-DTPA增强影像。肿瘤不均匀强化。

　　MRI对囊性听神经瘤的诊断具有特征性。MRI T₁WI、T₂WI高信号可以揭示明显的囊液性结构改变,而且经脂肪抑制处理后囊腔结构更清晰。一般来说,瘤内囊液信号比脑脊液高,这与肿瘤分泌的高蛋白质和胶体样内容物有关,若为瘤外囊液或蛛网膜囊肿,则信号与脑脊液信号相同。其中心在肿瘤和脑组织之间,提示形成的机制可能是瘤周粘连,在软脑膜和肿瘤之间的脑脊液循环阻断,引起获得性的蛛网膜囊肿(图5-25)。影像学出现囊性变,特别大型听神经瘤中出现囊性变,是早期手术的指征。

二、听神经瘤的影像学鉴别诊断

　　听神经瘤与其他桥小脑角占位的影像学鉴别诊断如下。

　　1. 脑膜瘤　脑膜瘤(meningioma)占桥小脑角

区肿瘤的6%～8%,为该区域第二常见的肿瘤。它常位于颞骨岩部的背面,在内听道周围,多见于内听道开口的上方或后下方,呈半月形或馒头形,有向小脑幕上延伸的倾向。岩骨与肿瘤间有一广基相连,两者长轴之间交角为钝角,岩尖骨质可有破坏。肿瘤生长不以内听道为中心,内听道一般不扩大。肿瘤很少发生囊性变。肿瘤内或周围可发生钙化,发生率为20%左右。肿瘤显示高密度影,增强后有强化。MRI T₁WI呈略低信号或等信号,在T₂WI呈混杂高信号,可见不均匀的钙化,Gd-DTPA增强后可见典型的肿瘤周边增强的硬脑膜尾征象。图5-26为MRI T₁WI Gd-DTPA增强影像。肿瘤不以内听道为中心,与岩骨之间的夹角为钝角,均匀强化,后缘有脑膜尾征。

　　2. 桥小脑角胆脂瘤　桥小脑角胆脂瘤(cholesteatoma)又称表皮样囊肿,占桥小脑角占位性病变的4%～5%。大小、形态均不规则,生长有钻孔的特性,但边界清楚,内听道一般无扩大。CT

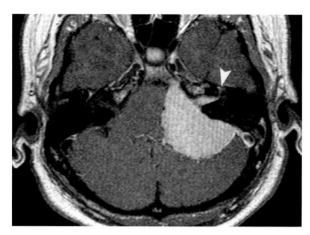

图5-26　桥小脑角脑膜瘤。MRI T₁WI Gd-DTPA增强影像。肿瘤不以内听道为中心，与岩骨之间的夹角为钝角，均匀强化，后缘有脑膜尾征

的表现主要取决于胆脂瘤内胆固醇与角化物的含量，典型者为低密度病灶，囊壁可有钙化，边界清楚，形态不规则，大部分位于桥小脑角池内，可沿脑池向四周延伸。MRI显示T₁WI呈低信号或等信号，在T₂WI呈高信号，胆脂瘤最明显的特点就是Gd-DTPA增强后无强化，而神经鞘膜瘤会明显强化。图5-27A为MRI T₂WI加权像。右侧桥小脑角占位，高信号影，形状不规则，边界清晰，内听道无扩大。图5-27B为同一患者的MRI T₁WI Gd-DTPA增强影像，右侧桥小脑角占位，无强化。图5-27C为术中所见。

3. 桥小脑角蛛网膜囊肿　桥小脑角蛛网膜囊肿（arachnoid cyst）占桥小脑角肿瘤的1%，病因不明，可能为先天性的发育畸形。蛛网膜聚集成团块状，其内包含着脑脊液。CT显示囊肿表面光滑，与脑脊液等密度，增强后无强化。MRI T₁WI显示呈低信号或等信号，T₂WI呈高信号，与脑脊液相仿，Gd-DTPA增强后无强化。图5-28A为MRI T₁WI加权像，桥小脑角区巨大占位，与脑脊液一致的低信号。图5-28B为同一患者的MRI T₂WI加权像，桥小脑角区与脑脊液一致的高信号占位。图5-28C为术中所见。

4. 三叉神经鞘瘤　三叉神经鞘瘤不多见，与听神经瘤之比为（3～4）：100。肿瘤多由颅中窝的半月神经节长出成为颅中窝肿瘤，有些由神经节后根长出成为颅后窝肿瘤，或颅中后窝相连呈哑铃状。MRI表现：①肿瘤沿三叉神经径路生长，常跨越颅中后窝，多呈哑铃状。②T₁WI低密度或等密度、低密度混合信号，T₂WI高密度，不均匀强化。三叉神经根部增粗与肿瘤相延续是诊断三叉神经瘤的可靠征象。③常伴有岩骨、颅底骨质的吸收、破坏，Meckel腔扩大等。因此，任何骑跨于颅中后窝的实质性强化肿块，伴有面部感觉症状者，应高度怀疑三叉神经瘤。图5-29为MRI T₁WI Gd-DTPA增强影像。肿瘤累及桥小脑角以及颅中窝呈哑铃状，呈均匀强化。

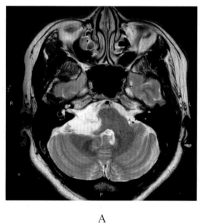
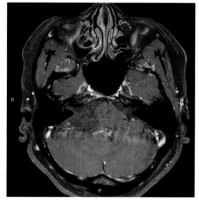
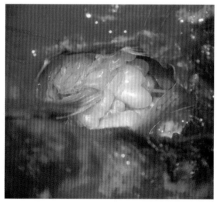

A　　　　　　　　　　B　　　　　　　　　　C

图5-27　桥小脑角胆脂瘤。A. MRI T₂WI影像：肿瘤位于内听道及桥小脑角，T₂呈高信号改变；B. MRI T₁WI Gd-DTPA增强影像：肿瘤位于内听道及桥小脑角，未见强化；C. 同一患者术中所见

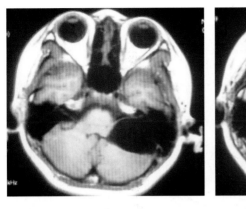
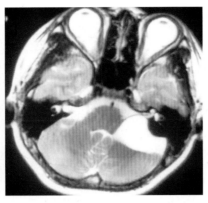
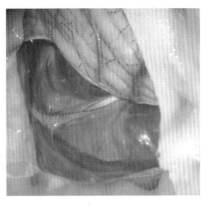

图5-28 桥小脑角蛛网膜囊肿。A. MRI T₁WI加权像：桥小脑角区巨大占位，与脑脊液一致的低信号；B. 同一患者的MRI T₂WI加权像：桥小脑角区与脑脊液一致的高信号占位；C. 桥小脑角蛛网膜囊肿术中所见

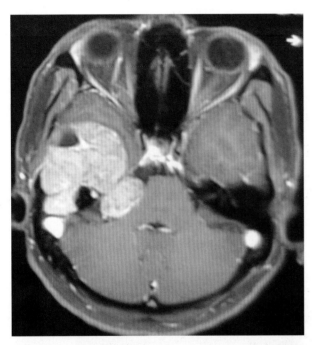

图5-29 三叉神经鞘膜瘤。MRI T₁WI Gd–DTPA增强影像，肿瘤累及桥小脑角以及颅中窝呈哑铃状，呈均匀强化

5. 颈静脉球体瘤 颈静脉球体瘤（glomus jugulare tumor）又称颈静脉孔副神经节瘤。颈静脉球体瘤一般位于颈静脉球窝或中耳，若颈静脉球体瘤延伸至桥小脑角区，易与听神经瘤混淆。对疑似颈静脉球体瘤的患者，首先进行颞骨薄层CT检查。CT可以清楚地显示颞骨破坏的范围，特征性的改变为等密度或略高密度的肿块，常伴有颈静脉孔区及其邻近颞骨骨质破坏，呈"虫蚀状"，增强后明显不均匀强化，如图5-30A。在CT片上还可以观察颈静脉球窝和下鼓室之间的骨性分隔的完整性，分辨肿瘤来源于颈静脉球窝或是中耳。岩骨段颈内动脉与颈静脉球窝之间的骨嵴破坏则提示颈内动脉受累。面神经骨管破坏可提示肿瘤与面神经粘连或已侵犯面神经。MRI对显示肿瘤与周围软组织的关系要比CT更清晰，并能明确肿瘤是否侵及颅内。颈静脉球体瘤在MRI上具有特征性的信号，因肿瘤内血供丰富，肿瘤内常出现血管流空现象，称为"胡椒盐"征，如图5-30B。

6. 面神经鞘膜瘤 面神经鞘膜瘤较为罕见，约占桥小脑角肿瘤的1%。典型的面神经鞘膜瘤多累及膝状神经节，肿瘤呈哑铃状，向内侵犯内听道以及桥小脑角，向前向上侵犯颅中窝，如图5-31A，肿瘤以膝状神经节为中心，呈典型哑铃状。如肿瘤仅位于内听道及桥小脑角区域，术前通过影像学很难与听神经瘤鉴别，如图5-31B，肿瘤仅累及内听道，未累及桥小脑角，但仔细观察发现迷路段面神经扩大，而听神经瘤很少累及迷路段，结合术前面瘫症状，考虑面神经鞘膜瘤。因此，对于内听道以及桥小脑角的肿瘤，如果伴有面瘫症状，均应该考虑面神经鞘膜瘤的可能性。

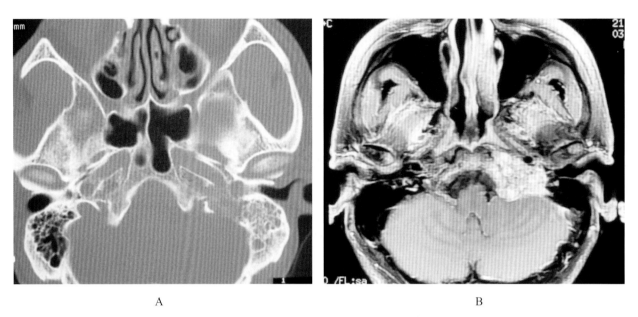

A   B

图5-30　颈静脉球体瘤。A. CT影像：左侧颈静脉孔区呈"虫蚀状"改变；B. MRI T_1WI Gd-DTPA增强影像：肿瘤累及颈静脉孔以及桥小脑角，呈典型"胡椒盐"征改变

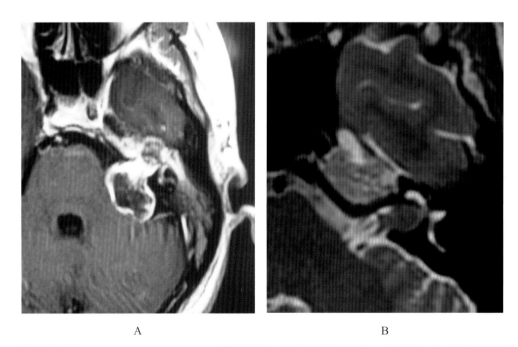

A   B

图5-31　面神经鞘膜瘤。A. MRI T_1WI Gd-DTPA增强影像：肿瘤累及桥小脑角、膝状神经节以及颅中窝呈哑铃状变，伴不均匀强化；B. MRI T_2WI影像：肿瘤局限于内听道，未累及桥小脑角、迷路段面神经扩大，结合术前面瘫症状考虑面神经鞘膜瘤

7. 后组脑神经鞘膜瘤（第Ⅸ、Ⅹ、Ⅺ、Ⅻ对脑神经）　后组脑神经鞘膜瘤较为罕见。在CT上显示均无"尾巴"延伸入内听道，但往往会突入颈静脉孔，MRI显示肿瘤T_1WI等信号或低信号、T_2WI略高信号，增强后均匀或不均匀强化（图5-32），肿瘤累及桥小脑角，未累及内听道，呈不均匀强化。后组脑神经鞘膜瘤术前诊断除影像学外还需结合临床表现和体征综合判断。

8. 脂肪瘤　桥小脑角区脂肪瘤非常少见，肿瘤与面听神经关系密切，与神经缠绕在一起，可能

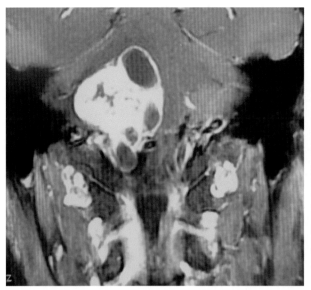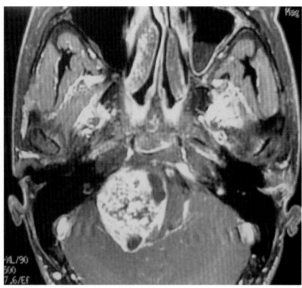

图 5-32　后组脑神经鞘膜瘤。MRI T₁WI Gd-DTPA增强影像（冠状位＋水平位）。肿瘤累及桥小脑角,未累及内听道,呈不均匀强化,部分肿瘤侵犯颈静脉球

与胚胎发育障碍有关,患者表现为眩晕、面瘫、听力下降、耳鸣等症状,影像学较典型,CT为低密度,如图5-33A。MRI上T₁呈高信号,如图5-33B,脂肪抑制像可抑制脂肪信号。

9. 脊索瘤　脊索瘤为颅骨先天肿瘤,是胚胎残存的脊索发生的肿瘤,颅内肿瘤通常位于斜坡,多沿中线生长,也有部分肿瘤偏心生长,凸向CPA区,呈外生性生长,脊索瘤CT可有钙化,MRI通常

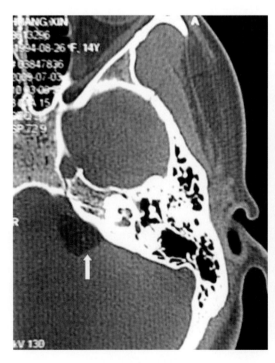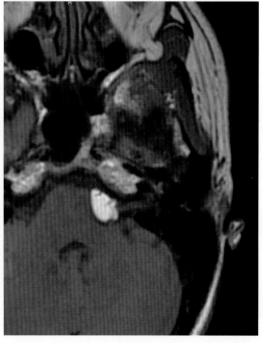

A　　　　　　　　　　　　　　　　B

图 5-33　桥小脑角脂肪瘤。A. CT影像:肿瘤累及桥小脑角,呈低密度;B. MRI T₁WI影像:肿瘤累及桥小脑角,呈高信号改变

信号混杂，为长 T_1、长 T_2 信号，增强扫描呈不均匀强化，如图5-34。

10. 内淋巴囊乳头状瘤　内淋巴囊乳头状瘤是起源于岩骨内淋巴管或内淋巴囊上皮的低度恶性肿瘤，肿瘤生长于岩骨背面，位于内听道口和乙状窦之间的位置，临床少见，多发于成年人，其主要症状是耳鸣、听力下降，早期即可出现面瘫，肿瘤进一步生长可突入桥小脑角区。CT可见岩骨骨质有破坏，内含钙化团块，如图5-35A。MRI特点是肿瘤信号复杂，多变，内含多种成分，可以是高信号、等信号、低信号混杂，强化呈不均匀强化，如图5-35B。

11. 小脑半球血管母细胞瘤　小脑半球血管母细胞瘤又称血管网织细胞瘤，青年患者多见，为小脑半球交界性肿瘤，分为囊性和实性，有些实性血管母细胞瘤可发生于小脑半球外侧，位置可以靠近桥小脑角区，有时容易和听神经瘤混淆，血管

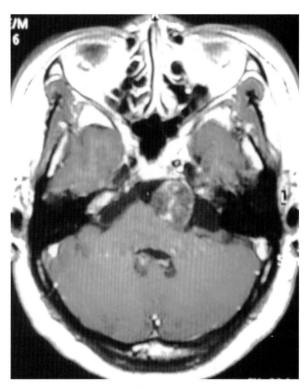

图5-34　桥小脑角脊索瘤。MRI T_1WI Gd-DTPA增强影像。肿瘤靠近中线，呈不均匀强化

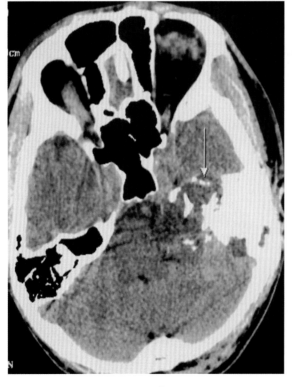

A

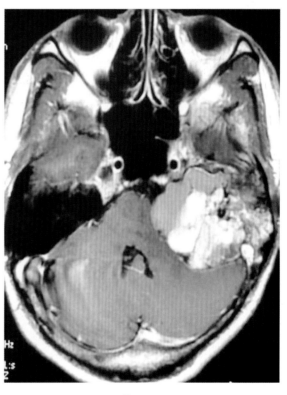

B

图5-35　内淋巴囊乳头状瘤。A. CT影像：肿瘤累及岩骨，骨质破坏内含钙化团块；B. MRI T_1WI Gd-DTPA增强影像：肿瘤信号混杂，呈不均匀强化

母细胞瘤CT通常呈高密度，如图5-36A。MRI呈等T_1、等T_2信号，T_2可见血管流空征象，内听道无扩大，如图5-36B。

12. 小脑半球胶质瘤 小脑半球胶质瘤儿童多见，往往早期出现面瘫表现，也可有耳鸣、面部麻木、复视等症状，有些小脑半球胶质瘤呈外生性生长，可凸向桥小脑角区，CT多是低信号，MRI呈长T_1、长T_2信号，强化可不明显，如图5-37。

13. 室管膜瘤 室管膜瘤儿童多见，肿瘤多位于第四脑室内，可从第四脑室外侧孔凸入桥小脑角，也有的肿瘤直接发生于外侧口处，并在桥小脑角形成肿块，症状多是面瘫、眩晕和听力下降等，MRI检查肿瘤呈T_1低信号、T_2高信号，中等强化。可见外侧孔扩大，肿瘤可与第四脑室有联系，如图5-38。

14. 脉络丛乳头状瘤 脉络丛乳头状瘤儿童

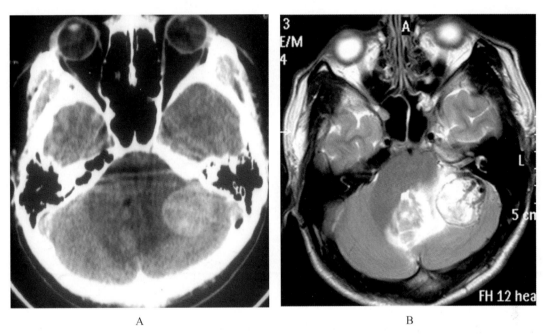

图5-36 小脑半球血管母细胞瘤。A. CT影像：桥小脑角肿瘤呈高密度影；B. MRI T_2WI影像：肿瘤信号混杂，肿瘤内可见血管流空征象，内听道无扩大

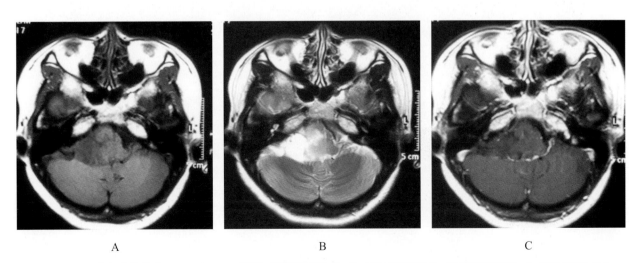

图5-37 小脑半球胶质瘤。A. MRI T_1WI影像：肿瘤呈低信号；B. MRI T_2WI影像：肿瘤呈高信号；C. MRI T_1WI Gd-DTPA增强影像：肿瘤强化不明显

多见，与室管膜瘤生长方式类似，桥小脑角有第四脑室脉络丛，症状也是桥小脑角受累症状，CT可有钙化，MRI肿瘤呈实性、球形，长T_1、长T_2，强化明显，如图5-39。

15. 转移癌　桥小脑角区转移癌可分两种情况，一种是同胶质瘤一样，转移至邻近桥小脑角的小脑实质内，影像学特点是边界清楚，通常为囊性，瘤周水肿明显，有时可多发，如图5-40A。另一种是中枢神经系统肿瘤发生脑脊液播散转移，桥小脑角池是一个常见的转移部位，患者有中枢神经系统肿瘤病史，症状可以是突聋，也可以出现面瘫、面部麻木等症状，MRI信号多变，形态也多种多样，但强化都比较明显，肿瘤可多发，也可在小脑半球表面蛛网膜见到微小的转

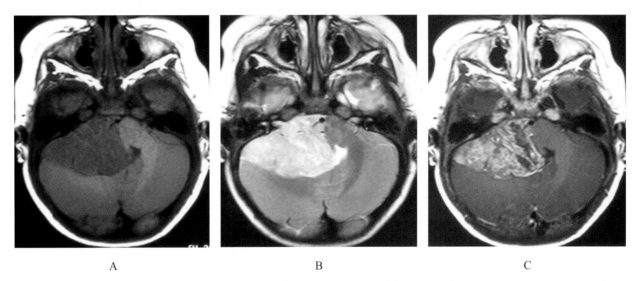

A   B   C

图5-38　室管膜瘤。A. MRI T_1WI影像：肿瘤来源于第四脑室，突入桥小脑角，呈低信号；B. MRI T_2WI影像：肿瘤来源于第四脑室，突入桥小脑角，呈高信号；C. MRI T1WI Gd-DTPA增强影像：肿瘤来源于第四脑室，突入桥小脑角，呈中等不均匀强化

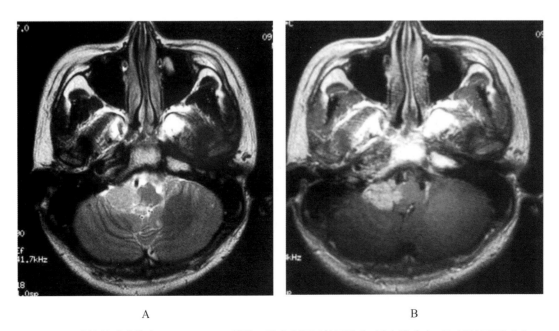

A   B

图5-39　脉络丛乳头状瘤。A. MRI T_2WI影像：肿瘤来源于第四脑室，呈实性改变；B. MRI T_1WI Gd-DTPA增强影像：肿瘤来源于第四脑室，呈明显强化

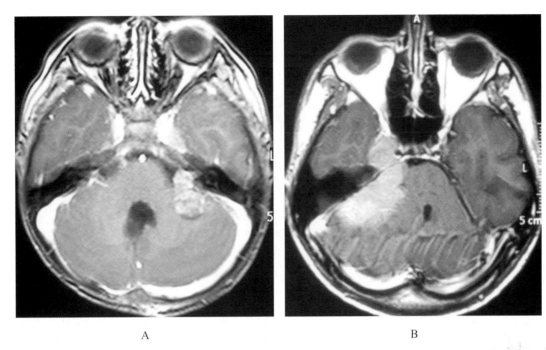

A　　　　　　　　　　　　B

图5-40　桥小脑角转移癌。A. MRI T₁WI Gd-DTPA增强影像：肿瘤位于小脑实质内，呈不均匀强化；B. MRI T₁WI Gd-DTPA增强影像：肿瘤侵犯桥小脑角以及颅中窝，呈明显强化

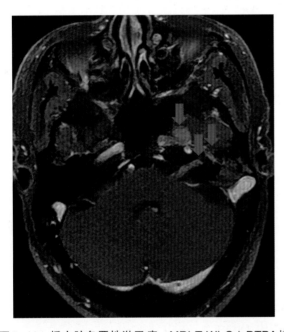

图5-41　桥小脑角恶性淋巴瘤。MRI T₁WI Gd-DTPA增强影像：肿瘤累及内听道、桥小脑角以及颅中窝底，向内侵犯海绵窦，呈均匀强化

移灶，如图5-40B。

16. 其他罕见桥小脑角肿瘤　如桥小脑角恶性淋巴瘤，肿瘤生长快速，术前仅通过临床症状及影像学检查较难诊断，如图5-41，MRI T₁WI Gd-DTPA增强影像显示肿瘤累及内听道、桥小脑角以及颅中窝底，向内侵犯海绵窦，呈均匀强化，腰椎穿刺脱落细胞学病理显示恶性淋巴瘤。内听道血管瘤极为罕见，全世界共报道56例，我们综合诊断的6例患者，总结影像学特征性改变为CT显示内听道破坏伴点状钙化（图5-42A），MRI T₁WI Gd-DTPA增强影像。肿瘤累及内听道以及桥小脑角，呈不均匀强化（图5-42B）。术中可见面神经与肿瘤完全粘连，肿瘤在面神经束内生长（图5-42C）。

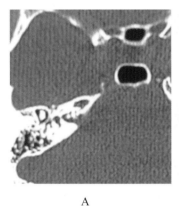 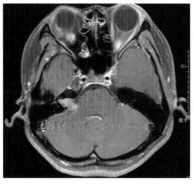 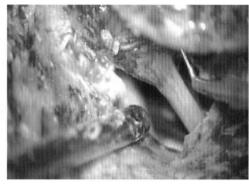

A   B   C

图5-42 内听道血管瘤。A. CT影像:左侧内听道破坏伴点状钙化;B. MRI T₁WI Gd-DTPA增强影像:肿瘤累及内听道以及桥小脑角,呈不均匀强化;C. 内听道血管瘤术中所见

(汪照炎 李 蕴 吴 皓 朱伟栋)

参 考 文 献

[1] Anand V K, Alemar G O, Sanders T S. Management of the internal carotid artery during carotid body tumor surgery[J]. Laryngoscope, 1995, 105(3 Pt 1): 231.

[2] Baloh R W, Jacobson K M, Enrietto J A, et al. Balance disorders in older persons: quantification with posturography[J]. Otolaryngol Head Neck Surg, 1998, 119(1): 89−92.

[3] Bauch C D, Olsen W O, Pool A F. ABR indices: sensitivity, specificity, and tumor size[J]. American Journal of Audiology, 1996(1): 97−104.

[4] Beyea J A, Zeitouni A G. Vestibular evoked myogenic potential latencies in Meniere disease and vestibular schwannoma[J]. J Otolaryngol Head Neck Surg, 2010, 39(3): 253.

[5] Bhandare N, Mendenhall W M, Antonelli P J. Radiation effects on the auditory and vestibular systems[J]. Otolaryngol Clin North Am, 2009, 42(4): 623−634.

[6] Black F O, Angel C R, Pesznecker S C, et al. Outcome analysis of individualized vestibular rehabilitation protocols[J]. American Journal of Otology, 2000, 21(4): 543.

[7] Black F O, Paloski W H, Reschke M F, et al. Disruption of postural readaptation by inertial stimuli following space flight[J]. J Vestib Res, 1999, 9(5): 369−378.

[8] Blatt P J, Georgakakis G A, Herdman S J, et al. The effect of the canalith repositioning maneuver on resolving postural instability in patients with benign paroxysmal positional vertigo[J]. American Journal of Otology, 2000, 21(3): 356.

[9] Brantberg K, Bergenius J, Tribukait A. Vestibular-evoked myogenic potentials in patients with dehiscence of the superior semicircular canal[J]. Acta Otolaryngol, 1999, 119(6): 633−640.

[10] Catalano P J, Bederson J, Turk J B, et al. New approach for operative management of vascular lesions of the infratemporal internal carotid artery[J]. American Journal of Otology, 1994, 15(4): 495.

[11] Chandrasekhar S S, Brackmann D E, Devgan K K. Utility of auditory brainstem response audiometry in diagnosis of acoustic neuromas[J]. American Journal of Otology, 1995, 16(16): 63−67.

[12] Chang C M, Cheng P W, Wang S J, et al. Effects of repetition rate of bone-conducted vibration on ocular and cervical vestibular-evoked myogenic potentials[J]. Clinical Neurophysiology, 2010, 121(12): 2121−2127.

[13] Cheng P W, Huang T W, Young Y H. The influence of clicks versus short tone bursts on the vestibular evoked myogenic potentials[J]. Ear & Hearing, 2003, 24(3): 195.

[14] Clemis J D. Radiographic atlas of the temporal bone [J]. Arch Otolaryngol Head Neck Surg, 1966, 83(5): 501−502.

[15] Crabtree J A, House W F. X−ray diagnosis of acoustic neuromas[J]. Arch Otolaryngol Head Neck Surg, 1964, 80(6): 695−697.

[16] Cueva R A. Preoperative, intraoperative, and postoperative auditory evaluation of patients with acoustic neuroma[J]. Otolaryngologic Clinics of

North America, 2012, 45(2): 285.

[17] Di G S, Paludetti G, Briglia G, et al. Postural control in benign paroxysmal positional vertigo before and after recovery[J]. Acta Oto-Laryngologica, 1998, 118(3): 289.

[18] Di L V, Quartarone A, Higuchi K, et al. Short-latency trigemino-cervical reflexes in man[J]. Experimental Brain Research, 1995, 102(3): 474.

[19] Don M, Elberling C, Malof E. Input and output compensation for the cochlear traveling wave delay in wide-band ABR recordings: implications for small acoustic tumor detection[J]. Journal of the American Academy of Audiology, 2009, 20(2): 99.

[20] Don M, Elberling C. Evaluating residual background noise in human auditory brainstem responses[J]. Journal of the Acoustical Society of America, 1994, 96(5 Pt 1): 2746−2757.

[21] Don M, Elberling C. Use of quantitative measures of auditory brain - stem response peak amplitude and residual background noise in the decision to stop averaging[J]. Journal of the Acoustical Society of America, 1996, 99(1): 491−499.

[22] Don M, Kwong B, Tanaka C. Interaural stacked auditory brainstem response measures for detecting small unilateral acoustic tumors[J]. Audiology & Neurotology, 2012, 17(1): 54−68.

[23] Don M, Masuda A, Nelson R, et al. Successful detection of small acoustic tumors using the stacked derived-band auditory brain stem response amplitude [J]. Am J Otol, 1997, 18(5): 608.

[24] Don M, Ponton C W, Eggermont J J, et al. Auditory brainstem response (ABR) peak amplitude variability reflects individual differences in cochlear response times[J]. Journal of the Acoustical Society of America, 1994, 96(6): 3476−3491.

[25] Don M, Ponton C W, Eggermont J J, et al. Gender differences in cochlear response time: an explanation for gender amplitude differences in the unmasked auditory brain-stem response[J]. Journal of the Acoustical Society of America, 1993, 94(4): 2135−2148.

[26] Don M, Ponton C W, Eggermont J J, et al. The effects of sensory hearing loss on cochlear filter times estimated from auditory brainstem response latencies [J]. Journal of the Acoustical Society of America, 1998, 104(4): 2280−2289.

[27] Donaldson G S, Ruth R A. Derived band auditory brain-stem response estimates of traveling wave velocity in humans. I: Normal-hearing subjects[J]. Journal of Speech & Hearing Research, 1996, 39(3): 534.

[28] Dornhoffer J L, Helms J, Hoehmann D H. Presentation and diagnosis of small acoustic tumors[J]. Otolaryngol Head Neck Surg, 1994, 111(3 Pt 1): 232−235.

[29] Ebenius B. The results of examination of the petrous bone in auditory nerve tumors[J]. Acta Radiologica, 2010(3): 284−290.

[30] Ehrmannmüller D, Mlynski R, Ginzkey C, et al. Direct recording from cochlear nerve via a ball-electrode in transtemporal acoustic neuroma surgery[J]. Laryngo-Rhino-Otologie, 2012, 91(1): 22−27.

[31] Era P, Avlund K, Jokela J, et al. Postural balance and self-reported functional ability in 75-year-old men and women: a cross-national comparative study[J]. Journal of the American Geriatrics Society, 1997, 45(1): 21−29.

[32] Esh K, Shurygina L S, Davitashvili O Z, et al. Acoustic neuroma diagnosis[J]. Georgian Medical News, 2011, 112(192): 21−28.

[33] Etter L E. Plain film demonstration of acoustic nerve tumors[J]. Archives of Otolaryngology, 1973, 98(6): 414.

[34] Etter L E. Roentgenography and roentgenology of the temporal bone, middle ear, and mastoid process[M]. Thomas, 1972.

[35] Friedman R A, Clinic H. Lateral skull base surgery: the House Clinic atlas[M]. Thieme, 2012.

[36] Goldman A M, Martin J E. Tumors involving the temporal bone[J]. Radiologic Clinics of North America, 1970, 8(3): 387.

[37] Gordon M L, Cohen N L. Efficacy of auditory brainstem response as a screening test for small acoustic neuromas[J]. American Journal of Otology, 1995, 16(2): 136.

[38] Gouveris H, Helling K, Victor A, et al. Comparison of electronystagmography results with dynamic posturography findings in patients with vestibular schwannoma[J]. Acta Oto-Laryngologica, 2007, 127(8): 839.

[39] Gouveris H, Stripf T, Victor A, et al. Dynamic posturography findings predict balance status in vestibular schwannoma patients[J]. Otology & Neurotology, 2007, 28(3): 372−375.

[40] Guskiewicz K M, Riemann B L, Perrin D H, et al. Alternative approaches to the assessment of mild head injury in athletes[J]. Medicine & Science in Sports & Exercise, 1997, 29(7 Suppl): 213−221.

[41] Halmagyi G M, Aw S T, Karlberg M, et al. Inferior vestibular neuritis[J]. Journal of Neurology, 2012, 259(8): 1553−1560.

[42] Hambley W M, Gorshenin A N, House W F. Transtemporal bone microsurgical removal of acoustic neuromas. the differential diagnosis of acoustic neuroma[J]. Archives of Otolaryngology, 1964,

80(1): 708.

[43] Hitselberger W E, House W F. Polytome-Pantopaque: A technique for the diagnosis of small acoustic tumors [J]. Acta Oto-Laryngologica, 1968, 29(1-6): 214-217.

[44] Kakigi A, Nakatani H, Takeda T. Electrocochleographic and pure-tone audiometric findings in contralateral ear of unilateral acoustic neurinoma[J]. ORL, 2010, 71(1): 78-84.

[45] Doyle K J, Sininger Y, Starr A. Auditory neuropathy in childhood[J]. Laryngoscope, 1998, 108(9): 1374-1377.

[46] Brown K E, Wrisley D M, Furman J M. Physical therapy outcomes for persons with bilateral vestibular loss[J]. Laryngoscope, 2001, 111(10): 1812-1817.

[47] Kawase T, Maki A, Takata Y, et al. Effects of neck muscle vibration on subjective visual vertical: comparative analysis with effects on nystagmus[J]. European Archives of Oto-Rhino-Laryngology, 2011, 268(6): 823-827.

[48] Lundborg T. Diagnostic problems concerning acoustic tumours[J]. Nordisk Medicin, 1952, 48(34): 1183.

[49] Lysholm E. Contribution to the technique of projection in rontgenological examination of parspetrosa[J]. Acta Radiologica, 2010, 9(1): 54-64.

[50] Magliulo G, Parrotto D, Gagliardi M. Vestibular evoked myogenic and periocular potentials after vestibular schwannoma surgery[J]. Annals of Otology Rhinology & Laryngology, 2008, 117(1): 11-14.

[51] Mallinson A I, Longridge N S. Dizziness from whiplash and head injury: differences between whiplash and head injury[J]. American Journal of Otology, 1998, 19(6): 814-818.

[52] Mann W, Gouveris H T. Diagnosis and therapy of vestibular schwannoma[J]. Expert Review of Neurotherapeutics, 2009, 9(8): 1219.

[53] Mikulec A A. The temporal bone: a manual for dissection and surgical approaches[J]. Head & Neck, 2007, 29(3): 301-301.

[54] Murofushi T, Curthoys I S, Topple A N, et al. Responses of guinea pig primary vestibular neurons to clicks[J]. Experimental Brain Research, 1995, 103(1): 174-178.

[55] Murofushi T, Halmagyi G M, Yavor R A, et al. Absent vestibular evoked myogenic potentials in vestibular neurolabyrinthitis. An indicator of inferior vestibular nerve involvement?[J]. Arch Otolaryngol Head Neck Surg, 1996, 122(8): 845-848.

[56] Murofushi T, Matsuzaki M, Mizuno M. Vestibular evoked myogenic potentials in patients with acoustic neuromas[J]. Arch Otolaryngol Head Neck Surg, 1998, 124(5): 509-512.

[57] Murofushi T, Monobe H, Ochiai A, et al. The site of lesion in "vestibular neuritis": study by galvanic VEMP[J]. Neurology, 2003, 61(3): 417-418.

[58] Murofushi T, Takehisa M. Vestibular schwannoma with absent vestibular evoked myogenic potentials to clicks but normal ABR, caloric responses and vestibular evoked myogenic potentials to 500 Hz tone bursts[J]. Acta Oto-Laryngologica, 2010, 130(4): 525-528.

[59] Naunton R F, Petasnick J P. Acoustic neurinomas with normal internal auditory meatus[J]. Archives of Otolaryngology, 1970, 91(5): 437.

[60] Nordahl S H, Aasen T, Dyrkorn B M, et al. Static stabilometry and repeated testing in a normal population[J]. Aviation Space & Environmental Medicine, 2000, 71(9): 889-893.

[61] Odat H A, Piccirillo E, Sequino G, et al. Management strategy of vestibular schwannoma in neurofibromatosis type 2[J]. Otology & Neurotology, 2011, 32(7): 1163-1170.

[62] Oghalai J S, Driscoll C L W. Atlas of Neurotologic and Lateral Skull Base Surgery[M]. Springer Berlin Heidelberg, 2016.

[63] Ohki M, Matsuzaki M K, Murofushi T. Vestibular evoked myogenic potentials in ipsilateral delayed endolymphatic hydrops[J]. Oto-Rhino-Laryngology, 2002, 64(6): 424-428.

[64] Osborn J D. A comparative study of special petrous views and tomography in the diagnosis of acoustic neuromas[J]. The British journal of radiology, 1975, 48(576): 996-999.

[65] Ostrowski V, Byskosh A, Hain T. Tullio phenomenon with dehiscence of the superior semicircular canal[J]. Otology & Neurotology, 2001, 22(1): 61-65.

[66] Pennings R J, Morris D P, Clarke L, et al. Natural history of hearing deterioration in intracanalicular vestibular schwannoma[J]. Neurosurgery, 2011, 68(1): 68.

[67] Sanna M. Atlas of microsurgery of the lateral skull base [M]. Stuttgart: Georg Thieme Verlag, 2008.

[68] Sataloff R T, Hawkshaw M J, Mandel H, et al. Abnormal computerized dynamic posturography findings in dizzy patients with normal ENG results[J]. Ear Nose & Throat Journal, 2005, 84(4): 212-214.

[69] Scanlan R L. Transtemporal bone microsurgical removal of acoustic neuromas. positive contrast medium (iophendylate) in diagnosis of acoustic neuroma[J]. Archives of otolaryngology (Chicago, Ⅲ. 1960), 1964, 80(6): 698.

[70] Scanlan, R. L. Roentgen diagnosis of acoustic neuroma with particular reference to the use of pantopaque[J]. Laryngoscope, 1964, 74(7): 999.

[71] Sheehy J L. The neuro-otologic evaluation[J]. Arch

Otolaryngol Head Neck Surg, 1968, 88(6): 592-597.

[72] Shih C, Tseng F T. Ipsilateral and contralateral acoustic brainstem response abnormalities in patients with vestibular schwannoma[J]. Otolaryngol Head Neck Surg, 2009, 141(6): 695-700.

[73] Soto A, Labella T, Santos S, et al. The usefulness of computerized dynamic posturography for the study of equilibrium in patients with Meniere's disease: correlation with clinical and audiologic data[J]. Hearing Research, 2004, 196(1-2): 26-32.

[74] Starr A, Picton T W, Sininger Y, et al. Auditory neuropathy[J]. Brain A Journal of Neurology, 2015, 119 (Pt 3)(3): 741.

[75] Starr A, Sininger Y, Winter M, et al. Transient deafness due to temperature-sensitive auditory neuropathy[J]. Ear Hear, 1998, 19(3): 169-179.

[76] Sugita-Kitajima A, Koizuka I. Evaluation of the vestibulo-ocular reflex using sinusoidal off-vertical axis rotation in patients with acoustic neurinoma[J]. Neuroscience Letters, 2009, 41(1): 22-26.

[77] Suzuki M, Hashimoto S, Kano S, et al. Prevalence of acoustic neuroma associated with each configuration of pure tone audiogram in patients with asymmetric sensorineural hearing loss[J]. Annals of Otology Rhinology & Laryngology, 2010, 119(9): 615-618.

[78] Suzuki M, Yamada C, Inoue R, et al. Analysis of vestibular testing in patients with vestibular schwannoma based on the nerve of origin, the localization, and the size of the tumor[J]. Otology & Neurotology, 2008, 29(7): 1029-1033.

[79] Takeda T, Kakigi A, Takebayashi S, et al. Narrow-band evoked oto-acoustic emission from ears with normal and pathologic conditions[J]. ORL J Otorhinolaryngol Relat Spec, 2009, 71(1): 41-56.

[80] Tian J R, Shubayev I, Baloh R W, et al. Impairments in the initial horizontal vestibulo-ocular reflex of older humans[J]. Experimental Brain Research, 2001, 137(3): 309-322.

[81] Towne E B. Erosion of the petrous bone by acoustic nerve tumor-Demonstration by roentgen ray[J]. Archives of Otolaryngology, 1926, 4(6): 515-519.

[82] Tringali S, Charpiot A, Ould M B, et al. Characteristics of 629 vestibular schwannomas according to preoperative caloric responses[J]. Otology & Neurotology, 2010, 31(3): 467-472.

[83] Uehara N, Tanimoto H, Nishikawa T, et al. Vestibular dysfunction and compensation after removal of acoustic neuroma[J]. J Vestib Res, 2011, 21(5): 289.

[84] Ushio M, Iwasaki S, Murofushi T, et al. The diagnostic value of vestibular-evoked myogenic potential in patients with vestibular schwannoma[J]. Clinical Neurophysiology, 2009, 120(6): 1149-1153.

[85] Valvassori G E, Buckingham R A. Tomography and cross sections of the ear[M]. G. Thieme, 1975.

[86] Valvassori G E, Pierce R H. The normal internal auditory canal[J]. American Journal of Roentgenology Radium Therapy & Nuclear Medicine, 1964, 92(7): 1232-1241.

[87] Valvassori G E. Benign tumors of the temporal bone [J]. Radiologic Clinics of North America, 1974, 12(3): 533.

[88] Valvassori G E. II. The contribution of radiology to the diagnosis of acoustic neuroma[J]. Laryngoscope, 1966, 76(6): 1104.

[89] Valvassori G E. Myelography of the internal auditory canal[J]. American Journal of Roentgenology Radium Therapy & Nuclear Medicine, 1972, 115(3): 578-586.

[90] Valvassori G E. The abnormal internal auditory canal: the diagnosis of acoustic neuroma[J]. Radiology, 1969, 92(3): 449-459.

[91] Valvassori G E. The radiological diagnosis of acoustic neuromas[J]. Arch Otolaryngol Head Neck Surg, 1966, 83(6): 582-587.

[92] Versino M, Colnaghi S, Callieco R, et al. Vestibular evoked myogenic potentials in multiple sclerosis patients[J]. Clinical Neurophysiology, 2002, 113(9): 1464-1469.

[93] Wackym P A, Hannley M T, Rungesamuelson C L, et al. Gamma Knife surgery of vestibular schwannomas: longitudinal changes in vestibular function and measurement of the Dizziness Handicap Inventory [J]. Journal of Neurosurgery, 2008, 109 Suppl(Suppl): 137-143.

[94] Wanibuchi M, Friedman A H, Fukushima T. Photo atlas of skull base dissection[M]. Stuttgart: Georg Thieme Verlag, 2009.

[95] Watson D R. The effects of cochlear hearing loss, age and sex on the auditory brainstem response[J]. Audiology, 1996, 35(5): 246-258.

[96] Welgampola M S, Rosengren S M, Halmagyi G M, et al. Vestibular activation by bone conducted sound [J]. Journal of Neurology Neurosurgery & Psychiatry, 2003, 74(6): 771-778.

[97] Wiest G, Demer J L, Tian J, et al. Vestibular function in severe bilateral vestibulopathy[J]. J Neurol Neurosurg Psychiatry, 2001, 71(1): 53-57.

[98] Wilner H I, Fenton J L, Eyler W R, et al. Tomographic evaluation of the internal auditory canal using positive contrast material[J]. Radiology, 1970, 95(1): 95.

[99] Wind J J, Leonetti J P, Raffin M J, et al. Hearing preservation in the resection of vestibular schwannomas: patterns of hearing preservation and patient-assessed hearing function[J]. Journal of

Neurosurgery, 2011, 114(5): 1232−1240.

[100] Wright J W, Taylor C C. Polytomography of the temporal bone[J]. Journal of Laryngology & Otology, 1963, 77(9): 737−748.

[101] Zhu W D, Huang Q, Li X Y, et al. Diagnosis and treatment of cavernous hemangioma of the internal auditory canal[J]. Journal of Neurosurgery, 2015, 124(3): 639−646.

[102] 古华光, 裴静琛.秋千摆动和倒视刺激对动态姿态平衡的影响[J].中华航空航天医学杂志,2000,11(2): 88−91.

[103] 黄选兆, 汪吉宝, 孔维佳.实用耳鼻咽喉头颈外科学 [M].北京: 人民卫生出版社,2008.

[104] 李蕴,陈向平,吴皓,等.听觉脑干诱发电位波形变化在听神经瘤诊断中的意义[J].中国耳鼻咽喉颅底外科杂志,2006,12(3): 207−209.

[105] 裴静琛,杨天德,常磊,等.动态姿态平衡检查及其应用前景[J].中华航空航天医学杂志,1996(4): 252−256.

[106] 王林杰,裴静琛,孙洪义,等.Coriolis加速度刺激对人体动态姿态平衡的影响[J].中华航空航天医学杂志, 2003,14(2): 83−86.

[107] 王忠诚.王忠诚神经外科学[M].武汉: 湖北科学技术出版社,2005.

[108] 吴皓,曹荣萍,陈向平,等.听神经瘤分期及治疗效果分析[J].中国耳鼻咽喉头颈外科,2004,11(3): 139−141.

[109] 吴皓.听神经瘤外科的历史及现状[J].临床耳鼻咽喉头颈外科杂志,2002,16(3): 142−143.

[110] 吴子明,张素珍,冀飞,等.前庭诱发的肌源性电位耳间潜伏期差异及意义[J].临床耳鼻咽喉头颈外科杂志,2005,19(10): 433−435.

[111] 吴子明,张素珍,冀飞,等.桥小脑角占位病变的前庭诱发肌源性电位检查[J].中华耳鼻咽喉头颈外科杂志,2005,40(5): 380−380.

[112] 吴子明,张素珍,周娜,等.迟发性膜迷路积水的诊断 [J].临床耳鼻咽喉头颈外科杂志,2006,20(1): 4−5.

[113] 薛彬,杨军.听神经瘤患者前庭诱发肌源性电位的特征[J].临床耳鼻咽喉头颈外科杂志,2008,22(1): 22−25.

[114] 于立身.前庭功能检查技术[M].北京: 人民军医出版社,1994.

[115] 周娜,吴子明,张素珍,等.不同刺激模式前庭诱发肌源性电位的反应特性[J].中华耳鼻咽喉头颈外科杂志,2004,39(8): 483−485.

第六章

听神经瘤的诊断和分期

第一节 听神经瘤的诊断

一、听神经瘤的诊断特点

典型的听神经瘤具有以下特点：① 早期多为听神经损害表现，即单侧进行性听力下降、耳鸣、眩晕。② 首发症状多为耳聋及耳鸣，耳聋症状发展缓慢，可持续数年到10年以上。③ 肿瘤相邻的脑神经受损表现，以三叉神经多见，患侧面部麻木，咬肌无力，甚至萎缩。④ 小脑共济失调表现，走路不稳，动作不协调。⑤ 颅内压升高症状，头痛、恶心、呕吐、视神经乳头水肿。⑥ 后组脑神经受损表现，吞咽困难、误咽、声音嘶哑。根据上述典型的临床表现结合影像学检查诊断听神经瘤并不困难，但关键是如何早期诊断。

当患者出现下列临床表现时，应警惕听神经瘤，并行进一步的检查：单侧进行性感音神经性耳聋不能用其他的病理机制；言语识别率下降，并与纯音听阈不成比例；伴有前庭症状；三叉神经功能障碍与不对称的感音神经性聋同时存在。

二、听神经瘤的诊断策略

常规的听力测试之后，如果判断患者听神经瘤的可能性不大，例如纯音听阈不对称程度小，不对称的听力损失达数十年之久，单侧耳鸣、两侧对称的听力，做听觉脑干反应（ABR）。若ABR完全正常，要求患者1年之后复诊，做临床和听力随访，除非有新的症状出现。

若判断患者听神经瘤的可能性大，或ABR不正常，要求患者做钆增强的磁共振（MRI）。MRI的结果阴性足以排除听神经瘤。

有金属植入物不能做MRI的患者，做对比增强CT。CT常常会错过直径1.5 cm以下的肿瘤，必要时可以做CT气体脑池造影。

已有研究显示，当肿瘤＞1 cm时，常规ABR潜伏期分析法几乎可以100%准确检出。而当肿瘤＜1 cm时，潜伏期法的敏感度在63% ～ 93%。MRI对内听道内小至3 mm的肿瘤均能准确识别其大小和位置。1991年美国国家卫生研究院（NIH）认为增强MRI是检测听神经瘤的金标准，已成为目前诊断听神经瘤主要的、首选的检查方法。但是，相比之下，ABR检查方便、价格低廉、普及率高，因此在临床上应根据患者的临床表现、听力学检查结果、身体状况（有无植入物）等综合判断。

第二节 听神经瘤症状的鉴别诊断

随着MRI的广泛应用，症状鉴别的重要性在不断降低，而影像学鉴别的重要性不断上升，此处仅列出易与听神经瘤症状混淆的一些疾病，更有意义的是影像学鉴别诊断。影像学鉴别诊断见第五章第四节。

1. 桥小脑角脑膜瘤 桥小脑角肿瘤中以听神经瘤多见，占70%～80%，脑膜瘤仅占6%～8%。听神经瘤多起源于内听道内，脑膜瘤则起源于岩骨后面静脉窦的蛛网膜粒细胞。桥小脑角脑膜瘤多见于40岁以上的成年人，女性偏多。肿瘤多为良性，生长缓慢，依肿瘤发生位置不同，本病以三叉神经、听神经、面神经损害和小脑功能障碍最常见，晚期肿瘤较大时可合并颅内压增高。听力损害症状远较听神经瘤位轻，而面神经、三叉神经损害症状相对较重。

2. 桥小脑角胆脂瘤 桥小脑角胆脂瘤占桥小脑角占位性病变的4%～5%，起源于颞骨或桥小脑角的胚胎性残余角化上皮组织，多见于25～45岁成年人，好发于岩尖部，常向中间生长累及斜坡和椎基底动脉，向上侵犯Meckel腔。胆脂瘤常沿蛛网膜下隙缓慢生长，病程一般较长，常以三叉神经痛起病，往往有患耳耳鸣、耳聋，晚期出现桥小脑角综合征，神经系统检查发现三叉神经、听神经、面神经功能障碍，表现为面部感觉减退、面肌力弱、听力下降和共济失调。

3. 三叉神经鞘瘤 三叉神经鞘瘤不多见，与听神经瘤之比为（3～4）：100。肿瘤多由颅中窝的半月神经节长出成为颅中窝肿瘤，有些由神经节后根长出成为颅后窝肿瘤，或颅中后窝相连成为哑铃状。肿瘤为良性，生长缓慢，早期临床症状不明显。三叉神经鞘瘤最早出现的症状是一侧面部阵发性疼痛或麻木，以后逐渐出现咀嚼肌无力

及萎缩。由于肿瘤发展方向不同，可出现不同的表现，肿瘤位于后颅窝者可逐渐出现展神经、听神经、面神经症状，如复视、周围性面瘫和进行性听力下降，晚期可有小脑症状、颅内压增高症状及后组脑神经（舌咽神经、迷走神经、副神经）症状，常易误诊为听神经瘤。肿瘤位于颅中窝，可逐渐出现视力障碍、动眼神经麻痹、同侧眼球突出，以后可引起颞叶内侧皮质的压迫而产生幻嗅、颞叶癫痫发作。晚期可影响三脑室及中脑导水管等中线结构而产生脑积水症状。肿瘤骑跨颅中后窝者，常引起对侧轻瘫、颅内压增高及小脑压迫症状。

4. 梅尼埃病 梅尼埃病是以膜迷路积水为主要特征的内耳病，病因不明，可能与内淋巴管机械阻塞和（或）内淋巴吸收障碍、免疫反应及内耳缺血有关。典型的临床表现是发作性眩晕，持续数十分钟或数小时，常反复发作，复发次数越多，持续时间越长、间歇期越短；波动性渐进性听力减退，发作期加重，间歇期减轻，听力损失轻微或严重时无波动，听力下降的程度随发作次数的增加每况愈下；耳鸣多出现在眩晕发作之前，眩晕发作时加剧，间歇期减轻但常不消失；眩晕发作期耳内或头部有耳胀满感。发病年龄为4～90岁，发病高峰为40～60岁，男女发病率为（1～1.3）：1。一般单耳发病，随着病程延长可出现双耳受累。

5. 良性阵发性位置性眩晕 良性阵发性位置性眩晕（benign paroxysmal positional vertigo，BPPV）女性多于男性，常发生于50～60岁妇女，为眩晕的常见病因，病因不很明确，可能是耳石病，即迷路退行性变引起椭圆囊斑变性，耳石脱落后进入并沉积于半规管中，可继发于轻度头颅外伤、镫骨手术、内耳气压性损伤后，耳石脱落后进入半规管；也可继发于一些耳部疾病，如中耳及乳

突感染、迷路炎后、梅尼埃病缓解期、前庭神经炎、突发性耳聋、外淋巴瘘等，可能为椭圆囊阻塞所致。症状的发生常与一些头位活动有关，如在床上头向一侧转动、从坐位躺下或从躺卧位至坐位、低头或抬头、头转动等。临床表现为当头部处于某种特殊位置时，通常是患耳处于最低点时发生眩晕，通常持续几秒钟，出现旋转性或水平旋转性眼震。重复位置诱发试验时，眼震反应及眩晕程度都减轻。具有眩晕为周围性、位置性、眼震易疲劳等特点。此病预后良好，不伴听力下降，无其他神经系统阳性体征。

6. 前庭神经炎　前庭神经炎病因不明，可能与病毒感染有关。起病前多有呼吸道或胃肠道感染史。起病突然，主要症状为严重的眩晕，伴恶心、呕吐。检查时可见持续的自发性水平眼震，快相向健侧，无其他神经系统阳性体征。冷热试验示双侧前庭功能异常，患侧前庭功能明显降低。通常发作2～3日后症状减轻，一般不复发。此病的突出特点是症状较重，阳性体征少，无耳蜗症状（即无听力下降或耳鸣）。前庭神经炎时MRI示第Ⅷ脑神经略粗，增强后有强化。

7. 药物性耳聋　氨基糖苷类抗生素如链霉素、卡那霉素、庆大霉素、新霉素等，可损害耳蜗和前庭的毛细胞，严重者耳蜗的支持细胞、血管纹、传出神经纤维和螺旋神经节细胞亦受损。听力下降可发生于连续用药期间，亦可出现于停药后，而且在停药后仍可继续恶化。耳聋多为双侧性，两耳对称，听力学检查均为耳蜗性聋。患者可出现头晕、恶心、走路不稳，多不伴眼震，前庭功能试验反应明显降低，甚至无反应。

第三节　听神经瘤的分期

如前所述，随着听神经瘤逐渐生长增大，各个阶段所表现的临床症状不同，因此而采取的治疗策略也不同。目前大部分作者均将局限于内听道内的肿瘤单独分期，对于进入桥小脑角的部分，则根据其在桥小脑角中的最大直径分期，并以毫米（mm）或厘米（cm）作为计算单位。根据文献报道，国内外有几种主要的听神经瘤的分期，现介绍如表6-1。一般来说，听神经瘤的大小决定了肿瘤的症状，治疗策略的选择也主要根据肿瘤大小，因此常用的听神经瘤分期方法多以肿瘤大小为依据，如神经外科常用的Koos分期、Samii分期；耳科常用的House分期等。各种分期方法的差别不大，主要差别在于以2 cm还是1.5 cm区分中型肿瘤。所谓肿瘤大小是指MRI上测量桥小脑角肿瘤的最大径，内听道部分肿瘤长度并不包括在测量中。以下以我们常用的分期方法介绍如下。

表6-1　听神经瘤分期

	Sterkers（2009）	House（2003）	Koos（1988）	Samii（1997）	吴皓（2004）
0（内听道内）	管内型	内听道型	Ⅰ期	T_1	Ⅰ
0～10 mm	小型	Ⅰ期（小型）	Ⅱ期	T_2	Ⅱ
11～15 mm		Grade 2（中型）		T_{3a}	

（续表）

	Sterkers（2009）	House（2003）	Koos（1988）	Samii（1997）	吴皓（2004）
16～20 mm	中型				Ⅲ
21～30 mm		Grade 3（中大型）	Ⅲ期	T_{3b}	
31～40 mm	大型	Grade 4（大型）	Ⅳ期	T_{4a}	Ⅳ
>40 mm	巨大型	Grade 5（巨大型）		T_{4b}	Ⅴ

国内吴皓等按照MRI增强薄层扫描水平位所显示的桥小脑角中肿瘤的最大直径为测量标准，基于影像学与临床症状的关联，将听神经瘤的临床分期分为Ⅰ～Ⅴ期（图6-1），此为影像学分期。

Ⅰ期为内听道型肿瘤，肿瘤局限于内听道内，仅有听神经受损表现，除耳鸣、听力减退、眩晕和眼球震颤外，无其他临床症状。图6-2A为MRI T_1WI Gd-DTPA增强影像水平位（以下同），示Ⅰ期肿瘤，完全位于左侧内听道内。

Ⅱ期为小型肿瘤，肿瘤直径为1～14 mm，肿瘤进入桥小脑角，但未接触脑干，主要也是听神经受损症状。图6-2B示Ⅱ期肿瘤，肿瘤进入桥小脑角，但未及脑干。

Ⅲ期为中型肿瘤，肿瘤直径为15～29 mm，Ⅲ期肿瘤开始接触脑干，但未产生明显的压迫症状，除上述症状以外，可出现邻近脑神经症状，如三叉神经和面神经症状，可有后组脑神经症状，小脑受损症状较明显，并有不同程度的颅内压增高。内听道扩大并有骨质吸收。图6-2C示Ⅲ期肿瘤，接触脑干，但未明显压迫。

Ⅳ期为大型肿瘤，肿瘤直径为30～40 mm，可明显压迫脑干和小脑，产生行走不稳和头痛等。阻塞性脑积水表现严重，有时还可出现对侧脑神经受损症状。图6-2D为MRI T_1WI Gd-DTPA影像水平位（以下同），示Ⅳ期肿瘤，明显压迫脑干和小脑。

Ⅴ期为巨大型肿瘤，肿瘤直径>40 mm，肿瘤

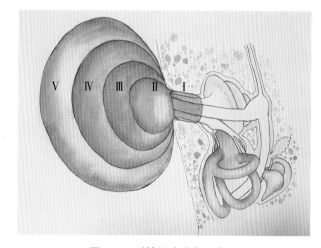

图6-1　听神经瘤分期示意图

使脑干明显移位，脑干受损明显。可能出现言语障碍和吞咽困难，有的甚至出现意识障碍，如淡漠、嗜睡、痴呆，甚至昏迷，并可有角弓反张样僵直发作，有脑疝的危险。图6-2E示Ⅴ期肿瘤，脑干明显移位。

美国Jackler认为肿瘤大小并不能完全符合临床表现，因此提出根据肿瘤的生长位置、大小和临床症状将听神经瘤分为四期，即内听道期、桥小脑角池期、脑干压迫期、脑积水期（表6-2）。

意大利Sanna也是根据MRI桥小脑角中肿瘤的最大直径作为分期的标准。另外，针对囊性听神经瘤这一特殊类型，他提出了一个关于囊性听神经瘤的分期方法（表6-3）。囊性听神经瘤分期可能对决定肿瘤全切或部分切除有意义。

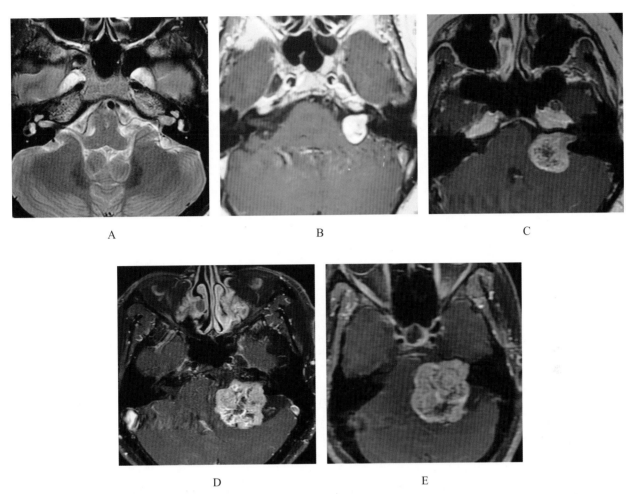

图6-2 听神经瘤分期。A. Ⅰ期肿瘤,完全位于左侧内听道内;B. Ⅱ期肿瘤,肿瘤进入桥小脑角,但未及脑干;C. Ⅲ期肿瘤,接触脑干,但未明显压迫;D. Ⅳ期肿瘤,明显压迫脑干和小脑;E. Ⅴ期肿瘤,脑干明显移位

表6-2 Jackler的听神经瘤分期

肿瘤分期	临床症状
内听道期	听力下降
	耳鸣
	眩晕
桥小脑角期	听力下降加剧
	眩晕消失
	平衡失调加剧
脑干压迫期	面部和角膜感觉减退(三叉神经)
	偶尔枕部头痛
	开始共济失调

（续表）

肿瘤分期	临床症状
脑积水期	三叉神经症状加剧
	步态不稳
	经常头痛
	由于颅内压增高视力下降
	后组脑神经症状（声嘶、吞咽困难、误吸、肩和舌无力）
	长传导束症状
	因小脑扁桃体疝死亡

表6-3　Sanna的囊性听神经瘤分期

类　型	囊的位置/囊壁厚度	亚　型	定　义
A	中央型/壁厚	1	多囊型（多个小囊/壁厚）
		2	多囊型（中等大小的囊/壁厚）
		3	单个囊（单个大囊/壁厚或薄）
B	周边型/壁薄	1	在内听道前方
		2	与内听道长轴一致
		3	在内听道后方
		4	混合型

（吴　皓　黄　琦）

参 考 文 献

［1］Arienta C, Caroli M, Crotti FM. Subarachnoid Haemorrhage due to acoustic neuroma［J］. Neurosurg, 1988, 31(5): 162−165.

［2］Cushing H. Tumors of the nervus acusticus and the syndrome of the cerebellopontine angle［M］. Philadelphia: Saunders, 1917.

［3］Edwards C H, Patterson J H. A review of the symptoms and signs of acoustic neurofibromata［J］. Brain, 1951, 74: 144−190.

［4］Fahy C, Nipkolopoulos T P, O'Donoghue G M. Acoustic neuroma surgery and tinnitus［J］. Eur Arch Otorhinolaryngol, 2002, 259: 299−301.

［5］Forton G E, Cremers C W, Offeciers EE. Acoustic neuroma ingrowth in the cochlear nerve: does it influence the clinical presentation?［J］. Ann Otol Rhinol Laryngol, 2004, 113: 582−586.

［6］Hitzelberger W E. External auditory canal hypesthesia ［J］. Ann Surg, 1966, 32: 741−743.

［7］Berg H M, Cohen N L, Hammerschlag P E, et al. Acoustic neuroma presenting as sudden hearing loss with recovery［J］. Otolaryngol Head Neck Surg, 1986, 94: 15−22.

［8］ Hoffman R A, Brookler K H, Reich E J. Trigeminal neuralgia symptomatic of acoustic neuroma［J］. NY State Med J, 1979, 79: 1436−1438.

［9］ Johnson E W. Auditory test results in 500 cases of acoustic neuroma［J］. Arch Otolaryngol, 1977, 103: 152−158.

［10］ Mackle T, Rawluk D, Walsh R M. Atypical clinical presentations of vestibular schwannomas［J］. Otol Neurotol, 2007, 28: 526−528.

［11］ Magdziarz D D, Wiet R J, Dinces E A, Adamiec L C. Normal audiologic presentations in patients with acoustic neuroma: an evaluation using strict audiologic parameters［J］. Otolaryngol Head Neck Surg, 2000, 122: 157−162.

［12］ Massick D D, Welling D B, Dodson E E, et al. Tumor growth and audiometric change in vestibular schwannomas managed conservatively［J］. Laryngoscope, 2000, 110: 1843−1849.

［13］ Mathew G D, Facer G W, Suh K W, et al. Symptom, findings, and methods of diagnosis in patients with acoustic neuroma［J］. Laryngoscope, 1978, 88: 1893−1903.

［14］ Matthies C, Samii M. Management of 1000 vestibular schwannomas (acoustic neuromas): clinical presentation［J］. Neurosurgery, 1997, 40: 1−9.

［15］ Pitts L H, Jackler R K. Treatment of acoustic neuromas［J］. N Engl J Med, 1998, 339(20): 1471−1473.

［16］ Selenick S H, Jackler R K, Pitts L W. The changing clinical presentation of acoustic tumors in the MRI era［J］. Laryngoscope, 1993, 103: 431−436.

［17］ Selenick S H, Jackler R K. Atypical hearing loss in acoustic tumors patients［J］. Laryngoscope, 1993, 103: 437−441.

［18］ Matthies C, Samii M. Management of 1000 vestibular schwannomas (acoustic neuromas): clinical presentation［J］. Neurosurgery, 1997, 40: 1−9.

［19］ Selenick S H, Jackler R K. Atypical hearing loss in acoustic tumors patients［J］. Laryngoscope, 1993, 103: 437−441.

［20］ Selenick S H, Jackler R K. Clinical manifestations and audiologic diagnosis of acoustic neuromas［J］. Otolaryngol Clin North Am, 1992, 25: 521−551.

［21］ Sterkers J M, Perre J, Viala P, et al. The origin of acoustic neuromas［J］. Acta Otolaryngol, 1987, 103: 427−431.

［22］ Thedinger B S, Whittaker C K, Luetje C M. Recurrent acoustic tumor after a suboccipital removal［J］. Neurosurgery, 1991, 29: 681−687.

［23］ Van Meter W S, Younge B R, Harner S G. Ophthalmic manifestations of acoustic neuroma［J］. Ophthalmology, 1983, 90: 917−922.

［24］ Walsh R M, Bath A P, Bance M L, et al. Consequences to hearing during the conservative management of vestibular schwannomas［J］. Laryngoscope, 2000, 110: 250−255.

［25］ 吴皓,曹荣萍,陈向平,等.听神经瘤分期及治疗效果分析［J］.中国咽喉头颈外科,2004,11: 139−141.

第七章

听神经瘤的评估及治疗策略

影像学等诊断技术的迅速发展及其带来的高效和早期诊断，使医师越来越重视听神经瘤的诊疗，进而使治疗手段多元化，出现了显微外科手术、影像学随访观察、放疗等方法。各种治疗方法分别适用于不同阶段的肿瘤和患者要求，它们之间的序贯应用和选择形成听神经瘤的治疗策略。研究发现，听神经瘤的自然病程有其特殊性，其生长曲线呈S形而非线性，部分肿瘤在一段时间内静止甚至缩小，所以对于这部分患者可"观察与等待"，而不必急于手术。根据观察，听神经瘤的生长方式有5种：进行性增大、稳定增大、顿挫生长、静止及缩小。鉴于增大为听神经瘤的主要生长方

式，静止和缩小仅占小部分，故积极的外科手术干预仍是听神经瘤的首选治疗方案。

听神经瘤的治疗目标，即在有效控制肿瘤的前提下，尽量减少因肿瘤增大或相关治疗引起的相关神经症状，保留、听神经功能。根据肿瘤直径、患者的年龄、症状和患者意愿，治疗策略可采取影像学随访、显微手术切除、放疗，并倾向于个体化。有学者分析近10年来听神经瘤治疗策略上的变化，认为影像学随访和放疗比率均略有提高，分别从10.5%和0升高至28.0%和4.0%，而显微手术切除比率尽管略有下降，仍为主要治疗方法，占68.0%。

第一节 | 听神经瘤的治疗前评估

听神经瘤治疗前必须进行评估，以便决定如何治疗，即所谓的decision making。原因是多方面的：① 随着现代影像学技术的发展，对听神经瘤认识的进步，我们所诊断的听神经瘤呈现越来越小的趋势。是不是一旦发现，均应手术？② 患者年龄、肿瘤大小、生长速度、临床症状演变过程、预后、术前双侧面神经与听神经功能及前庭功能、

是否伴有并发症和中枢神经症状、患者的特殊情况、患者意愿和要求等因素，在术前均应被考虑。③ 现代听神经的治疗已经呈现多元化、个性化的特点，应根据患者的情况制订不同的治疗方案。

对听神经瘤的治疗前评估应该回答以下几个问题。

（1）是否有手术指征？

（2）何时手术？

（3）采用何种径路？

（4）术后面神经功能如何？

（5）术后听力如何？

（6）术后并发症可能性和怎样预防？

（7）是否随访观察？

（8）是否放射外科治疗？

有许多因素影响decision making，有患者方面的因素和医师方面的因素。患者因素包括：肿瘤大小；年龄；术前听力（包括患侧和对侧）；术前患者一般状况；患者的预期。医师因素包括医师的个人经验和偏好。如果医师熟悉所有的手术径路和治疗方法，那么他就可以为患者选择最佳治疗方法。手术医师应根据每个病例的情况制订治疗计划，而不是让患者去适应某一单一的技术。应该强调的是，有关情况和治疗选择应该向患者解释，最后的决定应该综合考虑医师的判断和患者的选择。

一、面神经功能、听力的评估

（一）面神经功能的分级测评系统

目前有许多面神经功能的分级测评系统用于评价面神经功能的状态、面瘫的自然病程、不同程度的恢复、治疗后的变化，如House-Brackmann分级系统（House-Brackmann grading scale, HBGS）、Fisch的面部对称性细节评价系统（detailed evaluation of facial symmetry, DEFS）、Nottingham系统（Nottingham system, NS）、Toronto面神经分级系统（Toronto facial nerve grading system, TFGS）。这些分级测评系统同样可以用于听神经瘤术前、术后的面神经功能的评价。其中，House-Brackmann分级系统（表7-1）被美国耳鼻咽喉头颈外科学会面神经疾病委员会作为面神经恢复的标准分级系统，也是目前被广泛接受和应用的分级系统。

表7-1 House-Brackmann面神经功能分级测评系统

损伤程度	级别	定义
正常	I	各区面部功能正常
轻度功能异常	II	总体：仔细检查才可看到的轻度面肌无力，可能有非常轻度的联动
		静态：双侧基本对称
		运动
		抬眉：中等度至正常功能
		闭眼：轻微用力即可完全闭合
		口角：轻度不对称
中度功能异常	III	总体：明显面瘫但不影响两侧对称，可见到不严重的联动、挛缩和（或）半面痉挛
		静态：双侧基本对称
		运动
		抬眉：有轻度至中度的运动
		闭眼：需要用力才能完全闭合
		口角：用力后患侧轻度无力

（续表）

损伤程度	级 别	定 义
中重度功能异常	Ⅳ	总体：明显的面肌无力和（或）不对称的面部变形（严重联动）
		静态：两侧基本对称
		运动
		抬眉：不能抬眉
		闭眼：眼睑闭合不全
		口角：用力仍患侧无力，两侧明显不对称
重度功能异常	Ⅴ	总体：仅存轻度的眼和口角运动
		静态：明显不对称
		运动
		抬眉：不能抬眉
		闭眼：眼睑闭合不全
		口角：仅存轻度的口角运动
完全麻痹	Ⅵ	患侧面肌无运动

一般将面神经功能Ⅰ和Ⅱ级（H-B分级）定义为面神经功能良好（excellent），Ⅲ级和Ⅳ级为面神经功能一般（intermediate），Ⅴ级和Ⅵ级为面神经功能差。

听神经瘤患者术前面神经症状罕见，如有面瘫，应常规应用H-B面神经分级法对面神经功能做评估。有时面神经在损伤50%的情况下并不显示出临床症状，可以做面肌电图明确面神经损伤程度。Wedekind（2000年）则认为面肌电图所示潜伏期延长与肿瘤压迫脑桥有关，所以面肌电图可反映肿瘤对周围组织压迫的关系。有些学者认为术前面肌电图所示结果与临床观察结果接近，且对于术后面神经功能的保留没有实际意义，所以不建议使用面肌电图做术前评估。

（二）听力分级测评系统

听力评估非常重要，是听神经瘤治疗策略、手术径路的选择及听力保留与否的依据。听力分级测评系统有美国AAO-HNS听力分级测评系统（图7-1）、Gardner-Robertson系统及Sanna分级系统。AAO-HNS听力分级测评系统目前被广泛接受和应用。

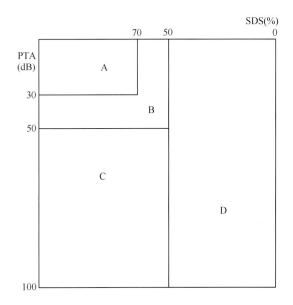

图7-1　AAO-HNS听力分级测评系统（1995）。PTA，纯音听力平均值；SDS，言语识别率

听力A级为正常听力,A、B级为实用听力(serviceable hearing,PTA < 50 dB,SDS > 50%),A、B、C级为有用听力(useful hearing)。术后听力与术前处于同一水平,如术前分级为A级,术后为B级或C级,同属有用听力,称为听力保留(Kim,2006)。也有极少数病例术后的听力分级较术前有提高,在Yang等报道的110例经乙状窦后径路切除的听神经瘤病例中,有1例从C级提高到B级。

二、影像学评估

听神经瘤的影像学检查主要指MRI和颞骨CT。影像学检查需要与症状相结合,明确诊断并确立治疗方案。MRI上主要观察肿瘤大小、位置和囊性变与否。

肿瘤大小决定治疗方案。一般大肿瘤需要手术或放射外科治疗,小肿瘤可以观察随访。小肿瘤的定义多为桥小脑角肿瘤直径不超过1.5 cm,也有定义为2 cm或1 cm的。肿瘤大于2 cm听力保留多难以实现,耳神经外科医师多采用迷路径路切除。小肿瘤的治疗方案需结合术前听力和肿瘤位置以及患者年龄等因素综合考虑。如需进行试图保留听力手术,肿瘤未累及内听道外1/3可以采用乙状窦后径路(图7-2),肿瘤累及内听道底且桥小脑角扩展不超过1 cm可以采用颅中窝径路(图7-3)。

晚近听神经瘤检查MRI的进展在于DTI序列术前评估面神经走行,DTI的原理在于液态水在桥小脑角是无序分布的,而在神经内是有极性的单向流动。DTI成像技术将无序的水抵消,显影的就是有极性的神经水化显影。

与实性听神经瘤相比,囊性听神经瘤与脑干发生粘连的比例明显增高,面神经受压症状也更严重。囊性听神经瘤由于肿瘤发生出血或其他原因导致肿瘤内囊迅速扩张,引起临床症状在短时间内迅速恶化。囊性听神经瘤伽马刀治疗后肿瘤内栓塞,使得肿瘤内压力增加,局部血流动力学改变,使脆弱、允血的血管发生自发性破裂;放射治疗引起的静脉闭塞使得血液流出阻力增加也会促进出血,所以囊性听神经瘤不适宜放射治疗。对于发生囊性变和肿瘤内出血的听神经瘤患者也不适宜等待和观察的治疗策略,应当及时进行手术治疗,以免发生更严重的并发症。

CT检查对于肿瘤诊断的意义并不大,颞骨CT

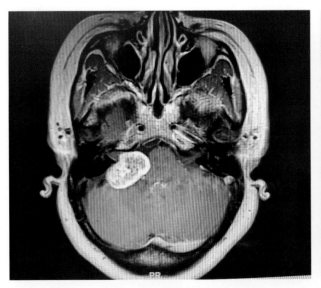

图7-2　MRI T₁WI Gd-DTPA增强影像:肿瘤未累及内听道外1/3

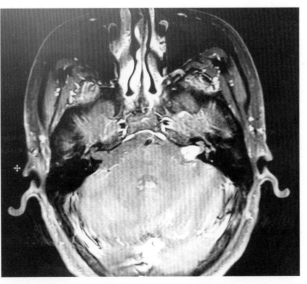

图7-3　MRI T₁WI Gd-DTPA增强影像:小肿瘤主要位于内听道

的目的在于评估手术径路的安全性。CT可以良好显示颈静脉球和乙状窦的位置，优势乙状窦可以结合CT和MRI确定。乙状窦前置使迷路径路的空间变得狭小，需要更多地磨除乙状窦后方和后下方的骨质，必要时还需要切除骨性外耳道以增加显露。罕见情况下，乙状窦与横窦的交汇处非常偏前，这时应放弃迷路径路，改用乙状窦后径路。颈静脉球位置高低变动很大，高位者可以达到或进入内听道下壁，在迷路径路时需判断颈静脉球的位置，术中处理颈静脉球以获得肿瘤下部的良好显露。颞骨气化情况也是术前CT检查的要点，颞骨气化不良往往意味着乙状窦前置，手术视野狭小，颞骨过度气化更需仔细评估，术中消灭所有气房以免术后脑脊液漏的发生。内听道扩大是听神经瘤常见的CT表现，很多时候是唯一的CT表现，往往内听道口呈喇叭口样扩大，但在某些病例，内听道呈不规则扩大，尤其是向岩尖或颈内动脉破坏（图7-4），这时需评估是否术中需要磨除耳蜗，即耳囊径路。对于术中同时行人工耳蜗植入

的病例，需要评估耳蜗结构尤其是蜗孔是否被肿瘤累及。对于术中同时行骨桥或BAHA的病例，需要三维重建，术前评估颅骨厚度以决定植入部位（图7-5）。

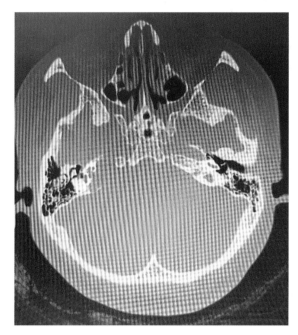

图7-4　CT影像。内听道及岩尖骨质不规则破坏

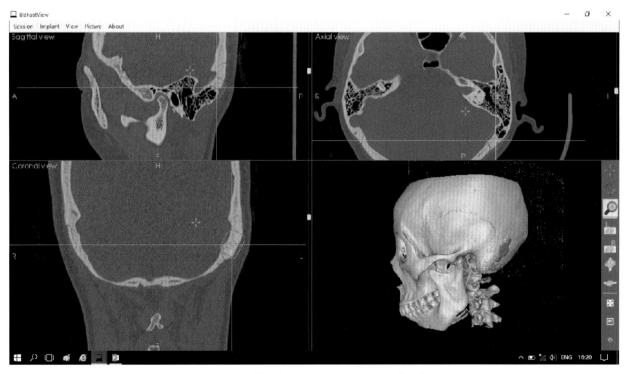

图7-5　骨桥患者术前植入物位置影像学评估

第二节 | 听神经瘤的治疗策略

听神经瘤是一种病理状态，理论上完整切除肿瘤并保留面、听神经功能是最佳的治疗选择，因此手术切除适合于绝大多数听神经瘤病例，但现实中即使最有经验的听神经瘤手术医师也做不到这一点。随着影像学技术的革新，越来越多的中小型听神经瘤被诊断，同时放射外科治疗的广泛应用，听神经瘤的治疗手段呈多样化，给患者带来更多更好的选择，也带来了听神经瘤治疗策略的问题。神经外科、耳科和放射外科在治疗策略和手术径路上都有不同的见解和倾向。近年来，随着诊断技术的不断发展，听神经瘤早期检出率大幅提高。听神经瘤治疗目标已从降低死亡率、致残率逐渐向神经功能保留、提高生活质量等方向发展。治疗方法不再局限于单纯手术切除，而是综合显微外科手术、立体定向放射外科、随访观察等多种手段，处理策略也倾向于个体化和多学科协作。个体化治疗方案的选择需要基于肿瘤特点以及患者自身的条件，经由神经外科、耳科、整形外科、电生理、立体定向放射外科、影像科等多学科协作，得出最佳诊疗方案，并根据不同治疗阶段，由不同学科分别施以治疗措施。同时，还应充分利用各种基于电生理和影像的检测技术，提高听神经瘤的诊断准确性、重要解剖结构的可辨识性、神经功能的准确评估，从而实现个体化治疗方式的制订。国内先后在2014年和2016年提出听神经瘤诊断治疗建议和听神经瘤多学科协作诊疗专家共识，并在2016年上海举办的第七届世界听神经瘤大会上提出了听神经瘤诊治国际共识（见附录）。

治疗策略的解读如下。

一、Ⅰ～Ⅱ期肿瘤建议随访

由于听神经瘤属于良性肿瘤，且生长缓慢，大宗临床资料观察发现并不是所有肿瘤都会生长。进一步肿瘤分子生物学研究发现散发性听神经瘤中存在NF2基因的不同突变类型，在某些肿瘤中仍然存在着有功能的肿瘤生长抑制蛋白merlin，这就意味着肿瘤可能长期稳定，为随访观察提供了理论和临床依据。初次就诊的小肿瘤应在诊断后6个月行MRI增强扫描，观察肿瘤是否增大，随后每年进行一次MRI检查。如随访过程中出现肿瘤生长且患者存在实用听力，可以考虑采取立体定向放疗或者保留听力的手术治疗，如患者已无实用听力，首选手术治疗，但对于70岁以上、全身条件差无法耐受手术的患者，首选立体定向放射外科治疗。

对于小肿瘤尤其是初诊的小肿瘤的随访观察在国际上已达成共识，但仍有不少有争议的情况需进一步讨论。

需要随访观察的小肿瘤，在定义上就有争议，本书采用的是吴皓分期Ⅰ～Ⅱ期，即肿瘤小于1.5 cm，是国际上较为公认的标准；也有相当多的医师建议以2 cm为界判定随访或干预；北欧如丹麦、挪威学界的主流观点认为年龄在40岁以上，无脑干小脑压迫症状的患者初诊都应随访。直到目前为止，国际上尚无公认的小肿瘤标准。并非所有听神经瘤均为活动期肿瘤，有些肿瘤长期保持稳定甚至萎缩。因此，如果听神经瘤瘤体小，可对有手术禁忌证的患者和主观不愿手术的患者采用随访观察，等待其出现听力学、神经等相关并发症或影像学瘤体增大，再早期选择手术或放射治疗。

眩晕在小肿瘤中是常见的症状，而在大肿瘤中往往已代偿，顽固性眩晕是否需要手术干预目前仍无定论，有学者认为6个月以上严重影响生活质量的病例应采用手术治疗，术中切断前庭神经。

临床实践中，眩晕往往迅速代偿，多数病例甚至并无眩晕病史，因此小听神经瘤伴发眩晕必须随访至少6个月。晚近有报道对顽固性眩晕的病例采用肿瘤随访同时鼓室内注射庆大霉素取得良好的眩晕控制效果，但病例仅有4例，不能证明是庆大霉素的作用还是患者本身代偿。

年龄因素是治疗策略中需要重点考虑的因素。一般原则下，对于年轻病例，手术治疗选择较为积极；对于老年病例，可适当放宽随访或放射外科治疗指征。听神经瘤好发年龄是40～60岁，青年人肿瘤往往较大，生长迅速。研究表明青年人的肿瘤merlin蛋白往往完全失活。

如果在患者的唯一听力耳发现有听神经瘤，策略是等待和观察（wait and scan）。每半年随访1次，随访内容包括钆增强磁共振、纯音听力、言语识别率、听觉脑干反应。如果听力开始下降，或肿瘤生长速度快，或两者均有，如果有可能选择听力保留手术，但要告知患者听力保留并不一定能成功。对患者来说，如果术后出现耳聋，学习其他的交流方法（如读唇）是有帮助的，将会促进康复。

如果有可能（经济条件许可、对侧耳有耳蜗植入的适应证），我们会建议在对侧耳植入人工耳蜗，在听神经瘤手术之前或之后均可。神经纤维瘤2型（神经纤维瘤病2型）患者的情况类似，将在第十三章另述。

对有慢性消耗性疾病、麻醉高风险、康复差可能性大的听神经瘤患者，这些疾病增加了长时间全身麻醉的风险，建议用放射治疗，或者每隔6个月MRI密切随访观察。

在选择随访观察时，应该向患者详细解释选择的原因、听神经瘤自然生长的风险以及可能由此带来的治疗策略上的改变。

随访方法有症状随访、听力随访和影像学随访。随访过程中，要求患者每6个月复诊1次，询问症状有无变化，以及有无新的症状出现。检查听力（纯音听阈PTA和言语识别率SDS），以及全身状况、前庭功能、神经系统功能等。每12～18个月行桥小脑角MRI检查，了解肿瘤的生长速度。

二、Ⅲ期以上肿瘤手术

手术切除适合于大多数听神经瘤病例，尤其是Ⅲ期以上的肿瘤，除非有手术禁忌证或患者拒绝手术。小肿瘤随访增大也是手术指征，小肿瘤随访中听力下降而肿瘤不增大的治疗，目前仍有争议，应根据肿瘤部位具体分析。依据肿瘤的大小、生长速率、患者选择，以及一些特殊情况，放射外科治疗也是一种治疗选择。详见第十二章。放射外科治疗避免了开颅手术，且肿瘤控制率大于80%，但放射外科治疗是控制肿瘤而不能切除，术后需要终身随访，15%～20%的肿瘤在放疗后会继续生长，这时肿瘤与脑干、脑神经紧密粘连，蛛网膜平面也会被放疗破坏。听神经瘤被放疗后会变得纤维化、质硬，血管更多，造成手术困难，对面神经、其他脑神经、脑干损伤严重。另外，虽然可能性较小，放疗后有可能造成肿瘤恶变，必须告诉患者放疗的优劣。

第三节 | 听神经瘤的手术策略

一、听神经瘤手术径路的选择

目前，迷路径路、乙状窦后径路、颅中窝径路是听神经瘤手术的三种基本径路，可以满足大多数情况下的肿瘤切除。在一些特殊情况下，可以用耳囊径路和耳蜗径路。手术径路选择的主要依据是肿瘤的大小（亦即肿瘤的分期）和术前听力水平。AAO-HNS听力分级A级和B级定义为听力好，C级和D级定义为听力差。

（一）迷路径路或扩大迷路径路

根据我们的经验，迷路径路手术距离短，磨除内听道骨质等操作全在硬脑膜外进行，对脑组织几乎没有刺激，面神经保留率高，术后头痛和脑脊液漏发生率低，术后神经系统并发症最少，可用于摘除任何大小的听神经瘤。因此，如果不考虑保留听力，应选择迷路径路。适应证如下。

（1）内听道外肿瘤＞1.5 cm，不保留听力。但唯一听力耳和一些神经纤维瘤病2型患者例外。

（2）内听道外肿瘤≤1.5 cm，但听力差，听力保留无意义。肿瘤延伸到内听道底。

（3）乙状窦后径路术后听神经瘤复发。

如果术前听力明显下降（C、D级），意味着耳蜗神经已经被肿瘤侵犯，所以即使是小肿瘤，听力保留的可能性也非常小。另外，术前已经比较差的听力被保留下来并不算是一种成功，因为如此低的听力水平和差的言语分辨率对患者来说没有实用意义。因此，术前应权衡利弊，并与患者充分讨论。迷路径路的另一优势是内听道底的肿瘤不会残留。对于内听道外＞3.0 cm的肿瘤，采用扩大迷路径路，最大限度地暴露桥小脑角，以便肿瘤摘除。除此之外，复发的听神经瘤也常采用扩大迷路径路。

（二）听力保留手术径路

听神经瘤术后的听力保留主要有三重含义：术中保留蜗神经的完整性；术后纯音测听显示存在可测听力；术后听力水平具有社会实用性，也称具有实用听力。

确切地说，保留实用听力的手术才能称为听力保留的手术。

听力保留手术的指征：① 肿瘤≤1.5 cm。② 术前听力好（AAO-HNS听力分级A级和B

级），术前ABR波形分化可辨。

另外，术前患者已放疗，或者肿瘤囊性变，听力保留率低。

1. 乙状窦后径路　乙状窦后径路适用于各种大小以及生长方向的听神经瘤，解剖标志明确，出血少，能充分暴露桥小脑角区，能在脑干侧和内听道口识别面听神经，术中可直接监测蜗神经动作电位。

乙状窦后径路的适应证：任意大小肿瘤；或内听道外肿瘤≤1.5 cm，肿瘤未及内听道底，术前听力为A级和B级。

2. 颅中窝径路　颅中窝径路的优点是从正上方暴露内听道中间部分，减少内耳的损伤，避免对脑干的挤压。缺点是手术野小，解剖标志不易识别，定位内听道相比乙状窦后径路困难，所以术中损伤面神经的概率相对较高。由于术中需轻抬颞叶，易造成脑组织水肿，术后有发生癫痫、失语、肢体偏瘫的可能。

颅中窝径路的适应证：桥小脑角肿瘤＜0.5 cm，术前听力为A级和B级，年龄＜60岁。

（三）其他径路

肿瘤侵犯颞骨或耳蜗，可采用耳囊径路。较大的复发性肿瘤，术前面瘫时间长，可用耳蜗径路。

二、听神经瘤近全切除和次全切除

听神经瘤手术的肿瘤切除范围可分为全切除（total removal）、近全切除（near total removal）、次全切除（subtotal removal）和部分切除（partial removal）。

（一）听神经瘤近全切除和次全切除的定义

不同作者对听神经瘤近全切除（near total removal）和次全切除（subtotal removal）的定义不一，国际上并没有统一共识。有学者认为，肿瘤切除后的残余肿瘤组织≤5%为近全切除，＞5%为次全切除。Bloch 等将近全切除定义为残余肿瘤组织 ≤ 25 mm² 或者 ≤ 2 mm 层厚，而次全切除时的肿瘤残余组织 > 25 mm² 或者 > 2 mm 层厚。对近全切除和次全切除定义的一个重要局限在于：与原发肿瘤总体体积相比，残留肿瘤的百分比只是一个相对指数。例如，桥小脑角中直径分别为 2 cm 和 4 cm 的原发肿瘤，切除后同样残留 5% 的肿瘤组织，前者残留体积远远较后者要小。因而，用肿瘤的绝对残余量来定义听神经瘤近全切除和次全切除可能是一种值得提倡的方法，但国际上并没有统一的标准。

根据 2014 年发表于《中华耳鼻咽喉头颈外科杂志》的"听神经瘤诊断和治疗建议"，全切除者无残留肿瘤；近全切除者仅限于为保留面、听神经完整性，在神经表面残留小片肿瘤（≤ 2%）；次全切除者为保留面、听神经和脑干完整性，在这些结构表面残留小块肿瘤（≤ 5%）；部分切除者，其残留肿瘤比例 > 5%。

根据 2016 年发表于《中华医学杂志》的"听神经瘤多学科协作诊疗中国专家共识"，全切除是指术中肿瘤全切除，影像学无肿瘤残余；近全切除仅限于为保留面、听神经完整性，在神经表面残留小片肿瘤，影像学无肿瘤残余；次全切除者仅限于为保留面、听神经、脑干等结构的完整性，在这些结构表面残留块状肿瘤；部分切除者，其残留肿瘤较大。

残留肿瘤大小用互相垂直的直径表示（如 5 mm × 4 mm），同时注明残留肿瘤位置，如内听道内残留、桥小脑角内沿神经残留、脑干表面或小脑表面残留等。

（二）听神经瘤近全切除和次全切除与面神经功能

听神经瘤的近全切除和次全切除方案与面神经功能的保护密切相关，通常应用于大听神经瘤的手术方案中，特别是肿瘤在桥小脑角中的直径 > 3 cm。听神经瘤越大，面神经与肿瘤的关系越复杂，面神经与肿瘤粘连越严重，同时肿瘤对面神经的推挤、拉长、压扁，面神经常表现为单束或多束纤维状，随着肿瘤进一步生长，面神经可能位于肿瘤的表面，也可能被肿瘤浸润，面神经在桥小脑角中的形态及位置发生了明显变化，这都增加了术中面神经确认和分离的难度，从而增加了损伤面神经的风险。值得指出的是，随着显微神经外科技术的发展和神经电生理监测技术的广泛应用，外科医师在术中寻找面神经方面有了极大的提高，增加了面神经解剖的保留率。Sammi 是公认的听神经瘤手术经验丰富的神经外科医师，其报道的听神经瘤全切除率为 98%，术中面神经解剖保留率为 98.5%，术后面神经功能良好率为 81%，术后面神经功能良好率比术中面神经解剖保留率要低得多，这意味着即使面神经解剖保留，也有很大可能面临长期的面瘫。众多研究结果显示，导致面神经功能损害的往往是与面神经粘连紧密的最后少量肿瘤，对这部分肿瘤，即使能够辨认出面神经，但由于其与面神经粘连紧密，切除时的机械性损伤和面神经血供的破坏，导致术后面神经功能障碍。因而，听神经瘤近全切除和次全切除多仅限于为保留面神经完整性，在神经表面残留小片肿瘤（图 7-6）。

多项大规模研究报道显示，肿瘤越大，术中越易损伤面神经，大听神经瘤（> 3 cm）全切除术后 1 年面神经功能良好（H-B 分级 Ⅰ / Ⅱ 级）的概率仅为 27% ～ 58%。Bloch 等通过多因素回归分析了听神经瘤患者的肿瘤大小、年龄、手术径路等与术后面神经功能的关系，结果显示，仅肿瘤大小与术后面神经的功能密切相关。

近全切除和次全切除策略在听神经瘤手术中的应用近年来是研究的热点。Seol 等报道 116 例大型听神经瘤患者，手术全切除率为 22%，近全切除率为 28%，次全切除率为 50%，术后面神经功能良好率近全切除、次全切除组明显优于全

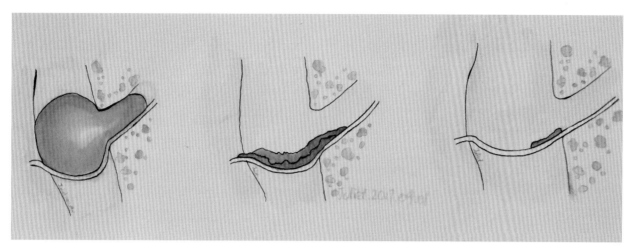

图7-6　听神经瘤切除范围。中图为次全切除，右图为近全切除

切除组。虽然该组报道全切除率低，但通过残留少量肿瘤增加面神经功能保留的做法得到了部分医师的认可。

对于大听神经瘤患者，非全切除提高了术后面神经功能。在大听神经瘤中，为避免术中损伤面神经，提高术后面神经功能，部分医师采取术中肿瘤次全切除，术后行立体定向放射治疗。目前，多项回顾性研究报道了此策略在大听神经瘤（桥小脑角肿瘤直径＞3 cm）患者中的应用，并评估了术后面神经的功能情况，在141例平均随访时间为32～68.8个月的患者中，85.7%～95%的患者术后获得了H-B分级Ⅰ/Ⅱ级的面神经功能，与类似大小肿瘤全切除后的同期数据相比较，次全切除相当大地改善了面部神经功能的结果，且放疗对残余肿瘤的远期控制率约在90%。

对于放疗后肿瘤再次生长的听神经瘤患者中，肿瘤非全切除对于保护面神经是一个值得考虑的方案。Friedman等报道了73例放疗失败后行肿瘤切除的听神经瘤患者，全切除患者术后1年面神经功能良好（H-B分级为Ⅰ/Ⅱ级）的概率为50%，非全切除患者良好神经功能的概率高达85.7%，两者具有显著的统计学差异，同时对全切除组和非全切除组分别进行平均7.3年和5.7年的随访，结果显示两个治疗方案组中均无患者需要进一步治疗。

术中神经电生理监测在听神经瘤手术中已得到广泛的应用，为外科医师在术中寻找面神经提供了极大的帮助，增加了面神经解剖的保留率，同时为手术方案提供了一定的参考。Haque等报道了通过面神经监测决定是否肿瘤全切除和次全切除的方案：当面神经刺激阈值超过0.3 mA或在神经基线刺激量的基础上至少需要增加0.1 mA时，选择肿瘤次全切除；若神经监测保持稳定时，选择肿瘤全切除，通过这种方案，在151例患者中，36%为全切除，64%为次全切除，整个患者中的术后面神经功能良好（H-B分级为Ⅰ/Ⅱ级）的概率高达97%。另外，Amano等报道，在肿瘤切除的过程，将电极放在面神经出脑干处行连续面神经刺激监测对于预测术后面神经的功能有一定的帮助，当面神经刺激振幅降低50%时，面神经术后功能相对较差，术中该参数的应用可提醒术者面神经损伤的发生，并修改肿瘤的切除方案。

（三）听神经瘤近全切除和次全切除后的肿瘤复发情况

听神经瘤的切除程度与肿瘤的复发发生率密切相关，各家报道不一。Seol等报道，听神经瘤完全切除、近全切除及次全切除后的肿瘤复发率分别为 3.8%、9.4% 及 27.6%，通过统计学分析，肿瘤全切除与近全切除的肿瘤复发率没有显著差别，这两者与次全切除后肿瘤的复发率有显著的统计学差异，后者复发率明显升高。Bloch 等通过对 52 例近全切除和次全切除的听神经瘤患者进行了平均 5 年的随访研究，结果发现近全切除后的肿瘤复发率为 3%（1/33），次全切除后的肿瘤复发率为 32%（6/19），并对两者的随访时间和肿瘤大小进行统计学上的矫正，结果显示次全切除后的肿瘤复发率是近全切除的 12 倍，两者有显著的统计学差异。EI-Kashlan 等对 39 例非全切除听神经瘤患者进行了长达平均 6.2 年（3.5～10.2 年）长期随访研究，结果发现 43.6% 的患者残留肿瘤再生长。Fukuda 等对 41 例全切除、25 例次全切除（肿瘤切除部分达 90%～99%）及 8 例部分切除（肿瘤切除部分 < 90%）的听神经瘤患者进行至少 5 年的术后随访研究，结果显示肿瘤的再生长发生率分别为 2.4%、52% 及 62.5%，全切除与非全切除（次全切除与部分切除）之间的肿瘤再生长率有明显的差别，后者的肿瘤再生长率明显升高。同时，该作者对多个因素与非全切除后的肿瘤再生长率之间的关系进行了分析，结果提示：初次手术后面神经表面残留肿瘤的厚度及 MIB-1 指数（细胞增殖的一个标志物）与肿瘤再生长呈正相关，即术后面神经表面残留的肿瘤越厚及 MIB-1 指数越高，残留肿瘤再生长的发生可能性越大，另外也证实肿瘤再生长率与患者的年龄、性别、原发肿瘤的大小、是否囊性变无关。另外，不完全切除的听神经瘤术后是否复发与术后影像学评估方法及肿瘤残留体积也有密切关系。Siavosh Vakilian 等对 30 例不完全切除的听神经瘤进行了长期的术后影像学随访研究，结果发现：通过三维测量瘤体体积的大小，40%（12/30）的残留肿瘤在体积上进一步增大，平均增长速度为 0.53 cm³/年，18 例残留肿瘤在体积上保持稳定不变；结果也显示，所有术后肿瘤残留体积超过 2.5 cm³ 的患者都出现进一步增大，通过比较，二维测量肿瘤的大小时仅有 26.7%（8/30）的残留肿瘤表现为进一步增大，单因素统计学分析发现，残留肿瘤体积与术后肿瘤的生长密切相关，残留体积超过 2.5 cm³ 的肿瘤患者具有极高的复发率。

听神经瘤的切除程度与复发率成反比，这一观点得到众多文献支持，但部分报道显示肿瘤的远期复发率在统计学上并没有显著差异。Sughrue 等对 571 例全切除、89 例近全切除及 112 例全切除的听神经瘤患者进行长期的随访研究发现，5 年复发率分别是 10%、16%、18%，10 年复发率分别为 22%、19%、18%，在统计学上并没有显著差异。

（四）听神经瘤近全切除和次全切除后的诊疗方案

听神经瘤近全切除或次全切除后的诊疗方案同原发肿瘤，包括：连续随访观察、立体定向放射治疗和再次手术。在连续随访观察后如果发现残余肿瘤生长，如何行进一步诊治？考虑到残余肿瘤已经存在再生长情况，后续需进一步治疗的可能性非常大，继续进行随访观察并不推荐。另外，Freeman 等对残留肿瘤再次生长的听神经瘤患者进行再次手术，并与首次手术相比较，发现再次手术难度加大，且患者术后并发症的发病率高，特别是面神经功能较首次手术者要差，究其原因可能是术后瘢痕增生、面神经正常解剖位置改变、肿瘤与周围神经血管等组织粘连等。

随着立体定向放射外科的发展，该治疗方案已经成为手术的重要补充，即使手术未能将肿瘤完全切除，通过立体定向放射治疗也可以很好地控制肿瘤生长。Arthurs 等报道，通过对听神经瘤患者 12～17 Gy 的立体定向放射治疗，91%～95% 的瘤体便能控制生长，而面神经的病变率低于 10%。最近，多项报道证实，肿瘤非全切除后通过立体定向放射治疗，并进行 32～68.8 个月的随访观察，肿瘤再生长的控制率在79%～100%。不仅如此，立体定向放射治疗在对中小型听神经瘤生长的控制及面神经保护方面显示出良好效果。有研究表明，伽马刀治疗中小型听神经瘤患者，10年肿瘤无进展率达92%，面神经功能良好率为96%。

总之，听神经瘤的切除程度与术后面神经功能及复发率密切相关，是一对矛盾的问题。听神经瘤切除越彻底，术中损伤面神经的可能性越大，术后

良好面神经功能的概率可能性越小；相反，听神经瘤切除越彻底的患者术后肿瘤复发的可能性越大。神经电生理监测为手术中是否采取近全切除及次全切除提供了一定的参考。术后立体定向放射可作为残余肿瘤再生长的推荐治疗方案。值得指出的是，作为外科医师，应将全切除肿瘤并保留神经功能作为始终目标。但对那些全切除确有困难者，采取近全切除及次全切除不失为一个较好的选择。

第四节　术后面神经功能、听力的预测

肿瘤全切除或次全切除已被公认为听神经瘤手术治疗的目标，而肿瘤切除术后脑神经功能，特别是面神经、听神经功能的保留，是患者术后生活质量的重要标志，因此术后面、听神经功能的预测和评估非常重要。目前，迷路径路、乙状窦后径路、颅中窝径路是听神经瘤手术的三种基本径路。

一、术后面神经功能的预测

相比较而言，从影响听神经瘤患者生活质量的角度来说，术后面神经功能保留的意义大于单侧听神经功能的保留。术前神经耳科学的评估应常规包括面神经功能的评估，虽然听神经瘤患者术前面瘫发生率较低，但这样做是为了与术后随访时的面神经功能状态比较。

在文献报道中，听神经瘤术后面神经功能的预测是相对于一组患者而言，根据术后面神经的功能状态，观察一些术前的因素对预后的影响。这些因素包括肿瘤大小、囊性肿瘤的粘连程度、有无手术或放疗史，以及手术医师的经验等。但对于某一患者而言，手术医师有必要告知其有关的情况，如治疗方法（手术、放射治疗、随访观察）、手术径路等，在有些情况下，患者可以做出自己的选择。

肿瘤的大小是影响面神经术后功能最重要的

因素。小肿瘤面神经术后功能较好。据文献报道，大肿瘤（直径＞2 cm）经迷路径路或乙状窦后径路摘除后，面神经解剖完整保存率为80%～90%，功能保存率为70%～80%。有些情况下，面、听神经的功能保留似乎相互矛盾，要保留听神经的完整，会降低肿瘤的全切除率，增加面神经损伤的危险，延长手术时间。

各家报道经不同径路听神经瘤手术后面神经的功能保存率不尽一致。Yang等报道巴黎第七大学Beaujon医院110例经乙状窦后径路手术的听神经瘤术后1～2个月的面神经功能，面神经功能良好率为82.8%。Mamicoglu等报道17例肿瘤（直径25±2.7 mm）经乙状窦后径路切除后，面神经功能良好率（H-B分级为Ⅰ级或Ⅱ级）为59%，81例（直径26±2.8 mm）经迷路径路切除后，面神经功能良好率为68%。Samii等认为在迷路径路、乙状窦后径路、颅中窝径路的听神经摘除术后，面神经功能良好率是相似的。

长期随访的结果表明，术后（1～2年）面神经功能有改善的趋势。Ho等根据肿瘤大小（直径5～30 mm）、患者年龄和手术时间对450例听神经瘤患者中严格配对，有35例分别经迷路径路和乙状窦后径路手术的患者符合条件，术后即刻、3

个月、1年的面神经功能的观察结果显示，虽然手术后即刻观察乙状窦后径路有较高的导致面神经麻痹的风险（2.86倍），但术后1年两种径路的面神经功能结果相似。

有研究证明，术后面神经功能保留涉及诸多方面，如患者年龄、肿瘤大小、是否囊性变、与周围组织粘连程度、组织学类型、既往是否有相关治疗、术中面神经监护和手术径路、术者经验等，而术中面神经监护对于术后面神经功能有明确的预测作用。

囊性听神经瘤术后面神经功能较差，特别当囊性变超过50%时，则面神经解剖和功能保留率进一步降低。但也有观点认为囊性听神经瘤尤其囊性变部分较大者，手术初期的难度反而低。一方面可以通过穿刺囊腔放液降低颅内压，便于桥小脑角解剖结构操作；另一方面，术中吸除较多的囊液也会增加手术空间。而且多数囊性听神经瘤实质部分松软，便于切除。

二、术后听力的预测

术前听力为实用听力或有用听力时，可采用乙状窦后径路或颅中窝径路摘除听神经瘤。颅中窝径路不适用于肿瘤大到接触脑干时，乙状窦后

径路不适用于肿瘤累及内听道底时，有观点认为桥小脑角内的肿瘤＞1.5 cm时就不考虑听力保留。

据文献报道，经乙状窦后径路摘除听神经瘤的听力保留率为8% ～ 74%。有些文献报道的颅中窝径路的听力保留率较好，可达52%（Irving，1998）、57%（Staecker，2000）、58%（Dornhoffer，1995）、59%（Brackmann，2000）、60%（Yates，2003），甚至100%（Briggs，2000）。这样巨大的差异一方面是因为术前听力水平不同，术前听力好，听力保留率高，所报道病例的肿瘤大小不同，而肿瘤大小是影响听力保留率的重要因素；另一方面是因为术后听力水平所依据的标准不同。表7-2为摘编的一些文献中的有关数据，从中可以看出，7篇文献中仅2篇的听力选择和报道标准一致，但听力保留率却相差很大。因此，文献中报道的听力保留率的差异和不准确性可见略见一斑。

公认的影响听神经瘤术后听力保留的因素是术前听力水平（听力级）和肿瘤大小。术前听力好，听力保留率高，这一点很好理解。对于肿瘤大小与术后听力的关系，也有很多研究，例如Mohr等报道，若肿瘤直径≤1.5 cm实用听力保留率为39%（$n=77$），而肿瘤直径≥1.6 cm实用听力保留率仅为2%（$n=51$）；Post等报道，若肿瘤直径

表7-2　从病例数、肿瘤直径、选择和报道标准看文献报道的乙状窦后径路的听力保留率

第一作者	病例数	肿瘤直径（cm）	选择标准	报道标准	听力保留率
Arriaga	26	1.66 ± 0.76	实用听力	有用听力	58%
Ferber-Viart	103	未提及	未提及	实用听力	52.3%
Harner	721	2.66 ± 1.38	未提及	有用听力	37%
Hecht	42	1.4	实用听力	可测听力	33%
Holsinger	12	1.5	实用听力	实用听力	33%
Moffat	50	2.4	实用听力	实用听力	8%
Sterkers			有用听力	实用听力	47%

<2 cm则有52%的机会保留听力,若直径<1 cm则听力保留的机会上升至83%。其他一些影响因素也有报道,如听觉脑干反应、纯音听阈、言语识别率阈值、瞬态诱发耳声发射、镫骨肌声反射、眼震电图等。影响术后听力多因素回归分析结果显示,术前高频纯音听阈与术后纯音听阈相关。肿瘤在内听道中的充盈程度与术后的听力也有关,如果肿瘤未到达内听道底,听力保留率为50%,如到达内听道底,则仅有33%,这是因为肿瘤与内听道底之间如有液体间隙,使肿瘤的外侧端易于分离。Somers等甚至发现,3DFTCISS梯度回波影像显示的迷路内的信号强度与术后听力相关,信号低则听力保留率低,信号强度低的原因还不清楚,推测与内听道被肿瘤阻塞而引起的血管损害有关。

手术引起听力下降的具体原因还不十分明确,可能包括牵拉髓鞘引起变性、直接损伤耳蜗神经和损伤迷路动脉引起耳蜗缺血。术者的手术操作技巧将直接影响术后的听力保留情况。在切除内听道底的肿瘤时容易引起听力丧失,由于手术视野不佳,只能依靠术者的经验和手术器械辅助。

多数报道认为术后听力情况稳定,但也有些作者报道,长期随访发现术后听力有下降的趋势,达17% ～ 56%,可能的原因是微肿瘤复发使听神经功能下降,Neely报道耳蜗神经被听神经瘤组织微浸润。另一原因可能是内听动脉和耳蜗供血减少,Strauss等术后连续9日用尼莫地平、羟乙基淀粉,发现听力有提高,为血管原因引起听力下降提供了证据。Shelton等在再次手术的同一颞骨内发现有新骨形成,原因可能为手术时对耳蜗神经的操作会导致神经组织内微出血,内听道内瘢痕和血管纤维化。

第五节 听神经瘤的随访观察

听神经瘤是一种生长缓慢的良性肿瘤,对无任何症状的小听神经瘤患者,尤其是老年人,医师通常会建议随访观察。同时害怕术后听力丧失也是一些患者不愿意接受手术的原因。

对听神经瘤患者怎样选择合适的治疗方案目前仍存在争议。听神经瘤患者的治疗有多种选择,即显微外科手术、放射外科治疗,或者随访观察、定期MRI检查。随着显微外科与放射外科技术的进步,手术切除听神经瘤或控制其生长已具备较大可行性,在手术中使用术中监护可以更好地保护面听神经功能。对于许多患者而言,手术仍是唯一有效的治疗途径,特别肿瘤直径>25 mm,或出现脑干压迫或其他症状的患者。而对于较小的肿瘤患者,三种治疗方法都可以选择,手术、放疗或随访观察,且每种方法都各有利弊。

近年来,手术的效果明显改善,可以完整切除肿瘤,保留面神经功能,部分患者可以保留听力,但不能保证面神经功能完全保留,且术后保留有效听力的比例不高。手术可能会有头痛、面瘫、眩晕、耳鸣、单侧耳聋等并发症。因此,手术会对患者造成负面影响,术后生活质量可能下降。

放疗带来的副作用较少,提供了持续控制肿瘤的可能性,但患者仍被肿瘤所困扰,需要长时间随访,定期检查。且放疗失败的患者手术治疗效果不佳。放疗可能使听神经瘤恶变,也可能诱发其他恶性肿瘤。

近来,基于良性肿瘤生长缓慢或不会增大的理论,随访观察策略正逐渐被接受,定期MRI观察小听神经瘤的生长成为越来越受到公认的选择。对于听神经瘤患者,应根据个体的具体情况考虑每种治疗方案的利弊，根据肿瘤大小、位置，患者的症状和主观愿望，规划合理的治疗方案。应该告知患者相关信息以及每种治疗方案的利弊，以便做出决定。

听神经瘤的随访观察期间，即使肿瘤无明显增大也可能发生眩晕、耳鸣等症状。在一项长期的听神经瘤随访观察研究项目中，5年实用听力保存率为50%。随访观察患者的听力随时间的延长而减退，且这种听力减退与肿瘤是否生长无关。

对于听神经瘤的生长预测存在争论。听神经瘤的生长具有不可预测性，肿瘤可能长期静止，也可能缓慢生长，也可能静止一段时间后再生长，甚至迅速生长。随访观察期间，若肿瘤不断增大，会出现一些临床症状，如面部麻木或头痛，而且原本适于采用保留听力手术的小听神经瘤可能增大、累及内听道底，或在随访期间听力明显下降。肿瘤明显增大后再采取手术治疗术后面听神经功能一定差于小肿瘤时手术。

几项关于听神经瘤自然病程研究指出，与年轻患者相比，中老年患者听神经瘤的增长缓慢，较为稳定。因此，随访观察策略适用于中老年听神经瘤患者，或非常小的无症状的，且希望尽可能保留实用听力的患者，以及拒绝手术和放射治疗的患者。总之在任何情况下，治疗策略的选择需要完整综合地考虑病程、风险与利弊。

听神经瘤的生长一般较为缓慢，生长速率的各家报道不一致。若瘤体内出血、水肿或发生囊性变，此时瘤体可迅速增大。也有部分肿瘤的生长具有一定的自限性，可能与肿瘤的退行程度或纤维化有关。鉴于听神经瘤的特殊临床表现，观察研究听神经瘤临床生物学行为，有助于完整规划听神经瘤的治疗方案。

一、听神经瘤随访观察的原因

1894年Balance第一次成功切除了听神经瘤。20世纪早期，听神经瘤的致死率高达80%，其余患者均遗留严重颅脑神经后遗症。到1925年，开始有报道能实施肿瘤全切除手术，但听神经瘤的致死率仍居高不下。到第二次世界大战末，听神经瘤的手术仍令人相当不满意，以至于许多神经外科医师不愿意采用手术，除非肿瘤巨大或出现颅高压症状。

在此后的40年中，听神经瘤的治疗有了很大的进步。手术显微镜、显微外科技术、脑神经术中监护的应用，以及麻醉和术后护理的进步，使手术效果有了很大的改善。迷路径路手术能够在最小的小脑牵拉情况下切除肿瘤，且可保留面神经功能。这些特点使得小听神经瘤的全切除率达到97% ～ 99%，面神经解剖保留率达到94% ～ 97%，而较大听神经瘤的面神经解剖保留率为28% ～ 57%；手术死亡率小于1%；术后脑脊液漏发生率为5% ～ 10%，后组脑神经损伤及脑干小脑损伤少于0.1%。此外，枕下及颅中窝径路的听力保留率达到45% ～ 82%。由此开始，听神经瘤的治疗策略中，手术完整切除肿瘤成为首选的治疗方案，而且在听神经瘤较小时多采用保留听力的肿瘤全切除手术。肿瘤的次全切除是指切除肿瘤90%以上，因为肿瘤与周围组织粘连严重，为避免术后严重并发症、提高生活质量，肿瘤多残留于面神经与脑干上，术后必须每年进行影像学随访。

自1985年起，随着影像学技术的进步，特别是桥小脑角增强MRI的推广应用，使得大量早期小至2 ～ 3 mm的听神经瘤的诊断成为可能，并使听神经瘤的发现率逐渐增加。许多学者针对听神经瘤的生物学行为展开研究，Walsh等对听神经瘤患者进行一项长期观察研究指出，大约83%的肿瘤每年的生长小于2 mm；肿瘤显著增长的占36.4%，50%的患者无明显变化，13.6%的肿瘤有所减小。内听道内的小听神经瘤的自然病程目前还不明确，文献报道听神经瘤的治疗原则也不一致。例如，Moffat和Hardy认为早期诊断及切除听神经瘤可以最终减少发病率和病死率,拖延手术将导致更高的费用以及高病死率,且手术后需要政府财政的支持,患者不适于回归工作岗位,以及单独护理等问题,反而导致成本增加。也有文献认为,鉴于发现的听神经瘤有越来越小的趋势,加上有一部分肿瘤不增长,一小部分甚至缩小,所以除手术、放射治疗以外,随访观察也应该是选择之一。因此,怎样选择听神经瘤的治疗方案,是早期手术治疗、放射治疗,还是随访观察、定期复查,成为越来越多的外科医师必须面对的问题。

听神经瘤随访观察的原因如下。

(1)肿瘤为良性且缓慢生长。大约80%的肿瘤每年至少生长2 mm,但肿瘤的生长速度存在广泛的个体差异。

(2)肿瘤可能自发性退化。

(3)手术及放疗存在较多风险,包括功能及心理方面。

(4)小听神经瘤及偶发的听神经瘤诊断的不断增加,特别是位于内听道内的听神经瘤的增加,它们中的多数并无临床症状或仅有少量症状。

(5)随访观察并不一定导致负面的神经功能结果。

Walsh等报道的一组患者随访观察的原因有年龄过高(48.6%)、小肿瘤(45.8%)、患者的主观选择(43%)、一般情况欠佳(19.4%)、无症状或症状轻微(2.8%)、肿瘤位于唯一听力耳(1.4%)。

二、听神经瘤随访观察的适应证和方法

(一)听神经瘤随访观察的适应证

(1)伴有其他严重的医学问题,手术、麻醉风险大。

(2)年龄>65岁,肿瘤预期不需要在其有生之年采用手术治疗。

(3)患者的主观愿望,拒绝或延缓手术和放疗。

(4)小听神经瘤,特别是位于内听道内且症状轻微的听神经瘤。

(5)小和(或)无症状的听神经瘤。

(6)肿瘤位于唯一听力耳或较好听力耳。

(7)双侧听神经瘤(神经纤维瘤病2型)。

(二)听神经瘤随访观察的方法

所要随访的听神经瘤患者每6个月复诊1次,询问患者临床症状有无变化、有无新的症状出现,并进行耳神经科学检查。随访期第1年每6个月进行1次MRI检查,以后每年1次。用MRI评估肿瘤大小及生长指数。

1. **症状随访** 第四章第一节已经提到,听神经瘤症状的演变过程有4个阶段,即前庭神经、耳蜗神经受累阶段、肿瘤相邻脑神经受累阶段、脑干及小脑结构受累阶段和颅内压增高症状阶段。大多数情况下,听神经瘤患者的症状反映了肿瘤大小。根据我们的回顾性研究结果,肿瘤越大,除了听力下降和耳鸣(第Ⅷ脑神经症状)以外,其他脑神经受累症状亦越多。

随访过程中可能出现临床症状加重。Shin对Ⅰ~Ⅱ期听神经瘤患者随访31个月后,发现有16%丧失原有实用听力,而Walsh发现的比例更高,达到43%,且随着随访时间的延长,有进一步增高趋势。Walsh发现实用听力损失与听神经瘤增大有关,当肿瘤增大2 mm时,67%的患者实用听力损失,25%的患者听力无变化。但也有学者持不同观点,如Warrick报道43%的患者在随访过程中,尽管肿瘤无明显增大,但仍丧失实用听力,失去了手术保留听力的机会。面神经症状极少出现,Tschudi报道有2.7%的随访患者出现面神经症状,Fucci则在119例患者中仅发现1例,其出现与肿瘤的影像学改变无明显关联。面部三叉神经痛出现率更小,且其出现与肿瘤是否增大无明显关联。其他如脑水肿等并发症,报道罕见。

影像学随访肿瘤无变化的情况下,如果临床症状加重或有并发症出现,包括听力持续下降、面神经症状、三叉神经症状、前庭症状、后组脑神经症状以及脑水肿、颅高压症状,应选择手术治疗。唯一听力耳肿瘤伴有严重的神经学并发症时应手术,如果可行,手术前可在对侧耳植入人工耳蜗。要想保存听力,可以行乙状窦后径路的次全切除手术。在一些紧急情况下,因大肿瘤压迫脑干、第四脑室受压严重,患者出现神经系统并发症,如意识障碍、不能行走等,应急诊手术,此时不应顾及听力水平。

2. 听力学随访　随访观察期间,需进行听力学评估,主要是纯音听阈(PTA)和言语识别率(SDS),按照AAO-HNS听力分级测评系统进行分级。

3. 影像学随访　影像学随访非常重要,常常是决定手术与否的重要依据。影像学随访主要观察肿瘤的生长速度。根据文献报道,在听神经瘤随访中,稳定者占35%～68%,增长者占29%～63%,萎缩者占0～16%。对于散发性听神经瘤患者,影响肿瘤生长速度的因素并不多,肿瘤生长的侧别、患者性别对其无影响作用。患者年龄也许能够成为潜在影响因素,有学者发现年轻患者的肿瘤生长速度快于年老患者,但也有学者持不同意见。如果影像学发现肿瘤持续及快速的生长和(或)不断出现肿瘤增大的症状,则应终止随访观察。即使在临床症状无变化的情况下,随访发现肿瘤增大＞5 mm/年,应选择手术治疗以防止严重神经并发症。也有学者建议,干预应当在肿瘤生长＞2 mm/年时进行,因听神经瘤增大而需进行手术治疗的比例从5.7%～28%不等。

三、听神经瘤随访观察期间的评估

(一)听神经瘤随访观察的结果

Walsh等对1987—1998年经影像学诊断并接受随访观察的72例听神经瘤患者进行分析,平均随访时间为39.8个月(12～194个月)。出现临床症状比例如下:单侧感音神经性听力下降98.6%,耳鸣62.5%,不稳及眩晕38.9%,面神经或三叉神经症状8.3%,后组脑神经症状2.7%,没有观察到脑干和小脑受压迫症状,观察期间非相关因素致死亡1例。该组患者的肿瘤平均生长速率为(1.2±2.2)mm/年(0.75～9.65 mm/年),83%的肿瘤生长速率小于2 mm/年;肿瘤增长大于1 mm/年的占36.4%,肿瘤增长0～1 mm/年的占50%,肿瘤不增长的占13.6%。诊断时患者的年龄、肿瘤直径均与肿瘤生长速率无关。如果按照肿瘤位置分类,桥小脑角肿瘤生长速率为(1.44±2.5)mm/年,显著大于局限于内听道的肿瘤(0.21±0.5)mm/年。桥小脑角肿瘤中45%显著增大,37.3%无显著变化,17.7%的肿瘤减小;而内听道肿瘤中6.7%显著增大,93.3%无显著变化。

为了研究听神经瘤的自然病程,Walsh等在数年后再次分析了前次报道的患者的累计随访观察结果。平均随访时间达到80个月(52～242个月)。所有研究对象定期进行MRI检查评估肿瘤的生长。如果有证据表明肿瘤快速生长或出现症状和体征,则停止随访观察,采取必需的治疗措施。72例患者的平均肿瘤生长速度为1 mm/年(-0.84～9.65 mm)。桥小脑角肿瘤的平均生长速度为1.3 mm/年,显著大于内听道内肿瘤生长速度0 mm/年。87.14%的肿瘤生长＜2 mm/年。肿瘤增长的患者占38.9%,没有明显增长的占41.7%,肿瘤缩小的占19.4%。32%的患者在随访观察期内退出随访。更为重要的是,与直接采取治疗的患者相比,这些随访观察后再选择采取手术治疗患者的治疗结果并没有统计学差异。随访观察后采取手术的患者听神经瘤的平均生长速度为3.1 mm/年,显著大于继续采取随访观察组0.2 mm/年。另外,结果显示纯音测听及言语识别率下降幅度与肿瘤生长无关。Walsh等的研究结果进一步强调了随访观察在听神经瘤治疗策略中的重要作用。

Ferri等1981—2006年有选择性地对部分听神经瘤患者进行研究,对象为126例中小型听神经瘤,该研究排除了囊性听神经瘤及神经纤维瘤病2型患者。肿瘤的平均大小为10.7 mm（2～28 mm），其中59例（47.6%）位于内听道内。在初次MRI诊断后6个月复查MRI，如果肿瘤直径增加 > 2 mm，则认为肿瘤生长，减少超过2 mm则认为肿瘤退缩；如未发现肿瘤有显著变化，则在12个月后复查MRI；如发现肿瘤存在变化，则6个月后复查MRI。平均随访时间为4.8年，37.4%的患者至少采用MRI随访5年。该研究的治疗策略如下：对内听道内肿瘤仅随访观察，对桥小脑角肿瘤，直径 > 20 mm的采用手术或放疗，< 20 mm的患者；根据年龄选择，< 45岁采用手术或放疗，45～65岁听力为A级或B级（AAO-HNS听力分级）采用随访观察；45～65岁听力为C级或D级采用手术或放疗。结果显示，进行随访观察的患者数逐渐增加，并于近2年达到高峰，超过了直接手术治疗的患者数。观察期内未发现听神经瘤增大者74例（59.7%），肿瘤退缩6例（4.8%），肿瘤增大者44例（35.5%）。在44例增大的听神经瘤中，20例（45.4%）在观察期的第1年内发现肿瘤增大，10例（22.7%）肿瘤持续生长超过3年。内听道内的听神经瘤中，41例肿瘤无增大。肿瘤增长的平均速率为1.2 mm/年，随访观察肿瘤的平均生长率为0.3 mm/年。

Stangerup等1975—2005年共计诊断听神经瘤1 818例，采用MRI随访观察729例。其中552例至少进行2次MRI检查，230例位于内听道内，322例向内听道以外延伸。内听道外的肿瘤最大直径变化2 mm作为肿瘤增大/缩小的标准，平均观察时间为3.6年。17%内听道内肿瘤生长，而内听道外肿瘤生长所占比例为28.9%。

2005年有学者回顾性分析1 345例听神经瘤随访观察数据，平均随访时间3.2年，其中43%的肿瘤生长，平均生长速度为1.9 mm/年，有20%的患者需要手术或者放疗；57%的肿瘤未发现增长。在随访过程中无论肿瘤是否增长，听力下降的比例为51%。

Hajioff等采用定期MRI、临床检查和听力学检查对72例听神经瘤进行长达10年的前瞻性随访研究。观察期间共有25例患者（35%）需要进行积极干预。75%退出观察的患者发生在此观察期的前半程。此期间肿瘤生长的中位数为1 mm/年（−0.53～7.84 mm/年）。相比于内听道内肿瘤的生长速度（0 mm/年），桥小脑角肿瘤的生长速度较快（1.4 mm/年），但92%的肿瘤生长速度仍 < 2 mm/年。肿瘤明显增大的患者听力损失较为明显，但即使肿瘤未增大，听力损失的发生仍不可避免。纯音听阈的平均损失为36 dB，言语识别率平均降低40%。随访观察终止后采取治疗措施的患者与直接采取治疗的患者的临床结果相比，无明显差异。

还有许多文献报道听神经瘤随访观察的结果，与以上报道基本相同。在这些报道中，患者的平均年龄为63.4岁，男女比例为1：1.5，随访观察的时间为6个月～5.3年。肿瘤诊断时的平均直径为12.1 mm，最终需要手术的肿瘤平均直径为17.4 mm。肿瘤生长者（> 1 mm/年）占51.7%，肿瘤静止者占43.3%，缩小者占5%。年均生长1.42 mm，存在较大的个体差异（−4.8～30 mm/年）。需要治疗的肿瘤平均生长率为4.77 mm/年。约80%的患者生长速度 < 2 mm/年。

解剖发病率（0.8%～2.7%）与临床发病率[7.8/（100万·年）～12.4/（100万·年）]之间存在巨大差异，原因可能是听神经瘤生长速度缓慢，许多听神经瘤未生长、临床症状轻微。

（二）听神经瘤随访观察中听力改变

在随访观察中，听神经瘤患者的听力可能会逐渐下降，也可能表现为单次或反复发作的突发性聋。Lin等对51例有实用听力的小听神经瘤（不包括内听道型）患者的随访显示，瘤体虽无显著增大，但57%的患者丧失了实用听力。Moller等报道随访中77%的患者出现不同程度的听力下降。

有报道称,采用PTA < 30 dB,SDS > 70%的标准(AAO-HNS听力分级A级),75%的患者在随访观察期间出现听力下降并失去了保留听力手术的机会。而采用PTA < 50 dB,SDS > 50%的标准(AAO-HNS听力分级B级),62%的患者失去听力保留机会。Walsh等对一组21例资料完整的随访观察患者的听力变化进行研究发现,无论肿瘤增大与否,PTA与SDS均显著下降。

(三)听神经瘤随访观察终止的原因及后续治疗的效果

听神经瘤患者终止随访观察的主要原因如下。

(1)肿瘤持续快速增长。

(2)出现肿瘤增长的临床症状,如头痛、三叉神经症状、平衡失调。

(3)尽管没有肿瘤显著增大的证据,但患者表现出强烈的治疗愿望。

研究发现终止随访观察患者的肿瘤生长速率为(4.2 ± 3.8)mm/年,显著大于继续随访观察患者的(0.5 ± 2.2)mm/年。诊断时患者的年龄与肿瘤直径均与最终是否采取手术治疗无关。肿瘤增大患者中35%需要接受治疗,而肿瘤未增大者中仅6.5%需要治疗。退出随访观察的听神经瘤患者采用迷路径路、乙状窦后径路手术治疗,或者放射外科治疗(伽马刀或直线加速器)。大部分终止随访观察的听神经瘤患者肿瘤获得全切除。

与直接采取治疗的患者(通常肿瘤较大)相比,终止随访观察后再采取手术治疗患者的治疗结果没有统计学差异,延迟手术并不会影响手术结果。

四、听神经瘤的生长模式及其生长预测

(一)听神经瘤的生长模式

有报道听神经瘤肿瘤生长的模式可以分为4种,持续增长(30.4%)、无显著增长(50%)、在持续增长一段时间后转变为无显著增长(6%)、肿瘤退缩(13.6%)。尽管大部分肿瘤生长缓慢,仍有部分患者肿瘤生长较快,可能的原因为细胞快速分裂、囊性变、出血或水肿。随访观察的第1年可以观察到两种不同的生长模式,肿瘤生长率为0.36 mm/年,不需要干预;另一种,肿瘤生长率为3 mm/年,需要干预。

也有报道肿瘤生长模式可分为5种,持续增大型(40%)、静止型(18%)、增大后静止(18%)、缩小(8%)、生长模式不定者(16%)。因此,需要定期进行MRI检查,每年定期随访MRI,或者根据首次诊断和末次随访的MRI计算肿瘤的生长率。

(二)听神经瘤生长的预测

预测肿瘤的生长有助于确定患者的治疗策略,手术治疗、放疗或随访观察。有报道认为肿瘤随访观察第1年的生长可以预测肿瘤生长,决定是否最终需要接受其他治疗。但是,大多数学者认为无法预测听神经瘤的生长。肿瘤可以在静止许多年后开始生长,而且肿瘤诊断时的大小与肿瘤生长无相关性。在Walsh等的研究中,患者年龄及肿瘤大小都与肿瘤的生长无关。Ferri等报道肿瘤增长与一些临床因素之间的关系无统计学意义,如性别、年龄、听力功能、ABR等。

在症状持续时间短、囊性变肿瘤及神经纤维瘤病2型患者中,肿瘤生长较快。也有零星报道发现多次生育妇女肿瘤生长较快。有许多学者将免疫组化、DNA和流式细胞技术等应用于预测听神经瘤的生长,但都没有发现确实可靠的预测指标。因此,尚无可靠的临床、影像学、听力学及组织学指标能准确预测肿瘤的生长。目前评估肿瘤生长最可靠的方法是定期临床评估和MRI扫描。

五、听神经瘤随访观察的优缺点

1. 听神经瘤随访观察的优点

成功的随访观察依赖早期诊断,并记录患者的年龄、健康状况、症状、双侧听力情况、主观倾向

和肿瘤大小。听神经瘤随访观察的主要作用在于使部分不需要治疗的患者免于手术或放射治疗，从而避免一系列因这些治疗产生的问题。其优点如下。

（1）避免手术并发症，如面瘫、听力下降、平衡失调、脑脊液漏、三叉神经损伤、后组脑神经损伤、脑干受压、脑卒中等。

（2）避免麻醉的风险。

（3）不影响生活质量，如失去工作能力、心理健康等。

（4）放射治疗后有恶性变可能，对于诊断时仅有单侧听力下降的患者而言，尤其难以接受。

2. 听神经瘤随访观察的缺点

（1）不可预测的肿瘤增大，造成患者随访后再治疗的预后较差，但这存在许多争论。

（2）临床成本增加，且患者需要定期MRI随访。

（3）颅内肿瘤的存在对患者心理造成影响。

（吴　皓　张力伟　汪照炎　张治华　柴永川　钟　平）

参 考 文 献

［1］3Rd G M, Jr P D, Manolidis S, et al. Management of acoustic neuroma in the elderly population［J］. American Journal of Otology, 1997, 18(2): 236−241; discussion 241−242.

［2］3Rd S W, Brackmann D E, Hitselberger W. Middle fossa approach for hearing preservation with acoustic neuromas［J］. American Journal of Otology, 1997, 18(5): 596.

［3］Ahrens A, Skarada D, Wallace M, et al. Rapid simultaneous comparison system for subjective grading scales grading scales for facial paralysis［J］. American Journal of Otology, 1999, 20(5): 667−671.

［4］Amano M, Kohno M, Nagata O, et al. Intraoperative continuous monitoring of evoked facial nerve electromyograms in acoustic neuroma surgery［J］. Acta Neurochir, 2011, 153(5): 1059−67; discussion 1067.

［5］Angeli R D, Piccirillo E, Di T G, et al. Enlarged translabyrinthine approach with transapical extension in the management of giant vestibular schwannomas: personal experience and review of literature［J］. Otol Neurotol, 2011, 32(1): 125−131.

［6］Aristegui M. The size of the tumor in acoustic neuroma［J］. Keio Journal of Medicine, 2001, 50.

［7］Arriaga M A, Chen D A, Fukushima T. Individualizing hearing preservation in acoustic neuroma surgery［J］. Laryngoscope, 1997, 107(8): 1043−1047.

［8］Arriaga M A, Luxford W M, Jr A J, et al. Predicting long-term facial nerve outcome after acoustic neuroma surgery［J］. Otolaryngol Head Neck Surg, 1993, 108(3): 220−224.

［9］Arthurs B J, Fairbanks R K, Demakas J J, et al. A review of treatment modalities for vestibular schwannoma［J］. Neurosurgical Review, 2011, 34(3): 265.

［10］Betchen S A, Walsh J, Post K D. Long-term hearing preservation after surgery for vestibular schwannoma［J］. Journal of Neurosurgery, 2005, 102(1): 6−9.

［11］Bloch D C, Oghalai J S, Jackler R K, et al. The fate of the tumor remnant after less-than-complete acoustic neuroma resection［J］. Otolaryngol Head Neck Surg, 2004, 130(1): 104−112.

［12］Bloch O, Sughrue M E, Kaur R, et al. Factors associated with preservation of facial nerve function after surgical resection of vestibular schwannoma［J］. Journal of Neuro-Oncology, 2011, 102(2): 281−286.

［13］Bozorg G A, Kalamarides M, Fraysse B, et al. Comparison between intraoperative observations and electromyographic monitoring data for facial nerve outcome after vestibular schwannoma surgery［J］. Acta Otolaryngol, 2005, 125(10): 1069−1074.

［14］Brackmann D E, Cullen R D, Fisher L M. Facial nerve function after translabyrinthine vestibular schwannoma surgery［J］. Otolaryngol Head Neck Surg, 2007, 136(5): 773−737.

［15］Brackmann D E, Owens R M, Friedman R A, et al. Prognostic factors for hearing preservation in vestibular schwannoma surgery［J］. American Journal of Otology, 2000, 21(3): 417.

［16］Briggs R J, Fabinyi G, Kaye A H. Current management of acoustic neuromas: review of surgical approaches and outcomes[J]. Journal of Clinical Neuroscience, 2000, 7(6): 521−526.

[17] Briggs R J, Luxford W M, Jr A J, et al. Translabyrinthine removal of large acoustic neuromas [J]. Neurosurgery, 1994, 34(5): 785−790.

[18] Burkey J M, Rizer F M, Schuring A G, et al. Acoustic reflexes, auditory brainstem response, and MRI in the evaluation of acoustic neuromas[J]. Laryngoscope, 1996, 106(7): 839−841.

[19] Carlson M L, Van Abel K M, Driscoll C L, et al. Magnetic resonance imaging surveillance following vestibular schwannoma resection[J]. Laryngoscope, 2012, 122(2): 378−388.

[20] Chee G H, Nedzelski J M, Rowed D. Acoustic neuroma surgery: the results of long-term hearing preservation [J]. Otology & Neurotology, 2003, 24(4): 672−676.

[21] Chee G H, Nedzelski J M. Facial nerve grading systems[J]. Facial Plastic Surgery Fps, 2000, 16(4): 315−324.

[22] Choi K D, Cho H J, Koo J W, et al. Hyperventilation-induced nystagmus in vestibular schwannoma[J]. Neurology, 2005, 64(12): 2062.

[23] Comey C H, Jannetta P J, Sheptak P E, et al. Staged removal of acoustic tumors: techniques and lessons learned from a series of 83 patients[J]. Neurosurgery, 1995, 37(5): 920−921.

[24] Dornhoffer J L, Helms J, Hoehmann D H. Hearing preservation in acoustic tumor surgery: results and prognostic factors[J]. Laryngoscope, 1995, 105(2): 184−187.

[25] Elkashlan H K, Zeitoun H, Arts H A, et al. Recurrence of acoustic neuroma after incomplete resection[J]. American Journal of Otology, 2000, 21(3): 389−392.

[26] Falcioni M, Fois P, Taibah A, et al. Facial nerve function after vestibular schwannoma surgery[J]. Journal of Neurosurgery, 2011, 115(4): 820.

[27] Fenton J E, Chin R Y, Fagan P A, et al. Predictive factors of long-term facial nerve function after vestibular schwannoma surgery[J]. Otology & Neurotology, 2002, 23(3): 388−392.

[28] Ferber-Viart C, Laoust L, Boulud B, et al. Acuteness of preoperative factors to predict hearing preservation in acoustic neuroma surgery[J]. Laryngoscope, 2000, 110(1): 145−150.

[29] Freeman S R, Ramsden R T, Saeed S R, et al. Revision surgery for residual or recurrent vestibular schwannoma [J]. Otology & Neurotology, 2007, 28(8): 1076.

[30] Friedman R A, Berliner K I, Bassim M, et al. A paradigm shift in salvage surgery for radiated vestibular schwannoma[J]. Otology & Neurotology, 2011, 32(8): 1322.

[31] Fucci M J, Buchman C A, Brackmann D E, et al.

Acoustic tumor growth: implications for treatment choices[J]. American Journal of Otology, 1999, 20(20): 495−499.

[32] Fuentes S, Arkha Y, Pechgourg G, et al. Management of Large Vestibular Schwannomas by Combined Surgical Resection and Gamma Knife Radiosurgery [M]// Modern Management of Acoustic Neuroma. Karger Publishers, 2008: 79−82.

[33] Fukuda M, Oishi M, Hiraishi T, et al. Clinicopathological factors related to regrowth of vestibular schwannoma after incomplete resection[J]. Journal of Neurosurgery, 2011, 114(5): 1224−1231.

[34] Giannuzzi A L, Merkus P, Falcioni M. The use of intratympanic gentamicin in patients with vestibular schwannoma and disabling vertigo[J]. Otology & Neurotology, 2013, 34(6): 1096−1098.

[35] Gjurić M, Wigand M E, Wolf S R. Enlarged middle fossa vestibular schwannoma surgery: experience with 735 cases[J]. Ontology & Neurotology, 2001, 22(2): 223−230.

[36] Godey B, Morandi X, Beust L, et al. Sensitivity of auditory brainstem response in acoustic neuroma screening[J]. Acta Otolaryngol, 1998, 118(4): 501.

[37] Gormley W B, Sekhar L N, Wright D C, et al. Acoustic neuromas: results of current surgical management[J]. Neurosurgery, 1998, 42(6): 1401−1402.

[38] Haapaniemi J, Laurikainen E, Johansson R, et al. Cochleovestibular symptoms related to the site of vestibular schwannoma[J]. Acta Otolaryngol, 2000, 543(543): 14−16.

[39] Haque R, Wojtasiewicz T J, Gigante P R, et al. Efficacy of facial nerve-sparing approach in patients with vestibular schwannomas[J]. Journal of Neurosurgery, 2011, 115(5): 917−923.

[40] Harner S G, Fabry D A, Beatty C W. Audiometric findings in patients with acoustic neuroma[J]. Am J Otol, 2000, 21(3): 405−411.

[41] Hecht C S, Honrubia V F, Wiet R J, et al. Hearing preservation after acoustic neuroma resection with tumor size used as a clinical prognosticator[J]. Laryngoscope, 1997, 107(8): 1122−1126.

[42] Ho S Y, Hudgens S, Wiet R J. Comparison of postoperative facial nerve outcomes between translabyrinthine and retrosigmoid approaches in matched-pair patients[J]. Laryngoscope, 2003, 113(11): 2014−2020.

[43] Holsinger F C, Coker N J, Jenkins H A. Hearing preservation in conservation surgery for vestibular schwannoma[J]. American Journal of Otology, 2000, 21(5): 695−700.

[44] Irving R M, Jackler R K, Pitts L H. Hearing preservation in patients undergoing vestibular

schwannoma surgery: comparison of middle fossa and retrosigmoid approaches[J]. Journal of Neurosurgery, 1998, 88(5): 840−845.

[45] Iwai Y, Yamanaka K, Ishiguro T. Surgery combined with radiosurgery of large acoustic neuromas[J]. Surgical Neurology, 2003, 59(4): 283−289.

[46] Jackler R K. Comparability in Reporting Outcomes: A Scientific Imperative[J]. Otology & Neurotology, 1996, 17(6): 811−812.

[47] Jr J T R, Fishman A J, Golfinos J G, et al. Cranial Nerve Preservation in Surgery for Large Acoustic Neuromas[J]. Skull Base, 2004, 14(02): 90−91.

[48] Jung S, Kang S S, Kim T S, et al. Current surgical results of retrosigmoid approach in extralarge vestibular schwannomas[J]. Surgical Neurology, 2000, 53(4): 377−378.

[49] Kanzaki J, Tos M, Sanna M, et al. New and modified reporting systems from the consensus meeting on systems for reporting results in vestibular schwannoma [J]. Otology & Neurotology, 2003, 24(24): 642−649.

[50] Kim A H, Edwards B M, Telian S A, et al. Transient evoked otoacoustic emissions pattern as a prognostic indicator for hearing preservation in acoustic neuroma surgery[J]. Otology & Neurotology, 2006, 27(3): 372−379.

[51] Koos W T, Day J D, Matula C, et al. Neurotopographic considerations in the microsurgical treatment of small acoustic neurinomas[J]. Journal of Neurosurgery, 1998, 88(3): 506−512.

[52] Lalwani A K, Butt F Y, Jackler R K, et al. Facial nerve outcome after acoustic neuroma surgery: a study from the era of cranial nerve monitoring[J]. Otolaryngol Head Neck Surg, 1994, 111(5): 561−570.

[53] Lanman T H, Brackmann D E, Hitselberger W E, et al. Report of 190 consecutive cases of large acoustic tumors (vestibular schwannoma) removed via the translabyrinthine approach[J]. Journal of Neurosurgery, 1999, 90(4): 617−623.

[54] Lassaletta L, Fontes L, Melcon E, et al. Hearing preservation with the retrosigmoid approach for vestibular schwannoma: myth or reality?[J]. Otolaryngol Head Neck Surg, 2003, 129(4): 397−401.

[55] Lee S H, Willcox T O, Buchheit W A. Current results of the surgical management of acoustic neuroma[J]. Skull Base Surgery, 2002, 12(4): 189−195.

[56] Leksell L. A note on the treatment of acoustic tumours [J]. Acta Chirurgica Scandinavica, 1971, 137(8): 763−765.

[57] Mamikoglu B, Esquivel C R, Wiet R J. Comparison of facial nerve function results after translabyrinthine and retrosigmoid approach in medium-sized tumors[J]. Arch Otolaryngol Head Neck Surg, 2003, 129(129):

429−431.

[58] Mamikoglu B, Wiet R J, Esquivel C R. Translabyrinthine approach for the management of large and giant vestibular schwannomas[J]. Ontology & Neurotology, 2002, 23(2): 224−227.

[59] Marangos N, Maier W, Merz R, et al. Brainstem response in cerebellopontine angle tumors[J]. Otology & Neurotology, 2001, 22(1): 95−99.

[60] Matthies C, Samii M. Management of 1000 vestibular schwannomas (acoustic neuromas): Clinical presentation[J]. Neurosurgery, 1997, 40(1): 1−9; discussion 9−10.

[61] Matthies C, Samii M. Management of vestibular schwannomas (acoustic neuromas): the value of neurophysiology for evaluation and prediction of auditory function in 420 cases[J]. Neurosurgery, 1997, 40(3): 466−468.

[62] Moffat D A, Baguley D M, Beynon G J, et al. Clinical acumen and vestibular schwannoma[J]. American Journal of Otology, 1998, 19(1): 82.

[63] Moffat D A, Da C M, Baguley D M, et al. Hearing preservation in solitary vestibular schwannoma surgery using the retrosigmoid approach[J]. Otolaryngol Head Neck Surg, 1999, 121(6): 781−788.

[64] Mohr G, Sade B, Dufour J J, et al. Preservation of hearing in patients undergoing microsurgery for vestibular schwannoma: degree of meatal filling[J]. Journal of Neurosurgery, 2005, 102(1): 1.

[65] Mom T, Telischi F F, Martin G K, et al. Vasospasm of the internal auditory artery: significance in cerebellopontine angle surgery[J]. American Journal of Otology, 2000, 21(5): 735−742.

[66] Monsell E M, Balkany T A, Gates G A, et al. Committee on Hearing and Equilibrium guidelines for the evaluation of hearing preservation in acoustic neuroma (vestibular schwannoma). American Academy of Otolaryngology-Head and Neck Surgery Foundation, INC.[J]. Otolaryngol Head Neck Surg, 1995, 113(3): 179−180.

[67] Murofushi T. Acoustic Neuroma and Other Cerebellopontine Angle Tumors: Detecting a Neoplasm in the Cerebellopontine Angle[M]// Vestibular Evoked Myogenic Potential. Springer Japan, 2009: 83−91.

[68] Murty G E, Diver J P, Kelly P J, et al. The Nottingham System: objective assessment of facial nerve function in the clinic[J]. Otolaryngol Head Neck Surg, 1994, 110(2): 156.

[69] Neff B A, Ting J, Dickinson S L, et al. Facial nerve monitoring parameters as a predictor of postoperative facial nerve outcomes after vestibular schwannoma resection[J]. Otol Neurotol, 2005, 26(4): 728−732.

[70] Niemczyk K, Vaneecloo F M, Lemaitre L, et al. The growth of acoustic neuromas in volumetric radiologic assessment[J]. American Journal of Otology, 1999, 20(2): 244.

[71] Ojemann R G. Retrosigmoid approach to acoustic neuroma (vestibular schwannoma)[J]. Neurosurgery, 2001, 48(3): 553−558.

[72] Park C K, Jung H W, Kim J E, et al. Therapeutic strategy for large vestibular schwannomas[J]. Journal of Neuro-Oncology, 2006, 77(2): 167.

[73] Patko T, Vidal P P, Vibert N, et al. Vestibular evoked myogenic potentials in patients suffering from an unilateral acoustic neuroma: a study of 170 patients[J]. Clinical Neurophysiology, 2003, 114(7): 1344−1350.

[74] Pirouzmand F, Tator C H, Rutka J. Management of hydrocephalus associated with vestibular schwannoma and other cerebellopontine angle tumors[J]. Neurosurgery, 2001, 48(6): 1246−1253.

[75] Portier F, Lot G, Herman P, et al. La préservation de l'audition au cours de la chirurgie du neurinome de l'acoustique[J]. Retour Au Numéro, 2000.

[76] Post K D, Eisenberg M B, Catalano P J, et al. Hearing preservation in vestibular schwannoma surgery: what factors influence outcome?[J]. Journal of Neurosurgery, 1995, 83(2): 191−196.

[77] Raslan A M, Liu J K, Mcmenomey S O, et al. Staged resection of large vestibular schwannomas[J]. Journal of Neurosurgery, 2012, 116(5): 1126.

[78] Rickenmann J, Jaquenod C, Cerenko D, et al. Comparative value of facial nerve grading systems[J]. Otolaryngol Head Neck Surg, 1997, 117(4): 322−325.

[79] Rosenberg S I. Natural history of acoustic neuromas[J]. Laryngoscope, 2000, 110(4): 497.

[80] Samii M, Gerganov V M, Samii A. Functional outcome after complete surgical removal of giant vestibular schwannomas[J]. Journal of Neurosurgery, 2010, 112(4): 860.

[81] Samii M, Gerganov V, Samii A. Improved preservation of hearing and facial nerve function in vestibular schwannoma surgery via the retrosigmoid approach in a series of 200 patients[J]. Journal of Neurosurgery, 2006, 105(4): 527.

[82] Samii M, Matthies C. Management of 1000 vestibular schwannomas (acoustic neuromas): surgical management and results with an emphasis on complications and how to avoid them[J]. Neurosurgery, 1997, 40(1): 11.

[83] Sanna M, Khrais T, Russo A, et al. Hearing Preservation Surgery in Vestibular Schwannoma: The Hidden Truth[J]. Annals of Otology Rhinology & Laryngology, 2004, 113(2): 156−163.

[84] Schmidt R J, Sataloff R T, Newman J, et al. The sensitivity of auditory brainstem response testing for the diagnosis of acoustic neuromas[J]. Arch Otolaryngol Head Neck Surg, 2001, 127(1): 19.

[85] Selesnick S H, Johnson G. Radiologic surveillance of acoustic neuromas[J]. American Journal of Otology, 1998, 19(6): 846.

[86] Shearwood Mcclelland I, Guo H, Okuyemi K S. Morbidity and mortality following acoustic neuroma excision in the United States: analysis of racial disparities during a decade in the radiosurgery era[J]. Neuro-Oncology, 2011, 13(11): 1252.

[87] Shin Y J, Fraysse B, Cognard C, et al. Effectiveness of conservative management of acoustic neuromas[J]. Am J Otol, 2000, 21(6): 857−862.

[88] Sluyter S, Graamans K, Tulleken C A, et al. Analysis of the results obtained in 120 patients with large acoustic neuromas surgically treated via the translabyrinthine-transtentorial approach[J]. Journal of Neurosurgery, 2001, 94(1): 61−66.

[89] Somers T, Casselman J, De C G, et al. Prognostic value of magnetic resonance imaging findings in hearing preservation surgery for vestibular schwannoma[J]. Otology & Neurotology, 2001, 22(1): 87.

[90] Staecker H, Jr N J, Ojeman R, et al. Hearing preservation in acoustic neuroma surgery: middle fossa versus retrosigmoid approach[J]. American Journal of Otology, 2000, 21(3): 399.

[91] Sterkers J M, Morrison G A, Sterkers O, et al. Preservation of facial, cochlear, and other nerve functions in acoustic neuroma treatment[J]. Otolaryngol Head Neck Surg, 1994, 110(2): 146−155.

[92] Stipkovits E M, Van Dijk J E, Graamans K. Electronystagmographic changes in patients with unilateral vestibular schwannomas in relation to tumor progression and central compensation[J]. European Archives of Oto-Rhino-Laryngology, 1999, 256(4): 173.

[93] Strauss C, Bischoff B, Neu M, et al. Vasoactive treatment for hearing preservation in acoustic neuroma surgery[J]. Journal of Neurosurgery, 2001, 95(5): 771−777.

[94] Sughrue M E, Kaur R, Rutkowski M J, et al. Extent of resection and the long-term durability of vestibular schwannoma surgery[J]. Journal of Neurosurgery, 2011, 114(5): 1218.

[95] Tschudi D C, Linder T E, Fisch U. Conservative management of unilateral acoustic neuromas[J]. American Journal of Otology, 2000, 21(5): 722−728.

[96] Tucci D L, Telian S A, Kileny P R, et al. Stability of hearing preservation following acoustic neuroma surgery[J]. American Journal of Otology, 1994, 15(2): 183.

[97] Umezu H, Aiba T, Tsuchida S, et al. Early and late postoperative hearing preservation in patients with acoustic neuromas[J]. Neurosurgery, 1996, 39(2): 267-71; discussion 271-272.

[98] Walsh R M, Bath A P, Bance M L, et al. Consequences to hearing during the conservative management of vestibular schwannomas[J]. Laryngoscope, 2000, 110(1): 250-255.

[99] Warrick P, Bance M, Rutka J. The risk of hearing loss in nongrowing, conservatively managed acoustic neuromas[J]. American Journal of Otology, 1999, 20(6): 758.

[100] Wedekind C, Klug N. Assessment of facial nerve function in acoustic tumor disease by nasal muscle F waves and transcranial magnetic stimulation[J]. Muscle & Nerve, 2000, 23(1): 58.

[101] Wiet R J, Mamikoglu B, Odom L, et al. Long-term results of the first 500 cases of acoustic neuroma surgery[J]. Otolaryngol Head Neck Surg, 2001, 124(6): 645-651.

[102] Yamakami I, Uchino Y, Kobayashi E, et al. Removal of large acoustic neurinomas (vestibular schwannomas) by the retrosigmoid approach with no mortality and minimal morbidity[J]. J Neurol Neurosurg Psychiatry, 2004, 75(3): 453-458.

[103] Yang J, Grayeli A B, Barylyak R, et al. Functional outcome of retrosigmoid approach in vestibular schwannoma surgery[J]. 2008, 128(8): 881-886.

[104] Yang S Y, Kim D G, Chung H T, et al. Evaluation of tumour response after gamma knife radiosurgery for residual vestibular schwannomas based on MRI morphological features[J]. Journal of Neurology Neurosurgery & Psychiatry, 2008, 79(4): 431-436.

[105] Yates P D, Jackler R K, Satar B, et al. Is it worthwhile to attempt hearing preservation in larger acoustic neuromas?[J]. Otology & Neurotology, 2003, 24(3): 460-464.

[106] Zhang X, Fei Z, Chen Y J, et al. Facial nerve function after excision of large acoustic neuromas via the suboccipital retrosigmoid approach[J]. Journal of Clinical Neuroscience, 2005, 12(4): 405-408.

[107] Zhao X, Wang Z, Ji Y, et al. Long-term facial nerve function evaluation following surgery for large acoustic neuromas via retrosigmoid transmeatal approach[J]. Acta Neurochirurgica, 2010, 152(10): 1647-1652.

[108] 王文昊, 吴皓. 听神经瘤手术听力保留的进展[J]. 中华耳鼻咽喉头颈外科杂志, 2006, 41(5): 392-394.

[109] 吴皓, 张治华. 听神经瘤的基础和临床研究进展[J]. 听力学及言语疾病杂志, 2010, 18(6): 521-525.

[110] 杨军, 吴皓, 曹荣萍, 等. 扩大迷路径路切除经枕下径路手术后复发的听神经瘤[J]. 临床耳鼻咽喉头颈外科杂志, 2004, 18(7): 390-392.

[111] 杨军. 听神经瘤主要手术径路[J]. 中国医学文摘: 耳鼻咽喉科学, 2010(1): 33-35.

[112] Charabi S, Tos M, Thomsen J C, et al. Vestibular schwannoma. A new interpretation of tumor growth[J]. Ugeskr Laeger, 2000, 162(41): 5497-5500.

[113] Hearing CON, Balkany T A. Committee on Hearing and Equilibrium guidelines for the evaluation of hearing preservation in acoustic neuroma (vestibular schwannoma)[J]. Otolaryngol Head Neck Surg, 1995, 113: 179-180.

[114] Doherty J K, Friedman R A. Controversies in building a management algorithm for vestibular schwannomas[J]. Curr Opin Otolaryngol Head Neck Surg, 14(5): 305-313.

[115] Ferri G G, Modugno G C, Pirodda A, et al. Conservative Management of Vestibular Schwannomas: An Effective Strategy[J]. Laryngoscope, 2008, 118(6): 951-957.

[116] Hajioff D, Raut V V, Walsh R M, et al. Conservative management of vestibular schwannomas: third review of a 10-year prospective study[J]. Clin Otolaryngol, 2008, 33(3): 255-259.

[117] House W F, Hitselberger W F. The Neurotologist View of the Surgical Management of Acoustic Neuromas[J]. Clin Neurosurg, 1985, 32: 214-222.

[118] House W F. Transtemporal bone microsurgical removal of acoustic neuromas[J]. Arch Otolaryngol, 1964, 80: 752-754.

[119] Jørgensen B G, Pedersen C B. Acoustic neuroma. Follow-up of 78 patients[J]. Clin Otolaryngol Allied Sci, 1994, 19(6): 478-484.

[120] Leonard J R, Talbot M L. Asymptomatic acoustic neurilemoma[J]. Arch Otolaryngol, 1970, 91(2): 117-124.

[121] Nedzelski J M, Canter R J, Kassel E E et al. Is no treatment good treatment in the management of acoustic neuromas in the elderly?[J]. Laryngoscope, 1986, 96(8): 825-829.

[122] Nedzelski J M, Schessel D A, Pfleiderer A, et al. Conservative management of acoustic neuromas[J]. Otolaryngol Clin N Am, 1992, 25(3): 691-705.

[123] Raut V V, Walsh R M, Bath A P, et al. Conservative management of vestibular schwannomas-second review of a prospective longitudinal study[J]. Clin Otolaryngol Allied Sci, 2004, 29(5): 505-514.

[124] Sekhar L N, Gormley W B, Wright D C. The best treatment for vestibular schwannoma (acoustic neuromas): microsurgery or radiosurgery?[J]. Am J Otol, 1996, 17(4): 676-682,683-689.

[125] Smouha E E, Yoo M, Mohr K, et al. Conservative management of acoustic neuroma: a meta-analysis

and proposed treatment algorithm. Laryngoscope[J], 2005, 115: 450−454.

[126] Stangerup S E, Caye-Thomasen P, Tos M, et al. The natural history of vestibular schwannoma[J]. Otol Neurotol, 2006, 27(4): 547−552.

[127] Thomsen J, Jorgensen M B. Undiagnosed acoustic neurinomas. A presentation of 4 cases[J]. Arch Klin Exp Ohren Nasen Kehlkopfheilkd, 1973, 204(3): 175−182.

[128] Tos M, Charabi S, Thomsen J. Incidence of vestibular schwannomas[J]. Laryngoscope, 1999, 736−740.

[129] Tos M, Thomsen J. Epidemiology of acoustic neuromas[J]. Laryngol Otol, 1984, 98: 685−692.

[130] van Leeuwen J P, Braspenning J C, Meijer H, et al. Quality of life after acoustic neuroma surgery[J]. Annals of Otology, Rhinology & Laryngology, 1996, 105(6): 423−430.

[131] Walsh R M, Bath A P, Bance M L, et al. The natural history of untreated vestibular schwannomas. Is there a role for conservative management?[J] Rev Laryngol Otol Rhinol (Bord), 2000, 121(1): 21−26.

[132] Wiegand D A, Fickel V. Acoustic neuroma — the patient's perspective: subjective assessment of symptoms, diagnosis, therapy, and outcome in 541 patients[J]. Laryngoscope, 1989, 99(2): 179−187.

[133] Yoshimoto Y. Systematic review of the natural history of vestibular schwannoma[J]. Neurosurg, 2005, 103(1): 59−63.

第八章

听神经瘤的手术治疗

听神经瘤手术是一个非常精细的手术，需要术者对颞骨、桥小脑角的解剖以及附近的血管神经结构非常熟悉，要经过系统的颞骨和侧颅底解剖训练。术者应该是有神经外科基础的耳神经外科医师，或者组成一个包括耳科和神经外科医师的治疗小组。术后的重症监护、护理也非常重要。

第一节 | 手术室的布局和器械

一、手术室的布局

手术室布局指的是听神经瘤手术时术者、助手、洗手护士、器械台、显微镜、动力系统、面神经监护仪、电视监视器（即术中术野实时显示器）、吸引器、麻醉师及麻醉机的相对位置。布局的原则是空间分布合理，尤其重要的是：① 术者易于从洗手护士处拿到和返还手术器械；② 空间布局使术者有最大可操作性；③ 手术过程中术者的体位舒适、稳定。听神经瘤手术室的基本布局见图8-1。

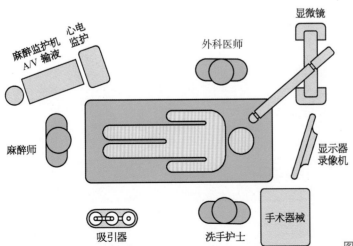

图8-1　听神经瘤手术室的基本布局

迷路径路和乙状窦后径路的手术布局见图8-2A。迷路径路和乙状窦后径路时,术者坐在手术床头端的一侧,手术助手在手术床头端,器械台在另一侧。洗手护士坐在术者的对侧,能够方便递手术器械而不妨碍手术操作。

颅中窝径路的手术布局见图8-2B。颅中窝径路时,术者坐在手术床头端,手术助手在手术床头端的右侧,洗手护士和器械台在左侧,显微镜放置在术者身后偏一侧。

将患者的腰部、大腿固定于手术床。手术期间,手术床的位置应能被调节,连同患者的身体左右或上下移动。电视监视器在洗手护士对面,使洗手护士看到手术的进行,递交合适的器械。电钻的脚踏板由术者控制,双极电凝由手术助手控

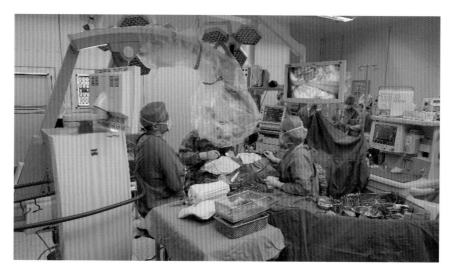

A

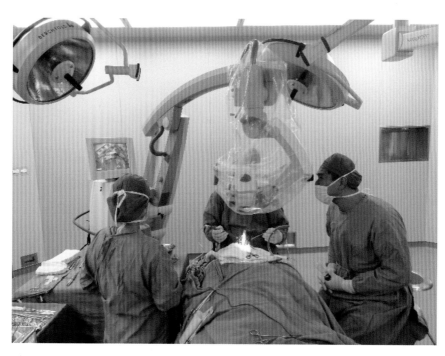

B

图8-2　听神经瘤的手术布局。A.迷路径路和乙状窦后径路的手术布局;B.颅中窝径路的手术布局

制。显微镜放置在术者身后偏一侧。麻醉机和麻醉师在手术床尾的旁边（图8-3）。

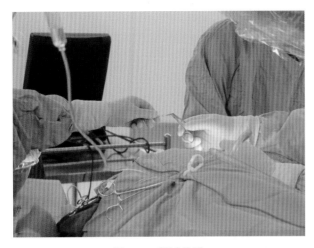

图8-3　器械传递

在所有径路中，患者均取仰卧位，头转向患耳对侧，暴露腹部以备取腹壁脂肪（图8-4）。最好穿一长裤以防止深静脉血栓。

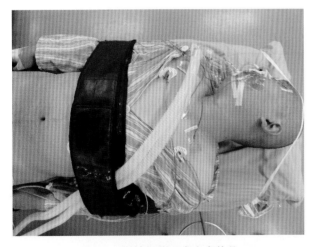

图8-4　听神经瘤手术患者体位

面神经监护仪的电极放置和听觉监护的电极和刺激器探头放置，见图8-5。

麻醉插管以后，术野消毒铺巾，腹部消毒铺巾以备取脂。手术时使用消毒的透明显微镜罩包被显微镜。

术者坐在有靠背的椅子上，坐姿必须舒适。椅子应该有转轮，可以灵活移动。术者应该以执

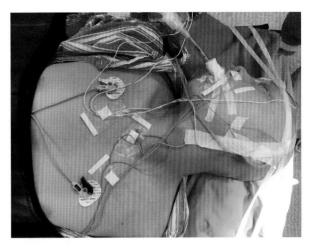

图8-5　听神经瘤手术面、听神经监护

笔状握手术器械。操作时术者的手应该以床为支撑点，这样在精细操作时没有抖动，而且降低术者手臂的张力、减少疲劳。

二、手术器械

应备不同口径的吸引-冲洗管。特别是尖端钝、有侧孔的冲洗-吸引管（Brackmann冲洗-吸引管），用于脑膜内（脑神经、脑干）或精细结构（面神经等）操作，以避免直接吸引损伤重要结构（图8-6）。

应使用带循环冷却及冲洗装置的电钻，气动和电动均可，最高转速应在60 000转/分以上。钻

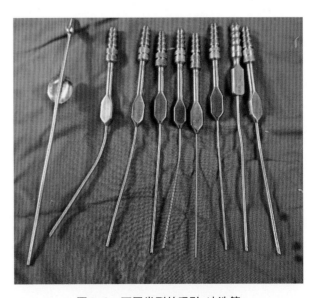

图8-6　不同类型的吸引-冲洗管

柄有直柄和弯柄两种。配备不同直径、长度的锥形和圆形的切削钻头和金刚钻头,钻头变钝后应立即更换(图8-7)。

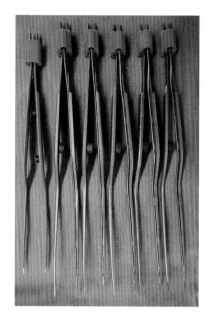

图8-8　不同类型滴水双极电凝

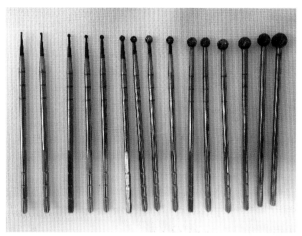

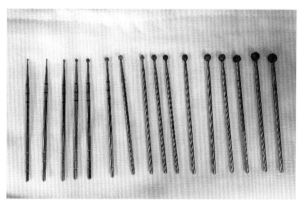

图8-7　不同类型的钻头

双极电凝是听神经瘤和侧颅底手术的必备器械。应配备尖端粗细不等的电凝镊,细头(0.3 mm)用于精细操作如颅内止血等,粗头(1 mm)用于肿瘤囊内切除、电凝肿瘤和肿瘤的血管。最好使用带滴水装置的电凝,以避免电凝镊尖端与血管黏结(图8-8)。

超声刀能够破坏细胞间的分子键和细胞结构,不产生高温,用于切割和止血。这样在低温下乳化并吸除肿瘤,可以在不损伤神经的基础上加快手术速度(图8-9)。

激光能够在切除肿瘤的同时封闭肿瘤血管,保持创面洁净,在手术中用于大块切除肿瘤时能加快切除速度,减少创面出血,但在靠近面神经和

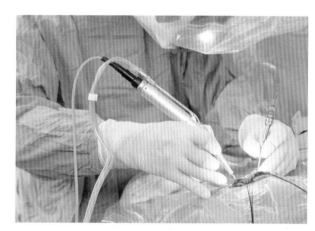

图8-9　超声刀的使用

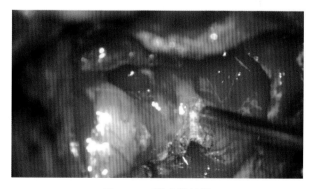

图8-10　激光的使用

脑干时应避免使用(图8-10)。

听神经瘤显微器械与耳科器械相似,但柄较长,以适应深且狭窄的手术野(图8-11)。

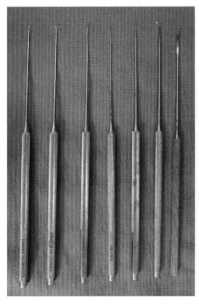
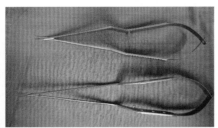
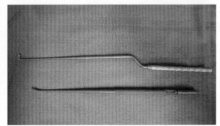
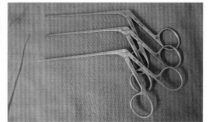

图8-11 听神经瘤显微手术器械

第二节 | 听神经瘤外科的基本手术技术

有别于传统的耳科手术,耳神经和侧颅底外科手术有其独具的特点。除了基本的外科知识和技巧,手术医师应该熟悉颞骨、颅底和桥小脑角的解剖,掌握综合了显微外科、耳科和神经外科的特殊技术,不仅要有熟练的颞骨解剖技能,也应该具备神经外科的处理脑组织和止血的技巧。

一、颞骨钻磨的一般原则

执钻柄的方法应该像握笔,小指和环指放在患者的头部作为支撑,这样省力而且稳定(图8-12)。为防止钻头妨碍术者的视线,应该用钻头的侧面磨,而不是钻头的尖端。手给钻头施加的压力要最小,特别是在邻近重要结构时,防止钻头突入薄弱处,造成重要结构的损伤。

小钻头易磨出一个深洞,而大的钻头磨出来的是一个面,因此尽可能用大的钻头。根据所钻磨区域的深度调换不同长度的钻头,但应注意钻

头越短,越好控制、稳定性高。在做听神经瘤手术的径路时,绝大部分的钻磨都用切割钻,而金刚钻用于纤细、脆弱的结构,如面神经、乙状窦、内听道或硬脑膜附近。金刚钻也用于控制骨面的渗血。钻磨的方向应总是与重要结构平行,

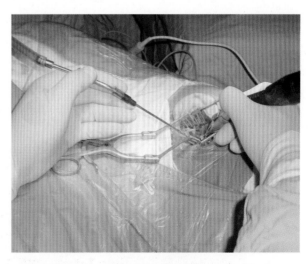

图8-12 执钻方法

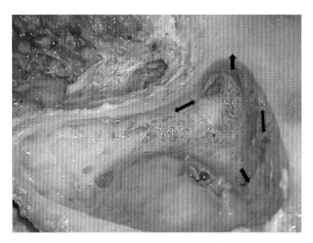

图8-13　颞骨钻磨的一般原则

并开始于最危险的区域,停止于最安全的区域(图8-13)。

在钻磨过程中,必须持续地冲洗吸引,以清除骨粉,防止骨粉阻碍手术视野、凝结在钻头的沟缝中。冲洗也会给所钻磨的骨性结构降温,防止热损伤。当接近面神经、半规管蓝线时,充分的冲洗很重要。吸引器头随钻头移动,可以放置在钻头和重要结构之间,这样万一钻头打滑,碰到的是吸引器头而不是重要结构。

二、出血的处理

耳神经外科和侧颅底手术中的止血技术不同于其他手术,因为不可能通过结扎血管而止血。

(1)单极电凝用于皮肤切口和肌骨膜组织的止血。

(2)双极电凝是耳神经外科和侧颅底手术中最重要的器械。细头用于精细操作,如颅内止血、电凝肿瘤的供血血管、脑干前方的血管等;粗头用于脑膜外的结构、肿瘤囊内切除、电凝肿瘤和肿瘤表面的血管。

用滴水双极电凝或电凝时应反复冲水,以防止电凝头粘在血管或其他组织上,否则会造成再出血、撕裂或损伤。电凝头必须经常清洁,以防烧焦的组织在上面凝结,造成易粘连、不能电凝。清洁电凝头应该用刮擦板,而不是手术刀,后者会引起电凝头表面毛糙而影响使用。

乙状窦表面小的破口可用双极电凝处理。把双极电凝的功率调小,持续冲洗,然后将电凝头靠近破口边缘电凝。但是,颈静脉球有小破口出血时不要用双极电凝处理,因为这时会把破口拉大。

(3)骨面少量出血用金刚钻处理,打磨时所产生的热足以止血。出血量多时用小块骨蜡止血,用手指压实在出血点上。如果出血部位深,就要借助鼻中隔剥离子将骨蜡抹在出血点上,然后用脑棉压迫。

(4)氧化纤维素止血纱布(surgicel)能够与血液相互作用产生红棕色的物质,像人造血凝块起止血作用。另外,止血纱布还被证实有杀菌作用。止血纱布主要用于:① 毛细血管渗血,在小脑表面弥漫性静脉渗血时尤其有用。② 脑干出血,因为不能用双极电凝,用止血纱布覆盖脑干出血处。③乙状窦损伤、破口略大时,用小块止血纱布嵌顿在破口处止血。此时应当用吸引头和显微剥离子(神经钩针)配合完成。④ 扩大迷路径路手术中,遇颈静脉球高位阻碍磨除内听道下壁,或者意外损伤颈静脉球时,可将止血纱布和骨蜡混合成饼状,盖在颈静脉球上,然后用鼻中隔剥离子下压,同时止血。⑤ 当意外损伤或作为手术径路一部分时,腔内填塞静脉窦(乙状窦或岩下窦)。但是应注意,由于止血纱布的组织反应,过多遗留在桥小脑角会引起术后发热。另外,止血纱布遇血膨胀,在有限的空间应用时应格外当心,防止压迫附近的神经。

(5)脑膜表面有很多小血管,分离时应在直视下止血,尽量避免创面边缘骨质与脑膜的分离,这时往往会有持续性的少量渗血,这时不能用骨蜡或止血纱布填塞,否则会引起更大范围的骨质与脑膜分离,这时应该用吸引器吸除血液并判断出血部位,金刚钻磨除骨质暴露出血的脑膜小血管,直视下双极电凝止血。

三、脑组织和其他神经血管结构的处理

如有可能尽量避免脑组织牵拉。长时间持续、用力牵拉脑组织将是灾难性的。但在一些径路中,如颅中窝径路,在开始的时候用牵开器,如有可能在肿瘤摘除时应去除。这时用吸引器头或双极电凝间断地轻压颞叶脑组织即可获得显露。

在乙状窦后径路中,轻柔地下压小脑以暴露脑池。然后打开脑池的蛛网膜,引流脑脊液。这会引起小脑回缩,为肿瘤摘除提供必要的空间。在摘肿瘤前就应完成这一步,可避免小脑的过度牵拉。

应避免器械与脑表面直接接触。一旦硬脑膜被打开,就用脑棉覆盖在脑组织表面提供保护。当肿瘤与神经血管结构分离后,用一块止血纱布隔在它们之间以便在后续的肿瘤摘除中保护这些结构。也可以隔在肿瘤与正常组织之间,逐渐地分开它们。

在乙状窦后径路中,需要磨除内听道后壁时,应将脑棉撤出,换成明胶海绵,防止脑棉被电钻头卷走,造成对周围结构不可意料的破坏。

一旦硬脑膜被打开,就开始用带侧孔的Brackmann吸引器头,以避免对脆弱的神经血管结构的直接吸引。

在从受累的神经节段分离肿瘤之前,必须在肿瘤的近端和远端,即移位和变形最小的地方辨认这个神经,这一点非常重要。在摘肿瘤之前应尽可能辨认面神经。迷路径路中,可在肿瘤的远端,特别是内听道底辨认面神经。在乙状窦后径路中,只能在桥小脑角辨认,或者肿瘤的体积缩小后在内听道底的外侧找到面神经。而在颅中窝径路中,面神经在开始的时候就被辨认,然后再确定内听道的位置。

在神经表面和邻近处避免使用双极电凝。如确需使用,要降低双极电凝的功率。

试图保留听力时保留部分前庭神经,对耳蜗神经有物理支撑作用,还能避免损伤迷路动脉。

四、获得较好的肿瘤显露

因为侧颅底肿瘤深在,位于复杂的神经血管结构区域中,是否能足够地暴露是关系到手术效果的问题。传统的神经外科技术颅板切除相对较小,需要靠脑牵拉获得肿瘤切除的径路,而现代侧颅底外科是要去除骨质,避免推压脑组织。切除足够的骨质提供必要的空间,因此避免了脑的过度牵拉。

在迷路径路和耳蜗径路中,大范围的切除乙状窦后硬脑膜表面的骨质和乙状窦表面的骨质,可以将乙状窦下压,极大地拓宽了视野。轻轻划线式电凝硬脑膜和乙状窦,可使其回缩,提供更多的工作空间。

根据需要,在手术的不同阶段,改变手术床的位置、显微镜的角度,必要时调整手术者的位置也是一个重要方法,可以改善手术视野,更好地暴露受肿瘤累及的结构。即使是同一手术野,改变上述三者之间的相对位置,可为术者提供不同的视角。

五、肿瘤摘除技术

在侧颅底和耳神经外科中,肿瘤摘除不同于别的手术,由于大多数肿瘤是良性的,可以被囊内切除、小块切除。许多肿瘤(脑膜瘤、副神经节瘤、脊索瘤)具有侵袭性,侵犯硬脑膜和骨质,为求术后不复发,肿瘤全切需要切除受累的硬脑膜和骨质。

摘肿瘤之前,在持续吸引、冲洗下,用双极电凝烧灼肿瘤表面,特别是血管丰富的肿瘤,以减少肿瘤的包囊被打开时的出血。

肿瘤通常被双层的蛛网膜包被。在摘肿瘤之前,发现这个蛛网膜平面很重要。停留在蛛网膜平面可确保脑膜内的神经血管结构免受损伤,避免出血。

摘肿瘤时需要的器械不多,如显微刮匙、显微剪刀、双极电凝镊、Brackmann吸引器头、神经钩针、面神经刺激探针。

肿瘤摘除时,必须用温盐水持续地冲洗术野,可以清除血液和血凝块,保持视野清楚。冲洗也使脑组织保持在比较生理性的环境中。

在分离蛛网膜、切割肿瘤表面时,用双极电凝烧灼,可避免出血。如果断裂的小血管回缩到蛛网膜下隙,可能很难找到并控制出血。

来源于重要动脉(如小脑前下动脉)的肿瘤小血管应在紧贴肿瘤组织处电凝,然后切断。双极电凝必须沿肿瘤血管烧灼一个较长的节段,在切断之前应确认血管完全闭合。

除了小肿瘤以外,囊内切除是肿瘤摘除的第一步。肿瘤的核心区出血用双极电凝控制,或者用止血纱布填塞,这样术者就可以继续其他区域的操作而不担心此处出血。

肿瘤比较大时,不要盲目地分离藏在肿瘤后面的结构。囊内切除之后才分离周围结构。到最后,肿瘤的体积已经大大缩小,囊壁还留在神经血管结构(面神经、脑干)表面。此时将囊壁推向一边,肿瘤与这些结构的界限就很清楚,可以完全摘除。

分离肿瘤和神经时应锐性分离,尽可能少牵拉面神经或耳蜗神经。

第三节 听神经瘤的手术径路

听神经瘤的手术径路根据径路与目标区域(肿瘤所在的位置)之间的相对关系进行分类。因此,径路可被分为穿过耳囊的径路、保留耳囊的径路,以及经耳囊上、后径路。

穿过耳囊的径路包括迷路径路、耳囊径路、耳蜗径路。

保留耳囊的径路包括颅中窝径路(经耳囊上)、乙状窦后径路和迷路后径路(经耳囊后)。

听神经瘤手术的三种基本径路是迷路径路、乙状窦后径路和颅中窝径路。

一、迷路径路

1961年William House第一次将迷路径路(translabyrinthine approach)应用于听神经瘤切除,是听神经瘤手术的经典径路之一。

(一)适应证

(1)不考虑保留听力的听神经瘤。

(2)内听道外肿瘤>1.5 cm时,不考虑保留听力。参见第七章第二节。

(3)神经纤维瘤病2型患者。如果术中保留了耳蜗神经,可在肿瘤摘除后一期行人工耳蜗植入。如果耳蜗神经未保留,可行听觉脑干植入。

(二)禁忌证

(1)唯一听力耳。现在有人工耳蜗和听觉脑干植入,因此这是一个相对禁忌证。

(2)同侧慢性中耳炎。如果单纯鼓膜穿孔无活动性感染,一期行迷路径路手术,外耳道封闭。如果有活动性感染,先进行保守治疗,直到炎症控制再行迷路径路手术,外耳道封闭;如果不能控制,先行颞骨次全切除以根除炎症,腹部脂肪填塞术腔,外耳道封闭。3个月以后二期行迷路径路手术。

(三)手术解剖

迷路径路的前界上方为面神经垂直段,下方为内听道后壁;上界为颅中窝底的硬脑膜,其内有岩上窦通过;后界为乙状窦;下界为颈静脉球。

通过充分磨除颞骨骨质到达内听道及桥小脑角，暴露肿瘤，然后进行肿瘤摘除。术中重要的解剖结构如下。

1. 颈静脉球和耳蜗导水管 颈静脉球位于内听道底壁之下，前方为后组脑神经。颈静脉球与内听道之间的距离变异很大，高位颈静脉球时须将其向下推压。颈静脉球上方、后半规管壶腹的内侧有耳蜗导水管，是一个定位标志，其内侧下方即为舌咽神经。耳蜗导水管手术中打开后颅窝硬脑膜前可以先开放耳蜗导水管，引流脑脊液，减轻颅内压力。

2. 内听道底 后半规管壶腹和前庭的底是内听道的下界。开放上半规管壶腹，可见前庭上神经，此为内听道的上界。

3. 桥小脑角区的神经 打开后颅窝硬脑膜，后面为小脑，小脑前方为脑桥和延髓。内听道前缘深部可见白色的脑干，此区域构成桥小脑角。从上到下依次为三叉神经、面听神经束和后组脑神经，前内侧可见展神经。后组脑神经从上到下依次为舌咽神经、迷走神经和副神经。

4. 桥小脑角区的血管 小脑前下动脉是桥小脑角区域手术最重要的血管。小脑前下动脉形成襻结构通过面神经和耳蜗神经之间或面听神经之下，通常会深入内听道内。术中必须注意保护肿瘤外的血管，避免烧灼。小脑后下动脉通常穿行于后组脑神经之间，而小脑上动脉则与三叉神经伴行。岩静脉（Dandy静脉）位于三叉神经后下方，术中损伤该血管，常会导致脑干水肿。

5. 肿瘤周围的蛛网膜结构 肿瘤生长过程中，在肿瘤表面形成两层蛛网膜覆盖，神经血管位于两层蛛网膜之间。在肿瘤分离过程中，应在肿瘤表面蛛网膜和脑组织表面蛛网膜间分离，如果分离时遇到较多粘连，如肿瘤侵入脑组织，往往提示分界面错误。

（四）手术技术

耳后沟后方弧形切口，切口最宽处距耳后沟

3～4 cm，上达耳郭上游离缘2 cm，下达乳突尖，深至皮下；当同期植入骨导助听器时，切口后部向后方扩大1 cm（图8-14）。

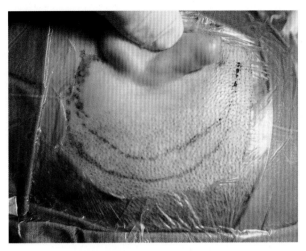

图8-14 迷路径路手术切口。前方虚线为常规迷路径路手术切口，后方实线为迷路径路合并一期植入式骨导助听器植入手术切口

将皮瓣向前分离至外耳道后壁垂直切线水平。用电刀沿皮肤切口内侧切开肌骨膜层，切至骨表面。用骨膜剥离子向前分离，肌骨膜瓣的蒂位于前方（图8-15）。用电刀有助于翻起瓣并止血。暴露乳突的范围向上超过天盖，向前达耳道上嵴平外耳道后缘，向下达乳突尖下方，向后达乙状窦后缘1～1.5 cm（图8-16）。切至乙状窦之后

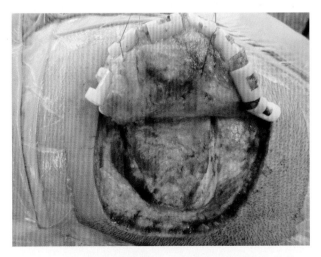

图8-15 迷路径路肌骨膜瓣。将皮瓣向前分离至外耳道后壁垂直切线水平。电刀切开肌骨膜层，切至骨表面，肌骨膜瓣的蒂位于前方

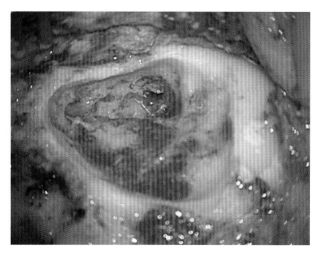

图8-16 暴露乳突,其范围向上超过天盖,向前达耳道上嵴平外耳道后缘,向下达乳突尖下方,向后达乙状窦后缘1～1.5 cm

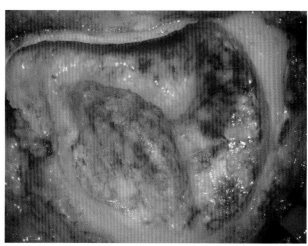

图8-17 乳突扩大切除。暴露乙状窦后方硬脑膜1～2 cm。乙状窦表面保留"岛状"骨片,使乙状窦能上下浮动、充分移位

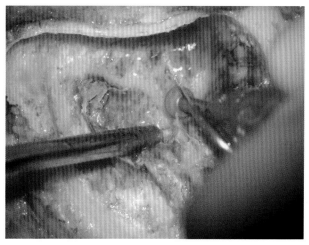

图8-18 可用吸引器下压乙状窦获得更好的手术野,便于磨除其前方的骨质

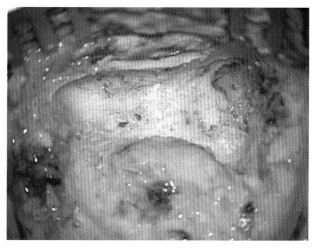

图8-19 开放鼓窦,暴露砧骨短脚,磨薄外耳道后壁。充分暴露颅中窝硬脑膜、窦脑膜角

时,可能出现乳突导血管出血,用骨蜡填塞止血。

做扩大的乳突切除。充分切除乳突气房,前方以鼓窦入口和面神经垂直段为界,向后暴露乙状窦后方硬脑膜1～2 cm。乙状窦表面保留"岛状"骨片,以使乙状窦能上下浮动、充分移位(图8-17),并可保护乙状窦不受意外损伤。注意应磨除乙状窦前后的骨质,以利于推移、下压乙状窦获得更好的手术视野(图8-18)。

开放鼓窦,暴露砧骨短脚,磨薄外耳道后壁。将乳突天盖、颅中窝底的骨质和窦脑膜角骨质全部磨除,充分暴露颅中窝硬脑膜、窦脑膜角,显露岩上窦(图8-19)。接近硬脑膜时使用金刚钻,将骨质磨薄呈鸡蛋壳状,然后用剥离子、咬骨钳去除。

显露二腹肌嵴,定位面神经垂直段(图8-20)。

迷路切除。迷路切除开始于外半规管,然后是上、后半规管。保留外、上半规管壶腹的最前份,以保护面神经。然后开放前庭。在切除半规管、开放前庭的同时,将面神经垂直段骨管轮廓化(图8-21)。

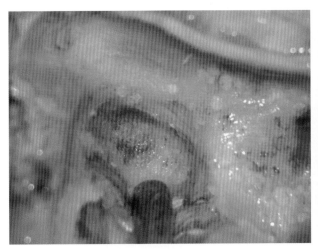

图8-20　显露二腹肌嵴,定位面神经垂直段

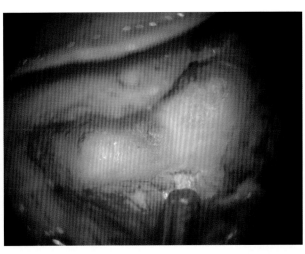

图8-22　继续切除颅中窝和乙状窦之前下、颅后窝硬脑膜表面的骨质

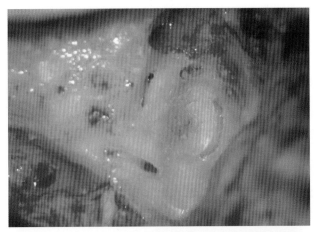

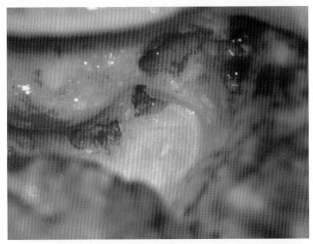

图8-21　切除三个半规管,开放前庭,同时使面神经骨管轮廓化

迷路切除后,继续切除颅中窝和乙状窦之前下、颅后窝硬脑膜表面的骨质(图8-22)。磨薄后先用剥离子分离硬脑膜,然后可用金刚钻或咬骨钳去除剩余骨质。

逐渐磨去面神经垂直段后方、内侧骨质。如遇颈静脉球高位,在暴露颈静脉球顶部后,先用剥离子将颈静脉球自周围的骨壁上剥离,此时会出现渗血,用止血纱布与骨蜡混合成饼状盖于渗血处,将颈静脉球向下轻压(图8-23)。

辨认内听道上界和下界。上半规管壶腹是内听道上界的标志。逐渐切除颈静脉球上方的骨质,内听道下界在颈静脉球水平以上(图8-24)。逐渐切除内听道上方、下方、后方的骨质,同时沿颅后窝硬脑膜切除其表面的骨质,内听道的轮廓和内听道口将逐渐被显露(图8-25)。轮廓化内听道时,磨钻的方向应与其平行,并从内向外。

内听道的上下方被磨成两个深沟,其周围骨质应做270°切除。充分切除内听道底壁与颈静脉球之间的骨质,此时可开放耳蜗导水管(图8-26),引流脑脊液。内听道后壁的骨质逐渐被切除,暴露后壁的硬脑膜应从内听道口开始到内听道底,而不是相反,以防止损伤神经。继续切除内听道底水平的骨质,显露水平嵴(图8-27),后者将前庭上、下神经分开。在水平嵴上方磨除骨质,暴露前庭上神经,它的深面是垂直嵴(bill's bar),面神经在bill's bar的深面受到骨质保护,肿瘤内

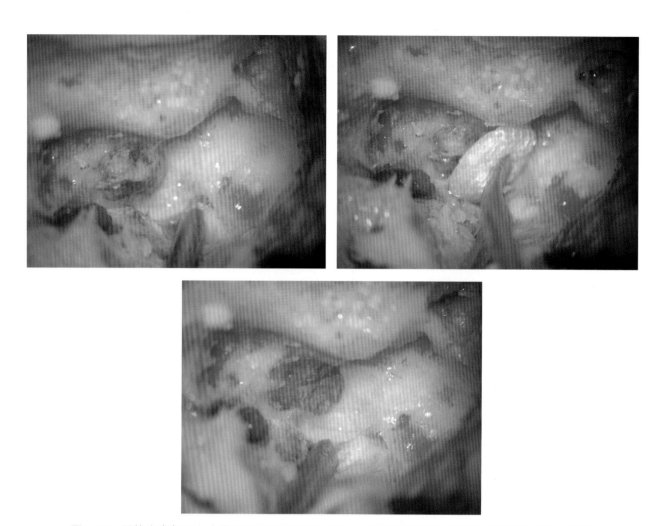

图 8-23　颈静脉球高位时,在暴露颈静脉球顶部后,用止血纱布与骨蜡混合成饼状,将颈静脉球向下轻压

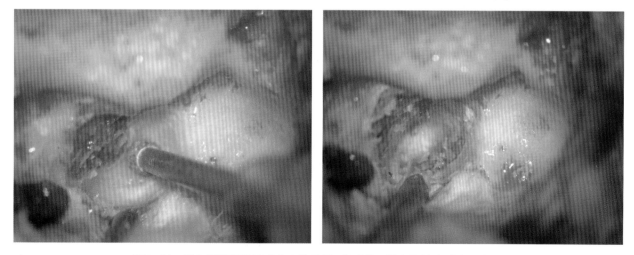

图 8-24　逐步切除颈静脉球上方的骨质,内听道下界在颈静脉球水平以上

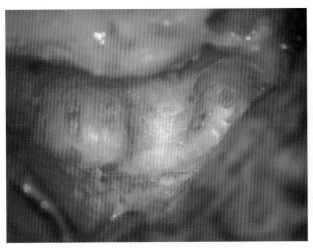

图8-25 内听道的轮廓逐渐被显露

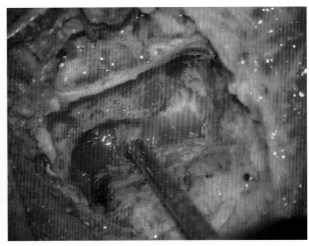

图8-26 开放耳蜗导水管

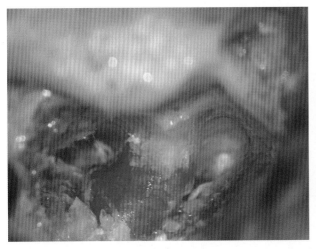

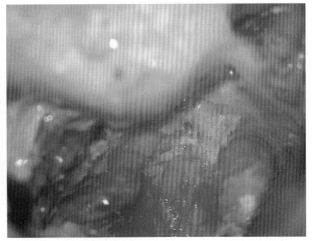

图8-27 内听道的上下方被磨成两个深沟,其周围骨质做270°切除,切除内听道底水平的骨质,显露水平嵴

听道部分切除就从去除此处的前庭上神经开始。在内听道上缘磨除骨质时需反复用面神经监护刺激,因为在20%的病例中面神经走行从内听道上方绕过肿瘤上极,这时磨钻内听道上缘时很容易损伤面神经。

用双极电凝烧灼颅后窝的硬脑膜,然后在乙状窦下方,约在内听道向后的延长线上"一"字形切开硬脑膜。用显微剪切开硬脑膜至内听道口,然后转向上方、下方分别切开,以显露桥小脑角内的肿瘤,此时会有脑脊液流出(图8-28)。在此过程中注意保护硬脑膜下的小脑组织,防止损伤。可以在剪开硬脑膜时,在脑组织和硬脑膜之间垫一小片脑棉。

后颅窝减压。打开硬脑膜暴露肿瘤后,若肿瘤较小,可用钩针挑破蛛网膜开放小脑延髓池,立即有脑脊液涌出,颅内压力减小,小脑下陷,可使手术视野扩大。在肿瘤较大时,须沿肿瘤下极向深部钩开蛛网膜,有时要囊内切除部分肿瘤后才能打开蛛网膜,排出脑脊液,降低颅压。

肿瘤囊内切除(图8-29)。将肿瘤与周围血管及蛛网膜略加分离后,将肿瘤先行囊内切除(可用刮匙或用超声刀吸除),使其体积缩小后再将肿瘤分块切除。切除肿瘤和止血必须同时进行。整个切除过程中应避免损伤脑干、小脑和神经。

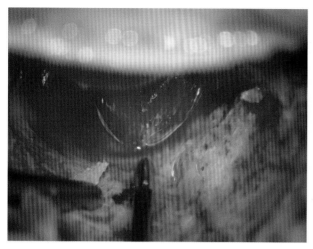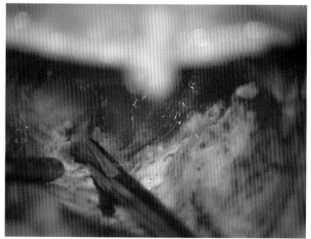

图8-28　在乙状窦前下方，约在内听道向后的延长线上"一"字形切开硬脑膜。
用显微剪切开硬脑膜至内听道口，然后转向上方、下方分别切开

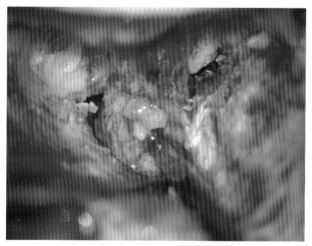

图8-29　肿瘤囊内切除

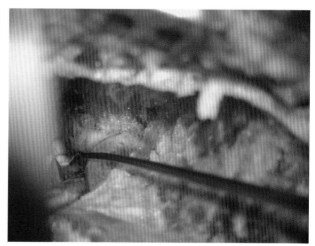

图8-30　定位脑干段面神经

定位面神经。囊内切除、肿瘤体积缩小后首先在内听道和桥小脑角处定位面神经。将肿瘤下极牵起，定位面神经入脑干处（图8-30），肿瘤在内听道中将面神经压向一侧，呈扁平状，尚容易分离，而在内听道口往往与肿瘤粘连紧密呈丝状，分离时极易断离。

在内听道底，前庭上神经向外穿出内听道底，延续为上壶腹神经，经过外、上半规管壶腹的下方。在水平嵴的上下方用钩针将前庭上神经切断（图8-31A、B）。面神经在内听道底的前上部分（图8-31C），与前庭上神经借垂直嵴分开。

在桥小脑角，面神经与肿瘤的位置关系常见如下四种类型（图8-32）：A型，最常见，占70%，自肿瘤前方，绕至脑干表面。B型，较常见，占13%，自肿瘤上方或前上方，绕至脑干表面。C型，少见，占10%，自肿瘤下方，绕至脑干表面。D型，极少见，占7%，自肿瘤后方，绕至脑干表面。面神经在入内听道处常被肿瘤压迫向前呈弧形，由于面神经被压迫在骨缘上，且常与蛛网膜或肿瘤包膜粘连，因此此处是手术中最易损伤面神经的位置。肿瘤增大内听道骨质破坏时，内听道口的骨缘变得更薄且锐利，在此处分离面神经必须十分谨慎。

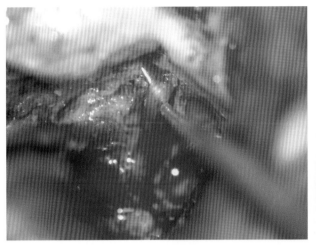
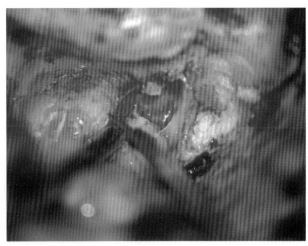

A

B

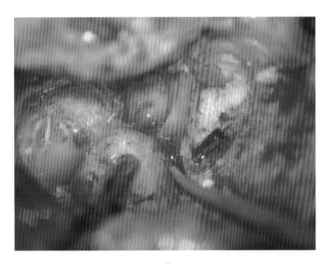

C

图8-31　切断前庭上、下神经（A、B）和定位内听道内的面神经（C）

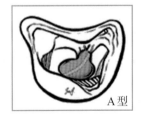
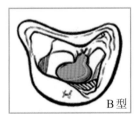
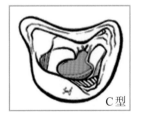
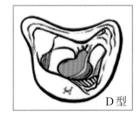

A型　　　　　B型　　　　　C型　　　　　D型

图8-32　面神经与听神经瘤位置关系

熟悉面神经在内听道和桥小脑角中的走行和各种变异，加强术中的面神经监测，是保留面神经解剖完整的重要保证。

关闭术腔。关闭术腔前，需反复用温生理盐水冲洗，直至清澈，以确认无出血。鼓窦入口、岩部气房、前庭腔用骨蜡封闭（图8-33）。将硬脑膜拉拢缝合数针以缩小缺口（图8-34）。将腹部脂肪裁剪成长条状，逐条填塞入脑膜缺损处，并充填整个术腔（图8-35）。将耳后肌骨膜瓣复位后拉拢缝合，皮瓣复位后分两层缝合，加压包扎。

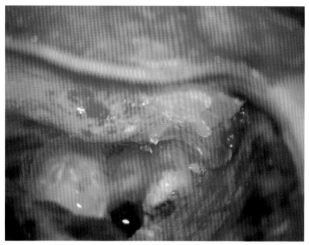

图 8-33　用骨蜡封闭鼓窦入口、岩部气房和前庭腔

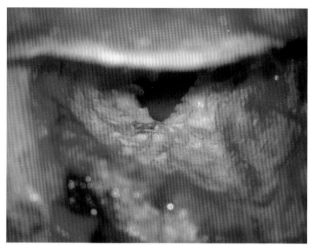

图 8-34　将硬脑膜拉拢缝合数针以缩小缺口

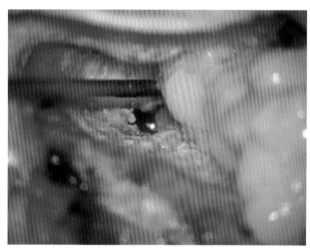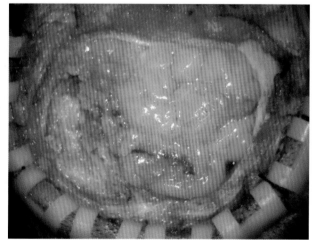

图 8-35　取腹部脂肪，裁剪成长条状，逐条填塞入脑膜缺损处，并充填整个术腔

（五）扩大迷路径路

扩大迷路径路（enlarged translabyrinthine approach）是指在经典的迷路径路的基础上，通过充分切除岩骨骨质来达到扩大手术视野的目的。扩大迷路径路尚需进行以下操作。

切除乙状窦后方 2～3 cm 的骨质，使乙状窦能够被充分下压，以增加径路的前后径。

充分切除颅中窝底硬脑膜及窦脑膜角表面的骨质，显露岩上窦，增加器械在桥小脑角中操作的自由度。

常规暴露颈静脉球，用骨蜡和止血纱布将颈静脉球压低以扩大视野。

充分切除内听道上壁与颅中窝硬脑膜之间、下壁与颈静脉球之间的骨质，270° 开放内听道。

肿瘤 > 3.0 cm 时，行外耳道关闭、咽鼓管封闭。

通过以上操作，形成前方以面神经垂直段和外耳道前壁为界，后方以乙状窦及颅后窝硬脑膜为界，上方以颅中窝硬脑膜及岩上窦为界，下方以颈静脉球为界的径路，使迷路径路的手术视野达到最大限度。

（六）手术要点

迷路径路或扩大迷路径路中，广泛的暴露颅中窝和乙状窦后的硬脑膜是充分暴露后颅窝、桥小脑角的重要步骤。颅中窝硬脑膜的暴露，能够使肿瘤的上极充分暴露，也为肿瘤下极的暴露提供了更好的视角，同时使得器械能够无阻碍地进入桥小脑角。暴露乙状窦后的硬脑膜，使乙状窦能被下压，这样就能比较容易地切除乙状窦前下方的硬脑膜表面的骨质，也为肿瘤的切除扩大了视野。

在乙状窦表面保留蛋壳样"岛状"骨片，乙状窦的下压不受影响，还可保护乙状窦免受意外损伤、出血。

遇颈静脉球高位时，或在扩大迷路径路中，要用大的金刚钻充分切除颈静脉球上方的骨质，用剥离子将颈静脉球自周围的骨壁上剥离，然后用止血纱布和骨蜡的混合物将颈静脉球下压，可扩大手术视野。

在手术的各个阶段，包括做径路和摘除肿瘤，都要注意面神经的识别标志，以免损伤。例如，面神经的垂直段恰好就在前庭的外侧，打开前庭时勿损伤。

在做径路过程中，如果硬脑膜意外被损伤，要注意保护，可用一挡板护在损伤处，以避免进一步撕裂。

如果乙状窦被损伤，破口较小时可用尖端较大的双极电凝烧灼止血。中等大的破口可用神经钩针或显微剥离子操作，将小块止血纱布嵌顿在破口处，然后覆盖一块脑棉。大的破口可以缝合，或用肌肉填塞。

内听道上壁和下壁的骨质要充分切除。切除上壁可充分暴露肿瘤上极和三叉神经，切除下壁可充分显露肿瘤下极和后组脑神经。

打开硬脑膜后，应先开放小脑延髓池，使脑积液引流，降低颅压，易于切除肿瘤。若肿瘤较小，可用钩针挑破蛛网膜。在肿瘤较大时，要囊内切除部分肿瘤，使下极回缩后才能打开蛛网膜，排出脑脊液。

关闭伤口时，使用长条状的脂肪填塞，前几根的一端突入桥小脑角，但不宜太深入，以免压迫面神经，影响脑脊液循环，也不宜太浅，只放在硬脑膜缺损处不能预防脑脊液漏。

（七）迷路径路的优点

（1）迷路径路是从颅外到达桥小脑角的最短径路。

（2）直接开放桥小脑角区域而不牵拉小脑。

（3）能够清楚地在内听道底定位面神经，可以减小面神经的损伤。

（4）可以摘除任何大小的听神经瘤。

（5）遇术后出血，再手术时比较容易快速拆除缝线、去除脂肪，清除血肿。

（八）迷路径路的缺点

（1）牺牲术侧听力。

（2）如果肿瘤突向前至脑桥前池，通过迷路径路则不能暴露。

（3）后组脑神经和延髓暴露不充分，如果肿瘤向下斜坡伸展，不能通过迷路径路全切除。

（九）术后处理

术后可带管或待患者清醒后拔除插管入重症监护病房（ICU）观察24 h，需对生命体征进行连续监护24～48 h。严密观察意识、瞳孔、血压、呼吸及肢体活动变化情况，及时发现可能出现的致命并发症，如颅内出血、脑水肿、颅高压、脑疝及窒息。

术后24～48 h平稳度过后，嘱患者绝对卧床4～5日。防止过分用力。半流质饮食2日后可进普通饮食。

术后用药。选择易通过血脑屏障的广谱抗生素，以防止术后颅内感染。使用甘露醇3～5日（甘露醇125 ml，静滴，q8h×3日，然后q12h×3日），以降颅压、减轻脑水肿、预防脑脊液漏。常规使用激素4日，酌情使用白蛋白以缓解因肿瘤压迫、术中牵拉引起的脑水肿。

（十）并发症及其处理

1. 术中并发症　出血和神经损伤是迷路径路听神经瘤手术的常见术中并发症。

（1）出血：静脉窦的出血可以用Surgicel和骨蜡混合物填塞于出血处。脑干或小脑的出血切忌盲目电凝，必须在高倍显微镜下用尖头双极电凝准确烧灼出血的血管。如视野不清楚，可先用止血纱布和脑棉压迫，将肿瘤切除后再仔细寻找出血点。

（2）神经损伤：手术的重点是摘除肿瘤的同时避免损伤面神经。在磨开内听道底、分离内听道口肿瘤与组织的粘连及对神经周围小动脉电凝烧灼，均易损伤面神经。可以是直接损伤，但更常见的是热传递损伤。在磨除耳蜗导水管周围骨质时，应注意保护舌咽神经。

2. 术后并发症　迷路径路术后最严重的并发症是出血和感染，其次是脑脊液漏，由此可能继发感染。

（1）脑脊液漏：由于手术后脑膜缺口不能缝合，需用脂肪填塞，因此脑脊液漏是听神经瘤术后较常见的并发症。最常见的脑脊液漏是切口漏，通常加压包扎3～5日后可治愈。当鼓窦入口或岩骨气房未封闭时，会出现脑脊液耳鼻漏。与切口漏不同，脑脊液耳鼻漏难以通过加压包扎治愈，且细菌易经鼻部逆行感染致脑膜炎。这时应使患者保持坐位或高枕卧位，口服醋氮酰胺（乙酰唑胺）减少脑脊液产生，每日经腰椎穿刺或腰椎穿刺留置引流管以降低脑脊液压力。如经以上保守治疗短期内仍无效，应及早打开伤口，封闭脑脊液漏口以避免颅内感染。

（2）感染：颅内感染是听神经瘤术后危险的并发症，术后必须密切观察体温和神志情绪。有低热，但神志清晰、意识正常，是无菌性脑膜炎的表现，是术后常见的反应，不需积极处理就可自然缓解。化脓性脑膜炎则表现为嗜睡或躁动、颈项强直、高热或低热，对于此类患者应做腰椎穿刺脑脊液检查。

二、枕下乙状窦后径路

枕下乙状窦后径路（suboccipital retrosigmoid approach）是一个标准的神经外科到达桥小脑角区的手术径路，可以切除任意大小的听神经瘤，而耳科医师常用的乙状窦后径路的颅骨切开较靠前外，在乙状窦之后、横窦之下。这部分内容分为神经外科径路和耳科径路两个小节，其实是同一个径路由不同学科的视角来讨论。

（一）适应证

乙状窦后入路在神经外科切除听神经瘤的适应证较宽：小到内听道内的小肿瘤，大到直径大于5 cm的巨大型听神经瘤均可采用这一入路。对于伴有颅内高压的患者，只要恰当地处理后仍可进行这类手术。枕下乙状窦后入路也可用于切除桥小脑角区其他肿瘤及非肿瘤病变：脑膜瘤、表皮样囊肿、局限于后颅窝的颈静脉孔神经鞘瘤、三叉神经鞘瘤等。

（二）禁忌证

（1）严重的心、肺、肾、肝功能不全不能耐受手术者。

（2）年龄过大且全身情况差不能耐受手术者。

（3）凝血功能障碍、有明显出血倾向尚未纠正者。

（三）手术入路相关解剖

内听道的解剖：内听道向内略向后。内听道的平均直径为4 mm，平均长度为9 mm，但变异较大。硬脑膜贴于内听道骨壁，向外逐渐变薄且平整。内听道内的神经被蛛网膜包裹，面神经外的蛛网膜一直延伸至膝状神经节，因此内听道内的神经是被脑脊液所包围。在内听道内，面神经位于前上部，耳蜗神经位于前下方，前庭神经进入内听道口处分为上下两支,占据内听道的后半部分。

(四)手术技术

1. **体位**　常用的体位有:① 侧卧位;② 仰卧位,头偏向一侧;③ 坐位,头略前倾并偏向一侧。侧卧位常用,患者取侧卧位,病变侧位于上方,头顶略低,下颌向胸前微曲,使颈部充分拉伸,使乳突位于头位的最高点。侧卧位的优点是:配合手术床的旋转,对于一些体积较大的肿瘤可以充分予以显露,尤其是显露脑干侧的肿瘤;其次是减轻颈部血管受压,避免术中出现颅高压,临床发生过平卧位头偏向一侧的体位,由于颈总动脉受压术后发生脑梗死的情况。采用侧卧位时须注意腋下垫枕,防止臂丛神经损伤。垫枕的高度以上臂三角肌处与床面贴紧又能伸进1指为宜。

成人以头架固定,头架通常有3个头钉固定,分2个头钉端和1个头钉端,2个头钉端最好固定在双额部,1个头钉端固定在枕部,要位于中线之下,这样术者操作时就不会受头架的阻碍(图8-36)。

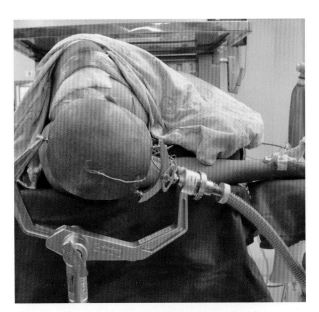

图8-36　枕下乙状窦后径路体位及头架

2. **皮肤切口**　用甲紫(龙胆紫)标出皮肤切口。常用枕下直切口或"S"形切口,乳突后缘内侧1.5 ~ 2.0 cm,切口藏于发迹内,上端起自横窦上1 ~ 1.5 cm,向下止于发际,长5 ~ 9 cm,切口下端略偏向内侧(图8-37)。

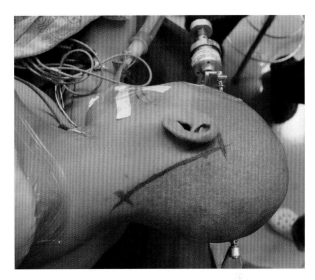

图8-37　枕下乙状窦后径路切口

3. **切开皮肤和皮下组织**　切开头皮和皮下组织达帽状腱膜下层,用头皮夹止血,也可不用头皮夹,皮缘双极电凝仔细止血。自上而下,由浅入深,按解剖层次依次切骨膜、胸锁乳突肌、斜方肌;头夹肌、头夹肌深面有一层筋膜,筋膜下有数条引流静脉,可用双极电凝先予以灼烧,再用单极切开下方肌肉,可以减少出血,切开上述两层肌肉时,在乳突后方的骨面上会遇见乳突导静脉,静脉出血较多,可用单极灼烧或骨蜡封闭乳突导静脉口止血。术前根据岩骨薄层CT骨窗扫面可以判断开颅时是否能遇见导静脉。接下来继续切开第三层的头半棘肌和第四层的头后大直肌、头上斜肌、头下斜肌。用乳突撑开器牵开两侧肌肉。切开肌肉时可先锐性切开肌肉筋膜,再钝性分离肌肉纤维,以减少损伤和出血。枕动脉自二腹肌后腹和头侧直肌之间向后上方行至头夹肌深面,应提前辨认并予以妥善止血后切断。切开肌肉的方向应保持与皮肤垂直,直至到达枕骨。用骨膜剥离器推开骨膜及枕下肌肉,显露枕骨鳞部。此时可用颅后窝牵开器牵开两侧肌肉。显露枕骨的范围应能达到:

外至二腹肌沟，上达上项线上0.5～1 cm，内侧近枕外隆凸与星点连线的中点，下达枕骨大孔上缘。

4. 骨瓣（窗）开颅　目前多采用骨瓣开颅，便于术后解剖复位。先于星点前下方1.5 cm处，钻1～2孔，如果有乳突导静脉通常跨导静脉钻2孔，无导静脉只需在星点前下方钻1孔。然后用湿明胶海绵分离乙状窦、横窦与颅骨之间粘连，再用铣刀沿乙状窦和横窦边缘向中线和枕骨大孔方向铣下骨瓣。骨瓣直径根据需要可在2.5～4 cm，要求能显露横窦下缘，外侧达乙状窦后缘，尤其要尽可能地显露横窦和乙状窦的交界部位，以免手术时因外侧骨缘切除不够而给显露桥小脑角带来困难或过分牵拉小脑半球。过多的显露横窦和乙状窦亦无必要。有时因骨窗上缘和外侧缘太厚，须借助磨钻扩大骨窗（图8-38）。使用磨钻时应注意保护横窦和乙状窦以免静脉窦破裂导致出血和空气栓塞。

5. 硬脑膜切开　在切开硬脑膜之前应仔细观察硬脑膜的张力，通常在颅骨钻孔之前常规快速静脉滴注甘露醇。硬脑膜的切开方式较多，常见的有瓣形、K形和Y形。瓣形切口呈马蹄状，基底位于横窦或乙状窦；K形切口先于骨窗内侧做一略代弧形的切口，再于切口中点处做一向骨窗外上

方和外下方的两个直线切口。Y形切口是先于骨窗内侧和下方做一弧形切口，再于切口中点做一斜向骨窗外上方的直切口。不论做何种切口，均应以最大限度显露横窦和乙状窦交界处，并在显露桥小脑角时小脑不受牵拉为原则。切开硬脑膜遇有硬脑膜血管出血时应采用止血钳钳夹止血，尽可能避免双极电凝止血，以免硬脑膜严重皱缩而给缝合硬脑膜带来困难。通常先切开下极近中线处硬膜，然后采用窄脑压板轻压小脑，在镜下剪开枕大池蛛网膜充分释放出脑脊液，使颅压充分下降后再完成硬脑膜切开。切开硬脑膜前如仍感颅压过高可再辅以过度换气，抬高头位等措施，待颅内压下降后再切开硬脑膜，以免因颅压过高切开硬脑膜后小脑"挤"出硬脑膜切口引起小脑肿胀、挫伤。切开硬脑膜后，将位于横窦和乙状窦边缘的硬脑膜向骨窗外牵拉或悬吊以利于显露（图8-39）。

6. 释放脑脊液显露肿瘤　脑脊液的充分释放是显露肿瘤、减轻脑组织牵拉的前提。肿瘤较小时，可自肿瘤下极的小脑延髓侧池或肿瘤上极的部分桥小脑角池缓慢释放脑脊液。如肿瘤巨大，小脑脑桥池和小脑延髓池完全闭塞，则首先应轻轻抬起靠近枕大孔处的小脑下缘以显露枕大池蛛

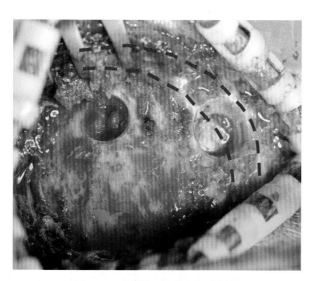

图8-38　枕下乙状窦后径路骨窗

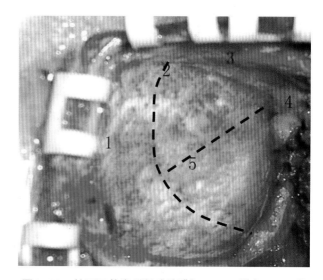

图8-39　枕下乙状窦后径路脑膜切口。1. 横窦；2. 乙状窦；3. 乳突；4. 乳突尖；5. 脑膜切口

网膜,撕开枕大池蛛网膜放出脑脊液,减轻小脑张力。耐心释放小脑延髓侧池及枕大池脑脊液使脑组织充分回缩,避免过度牵拉小脑,可减少因过度牵拉小脑引起小脑半球水肿、梗死和出血等并发症的发生率。根据术前的矢状位MRI判断枕大池放液的难易程度。

7. 肿瘤显露、瘤内减压和内听道外侧肿瘤的切除　由于面神经位置的不确定性,在切开肿瘤之前,首先用神经电生理监测仪探测面神经的走行,确认无面神经后再切开肿瘤背侧的蛛网膜,并向上、下两极推开,尽量保持蛛网膜的完整,因肿瘤位于蛛网膜外,面神经位于蛛网膜下。当肿瘤较大时(>4cm),蛛网膜与肿瘤粘连紧密,要完整保留蛛网膜已相当困难。向内侧轻牵小脑半球,首先沿肿瘤与小脑半球之间分离蛛网膜有助于显露肿瘤,又可避免因过度牵拉小脑而引起小脑挫伤肿胀。听神经瘤起源于内听道段前庭神经,肿瘤从内听道向桥小脑角扩展过程中向内侧推挤覆盖于肿瘤表面的蛛网膜使之反折成两层,而肿瘤周围的神经、血管均位于两层蛛网膜之间,故在镜下沿蛛网膜层分离便于保留瘤周的神经血管结构。

肿瘤显露后切除方法较为恒定,即先行囊内切除,一般用吸引器即可吸除肿瘤,遇有质地较硬韧的肿瘤可用超声吸引器行囊内切除,但一定要非常慎重,以避免穿透肿瘤囊壁而损伤面神经。囊内切除后再分别分块切除肿瘤上、下极,肿瘤内侧及内听道内肿瘤。切除肿瘤上极至小脑幕游离缘时,首先可见位于蛛网膜下的滑车神经、小脑上动脉及大脑后动脉,上述神经血管几乎不与肿瘤瘤壁粘连。三叉神经绝大多数位于肿瘤上级的腹侧,肿瘤体积巨大时常与三叉神经粘连,应小心分离避免损伤。切除肿瘤下极囊壁时,后组脑神经即使与肿瘤囊壁粘连,分离也并不困难,但应注意小脑后下动脉及其分支常与肿瘤囊壁粘连较紧,分离困难时宁可在血管壁上残留小片瘤壁,以防止损伤血管。

8. 磨开内听道后壁　对于内听道内的部分肿瘤,有时需磨开内听道后壁以充分显露。首先辨认内听道开口的后缘,用尖刀切开内听道后壁的骨膜,用剥离子推开骨膜显露内听道后壁。再用气动高速磨钻,转速最好能达到80000转/分,磨除内听道后壁。先采用小梅花钻头,当接近内听道壁时改用小的金刚石钻头。内听道后壁磨开的宽度和深度应到达能充分显露内听道内肿瘤为宜,磨除不足,显露内听道内的肿瘤不充分,过分磨除,可能损害外侧半规管,并增加脑脊液鼻漏的危险。

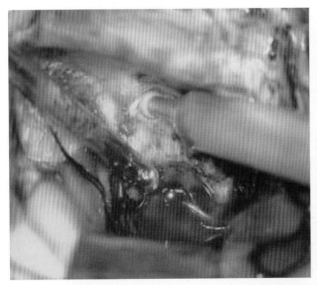
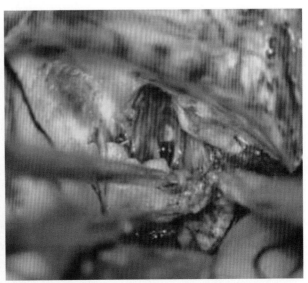

图8-40　枕下乙状窦后径路显示内听道

磨除的范围一般是 6～8 mm。磨除内听道后壁时应尽量多冲水，以免热传导损伤面神经。然后沿骨膜在内听道口的反折处切开内听道内的硬脑膜，切开方向与内听道纵轴平行(图8-40)。

9. 内听道内肿瘤切除及面、听神经功能保护 细心分离内听道内的肿瘤，寻找最内端的肿瘤边缘，可用剥离子将肿瘤自面神经表面轻轻剥下，尽量避免过多电凝或盲目钳夹致面、听神经继发性损害，术中应尽力保留内听动脉。

(五)手术要点

1. 骨瓣开颅时的注意事项 开颅时除应注意防止乙状窦和横窦破裂出血外，亦应注意合理处理乳突导静脉，乳突导静脉位于外耳道后2.5～4.0 cm。Yasargil推荐在此处用磨钻来扩大骨窗，这样可沿着导静脉磨除，直至汇入乙状窦处，并在此结扎或电灼，从而减少该静脉和乙状窦的出血。一旦发生静脉窦破裂，可用明胶海绵压迫漏口，然后将骨缘下的硬脑膜翻转压迫明胶海绵，常可达到止血的目的；如果静脉窦出血的部位不在骨缘下而有条件进行直接缝合时可用1号线缝合止血，出血凶猛时，可用棉片或小手指压迫出血远端的静脉窦，在减少出血的情况下缝合静脉窦的破口。

2. 显露桥小脑角应循序渐进 在切开硬脑膜后，一方面要尽一切方法减轻小脑组织的张力，包括放出小脑延髓侧池和枕大池的脑脊液，有脑积水的患者术前行分流术或术中切开硬脑膜前行脑室引流术等。另一方面，在充分瘤内减压的基础上逐渐显露肿瘤，切忌为了快速显露肿瘤组织而盲目地用脑压板强行推开小脑组织，引起小脑半球水肿、梗死和出血等并发症。

3. 内听道后壁的处理 岩骨变异较大，骨性半规管、前庭与内听道后壁关系密切，乳突气房可突入内听道后壁，颈静脉球也可达到内听道水平。因此，术前应常规行岩骨薄层CT扫描，根据影像学情况决定磨除内听道的范围。也可在影像引导

下安全实施内听道后壁的磨除。

(六)并发症及其处理

(1)脑脊液漏发生的原因主要是内听道后壁或乳突气房封闭不全，手术中要耐心修补；如发生脑脊液漏，可行腰椎穿刺置管引流；保守治疗无效，则应手术修补。

(2)面瘫可能与面神经在内听道内损伤有关，对术中明确证实未能保留面神经连续性的病例，如神经两端能直接吻合，应常规行一期端端吻合术；不能直接吻合者，可行神经移植术；否则，术后3个月内行面神经-舌下神经或副神经吻合术。

(3)听力障碍的原因是迷路和耳蜗受损，或其血液供应障碍，术中的准确定位并保护内听动脉以减少损伤的可能性，但对于听神经瘤，有时不可避免。

(4)复视与展神经受损有关，术中注意避免机械损伤。

(5)术中应注意避免引起三叉神经及后组脑神经的机械损伤或血供障碍。

三、乙状窦后径路
(一)适应证

(1)桥小脑角肿瘤≤1.5 cm，肿瘤未及内听道底，术前听力为A级或B级。

(2)桥小脑角肿瘤≥1.5 cm，肿瘤未及内听道底，术前听力为A级或B级。仅适用于神经纤维瘤病2型患者。

(二)相对禁忌证

(1)肿瘤延伸至内听道底。
(2)术前无实用听力。
(3)桥小脑角肿瘤≥1.5 cm。
(4)高位颈静脉球超过内听道下壁水平。

(三)手术解剖

乙状窦后径路(retrosigmoid approach)骨窗的

前界为乙状窦的前缘,上界为横窦的上缘。在乙状窦后方缘、横窦下缘3 mm左右切开硬脑膜,进入桥小脑角暴露肿瘤,磨除部分内听道后壁,然后进行肿瘤摘除。术中重要的解剖结构如下。

1. 横窦　横窦的位置高于外耳道口上壁的水平切线。

2. 颈静脉球　约10%的病例中,颈静脉球的位置可高达内听道下缘水平。磨除内听道后壁骨质过程中应注意防止大出血。术前读CT片以确定其位置,如出现颈静脉球过高甚至到达肿瘤水平,则不能用此径路。

3. 内听道　通过此径路暴露内听道必须磨除部分后壁。钻磨后壁的范围受后半规管位置的限制。内听道外侧3～4 mm被后半规管阻挡。其他可能碰到或损伤的结构有内淋巴囊和前庭导水管、颈静脉球、耳蜗导水管、上半规管与后半规管的总脚、前庭。

4. 后半规管及上半规管　后半规管平面与岩骨后缘平行,上半规管则与之垂直,在磨除内听道后壁的过程中注意避免损伤迷路结构。前庭导水管位于内听道的外侧,位置相对恒定,其外侧、上方即为上半规管与后半规管的总脚。但前庭导水管本身不易辨别,故可沿着内听道内硬脑膜以小号金刚钻逐渐向外向深部磨,直至隐约可见蓝线。

5. 迷路气房　在部分气化程度较高的病例中,开放内听道后壁的过程中常将迷路气房开放。在关闭术腔前应用自体脂肪组织封闭,防止术后发生脑脊液漏。

6. 桥小脑角　这一区域的前界为颞骨岩部的背面,上方为小脑幕,下方为后颅窝底。此径路在桥小脑角区最先见到的是突出于内听道外的听神经瘤。小脑前下动脉迂回于内听道区。在肿瘤前上方深面可见岩静脉和粗大的三叉神经,此处还常常出现小脑上动脉。前下方深面可见分叉状的后组脑神经——舌咽神经、迷走神经、副神经、舌下神经。

(四)手术技术

1. 体位　在放置并调试面神经监测仪及听觉监测仪后,患者取仰卧位,头偏向健侧。在耳道口放置棉球,然后将耳郭向前拉,用宽胶布固定于面颊部,这样可以充分暴露耳后的术野,同时防止消毒液进入耳道。头部和上胸部垫高,有利于暴露桥小脑角。

2. 纵行切口　距耳后3 cm,乳突后缘与枕骨交接处切口,上达外耳道上壁上方1 cm,向下至乳突尖后下方1 cm(图8-41)。向前翻起皮瓣、固定。

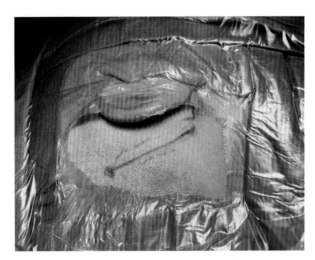

图8-41　乙状窦后径路手术切口

3. 肌骨膜瓣　用电刀沿皮肤切口内侧切开肌骨膜层,切至骨表面。用骨膜剥离子向前分离,肌骨膜瓣的蒂位于前方。暴露乳突的范围上方约在颞线,向前达耳郭后沟,向下达乳突尖下方,向后达乙状窦后缘以后约5 cm(图8-42)。

4. 乳突导血管的处理　在切肌骨膜瓣时,经常会遇乳突导血管出血。乳突导血管的远端在肌肉内,用双极电凝烧灼止血。其近端在骨质内,用骨蜡填塞止血。钻磨骨窗的同时,将乳突导血管逐渐轮廓化,直至其汇入乙状窦。轮廓化接近血管时会出血,用双极电凝和止血纱布止血。最后,在汇入乙状窦处,将乳突导血管切断,反复烧灼其断端,防止出血。

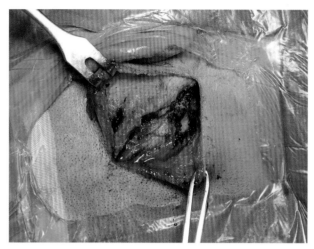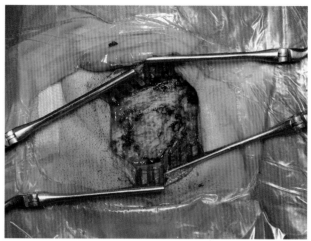

图8-42　暴露乳突的范围上方约在颞线,向前达耳郭后沟,向下达乳突尖下方,向后达乙状窦后缘以后约5 cm

5. 颅骨开窗　在乳突后缘、枕骨前缘、顶骨的下方开骨窗4 cm×4 cm。骨窗的前界为乙状窦前边缘,上界为横窦上边缘(图8-43)。用电钻逐步磨除骨窗的骨板,显露颅后窝的硬脑膜(图8-44)。接近硬脑膜时使用金刚钻,将骨质磨薄呈鸡蛋壳状,然后用剥离子或咬骨钳去除(图8-45)。骨窗边缘开放的乳突气房,必须用骨蜡严密封闭,以防止术后脑脊液耳鼻漏(图8-46)。

6. 切开硬脑膜　用显微剪距乙状窦、横窦3 mm弧形切开硬脑膜(图8-47),避免损伤乙状窦和横窦,如遇硬脑膜切缘出血,随时用双极电凝止血。若遇乙状窦损伤,中等大的破口可用止血纱布填塞。将乙状窦后切缘的硬脑膜用丝线向前牵开,以扩大手术视野(图8-48)。

7. 显露桥小脑角　进入桥小脑角之前,在小脑表面放置脑棉保护。将脑棉剪成1 cm宽窄条状,依次递进将小脑半球轻轻推向后内方,在脑棉的保护下,吸出部分脑脊液,使小脑组织缓缓下陷(图8-49),逐渐显露小脑延髓池。打开蛛网膜,放出脑脊液,以进一步降低颅压,显露肿瘤(图8-50)。可不放脑压板。

8. 肿瘤后下极可见耳蜗神经及其后的面神经(图8-51)　在肿瘤前上方深面可见三叉神经(图8-52)及岩静脉。如岩静脉影响肿瘤切除,则应电

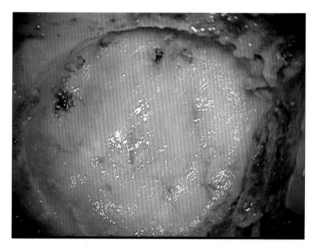

图8-43　在乳突后缘、枕骨前缘、顶骨的下方颅骨开窗,骨窗4 cm×4 cm。骨窗的前界为乙状窦前边缘,上界为横窦上边缘

凝、剪断,以免切除肿瘤时牵拉而损伤,导致血管收缩、断端找不到,此时止血将很困难。

9. 摘除桥小脑角区肿瘤　在脑干表面辨认前庭耳蜗神经的根部。若肿瘤较小,将其与耳蜗神经、面神经分开,逐步分块切除。若肿瘤较大,用双极电凝在肿瘤表面做环形烧灼,以减少肿瘤摘除时的出血。在环形范围内切开被膜,进入肿瘤包囊内。然后在肿瘤包囊内分块摘除肿瘤,缩小肿瘤体积(减压)(图8-53),然后将肿瘤与周围组织分离。在看清肿瘤周边界线及与周围血管神经毗邻关系的情况下,逐块切除肿瘤包囊。注意周围的面神

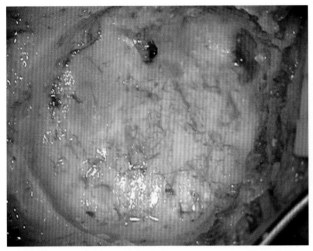

图 8-44　逐步磨除骨窗的骨板,显露颅后窝硬脑膜

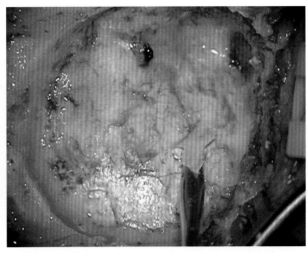

图 8-45　将骨质磨薄呈鸡蛋壳状,用剥离子去除硬脑膜表面骨片

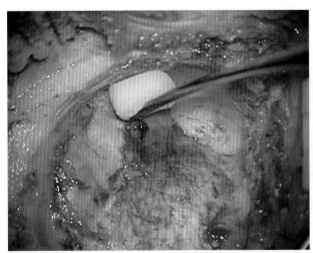

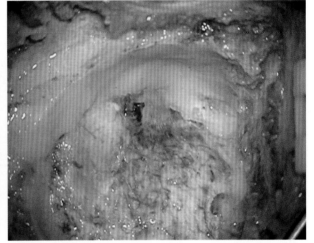

图 8-46　用骨蜡严密封闭骨窗边缘开放的乳突气房,防止术后脑脊液耳鼻漏

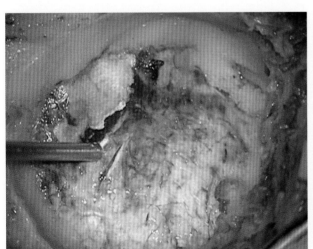

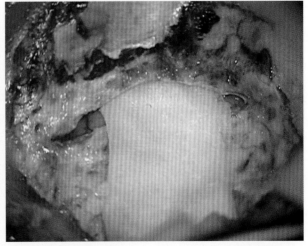

图 8-47　距乙状窦、横窦 3 mm 弧形切开硬脑膜

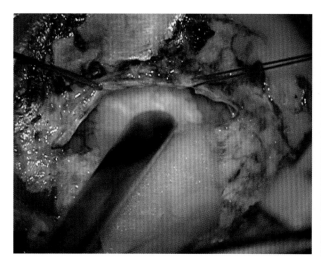

图 8-48　将乙状窦后切缘的硬脑膜用丝线向前牵开，
以扩大手术视野

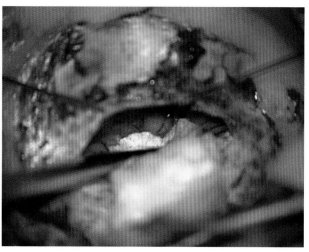

图 8-49　将脑棉剪成 1 cm 宽窄条状，放置在小脑表面。
在脑棉的保护下，吸出部分脑脊液，使小脑组织缓缓下陷

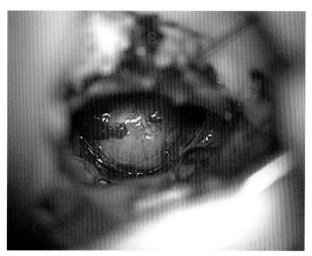

图 8-50　打开蛛网膜，放出脑脊液，进一步降低颅内压，
显露肿瘤

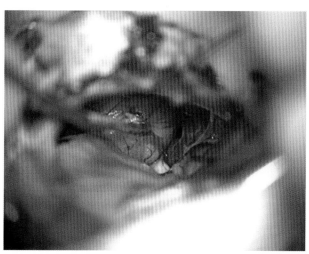

图 8-51　将肿瘤向上轻拨，可见其后下极的耳蜗神经及其
后的面神经

经、岩静脉、小脑前下动脉、脑干的外侧面及后组
脑神经。

10. 钻磨内听道后壁　在岩骨背面"工"形
切开硬脑膜，将硬脑膜瓣向前、后翻开，暴露内听
道后壁骨质（图 8-54），用金刚钻磨除部分后壁
直至显露内听道硬脑膜（图 8-55）。在钻磨过程
中，先在小脑表面和内听道的下方垫 1 ～ 2 块明
胶海绵，以免骨粉进入并积淀在这些部位。注意
勿损伤后半规管和高位的颈静脉球，否则则造成
听力下降和大量出血。该部位如出血，止血较为
困难。

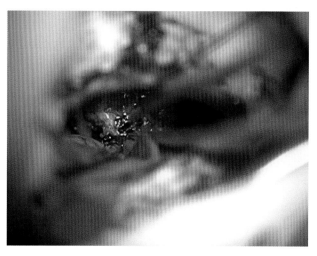

图 8-52　在肿瘤上方深面可见三叉神经

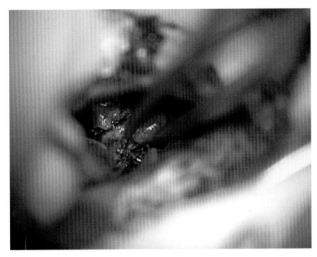
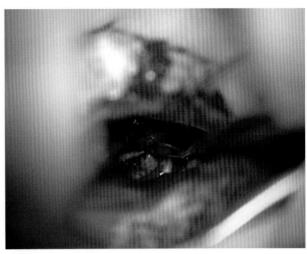

图8-53 用双极电凝在肿瘤表面烧灼,摘除小块肿瘤,进入肿瘤包囊内。然后用刮匙在肿瘤包囊内分块摘除肿瘤、缩小肿瘤体积

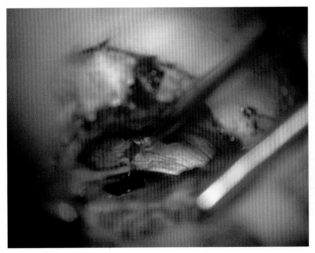
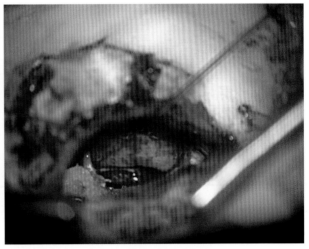

图8-54 在岩骨背面"工"形切开硬脑膜,将硬脑膜瓣向前、后翻开,暴露内听道后壁骨质

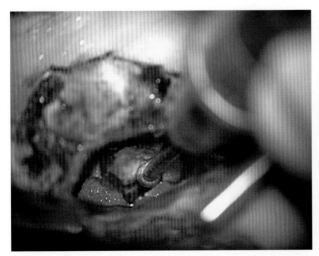
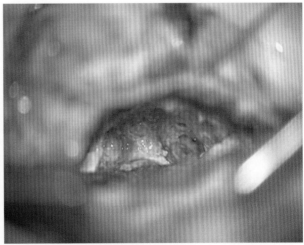

图8-55 用金刚钻磨除部分后壁直至显露内听道硬脑膜

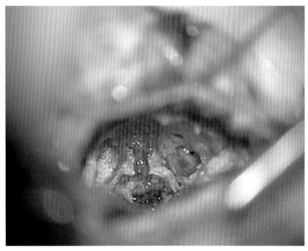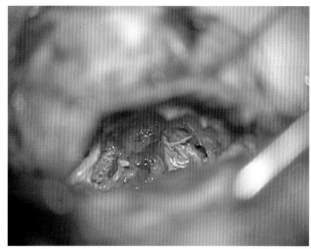

图 8-56　切开内听道硬脑膜

11. 切开内听道硬脑膜　此时,要特别注意面神经常位于内听道的前上方被挤压在瘤体与骨壁之间,呈扁平状或丝状,易损伤断离,应依据面神经监测仪准确定位(图 8-56)。

12. 切除内听道肿瘤　内听道内的肿瘤应以由内向外的方向摘除。由于内听道底不能显露,可在 70° 内镜辅助下检查有无残留肿瘤。肿瘤切除后可见到完整的面神经和耳蜗神经。神经表面的出血不能用双极电凝烧灼,只能用止血纱布(图 8-57)。

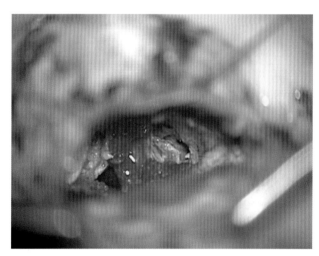

图 8-57　切除内听道内肿瘤

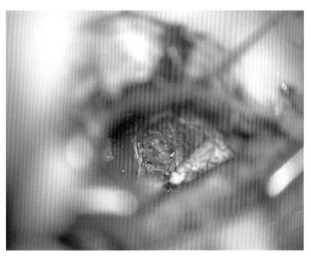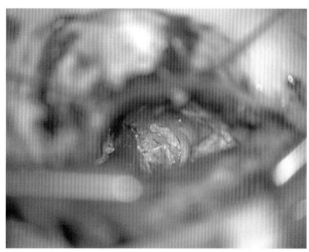

图 8-58　内听道下壁有气房暴露,用骨蜡封闭

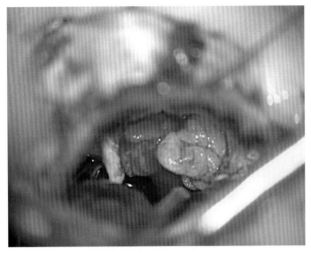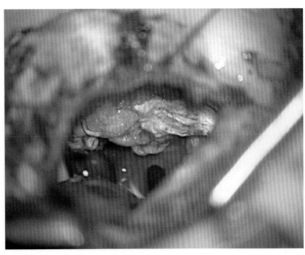

图8-59 内听道后壁骨质缺损处用小块脂肪填塞,然后将岩骨背面硬脑膜瓣盖在脂肪上

13. 关闭术腔 彻底止血,用温生理盐水反复冲洗,以确定术腔无活动性出血。内听道壁若有气房暴露,需用骨蜡封闭,以防止脑脊液耳鼻漏(图8-58)。骨质缺损处取小块脂肪填塞,脂肪不能太大,否则会压迫内听道内的面神经。岩骨背面硬脑膜瓣盖在脂肪上(图8-59),然后浇注生物胶。

将后颅窝的硬脑膜切口严密对位缝合(图8-60)。缝合后如仍有脑脊液溢出,取小块肌肉或结缔组织塞进溢口内,直至无脑脊液漏出。骨窗取腹部脂肪覆盖(图8-61),生物蛋白胶固定。将耳后肌骨膜瓣和皮瓣对位缝合(图8-62),局部加压

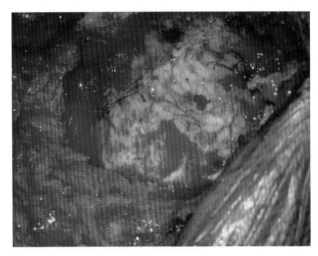

图8-60 将后颅窝的硬脑膜切口对位缝合

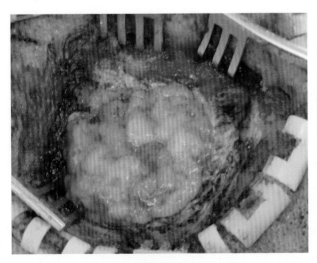

图8-61 取腹部脂肪填充骨窗

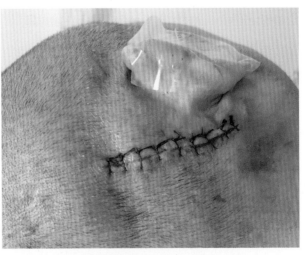

图8-62 将耳后肌骨膜瓣和皮瓣对位缝合

包扎。

(五)手术要点

(1)乳突导血管的出血有时比较棘手。应将其轮廓化后,切断,然后用双极电凝烧灼其断端。

(2)打开硬脑膜之前,先在切口沿线或别处切开一小口,引流脑脊液,降低颅内压。

(3)进入桥小脑角后,打开小脑延髓池很重要,可以充分引流脑脊液,使小脑下陷,这样可不用力牵拉,甚至可不用脑压板。

(4)牵拉小脑应轻柔,不应长时间、持续牵拉,否则会引起小脑肿胀,阻碍视野,因而需要更大力量的牵拉,导致小脑损伤,或需部分切除。

(5)钻磨内听道后壁之前,在小脑表面和桥小脑角放置明胶海绵,防止骨粉散落、沉积。如果放置脑棉,极易被钻头卷入、缠绕,造成不可意料的损伤。

(6)钻磨内听道后壁时,用尽量大的金刚钻,平行于内听道长轴方向,从内向外。在内听道的上方、下方钻磨,而不仅在后壁,这样可提供较宽的摘除肿瘤、保留面神经的安全的工作区域。

(7)钻磨内听道后壁时,避免损伤迷路的标志包括前庭导水管和上、后半规管总脚。前庭导水管是一个恒定的标志,恰在总脚的下方、内侧,但在术中不易定位。另一种方法是磨出总脚的蓝线,但有打开迷路的风险。第三种方法是循内听道的硬脑膜向外侧磨,直至硬脑膜变窄,但在哪里停止磨钻却缺乏特异的标志。

(8)保护神经和血管。迷路动脉是终末动脉,不应损伤。肿瘤的摘除方向是由内向外。双极电凝只能烧灼肿瘤,面神经、蜗神经表面的出血最好用止血纱布。术中面神经、听神经监护可辅助神经解剖完整和功能的保留。

(9)防止脑脊液漏。骨窗边缘的气房,特别是前边缘的乳突气房,必须用骨蜡严密封闭。内听道后壁的气房也要用骨蜡封闭。后颅窝硬脑膜必须水密封性缝合。

(六)优点

(1)听力可能被保留。

(2)相对于迷路径路,做乙状窦后径路的时间比较短。

(3)相对于颅中窝径路,经乙状窦后径路可切除任何大小的肿瘤。

(4)相对于颅中窝径路,乙状窦后径路暴露桥小脑角较充分。

(5)如乙状窦明显前置,可联合乙状窦后径路切除肿瘤。

(七)缺点

(1)需要小脑牵拉。

(2)较难摘除位于桥小角的前份、脑桥前池的肿瘤。

(3)不能暴露内听道的外侧3～4mm,肿瘤残留和复发的概率高。

(4)不能像迷路径路一样在外侧辨认面神经。

(5)如果术后出现血肿,因为小脑通常情况下肿胀,不能像迷路径路一样快速打开伤口、暴露桥小脑角。

(6)术后头痛发生率高。

(八)术后处理

同迷路径路。

(九)并发症及其处理

脑脊液漏是乙状窦后径路最常见的并发症。原因可能是在磨开内听道后壁时开放了岩骨气房,而在关闭术腔时未严密封闭。脑脊液另一可能的来源是缝合不严的硬脑膜切口。

加压包扎可以治愈部分脑脊液漏,但如迁延不愈或者引起颅内感染,则应重新手术,寻找瘘口,然后封闭。值得注意的是,在术后2周内再次经由乙状窦后径路手术很难暴露原术野,这是由于此时患者的小脑肿胀未消退,此时可以通过乳突开放鼓室,寻找脑脊液漏口。

四、颅中窝径路

(一)适应证

肿瘤位于内听道内,或桥小脑角肿瘤<0.5 cm,术前听力为A级或B级。

(二)禁忌证

(1)桥小脑角肿瘤>0.5 cm。

(2)患者年龄>60岁,硬脑膜质脆,从颅中窝分离脑膜时易撕裂。

(三)手术解剖

在颅中窝径路(middle fossa approach)中,于颞骨鳞部开窗,暴露颅中窝底,在颞骨岩部上表面定位内听道,打开内听道上壁,暴露肿瘤。术中重要的解剖结构如下。

1. **颞骨岩部前上面**　颞骨岩部为三棱锥形骨,颅中窝径路在抬起颞叶硬脑膜后即可暴露其前上面。

该区域的外界为颞骨鳞部与岩部的衔接区,骨质向上弯曲成穹隆状,部分病例此区骨质中含有气房。前界为蝶骨大翼,内侧有棘孔,有脑膜中动脉穿行,后界为岩骨上缘。此处岩上窦与骨质粘连紧密,较易引起出血。

在这一三角形区域中,可见以下结构。

(1)岩静脉:附着于后方骨质,走行及分支情况个体差异较大,且部分病例岩静脉与三叉神经关系密切。分离后部时可能引起该静脉出血。

(2)弓状隆起:位置较恒定,但由于岩骨气化程度不一而隆起程度有差异。在15%的病例中,不能辨认弓状隆起。

(3)内听道区:位于弓状隆起前方的骨质下方,此处骨质较为致密,呈白色。内听道的上方骨壁从内向外逐渐变薄,即内侧的内听道入口比外侧的内听道底位置更深。

内听道与上半规管之间的角度不恒定,在34°～75°,平均为52°。而内听道与岩浅大神经之间的角度较为恒定,在35°～55°,平均为45°。

内听道底与许多重要结构关系密切,后方邻近前庭和上半规管、水平半规管的壶腹,前方是膝状神经节和耳蜗。而内听道口的前后较宽阔,没有重要结构。

打开内听道上壁,可见外前为面神经,外后为前庭上神经。在内听道底,一垂直的骨嵴(Bill's bar)将面神经与前庭上神经分开,是术中定位面神经的标志。

(4)面神经管裂孔:内听道区的前内侧可见面神经管裂孔,其外侧有副裂孔。面神经的分支岩大神经、岩浅神经及岩深神经穿过这些裂孔。值得注意的是,膝状神经节的上方骨质可能完全缺损(5%～15%的病例),分离时应注意保护。

(5)上半规管:一般认为上半规管顶位于弓状隆起的最高处,但48%的病例中,其位于弓状隆起的前方,由于骨质内气化程度差异,两者间距离不十分恒定。上半规管平面与岩骨后缘相垂直,上半规管壶腹与内听道底很近。故在打开内听道底时,应防止误将壶腹开放。

(6)在弓状隆起的外方,即为鼓室的上壁。磨开骨质可见锤骨头和砧骨体。

(7)岩骨内的气房:岩骨的气化程度变异较大,可能影响以上结构的解剖位置。当气化不全或气化程度很低时,上述结构可能在岩骨内的位置更表浅,即岩骨上壁很薄。相反地,当岩骨气化程度较高时,膨大的气房可能取代上半规管成为弓状隆起的最高点,上半规管的位置也可能出现较大变异。内听道位置相对深在,内听道底不易暴露。另外,上壁可能较厚,也导致手术中沿此径路磨除上壁骨质后到达内听道时易太靠内侧。

(8)颈内动脉水平段:颈内动脉与岩骨关系最密切的是水平段。此动脉由后向前,由外向内,并略向上行进。因此,此动脉逐渐接近岩骨的前上面。颈内动脉与内听道间被耳蜗和膝状神经节分开。

2. 颅中窝前部外侧　由颞骨鳞部反折形成,内侧则主要由蝶骨大翼构成。此区域虽在颅中窝径路中一般并不涉及,但其包含许多重要结构。最前方,三叉神经上颌支经由圆孔出颅。略向后方,卵圆孔内穿行下颌神经。再向后,有脑膜中动脉,其起端为棘孔。上、下颌神经和脑膜中动脉形成一个纵向的屏障,对其内侧颈内动脉和海绵窦起到了保护作用。此处颈内动脉一般位于棘孔后内侧2~3 cm,其经过短而迂回的虹吸段后穿入海绵窦段。

(四)手术技术

(1)体位:在放置并调试面神经监测仪及听觉监测仪后,患者取仰卧位,头偏向健侧。在耳道口放置棉球,然后将耳郭拉向后下,用宽胶布固定于面颊部,充分暴露耳前、上的术野,同时防止消毒液进入耳道。

(2)切口:切口自耳屏前1 cm开始,垂直向上,稍转向后,然后再向前,长6~7 cm(图8-63)。切开皮肤、皮下组织,直至颞肌筋膜。分离皮肤和皮下组织瓣,然后用自动牵开器撑开。

(3)在撑开后的皮肤切口后边缘,用电刀切开颞肌,直达颞骨鳞部骨面,用剥离子分离肌骨膜瓣,向下达颞线(图8-64)。

(4)骨窗:在颞骨鳞部开一长方形4 cm × 5 cm的骨窗。以骨性外耳道为标志,骨窗的2/3位于外耳道之前,1/3位于外耳道之后。骨窗下缘应在颞线和颧弓基底水平,此处接近或平中颅窝底(图8-65)。颅骨切开可用小切割钻,靠近硬脑膜时用金刚钻,以免损伤。颅骨切开的骨板应周边整齐,以备术毕回纳。将骨板从硬脑膜上分离(图8-66),脑膜如有出血,用双极电凝止血。骨窗边缘骨棘可用咬骨钳修平,骨缘的出血用骨蜡止血。

(5)暴露颅中窝硬脑膜:沿颞骨的上边缘用剥离子将硬脑膜与骨面分离,并向内推进(图8-67)。

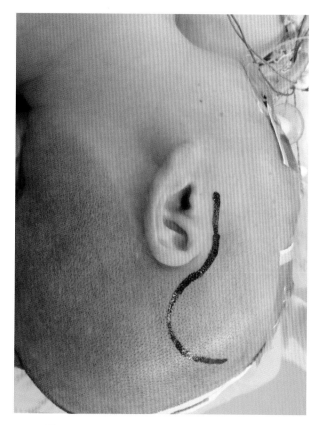

图8-63　切口自耳屏前1 cm开始,垂直向上,稍转向后,然后再向前,长6~7 cm

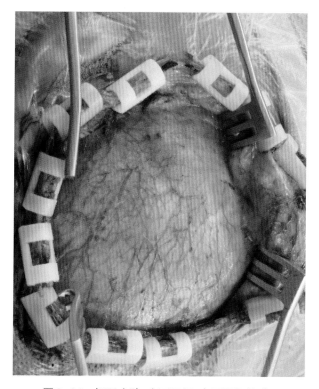

图8-64　切开皮肤、皮下组织,直至颞肌筋膜。分离皮肤和皮下组织瓣,然后用自动牵开器撑开

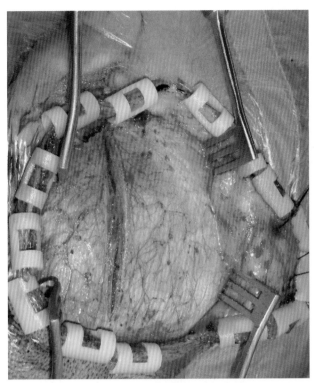

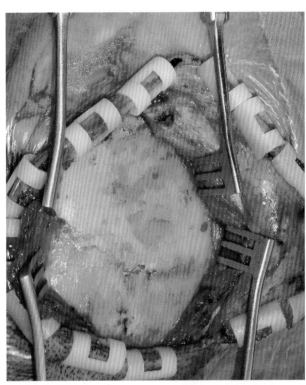

图8-65 在外耳道前壁水平,用电刀纵向切开颞肌,直达颞骨鳞部骨面,用剥离子分离肌骨膜瓣,向下达颞线

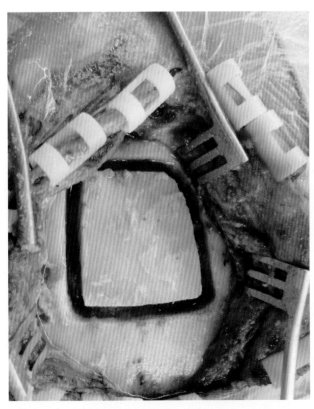

图8-66 在颞骨鳞部开一长方形4 cm×5 cm的骨窗。以骨性外耳道为标志,骨窗的2/3位于外耳道之前,1/3位于外耳道之后

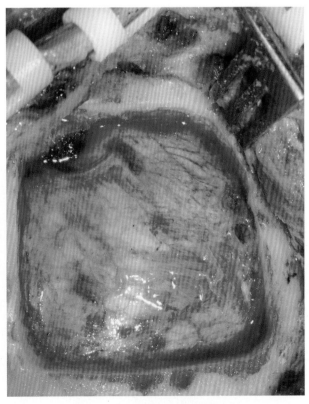

图8-67 将骨板从硬脑膜上分离

硬脑膜的分离应从后往前,这样若遇膝状神经节处有骨裂(在5%～16%的病例中,膝状神经节表面无骨质覆盖)可避免牵拉岩浅大神经而损伤面神经。将颞骨岩部背面、颅中窝底的硬脑膜由外向内轻轻翻起。向内达岩上窦,向后充分显露弓状隆起。向前可达三叉神经第三支,但脑膜中动脉通常作为前界(图8-68)。此时应注意硬脑膜表面的脑膜中动脉及其周围静脉丛极易出血,可用双极电凝止血并填塞止血纱布,但功率不能太大,否则会损伤硬脑膜,如有损伤则需用硬脑膜丝线缝合,以防止颞叶脑组织疝出。如有必要可切断脑膜中动脉。

(6)暴露颞骨岩部上面:此时需用FISCH硬脑膜牵引器将颞叶从外向内抬起,牵引器的左右支撑脚置于骨窗上下游离缘与硬脑膜之间(图8-69),注意勿损伤硬脑膜。

显露岩部上面后可以根据岩上窦、弓状隆起、棘孔(脑膜中动脉)和岩大浅神经沟等标志来定位面神经和内听道。注意在暴露这些解剖标志时,该区域的血管极易出血,如岩上窦,切勿损伤,一旦损伤需用双极电凝或Surgicel填塞于静脉窦腔内。

(7)辨认内听道:内听道的辨认大致有4种方法,即House法、Fisch法、Sterkers法和Sanna法。

1)House法:先辨认岩浅大神经,循岩浅大神经到膝状神经节、面神经迷路段、内听道底,然后再磨去内听道上壁的其余部分(图8-70)。

2)Fisch法:先辨认上半规管,轮廓化并显露其蓝线,在膜迷路上方保留薄骨片。向前,与上半规管壶腹末端成60°夹角的区域为内听道。

3)Sterkers法:内听道在岩骨上面投影区位于两耳连线上,在此轴线上距颅骨开窗口外表面28 mm即为内听道顶壁。

4)Sanna法:改良自Garcia-Ibanez。先辨认弓状隆起和岩浅大神经,它们之间夹角的平分线为内听道区域。

(8)开放内听道:内听道的开放从岩上窦水平的内听道口开始,这里没有重要的结构。一旦找到内听道口,即循内听道硬脑膜向外侧磨开,到达内听道底。钻磨的方向应与内听道平行。在内听道口水平,将内听道3/4的周径轮廓化,而在内听道底,仅磨除内听道的上壁。最后,仅有一层薄骨片覆盖在内听道表面。然后用钩针去除薄骨片。

在内听道底辨认横嵴 Bill's bar,后者将面神

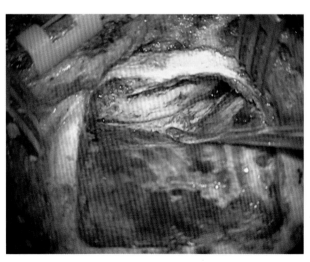

图8-68 沿颞骨的上边缘用剥离子将硬脑膜与骨面分离,并向内推进暴露颅中窝硬脑膜

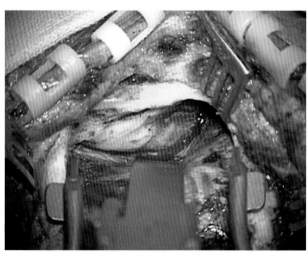

图8-69 用FISCH硬脑膜牵引器将颞叶从外向内抬起暴露颞骨岩部上面,牵引器的左右支撑脚置于骨窗上下游离缘与硬脑膜之间

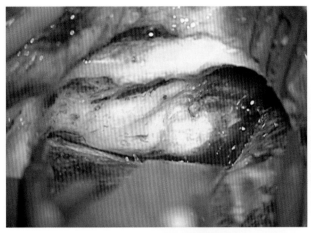
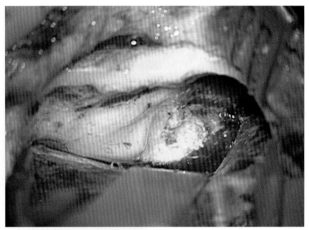
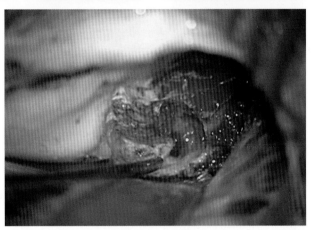

图8-70　House法寻找内听道。先辨认岩浅大神经,循岩浅大神经到膝状神经节、面神经迷路段、内听道底,然后再磨去内听道上壁的其余部分

经与前庭上神经分开。在内听道之后的后颅窝硬脑膜切开一小口,引流脑脊液(图8-71)。

(9)肿瘤切除:在内听道的后方切开硬脑膜,

与之前的小口相延续,将硬脑膜瓣向两侧翻开,注意不要损伤前方的面神经(图8-72)。在内听道底先定位面神经(图8-73),剪断内听道底的前庭上

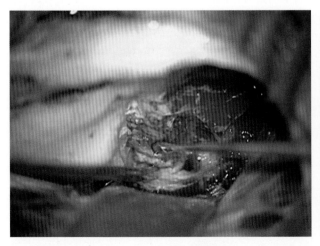
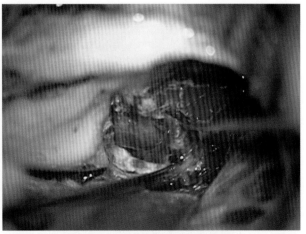

图8-71　切开内听道硬脑膜

图8-72　将硬脑膜瓣向两侧翻开,注意不要损伤前方的面神经

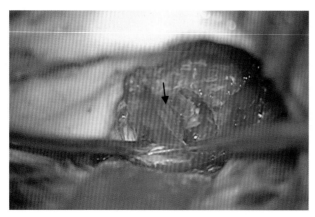
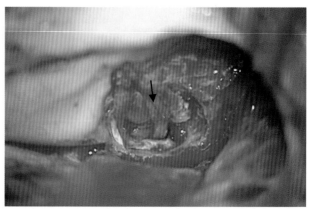

图8-73　在内听道底先定位面神经,箭头所示为面神经

神经,然后将肿瘤与面神经及耳蜗神经分离,切除肿瘤(图8-74)。

(10)关闭术腔:充分止血,用温生理盐水冲洗,用取好的腹部脂肪覆盖内听道表面(图8-75),再用生物蛋白胶浇注、固定。鼓室天盖和面神经膝状

神经节处有骨质缺损处也需用筋膜严密封闭,防止术后发生脑脊液耳漏。骨板复位,为防止移位,可在骨板前后及上游离缘、骨窗周边相对应处电钻钻孔,用钛钉固定(图8-76)。依次缝合颞肌、皮肤,局部加压包扎。

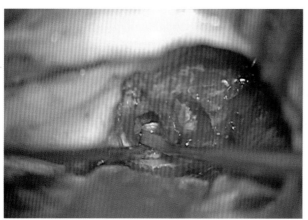
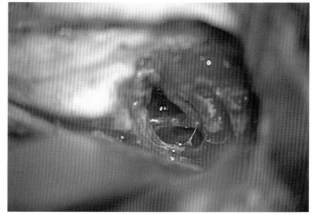

图8-74　将肿瘤与面神经及耳蜗神经分离,切除肿瘤

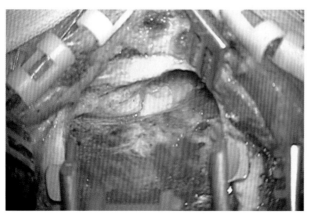
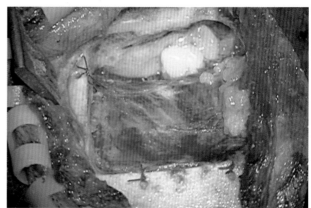

图8-75　用腹部脂肪覆盖内听道表面,并行脑膜悬吊

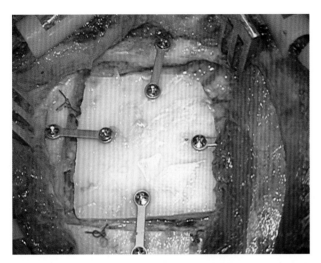

图8-76　骨板复位,在骨板前后及上游离缘、骨窗周边相对应处电钻钻孔,用钛钉固定

(五)手术要点

(1)颅骨切开的骨窗下缘尽量靠近颞线和颧弓水平,它们是颅中窝底的标志。这样暴露颅中窝底时可减少对颞叶的牵拉。如果乳突和颧弓根的气房暴露,须用骨蜡严密封闭,以防脑脊液漏。

(2)在5%～16%病例中,膝状神经节表面无骨质覆盖。分离颅中窝的硬脑膜应从后往前,以防止对岩浅大神经、膝状神经节的牵拉。

(3)脑膜的分离和颞叶的牵拉应轻柔。采取引流脑脊液等降低颅内压的措施。颅内压降低后对颞叶的牵拉会减轻。

(4)颅中窝硬脑膜应分离至岩上窦水平,在这个水平定位、打开内听道口。

(5)从岩上窦水平开放内听道口,这里没有重要的结构。相比之下,内听道底附近有许多重要结构,有损伤的危险。

(6)在内听道底辨认横嵴Bill's bar,可以帮助定位面神经。

(7)在内听道的后份打开硬脑膜比较安全,可避开位于前方的面神经。

(8)不应仅打开内听道的上壁,靠近内听道口水平,其前后的骨质应磨除,尽量扩大手术野。

(9)在颅中窝径路中,面神经位于肿瘤与术者

之间,容易被损伤。

(10)肿瘤摘除应从内向外的方向进行。如果以相反方向分离肿瘤,会损伤耳蜗神经和内耳的血供,造成听力下降。

(11)有时小脑前下动脉环会进入内听道,与其内容物包括肿瘤关系密切,注意勿损伤。

(12)如果桥小脑角出血不能控制,可用双极电凝烧灼岩上窦,然后切断。

(六)优点

(1)听力可能被保留。

(2)暴露整个内听道,肿瘤可被全切除。

(3)脑脊液漏出现少。

(4)主要在硬膜外进行,避免了对脑干和小脑的损伤,术后反应轻。

(七)缺点

(1)需要牵拉颞叶。

(2)手术野较为狭窄,桥小脑角的暴露有限。

(3)相对于迷路径路和乙状窦后径路,术中止血较困难。

(4)如果术后出现血肿,再手术也困难。

(5)面神经位于肿瘤与术者之间,术中容易被损伤。

(八)术后处理

同迷路径路。

(九)并发症及其处理

1. 术中并发症　出血和神经损伤仍是最为常见的术中并发症。

(1)出血:颅中窝径路中,出血以动脉出血较为常见。最易损伤的是小脑前下动脉,在开放内听道及分离肿瘤时皆有可能触及。故在切除肿瘤时,不采取整块切除,应在视野清晰的情况下分诸多小块切除。开放内听道骨质也应有耐心。一旦

引起出血,需用电凝凝断此动脉,但术后可能出现小脑前下动脉阻断综合征。

另外,脑膜中动脉、岩上窦甚至颈内动脉都可能在这一径路中损伤,一旦发生,往往引起难以控制的大出血。

(2)神经损伤:颅中窝径路的手术目的之一是保留实用听力。故在切除肿瘤时应注意耳蜗神经的保护。由于肿瘤常常起源于前庭下神经,位于其前方的耳蜗神经可能在刚暴露内听道时被完全遮盖,可将肿瘤上方的面神经及前庭上神经小心牵开,辨清下方耳蜗神经与肿瘤关系,如有粘连,小心分离。术中听觉监护对耳蜗神经功能保护有裨益。

面神经损伤也是颅中窝径路常见的并发症。特别是在乳突气化程度较高的病例中,内听道上壁骨质较厚,沿径路开放内听道时往往较靠内侧。这增加了面神经内听道段损伤的风险。在内听道底,可将Bill崤磨出以明确面神经位置,但应避免损伤内听道底前后的结构。对于来源于前庭下神经的肿瘤,面神经位于术者与肿瘤之间,切除肿瘤时应动作轻柔。

岩浅大神经损伤相对较少,一旦发生,可能引起干眼病(眼干燥症)或岩神经痛。

(3)耳蜗与前庭损伤:耳蜗与前庭分别位于内听道的前方和后方。上半规管的位置受气房影响而不恒定,术中可根据经验也可以通过辨别蓝线的方法来判定其位置。皆存在一定的风险,一旦损伤造成全聋,也失去了该术式保留听力的意义。

2. 术后并发症 颅中窝径路术后严重的并发症包括出血、颅内积气和颞叶压迫所致的精神症状,其次是脑脊液漏,以及由此可能引起的继发感染。

(1)硬膜外血肿:这是术后并发症中发展最快的。往往发生在患者麻醉苏醒后,血压升高,硬脑膜表面小出血灶引起。表现为患者再度出现意识障碍,同时心律减缓,同侧瞳孔散大及布氏征。一

经发现上述情况,应立即进行CT检查,明确诊断的同时也可将血肿定位。急诊手术从原切口开颅,清除血块并将可疑出血的血管电凝烧灼。术后降颅压治疗,密切监测生命体征。

(2)颅内积气:在关闭术腔时,鼓室天盖和面神经膝状神经节处有骨质缺损处均需用筋膜严密封闭,如封闭不严加之甘露醇的大量应用,则可能引起气脑的发生。患者可能出现吞咽时头痛,严重者出现昏迷。CT确诊颅内积气后,可在额部钻孔排气,对于严重气脑并发脑室萎缩的患者,还应重新向颅内补入液体。

(3)颞叶压迫所致的精神症状:颞叶症状较为多样,失语症、情绪和定向力障碍、幻觉、错觉、发作性记忆力障碍、神志恍惚、言语错乱、视野缺损与眼球震颤等均有可能出现。这些症状可能随着颞叶水肿的消退而明显好转也可能长期存在。在需抬起颞叶前半小时使用甘露醇是减少此并发症的预防性措施之一。

(4)脑脊液漏:此径路较为常见的是脑脊液耳漏。保守治疗包括抗生素应用、限制液体摄入、减少可能增加颅压的动作及降颅压药物的治疗。脑脊液耳漏往往较隐匿,应密切注意中耳积液或咽鼓管情况。如脑脊液漏持续不愈,只能通过再次手术封闭漏口以防止如颅内感染、颅内积气等更严重的并发症的发生。

五、迷路后径路

迷路后径路(retrolabyrinthine approach)又称迷路后乙状窦前径路,适用于有实用听力的小听神经瘤且肿瘤位于内听道口。迷路后径路脑膜切口仅需2 cm左右,无须牵拉小脑,创伤小,但手术视野狭窄,操作困难,既往认为该径路仅适用于脑神经病变手术而不适合于听神经瘤手术。晚近内镜结合显微镜技术的应用,可以在狭小空间暴露并切除肿瘤,但其适应证仍较为局限,不能处理内听道内肿瘤。

（一）适应证

肿瘤位于内听道口且桥小脑角肿瘤小于1.5 cm。

（二）手术解剖

迷路后径路在切口和暴露类似于迷路径路，需要暴露颅中窝底、乙状窦及其后方硬脑膜，下方暴露颈静脉球上部及乙状窦与颈静脉球移行处，前方轮廓化面神经垂直段，显露半规管。在后颅窝硬脑膜表面去除骨质，找到内淋巴囊，沿内淋巴囊向前追踪直至前庭导水管，轮廓化后半规管（图8-77）。然后切开脑膜，做一蒂在前方的脑膜瓣约2 cm×1 cm，注意须保留内淋巴囊完整性（图8-78）。切开脑膜后暴露小脑，将蛛网膜略分离，释

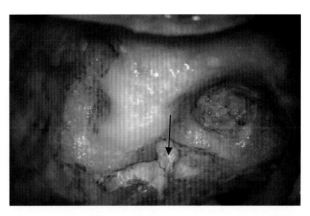

图8-77　迷路后径路手术视野。术腔上方、下方及后方骨质磨除范围同迷路径路，前方后半规管保留，箭头所示为内淋巴囊与前庭导水管交界处

放脑脊液，无须牵拉，小脑即可塌陷，置入0°内镜后观察肿瘤并切除（图8-79、图8-80），70°内镜观察内听道残留肿瘤并用弯头刮匙清除。水密性缝

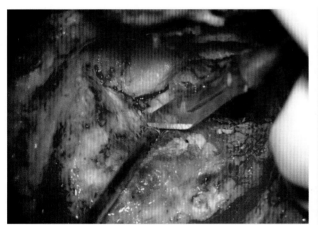
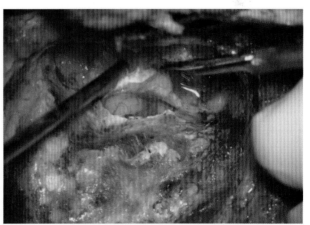

图8-78　迷路后径路脑膜切口。蒂在前方的脑膜瓣约2 cm×1 cm，注意须保留内淋巴囊完整性

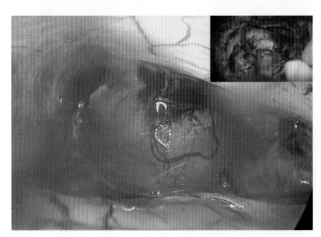

图8-79　内镜下显示肿瘤

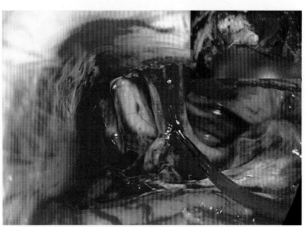

图8-80　肿瘤切除后。探针所指为面听神经束，深面为三叉神经

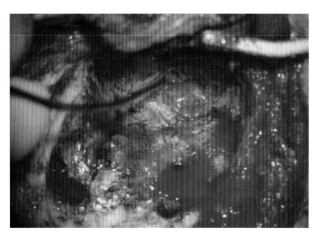

图8-81　水密性缝合脑膜

合脑膜（图8-81），脂肪充填术腔。

（三）优点

（1）全程在颞骨内完成，能够保留听力。

（2）脑膜切口小，手术创伤小。

（四）缺点

（1）术野狭窄，需结合内镜，单手操作，对手术技术要求高。

（2）肿瘤大小、部位及术前听力受限制，手术适应证狭窄。

（五）术后处理

同迷路径路。

（六）并发症及其处理

同迷路径路。

六、耳囊径路

Fisch于1978年创立了耳囊径路（transotic approach）。耳囊径路是迷路径路向前扩展，牺牲耳蜗而不移位面神经。

（一）适应证

（1）听神经瘤累及耳蜗。

（2）听神经瘤侵犯颞骨前部。

（3）听神经瘤复发，累及耳蜗、前庭（图8-82）。

（二）禁忌证

（1）唯一听力耳。

（2）中耳感染活动期。

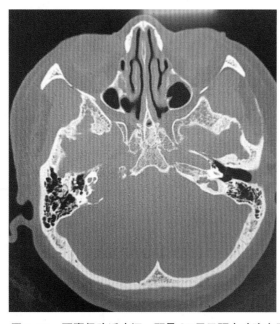
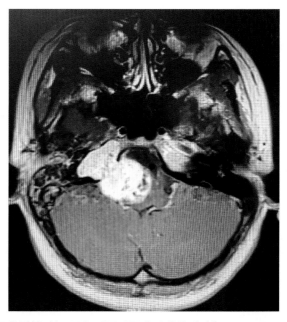

图8-82　耳囊径路适应证。颞骨CT显示颈内动脉水平段骨管破坏、耳蜗受累以及内听道骨质破坏；MRI显示肿瘤侵犯内听道、耳蜗以及岩尖

(三)手术解剖

在耳囊径路中,磨除乙状窦后颅后窝硬脑膜、乙状窦前、颅中窝底脑板、颈静脉球上方以及面神经垂直段后方、面神经垂直段前方达颈内动脉的范围内的骨质,通过充分磨除颞骨岩部骨质到达耳蜗、内听道及桥小脑角,暴露肿瘤,进行肿瘤摘除。

术中重要的解剖结构同迷路径路,除此之外主要是颞骨内颈内动脉垂直段,以及它与耳蜗、颈静脉球的关系。

颈内动脉在鼓室下壁垂直向上走行,到耳蜗下方。颈内动脉与颈静脉球之间被颈内静脉颈内动脉脊分开,磨去部分脊可显露舌咽神经。

颈内动脉在耳蜗中周水平向前、向内转向岩尖,形成了在咽鼓管鼓口后下方和耳蜗前方的水平段。少数患者中,分隔咽鼓管和颈内动脉的骨板可以有 $1 \sim 5$ mm 不等的骨管缺失。垂直段与水平段之间的膝部位于咽鼓管鼓口的内侧。

颈内动脉与耳蜗之间的距离不恒定,在 $1 \sim 5$ mm。

(四)手术技术

(1)体位:与迷路径路相同。

(2)切口:与迷路径路相同。

(3)外耳道关闭(blind-sac closure)。

1)在骨与软骨交界处切断外耳道。

2)将外耳道断端外侧部分的皮肤与软骨分离约1 cm。

3)将断端外侧部分的皮肤外翻至外耳道口,然后缝合5针。

4)断端的内侧用肌瓣覆盖,然后缝合、加固。也可拉拢断端周围的组织,缝合、加固。

(4)沿骨性外耳道后缘向前分离外耳道皮肤,切除皮肤、鼓膜和锤骨。

(5)乳突广泛切除、轮廓化:与迷路径路相同。切除外耳道后壁及上壁。去除砧骨和镫骨。

(6)面神经轮廓化:从茎乳孔到膝状神经节,将面神经骨管轮廓化,表面保留薄骨片,不暴露面神经。

(7)切除三个半规管:与迷路径路相同。

(8)切除耳蜗,辨认颈内动脉垂直段:切除耳蜗,同时逐渐显露颈内动脉。颈内动脉与咽鼓管之间的骨质有时缺如,所以在钻磨此处骨质时则应用大号金刚钻,以防止损伤颈内动脉。

(9)钻磨耳蜗内侧的岩尖:磨去内听道与颈静脉球之间的骨质,以及内听道下方、面神经骨管内侧的骨质。被轮廓化的面神经像"桥"一样位于术腔中央。继续切除岩尖骨质,直至到达后颅窝硬脑膜(图8-83)。

(10)暴露内听道、切除肿瘤:与迷路径路相同。

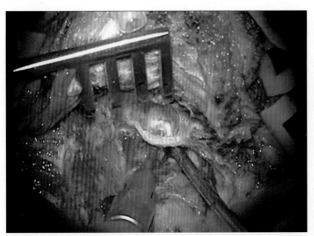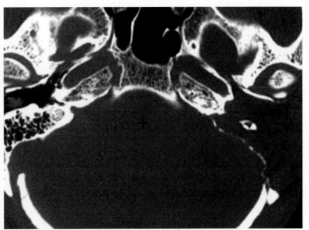

图8-83　磨除耳蜗形成面神经骨桥。术后颞骨CT显示耳蜗已切除,箭头所示为面神经骨桥

（11）关闭术腔：将咽鼓管鼓口的黏膜切除，先用骨蜡填塞，然后再塞进3～4块结缔组织。其余关闭技术与迷路径路相同（图8-84）。

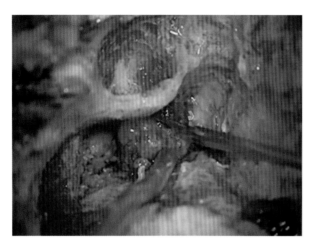

图8-84　耳囊径路示意图

（五）手术要点

（1）关闭外耳道时应保持断端外侧的皮肤完整，否则术后可能出现脑脊液漏。

（2）在磨除面神经前方的骨质时，不要让高速转动的钻杆面神经接触，以免造成面神经的热损伤。面神经骨管内侧的骨质供给面神经血运，不能过多磨除。面神经不能过分轮廓化，会使面神经失去支撑，并在后续的操作中受损伤。

（3）钻磨耳蜗时应避免打开内听道的前壁，损伤其内神经。

（4）磨钻可经面神经内侧伸入切除耳蜗内侧的岩尖，此时应避免损伤面神经管、内听道、颈静脉球、颈内动脉。

（六）优点

（1）与迷路径路相比，能较好地暴露前至颈内动脉、岩尖的病变。

（2）面神经不移位，术后面神经功能好。

（七）缺点

（1）面神经像一座桥挡在径路中央，一定程度上阻碍了操作，而且容易被损伤。

（2）面神经与颈内动脉间距离短，也阻碍了操作。

（八）术后处理

同迷路径路。

（九）并发症及其处理

同迷路径路。

七、耳蜗径路

1976年House和Hitselberger首次描述了耳蜗径路（transcochlear approach）。经典的耳蜗径路包括面神经后移位、切除耳蜗和岩尖，保留外耳道和中耳。但现在的耳蜗径路已经不保留外耳道和中耳。耳蜗径路的优点是可以到达脑干的腹侧。

（一）适应证

复发的听神经瘤，合并面瘫超过2年。

（二）禁忌证

（1）术前面神经功能正常。

（2）唯一听力耳。

（3）中耳感染活动期。

（三）手术解剖

术中重要的解剖结构同迷路径路，除此之外主要是面神经各段的解剖。

（四）手术技术

耳蜗径路的手术技术与耳囊径路有许多相似之处。下面介绍面神经后移位技术（图8-85）。

（1）如在耳囊径路中迷路切除后，面神经的垂直段和水平段被轮廓化。内听道被轮廓化。此时面神经像桥一样在术野中央。

（2）辨认膝状神经节和岩浅大神经。

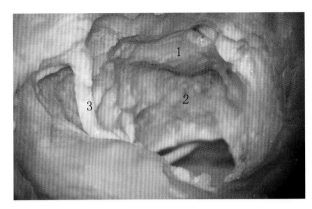

图8-85　耳蜗径路示意图。1. 颈内动脉；2. 耳蜗（已切除）；
3. 后移位的面神经

（3）在内听道上方轮廓化并暴露面神经迷路段，至此将颞骨内的面神经全程减压。

（4）切断岩浅大神经。面神经后移位从抬起膝状神经节开始，将面神经逐步从剩余的骨管中游离出来。将剩余的面神经骨管用金刚钻磨除，避免面神经被尖锐的骨片划伤。

（5）面神经向后移位，表面覆盖脑棉保护。

（五）手术要点

（1）面神经移位前，膝状神经节周围的骨质应全部切除，以免损伤面神经。

（2）面神经垂直段借坚韧的纤维组织附着于骨管，此处应锐性解剖。而水平段和迷路段较脆弱，应小心操作。

（3）茎乳孔处面神经也应同时游离，这样垂直段的远端才能充分移位，否则会影响颈静脉球的暴露。

（六）优点

（1）能充分暴露桥小脑角、脑桥前池、岩尖，不需牵拉小脑和脑干。

（2）径路能根据病变范围而扩展。

（3）如果需要，可切除受侵犯的骨质和硬脑膜。

（七）缺点

（1）牺牲术耳的听力。

（2）面神经后移位会导致术后面瘫。一般可恢复至Ⅲ级（H-B分级）。

（3）径路时间长。

第四节 | 内镜在听神经瘤手术中的应用

一、背景简介

内镜辅助下的颅底外科手术是近年兴起的一个热点，治疗的病种也在不断增加，包括前颅底、斜坡、侧颅底、枕大孔区等区域的疾病，如脑膜瘤、垂体瘤、脊索瘤、听神经瘤、脑膜瘤等。由于颅底结构的特殊性，存在许多腔隙结构，显微镜观察常有死角，而内镜则具有更广阔的视角，能直接显露前颅底、侧颅底局部及邻近区域的解剖结构。同时，随着现代光学技术及显微器械技术的发展，内镜辅助为颅底手术的进一步发展、微创化创造了良好的条件，其手术适应证也更广，治疗效果更好。

听神经瘤手术是常见的侧颅底手术，传统显微镜手术时（如乙状窦后径路），在内听道后壁不被打开的情况下，内听道内结构往往不能直视。手术中常需要磨除内听道口后唇，但这样有损伤后半规管导致听力受损的风险。有时为避免磨除骨质引起的迷路损伤，累及内听道底的肿瘤往往靠盲目分离或借助小反光镜钝性剥离，这样极易造成肿瘤在内听道底残留，或损伤迷路、面神经、耳蜗神经等重要结构。在这种背景下，内镜辅助的听神经瘤手术就开始被研究和应用。

二、内镜在耳神经、侧颅底显微外科手术中的发展、应用史

1910年，美国泌尿外科医师Lespinasse最早应用内镜治疗神经外科疾病，实施脉络丛电烙术，但效果较差。1917年，Doyen报道了在后颅窝神经根手术中使用反光镜观察内听道，这可能是关于内镜使用的最早尝试。1922年，"神经内镜之父"Dandy用内镜实施脉络丛切除术，虽然首次内镜手术失败了，但4年后采用改良的内镜取得了成功。由于当时内镜设备的限制，导致手术疗效差，内镜手术的发展也受到局限。20世纪60～70年代，随着Hopkins柱状透镜系统的出现，内镜手术又进入了一个新的时期，由于内镜结构的进一步改进，其应用也扩展到其他的神经外科手术中。Apuzzo等用带有侧视角的内镜（Hopkins endoscope）观察鞍内病变，以及Willis环周围动脉瘤和退变的腰椎间盘，取得良好的手术效果。1986年，Griffith提出"内镜神经外科"，从此神经内镜发展进入现代显微神经外科阶段。在相关科学进步带动下，经典外科逐步发展到显微神经外科、微创神经外科，逐步向微型、高分辨和立体放大方向发展，同时内镜的治疗范围越来越广。20世纪90年代初，Auer提出超声立体定向内镜（ultrasound stereotaxic endoscopy）的概念。Bauer在1989年将内镜应用于立体定向手术，称之为内镜立体定向术（endoscopy stereotaxy）。最初他仅将其用于立体定向活检，随后才开始应用于疾病的治疗，手术取得较好的效果。1994年，他提出微创内镜神经外科（minimally invasive endoscopic neurosurgery, MIEN）的概念。1998年Perneczky提出了内镜辅助显微神经外科（endoscopic-assisted microneurosurgery）的概念。

1993年Mckennan在内镜协助下经枕下乙状窦后径路和迷路后径路行内听道内听神经瘤切除术，发现使用内镜具有明显的优点，可以在不需要

很大范围暴露内听道的情况下使术者较容易看清内听道的外侧部分，也不需要牵拉小脑。自20世纪90年代以来，国外、国内相继开展了内镜辅助听神经瘤的显微手术，取得良好效果。

目前，神经内镜外科手术的分类主要有：① 单纯内镜神经外科手术（endoscopic neurosurgery, EN），指所有的手术单纯通过内镜来完成，需要使用专门的内镜器械通过内镜管腔来完成手术操作。可用于位置深、距脑表面较远的囊性病变切除或肿瘤活检，操作通过器械通道进行，不对入路周围脑组织造成损伤；但需要内镜专用器械，操作范围受限，术中止血难。② 内镜辅助显微神经外科手术（endoscope-assisted micro-neurosurgery, EAM），指手术同时使用内镜及显微镜，内镜主要用于解剖结构复杂的病变区或显微镜视野死角，从而增加术野的暴露、避免病灶遗漏、减轻对脑组织的牵拉、减少术后并发症。③ 内镜控制显微神经外科手术（endoscope-controlled micro-neurosurgery, ECM），指手术在内镜影像的导引下借用内镜的光源及监视系统，使用常规显微神经外科手术器械完成显微神经外科手术，一般用于深部、切除困难需仔细分离的病变。但术中操作可能对径路旁结构造成损伤，具体使用方式应根据病变特点、术者经验及拥有的内镜类型而定。④ 内镜观察（endoscopic inspection, EI），指在神经外科操作中利用内镜进行多角度观察来弥补手术显微镜的视野缺陷而不进行其他操作。

对于耳神经、侧颅底外科，主要采用的是内镜辅助显微神经外科技术。通常在乙状窦后径路或迷路后径路的听神经瘤或侧颅底手术中应用，以暴露内听道内及肿瘤背面的结构。但该项技术要求手术者必须同时熟练掌握显微耳神经外科技术与内镜技术，并具有将两者有机结合起来的能力。

三、内镜辅助下桥小脑角手术的优势

桥小脑角为一潜在间隙，状似一顶朝下的倒

置三角形，空间狭小，从前到后或从上到下均有弯曲。其内、外侧壁不平，内侧壁有小脑、脑桥、延脑，上有发出脑神经的凹陷，外侧壁上也有凹陷，如内听道及颈静脉孔等，其内的神经血管关系紧密。由于以上因素，在显微镜下，在不磨除局部骨质的条件下，完全暴露桥小脑角的所有区域是不可能的，无论采用哪种径路，总有一些结构无法看见，如乙状窦后径路时的内听道底，颅中窝径路时的后组脑神经，迷路径路时的三叉神经进入三叉神经切迹处等。当岩斜区的肿瘤较小或中等大小时，面听神经常被向后牵拉，比较容易辨认；肿瘤的体积巨大时，脑神经往往包绕在肿瘤之中。

内镜具有侧视角，并能越过浅层的阻挡结构，进入桥小脑角深部，观察到手术显微镜下的死角或隐蔽结构，尤其重要的是，无需干扰任何结构，即可明确神经血管之间的关系。内镜不同于显微镜，随着镜头的推移，观察到的内容不断变化，而显微镜的视野则相对固定。因此准确地判断内镜所在的位置至关重要，除了娴熟的操作、扎实的解剖学知识外，根据解剖结构的毗邻关系定位也是一重要的原则。例如内听道口上唇的出现、硬膜-蛛网膜间隙的消失，提示接近面听神经出颅部位。但是，内镜操作时近端的视野无法观察到，操作不慎容易损伤近端结构。

O'Donoghue等根据内镜下的观察，将桥小脑角划分为四个层面。

第一层面，包括展神经、Meckel囊、三叉神经运动根和感觉根，以及小脑上动脉。

第二层面，可见面神经、听神经自脑桥延髓沟内发出，横过桥小脑角进入内听道口，面神经与前庭神经自内听道基底处分开，而小脑下动脉襻常盘曲在面、听神经之间。

第三层面，自延髓发出后组脑神经向外下走行到颈静脉孔，在舌咽压迹内侧中间处舌咽神经与迷走神经相靠近，副神经的脊神经根进入颈静脉孔后加入脑神经。

第四层面，副神经的脊神经根从齿状韧带的前上方加入脑神经根，通过颈静脉孔出颅，舌下神经横向进入舌下神经管。小脑后下动脉从基底动脉侧方发出并分支，其动脉襻与后组脑神经密切相关。

调整内镜的角度和方向，可以观察到整个面听神经束的全程及毗邻结构。通过不同角度的内镜可以看到显微镜下难以看到的死角、隐蔽的结构。

O'Donoghue和Magnan等研究了小脑桥角的内镜下结构。由于内镜的末端照明及全景多视角技术，使其能够在不牵拉（迷路后径路）或少牵拉（乙状窦后径路）小脑的情况下清楚地分辨桥小脑角的神经血管结构。其间的重要结构有展神经、三叉神经、面神经、前庭耳蜗神经及后组脑神经（舌咽神经、迷走神经、副神经），这些神经与基底动脉系统的血管相缠绕。这些解剖结构的辨认，使内镜在各种后颅窝手术中对手术显微镜起了重要的辅助作用，如三叉神经感觉根切断术、舌咽神经切断术、前庭神经切断术、脑神经微血管减压术以及听神经瘤手术等。

单纯显微镜下操作时，由于患者的体位和小脑半球的阻挡，再加上肿瘤体积巨大，存在镜下的手术操作盲区，如移位的脑干区、内听道区、上移的三叉神经区，使手术分离存在一定的盲目性，容易造成损伤。引入内镜可观察肿瘤的具体轮廓，初步确定肿瘤是否侵犯脑干、三叉神经、小脑幕、后组脑神经等。同时，内镜辅助可为显微分离提供更明亮的照明和更清晰的放大图像。

在术中需要定位面、听神经时，引入内镜可避免盲目牵拉肿瘤包膜，通过带角度的内镜来探查。识别、定位肿瘤囊壁的内侧与脑干之间，以及内听道内的面、听神经，可最大限度地防止面、听神经的损伤。同时还可确定小脑前下动脉及其分支的走行，这些分支多位于面、听神经复合体下方，可呈襻状走行于神经的表面，亦可位于两者之间，其中包括迷路动脉及面、听神经的滋养血管。在手术过程中辨认、予以保护，避免血管损伤后导致的听力损害、面瘫及小脑、脑干的缺血性损伤。

作为小脑前下动脉的终末分支，内听动脉的保护是听神经瘤切除术中保留听力的关键，Rosenberg报道用内镜可以很清楚地观察内听动脉，为术中保护内听动脉提供了条件。Rosenberg应用内镜行迷路后-乙状窦后联合径路前庭神经切断术，发现应用内镜可以显露内听道外侧部及面、听神经后面，也可显露三叉神经及舌咽、迷走、副神经入颈静脉孔处，还可以确定面、听神经及迷路动脉在桥小脑角区及内听道的位置关系，认为应用内镜技术在前庭神经切断术中的解剖定位很有帮助。

内镜辅助还可直视切除内听道肿瘤，避免内耳损伤及肿瘤残留。大多听神经瘤的发生和发展过程是先完全或不完全填充内听道后再向桥小脑角侵犯。如内听道内原发灶残留，术后肿瘤将复发。而传统的显微镜下手术借助耳鼻咽喉科的间接喉镜观察内听道内的肿瘤情况，存在盲目分离或刮除内听道肿瘤可能，容易造成面、听神经功能损伤和肿瘤残留。另外，乙状窦后径路要在直视下切除内听道底部的肿瘤，则需要尽量磨除内听道后壁，但内听道后缘5～10 mm（平均7 mm）即为后半规管。如果要保留听力，就不能磨除，否则会造成听力障碍。Low认为听力无法保留主要是损伤了内耳结构、耳蜗神经供应血管或内淋巴囊。内镜的应用仅需磨除部分内听道后壁，常常小于5 mm，对于内听道明显扩大者甚至无需磨除即可在内镜下直视分离，切除内听道肿瘤，避免了肿瘤残瘤和内耳结构以及面、听神经供应血管的损伤，最大限度地保留面、听神经的功能。

Goksu用乙状窦后及迷路后联合径路行听神经瘤切除术时，配合使用内镜，通常用视角30°和70°、直径4 mm的硬性内镜，先观察清楚肿瘤周边的神经血管结构和内听道外侧壁情况，再行切除术。切除后再用内镜观察内听道，确认面神经、耳蜗神经等结构的完整。如发现肿瘤残留，可在窥镜下直接切除，这样能增加手术安全性及减少复

发率。他认为于内听道肿瘤的处理是内镜在听神经瘤手术中最有意义之处。

同时，使用内镜也能减少术后脑脊液漏的发生率。因为内镜较显微镜更易发现颞骨的开放气房特别是岩骨后上部、内听道后壁、乙状窦后区的开放气房，及时用骨蜡或筋膜填塞防止脑脊液漏。Valtonen报道，用传统方法修补气房的38例病例中有7例（18.4%）发生脑脊液漏，而在内镜下修补的24例中无1例发生。

King等认为神经内镜的辅助应用可以缩小听神经瘤的头皮切口，减少脑组织暴露，减轻术后疼痛，加速痊愈及减少住院时间。国内罗其中等报道内镜辅助显微切除听神经瘤可加强对脑组织的保护，提高面、听神经的保护率，有利于肿瘤的切除。

总之，内镜辅助下切除听神经瘤较常规手术摘除具有明显的优势：① 克服了显微镜死角，提供良好的照明和视野；② 更方便观察内听道内的血管、神经及其与肿瘤的关系；③ 方便观察残留肿瘤的基底；④ 方便观察肿瘤切除后内听道内的耳蜗神经与面神经的完整性；⑤ 易于发现开放的乳突气房，及时采取有效措施，减少术后脑脊液漏的发生；⑥ 内听道后壁磨除少，减少听力损伤的风险；⑦ 减少脑组织的牵拉，降低继发性脑损伤的风险。

吴皓等采用显微镜-内镜联合进行乙状窦后径路及迷路后径路听神经瘤、胆脂瘤及其他功能性脑神经手术72例，发现主要优点有：① 显示的手术区域不受术野大小和深度的影响；② 高度的放大倍数能够显示神经、血管结构的细节，在无需明显小脑牵拉的情况下，内镜可以明确血管神经结构关系以及显微镜下不能看到的责任血管；③ 通过内镜旋转观察周围的结构可以全面地了解局部解剖关系并避免损伤。这些特点对桥小脑角区肿瘤的切除尤为重要。在相同的骨窗和小脑牵拉程度下，显微镜则难以获得如此清晰的观察效果。在采用内镜辅助下乙状窦后径路手术的病例中，实际手术操作中虽然发现无法明显减小径

路的骨窗大小和脑膜切口大小。但因在内镜辅助下可以直视内听道内结构关系，清晰地分辨肿瘤、面神经及耳蜗神经，观察桥小脑角及周围的重要结构，提高手术操作的可控性；减少对脑组织的牵拉和对桥小脑角解剖结构的影响，从而减少脑脊液漏和脑水肿等手术并发症的发生。在听神经瘤手术中，显微镜结合内镜可以不磨除内听道后唇或仅少许磨除，减少了术后脑脊液漏和术后头痛，并能清晰地观察到耳蜗神经及其血管，本组资料术后无明显并发症，术后实用听力保留率高达72.7%，要好于单纯使用显微镜手术（61.1%）。

同时，内镜手术组的患者均在术中解剖上保留完整的耳蜗神经。但大部分患者肿瘤切除后记录 V 波潜伏期较手术前有延长，1 例 V 波消失。术后随访也发现所有患者的纯音测听有不同程度的下降，但两组病例术后纯音测听听力的下降幅度无显著差异。说明应用内镜辅助有益于耳蜗神经的解剖完整保留，但内镜对患者术后听力保留无直接帮助，因此乙状窦后径路手术中仍需重视手术技巧，减少术中对脑神经的机械操作。

总体来说，显微镜和内镜都是手术的工具，不应区分显微镜下侧颅底手术和内镜下侧颅底手术。侧颅底手术的目的在于使用正确恰当的工具和精细的手术技术，清除病变，减少创伤，避免重要结构功能损伤。显微镜和内镜各有优缺点，应根据不同情况采用不同的工具，既不能保守拒绝使用内镜，也不应该片面强调内镜，单纯使用内镜完成侧颅底手术仍然是非常危险的操作。在目前阶段，显微镜下侧颅底手术仍是主流，在某些病例可以采用显微镜联合内镜。

显微镜联合内镜最适合的手术径路是乙状窦后径路和迷路后径路，在脑神经手术、听神经瘤内听道部分肿瘤切除以及桥小脑角胆脂瘤手术中有着显著的优势。

桥小脑角区内的其他病变如胆脂瘤等也可采用内镜辅助，以减小骨窗大小，观察病灶切除情况

等，此处就不作详述。

四、内镜辅助下听神经瘤手术的局限性及并发症

内镜应用也存在明显不足，主要表现在：① 管状视野，二维图像，无法看到视野之外的影像；② 镜前端极易被血液黏附，需不断清洗；③ 桥小脑角区狭小，内镜移动空间有限。因此在具体操作时要做到：① 在颅腔内沿纵轴移动或转动内镜，尽量不要横向移动，以免损伤周围的组织。② 创面充分止血，使操作过程中不需反复擦拭内镜。③ 尽量应用持镜架固定内镜，提高手术精准度。

同时，在颅底进行手术，位置较深，若操作不熟练容易造成重要结构的损伤。由于内镜下视野小，操作灵活性有限，如稍大的血管出血未能及时控制，很可能影响整个手术进行。有时出血较多，而不得不扩大手术径路。而且内镜下解剖与显微解剖有本质差异，镜下所见与实际结构不能等同，术中空间定位较为困难，需要术者熟悉镜下解剖定位标志。

此外，内镜下手术的感染风险也不可忽视，除了因为器械消毒不彻底外，在内镜与显微镜交互过程中污染内镜也是一重要原因。手术中严格无菌操作，用含抗生素生理盐水持续冲洗内镜管道，对预防感染有一定作用。

回顾文献，除了上述这些并发症以及常见的耳神经外科术后并发症外，Thomson 报道 3 例脑室内镜术后出现脑内高营养性钙化，考虑为骨碎片从内镜进入通道掉入脑内所致。Freudenstein 报道 2 例内镜术后出现硬膜下水瘤（积液）。Torres-Corzo 报道布伦斯综合征等。

虽然内镜与手术显微镜配合应用，在听神经瘤显微手术过程中能最大限度地避免桥小脑角区、内听道内重要结构的损伤，提高肿瘤的全切除率及面、听神经的解剖保留率。但内镜颅底手术的安全、可靠依赖于术者的扎实显微外科基础和长期手术操作经验，这样才能良好掌握，使该技术

得到推广和普及,内镜的使用需要联合显微镜监视,以减少并发症的发生。

五、影响内镜操作的因素

内镜辅助下耳神经外科手术中,对操作造成影响的因素主要有器械因素和解剖因素。

器械因素主要是由于手术时设备较多(如显微镜、内镜系统、神经监护仪、动力系统等),使用时相互干扰,以及在无菌概念上的干扰。但一般在合理配备后,都可基本解决。

解剖因素是指手术径路附近的解剖结构的变异对内镜的操作的影响。

在侧颅底手术径路中,邻近的重要解剖结构有乙状窦、颈静脉球等,一般都要避免损伤。这两者位置的改变,对手术可带来一定的影响,但其对操作的影响随着手术径路的不同而异。很多学者也有相关的报道。

六、内镜辅助技术展望

内镜辅助的耳神经外科、侧颅底手术已越来越受到重视,内镜辅助已成显微手术的得力助手。该技术在一些发达国家广泛开展且技术相对成熟,而我国对内镜手术的认识和掌握还相对不够。国外多数医院在内镜手术中主要借助导航来定位,国内则只有少数医院能够这样做。当然,除去技术方面的因素,配套设备的费用也是一主要因素。

此外,国外每年都有多次关于神经内镜技术的培训班和学术交流。我国也逐渐开展了该项继续教育学习,通过尸头和影像学解剖熟悉内镜下的解剖特征,练习手眼配合、定位操作等。目前,我国已逐步制订出内镜诊疗技术培训工作方案,制订了其技术规范和技术标准,并建立了培训和考试的相关学术组织,直接促进了内镜专业学科的发展。

广角神经内镜、高清晰度摄像及显示系统可以使内镜手术视野更加完美、清晰。而内镜手术与其他高科技设备的相互渗透也是新的发展趋势。如内镜与术中影像导航系统、术中超声探测系统、术中开放式磁共振图像等的结合;图像融合技术(将内镜图像与手术显微镜图像同步地显示在术者头戴式液晶显示屏上,使术者视线完全脱离内镜监视器及显微镜的束缚,获得最佳视野图像)(图8-86);人工智能机器人与内镜技术相

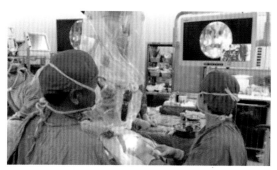
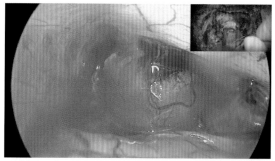
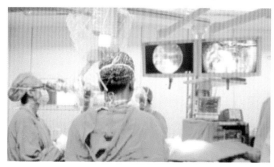
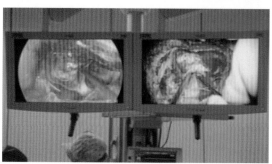

图8-86　双镜联合手术室布局和图像融合方式

结合；激光系统在内镜手术中的应用（增强术中止血效果）；三维图像的摄像机的研制；触觉传感器的研究等。

随着设备的发展、技术的进步、经验的积累，内镜手术具有的独特优势必会使显微耳神经和侧颅底外科迈向更高层次。

第五节　导航辅助下的听神经瘤手术

一、导航的背景

颅面部的结构非常重要，因此对手术的要求也相对较高。术者需对手术区域的解剖有详细的了解，尤其在一些非体表的部位，如鼻窦、颅底等。而且，这些区域的病变（如肿瘤、外伤等）可以造成局部结构的改变，进一步增加手术难度。临床医师手术经验的积累、操作技巧的不断改良、术中对病变部位的精确定位都是高质量手术的关键因素。影像学资料可以为术者提供相当重要的信息。

与此同时，影像导航手术（image-guided surgery）经历了多年的发展，在外科领域的应用日趋广泛。该系统能在术中提供一个客观、详细的解剖结构信息，使我们能够不依赖于主观的评估而是通过客观的术中影像学提示，指导手术操作、找到相关的病灶及其周围组织。因此，该技术也逐渐得到了耳鼻咽喉科医师的关注，逐渐成为一个重要的辅助工具，以提高手术精细度。20世纪80年代后期以来，导航系统在颅面部手术中的研发、应用，进一步为手术的顺利完成提供了可靠的保障。

计算机辅助导航系统（computer-aided navigation system）应用计算机图形图像技术处理放射影像学资料如计算机断层扫描（computed tomography, CT）、磁共振成像（magnetic resonance imaging, MRI）、数字减影血管造影（digital subtraction angiography, DSA）、正电子发射计算机断层显像

（positron emission tomography, PET）等，重建二维或三维的医学图像模型，帮助手术医师在术前对预行的手术操作进行虚拟演示，以更好地规划手术径路。同时在经典立体定向外科手术技术的基础上，结合红外或超声信号自动追踪技术和机器人自动化技术，突破了现有手术器械和辅助设备的制约，能够帮助术者完成针对深部组织的一系列复杂而精细的操作，并将病变周围正常神经血管结构的不必要的损伤减少到最低程度。由于导航系统是建立在计算机系统对影像学资料处理的基础上，所以又有人称之为计算机辅助手术（computer assisted surgery, CAS）。但为了避免由于术中定位的误差导致的不良后果，该技术仍需通过经验积累和设备更新改良而不断改善。当然，术中实时影像学资料提供（如术中CT等）也是一种方法，但会增加患者额外的辐射照射，不能作为常规方法使用。

在听神经瘤等侧颅底手术中，其病灶前后有很多重要解剖结构，周围又为许多血管神经所包绕，因此在手术中要精确到达病变位置难度很大，完整切除则更为不易。以往这些手术的顺利完成，都是凭借少数高水平手术医师多年积累的丰富经验和娴熟的手术技巧。但导航系统的出现，使得病灶及周围组织的解剖关系变得相对直观，使手术难度相对地降低，手术时间有所缩短。

但需要强调的是，听神经瘤术中的导航应用有很大限制：① 肿瘤显露较为容易，无须在其他结构中寻找；② 肿瘤切除过程中周围结构发生改

变，牵拉后会产生位移。因此，听神经瘤手术中导航的意义并不是很大，手术中还是应强调手术操作技巧，不能片面地将高新科技等同于良好疗效。

二、导航的发展历史

最初的导航系统是经典立体定向技术、计算机医疗影像学技术和人工智能技术者结合的产物。1873年，Dittmar在取延髓组织样本时首次使用了立体定向技术。1906年，英国伦敦皇家医院的Clarke和Horsley结合头部框架和立体图谱研制出脑三维定向仪，定位颅内的结构，并成功地进行了动物的脑定向手术。1947年，Spiegel是第一个使用头部框架来定位解剖结构并将其应用于临床手术的外科医师。该立体定向手术主要通过牢牢固定在患者头部的框架来规划、实行，因此该头架在影像学检查和手术时必须保持在相同的位置，也就是说在手术前患者就不得不一直佩戴头架。手术器械安装在框架上，以指导外科医师进行手术（图8-87）。

这种立体定向技术主要基于立体定向图谱，通过立体定向图谱来建立坐标系，结合外部的参考标志物的实际位置进行相关，使每一个内部的解剖结构能够被定位。

框架依赖的立体定向技术的主要缺点就是对于框架的依赖。头架必须在术前佩戴，摄片时框架可能会在影像学资料上产生伪迹，框架也会妨碍术野，这些缺点也极大地限制了立体定向技术在临床上的广泛应用和发展。当然，也有学者如Carini等建议通过改良框架位置来方便术中定位和手术操作。

在20世纪70年代中期以后，由于CT及MRI技术的引入，使影像形态学的信息更为精细，立体定向图谱的重要性也随之降低，但立体定向技术的精确性由于这些新技术而提高，并开始应用于功能神经外科领域。但由于立体定向技术的操作复杂烦琐，患者要佩戴框架，承受额外的痛苦，所以一直未在临床手术中得以广泛推广。

20世纪80年代初期以来，计算机技术的诞生、应用，使平面医学影像的三维重建成为可能。同时无线通信技术的不断发展，伴随着信号发射和接收装置的建立和改良，使测量定位精度不断提高。以上相关学科的迅猛发展，促进了一种更迅捷、更灵活、更可靠、更精确的无框架立体定向技术——计算机辅助导航技术诞生了。

计算机辅助导航技术在无框架立体定向技术上发展而来，1986年美国Stanford医学院的Roberts首次报告运用超声定位的无框架立体定位系统，从而开创了无框架立体定向神经外科。随后Bernett和Reinhard对超声波系统进行了改进，使导航精度有了一定的提高。1991年日本的Wanatabe和美国的Pell相继发明了遥控机械臂定位系统。1992年，使用红外线跟踪技术的影像导航系统在美国开始应用于临床，这是世界上首台光学手术导航系统。1995年，Gunkel推出了电磁感应型导航系统。

随着人工智能技术的引入，导航系统趋于成熟，成为一种智能化的手术辅助系统，并在欧美各国广泛应用于临床工作，满足了一系列临床外科医师迫切需要解决的问题，包括术前虚拟手术规划、术中病灶精细定位、遥控操作、辐射损伤防护等。

我国，目前也已有多家医院采用了导航系统，

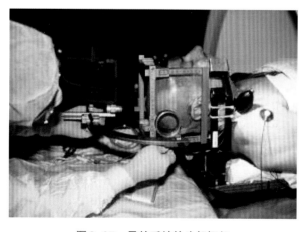

图8-87 导航系统的头部框架

其中多为神经外科所配备。但近年来,耳鼻咽喉头颈外科手术范围不断扩展,导航技术也已开始被引入鼻窦-前颅底、侧颅底手术中。

三、影像导航技术的原理

影像导航系统利用特殊设计的计算机软件,对患者的术前、术中影像学资料进行三维重建,形成水平位、冠状位和矢状位图像,并建立相应的坐标系,这样影像学上的任意一个位置都可以找到一个单一的x-y-z坐标。同时,将患者身体的实际位置也看成一坐标系,并以x'-y'-z'来表示其空间位置。通过计算机技术进行注册配准,将这两个坐标系结合对应起来,并对导航器械的位置进行校正(图8-88)。这样术前或术中患者影像数据、实际手术过程中患者的病变位置以及手术工具所在的坐标系就统一起来了。术者就可以参照显示在计算机监视器上的三维影像,了解手术器械的实际位置,患者解剖结构的位置一目了然,使外科手术更快速、更精确、更安全。术中导航时,影像导航系统可将手术者的视野扩展到手术视野之外,使术者在手术时能同时顾及术野周围的重要组织结构,如颅底、眼眶、神经及血管等。

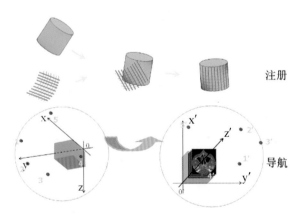

图8-88 影像导航系统的术中定位原理

四、影像导航的空间定位系统

导航系统主要由4个部分组成,即手术导航工具(instruments)、空间定位系统(localizing system)、显示器(monitor)和图像处理工作站(workstation)。其中,空间定位系统是导航的核心部分。

到目前为止,已发展出了几种不同类型的空间定位系统,如机械臂型、声导型、光感应型及电磁感应型。

1. 机械臂型导航系统 此型主要有Viewing Wand系统、Freehand Viewing Wand系统、国产的CAS-R-2系统等。一般采用六臂或五臂系统,机械臂各关节处有角度感应器,通过应用三角学原理计算出探头尖的位置和角度,确定其空间位置,并将其对应地映射到计算机图像空间中,可以在计算机模型上显示出一根与实际观察位置相一致的虚拟探针。通过移动机械臂来操纵图像中的探针,使之以不同的方位和角度穿越原来的计算机三维模型。采用这种方法,外科医师就可以在计算机图像空间进行手术插入轨迹的规划和选择,观察虚拟探针与脑部模型的相互关系,进行手术规划并验证所选择手术方案的正确性与可行性。机械臂不仅可作为手术的导航与定位装置,而且可以作为无框架立体定向手术的操作平台,其末端可安装各种手术器械,辅助进行手术。机械臂各关节在任意位置可锁定。但一般其体积过大,操作笨拙,会使医师的操作受限。

2. 声导型系统 此型主要有SonoWand系统等,其探测定位原理类似声呐系统,通过超声对头部表面进行扫描,然后与影像数据进行空间配对,使实际的空间位置在影像资料上显示出来,进行导航。但声学环境及温度的改变很容易造成干扰而使导航失败。

3. 光感应型导航系统 此型主要有LandmarX系统、StealthStation系统和VectorVision系统等,它可分为主动型和被动型两种。主动型系统中,头架及器械上均有红外线发射装置,其发出的红外线能被探测装置接收。该系统中,装有探头的器械需要通过导线与发生装置相连接。被动型系统探测器置于定标头架旁6 ft(1 ft=30.48 cm)左右,探测安置于器械上的标志物并对其进行定位。光感应导航系统的缺点是探测装置、定标头架及安装在手术器械上的探头之间不能有任何障碍物阻挡,对于术者的操作有一定的影响,而且任何光学的影响都会导致伪迹。

4. 电磁感应型导航系统 此型主要有InstaTrak系统、Digipointeur系统等,由计算机工作站、装有磁性探头的器械和塑料定标头架构成。通过覆盖在手术区域的低频磁场,分析其导航器械铁磁组件在磁场内的位置,计算出器械的实际位置。相对而言,电磁感应型导航系统的使用更为简便、更易于操作,对手术操作影响小。当然,金属物体(如手术器械)以及电磁辐射可以扭曲磁场和影响定位的精确性。

随着科技的进步和技术的发展,各种定位系统设备也都有改良,减少了使用上的缺陷。而且,某些产品也开始结合多种技术,极大地弥补了单一技术的缺点。

五、影像导航的步骤

不同的影像导航系统的操作步骤略有不同,但主要流程有:① 术前准备;② 三维模型的建立;③ 术中患者体位及导航器械安置;④ 影像学资料空间位置的注册;⑤ 导航器械的校准;⑥ 术中定位导航;⑦ 图像显示。

(一)影像学资料的获得与输入

对于需要进行计算机辅助导航手术的患者,术前的影像学检查是必不可少的。而且影像学资料(CT、MRI)的检查日期越接近手术日期越好,这样可以更真实、可靠地反映局部组织的情况,避免因局部组织生理、结构的改变,导致空间配准时的差异。影像学检查通常要求行轴位薄层扫描,层厚要求在1～3 mm,层间隔1 mm,最好为无间隙连续扫描。扫描过程中要求患者绝对合作,尽量使用先进的机器,缩短扫描时间(一般控制在

10 min以内),减少伪迹干扰。部分导航系统要在影像学检查时佩戴基准标志物,一般根据病变的大致位置在患者头部放置7～10枚标志物,这些标志物将作为术前和术中影像注册的基准点(图8-89)。

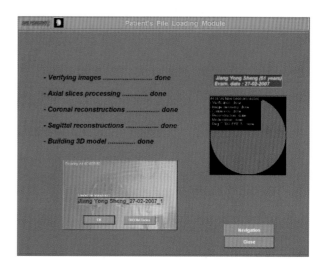

图8-89 影像导航技术:影像学资料的获得与输入

(二)术前准备:建模

计算机系统接收带有定位信息的平面影像,将影像学资料分析的数码化处理后进行二维图像及三维立体图像的重建和柔顺化处理。并运用其复杂的影像显示功能,在计算机屏幕上显示出轴位、冠位、状位二维及三维的立体图像,建立坐标系,这就类似于经典立体定向技术中的构建立体框架的过程。部分系统可对立体图像的头皮、颅骨、脑皮质、脑室系统、病变等配以不同的色和透明度,并可在不同方向、角度对三维的立体图像进行"楔形剖切",以突出病变与周围组织结构的相互关系(图8-90)。

(三)手术室内设备安置

根据手术的要求安放体位(一般取常规平卧位),并佩戴特制的定位装置(多为头架,也有齿架等,图8-91)。在术者面前合理地放置导航系统的工作站、显示器及相关的手术系统(图8-92),方便术者直视导航系统的显示器。如果应用光感应型

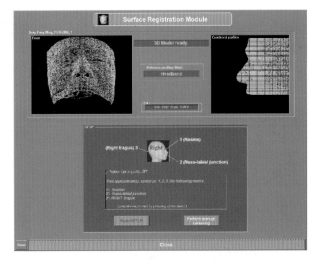

图 8-90　影像导航技术：建模（modelling）

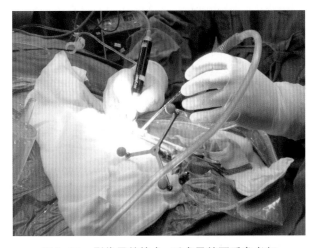

图 8-91　影像导航技术：手术导航耳后参考架

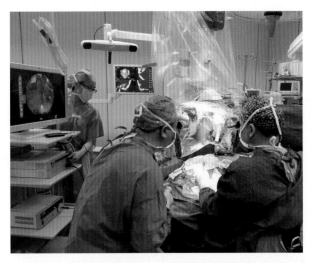

图 8-92　影像导航技术：手术时导航系统的工作站、显示器及相关的手术系统的布局

等导航系统，则要求探测装置、定标头架及安装在手术器械上的探头之间不能有任何障碍物阻挡，以免影响导航。

（四）术中导航准备：注册配准与校准

所谓注册配准（registration），是指在患者的实体位置与三维重建的图像之间建立一一对应的关系，主要采用标志物配准（fiducial registration）、解剖位置标志配准（anatomic landmarks registration）、表面配准（surface registration）等。根据其原理可分为两种：一种是点对点的转换（fiducial-based paired-point transformation），另一种为表面轮廓匹配（surface contour matching），或者点对点转换与表面轮廓匹配相结合。临床常用的皮肤标志注册配准和解剖标志注册配准属于点对点转换，而表面坐标配准属于后者。注册配准时所选的标志点最好达6～10个，所选的点越多，配准的精确度越高，平均误差率也就越低。现多采用计算机自动配准的方法。标志配准的完成意味着术前的影像学资料与患者的手术空间相互关联在一起。因此，无论用何种配准方法，配准完成后术者都应先检验配准的精确性和靶点误差（一般系统会给出配准时的误差值，也可通过探头对标志物或解剖位置进行实际位置测试、确认）。注册配准成功后需对导航器械进行空间位置校准（calibration，有些一体式的仪器不需要这一步骤）。这样，导航的准备工作才算真正完成，影像学数据、患者实际位置和导航器械的位置才最终被整合起来。

（五）术中定位

到目前为止，已发展出了几种不同定位（localization）类型的影像导航系统，如声导型、机械臂型、电磁感应型及光感应型（前文已述）。各种定位方式各有优劣，目前较为广泛使用的是电磁系统和光感系统。

由于患部和定位器的可移动性，加之配准算

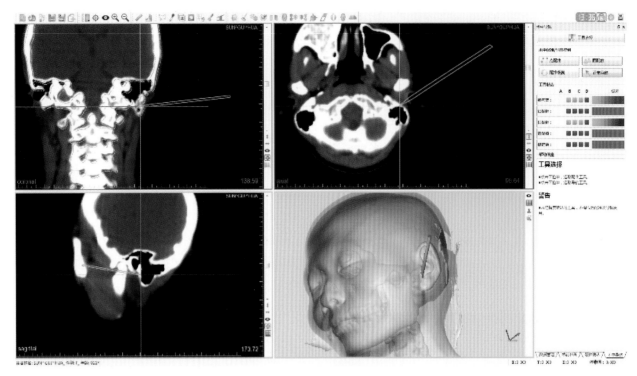

图8-93　影像导航技术：图像显示

法本身的缺陷，所以其精度会有一定的波动和误差，不过对于一般的手术来说，其精度已经足以满足需要了。但是，如果定位装置出现较大的位置变化或发现器械的位置出现较明显误差时，必须对系统进行重新注册或校准，这就给使用者造成很大的困难。有时难以掌握再较准时机，造成误操作现象。有时还需要医师停下手术来进行校准等操作，使医师不能专心于手术而分心于导航设备的操作。

（六）图像显示

导航系统的显示器一般提供4幅图像，除水平位、冠状位和矢状位的CT图像外，还可有内镜系统的图像或三维立体图像。这样，当导航系统的手术器械等在导航区域内（如患者头部）移动时，器械末端（探头）这一点随即被立体地显示出来（轴位、冠状位、矢状位），使术者能确切知道器械末端所在的位置，病变与器械等之间的关系将动态显示在计算机屏幕的影像学资料上，并可在不同

的平面计算出探针等与病变之间的三维距离。由此术者可以判断病灶切除范围、毗邻的解剖关系及手术进展情况等（图8-93）。

六、影像导航的适应证

导航手术是一种人工智能化的外科手术辅助系统，它使外科手术的定位更精确，术中精细测量变得非常简单，误差降低到最小，减少手术时间和侵袭性。目前无框架导航系统已经把导航定向手术适应证扩展到血管、创伤、颅底和脊髓等多个领域。为了适应导航微创手术的需要，也已开发出了许多手术设备，形成了一套比较完善的手术方法。

对于耳鼻咽喉头颈外科而言，适应于颅脑、颅底、脊髓腔及耳鼻咽喉颌面深腔的手术，以及导航系统所能暴露的范围内的活检。

颞骨解剖结构的复杂及周边组织的相对重要性，使得耳神经手术通常在狭窄而深邃的术腔中进行，尤其是涉及颅内结构的听神经瘤手术。导航技术目前的定位精确性已经可以控制在2 mm

以内，并能给患者实时提供一个立体的解剖图像，帮助术者对局部解剖结构的辨认及对邻近重要组织的预见，缩短术中探查的时间，降低手术风险。Sargent 在 1997 年就报道了颅中窝径路摘除听神经瘤手术时导航系统的辅助应用，认为其最主要的优点在于快速、准确地辨别解剖结构。

七、导航技术的展望

近年来，导航系统辅助手术已经被逐渐接受、开展起来。在这几年的应用过程中，导航技术体现其优越性，但同时不同的技术显现了各自的局限性，而且其价格因素和性价比也制约了其更广泛地应用。

目前，导航手术进一步发展、研究的热点主要集中在联合应用导航技术（不同定位技术整合在一套系统内）、影像融合技术（同时显示CT、MRI数据）、术中实时导航（开放式磁共振、实时C臂技术）、导航技术机器人化（Robot Technique）。

相信不久的将来，导航技术一定会给临床手术带来更多的便利。

第六节 │ 术中面、听神经的监护

桥小脑角区解剖结构复杂，有许多脑神经、重要的脑血管通过。听神经瘤外科发展至今，手术的目的已从挽救生命到目前全切肿瘤的同时并降低手术后并发症、保全脑神经的功能、提高患者生活质量。听神经瘤的手术效果与许多因素有关，如肿瘤大小、术前听力、术前是否有并发症、术者的经验等。听神经瘤来源于前庭神经，与面神经、耳蜗神经毗邻，摘除肿瘤势必会造成面、听神经功能的下降，因此面瘫、听力下降是听神经瘤术后的主要和常见的并发症。保留术后面、听神经功能，提高手术技术非常重要，而术中神经监护技术也是必不可少的辅助手段。目前公认的是，在普通的中耳手术中不一定需要进行面、听神经监护，但在听神经瘤等侧颅底手术中，至少面神经监护是必需的。

术中神经功能监护通常在病变可能累及相关神经的手术中应用，主要有几个作用：① 监测神经功能状况，避免神经功能的不可逆损害，降低神经损伤风险；② 及早发现、定位神经；③ 预测神经功能完整状态，以计划进一步的治疗措施；④ 寻找特定的神经组织或特定区域的脑干功能区域，并有效地指导脑干深部电极的安置。

术中监护通过监视神经功能的变化，能在出现神经功能不可逆的损伤前反馈术者，提醒术者在后续的手术操作中格外小心，以减少神经损伤的风险，神经的功能有可能在一定时间内恢复或接近到正常水平。手术操作（如牵拉、压迫）或电凝时的热损伤等可以直接损害神经组织，神经暂时性缺血或其他原因导致的局部血供障碍，也可能造成术后的神经功能损伤。有些损伤可以恢复，有的损伤则是不可逆的。

应当强调的是，术中神经功能监护只是一个辅助手段，它不能替代术者对整个手术的把握，不能弥补术者经验的不足。相对于手术经验和技巧，神经监护永远都是第二位的，实践证明，如果仅依靠监护来保证手术安全、提高术后神经功能是不可能的。

一、颞骨外面神经的解剖及其支配的面肌

（一）面神经主干和分支

面神经主干是指面神经穿出茎乳孔至面神经

分叉处的一段。成人面神经干出茎乳孔后，其行程为向外和稍向前下，与茎突的关系是趋向茎突的稍后外方，即位于二腹肌后腹上缘之上。在成人，面神经干相当于乳突前缘中心的高度；在儿童，由于乳突尚未发育完全，面神经干并不位于乳突前缘中点，多位于乳突尖部的高度。当面神经主干在乳突根部露出时，一般位置较深。面神经主干的直径为 2～2.5 mm。在成年人，面神经主干与皮肤的垂直距离在 1.8～4.1 cm，大多数在 2～3 cm。

面神经离开茎乳孔后即分出耳后支，此支先行于腮腺和胸锁乳突肌前缘之间，后行于乳突和外耳道之间。此支支配耳后肌和耳上肌，面神经干到茎突时分支支配二腹肌后腹和茎突舌骨肌。

面神经干出茎乳孔后，立即从腮腺的深后缘进入腮腺，在腮腺内走行 1～1.5 cm 即分为两个分支，即上方的颞面支和下方的颈面支。颞面支比颈面支粗 1～2 倍。主干分叉点离皮肤表面的垂直距离在 1.2～2.3 cm，分叉点离下颌角尖所引水平线之间的垂直距离为 1.9～5.0 cm，大多数在 2.1～3.5 cm；离下颌支后缘的距离为 0.5～1.7 cm，大多数为 0.5～1.0 cm。

面神经在腮腺内分成颞面支和颈面支后，颞面支向前上走行，又分出颞支、颧支和颊支；颈面

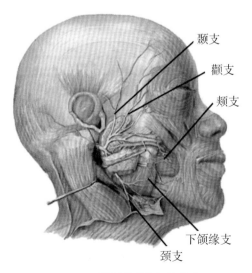

图 8-94　颞骨外面神经的分支

支向前下走行，沿途分出下颌缘支和颈支。图 8-94 示颞骨外面神经的分支。

面神经的分支先行于腮腺内，然后逐渐离开腮腺，并且越来越细，到腮腺的边缘时离皮下组织很近。虽然将面神经分成 5 支，实际每支不只有 1 个分支，而有 2 个或 2 个以上的分支，分支之间又互相吻合，因此面神经在腮腺内和面颊部呈不规则的网状分布。由于面神经支与支之间互相交通吻合，因此某一小分支受伤后其他分支具有一定的代偿作用。

（二）面神经分支的行径和所支配的面部肌肉

颞支：有 1～2 支，由颞面支分出，从腮腺上缘出现，向上行，在颞颌关节之前斜向上前，分布于额肌、眼轮匝肌、耳前肌和耳上肌。它和上颌神经的颧颞支、耳颞神经、眶上神经、泪腺神经及上颌神经眼睑支之间，都可能有交通支。

颧支：由颞面支分出，从腮腺前上缘出现，斜向上前。离开腮腺前缘时一般为 1～4 支。颧支分上下两部分，上部分越过颧弓支配额肌和眼轮匝肌的上部分，下部分（支配）供给眼轮匝肌的下部分和眶下的肌肉。越过颧弓中点有较大的 2～4 支，支配额肌和眼轮匝肌上部；紧靠颧弓下方，越过颧骨走向外眦的分支较小；最大的分支，沿颧骨弯曲斜行向前，并向前移行于骨缘下 1 cm 之处，支配眼睑和上唇的肌肉。

颊支：有 2～6 支，由颞面或颈面支分出。从腮腺前缘出现，行于腮腺导管的上方和下方，支与支之间有吻合支，其吻合支可位于腮腺管的深面或浅面。颊支的浅支行于皮肤与浅层表情肌之间，深支行于颧肌及上唇方肌的深面。颊支支配颊肌、口轮匝肌以及上唇方肌和颧肌的下部分。颊支和下颌神经的颊神经有吻合支。此外，颊支与面神经的颧支及下颌缘支、三叉神经的颊神经、上颌神经末支之间，交织形成眶下丛。

下颌缘支：从腮腺的下前缘出现，98% 的下

颌缘支在面后静脉表面越过，2%穿行于静脉的深面，下颌缘支紧靠静脉的表面。因此，面后静脉是寻找下颌缘支的一个标志。当下颌缘支继续前行时，有面前静脉通过。大部分下颌缘支行于下颌缘之上，只有12.4%～19%的有1支或1支以上的下颌缘支绕行于下颌骨下缘之下，其最低点离下颌骨下缘不超过1 cm。绕过下颌骨下缘的分支，当它越过下颌骨下缘向前上行时，在下颌骨下缘处可在颌外动脉之浅面（多数）或深面（少数）经过，也有紧靠动脉之前方或后方经过者。下颌缘支支配降下唇肌，即下唇方肌和三角肌，由肌肉之外侧深面进入肌肉。下颌缘支可与下颌神经的颊神经、面神经的颊支及颈支相交通。

颈支：由腮腺下缘出现，支配颈阔肌。当颈支行于下颌骨下缘之下、向前支配颈阔肌时，可被认为是下颌缘支。

（三）面神经的功能

面神经为混合神经，主要含有3种纤维成分，运动纤维、分泌纤维和味觉纤维。运动纤维起于面神经核，其轴突支配面肌（表情肌）的运动。分泌纤维起于上泌涎核，属副交感节前神经纤维，在副交感神经节内换神经元后的节后神经纤维，即鼓索神经，分布于泪腺、下颌下腺、舌下腺及鼻、腭部的黏膜腺体，是支配这些腺体分泌的神经。从膝状神经节发出味觉纤维的周围突，即岩浅大神经，分布于舌前2/3黏膜的味蕾，感受味觉。

二、面神经术中监护技术

（一）面神经监护发展历史

1898年，Krause博士在1例耳蜗神经切断术中发现刺激面神经可导致同侧眼轮匝肌的轻微收缩，并可影响鼻部和唇部。此后，不断有学者对这一现象进行研究，但面肌运动仍是靠人肉眼观察的。1965年，Jaco设计了一套光电传感装置，通过光学原理来反馈脸颊的活动，并成为一种监测方法。1966年，Parsons在腮腺手术中使用面肌电图进行监测。1979年，Del Gado等人在桥小脑角手术中使用面肌电图。20世纪80年代起，该技术被广泛应用于多种耳科及神经外科手术中，其机型也在向小型、轻便、快捷、实用等方向发展。

（二）肌电图监测

1. 原理　神经肌肉单位又称为运动单位，由一个前角运动神经元及其支配的肌纤维组成。正常的运动单位在静止时肌纤维呈极化状态。神经冲动传到肌纤维时，肌纤维呈去极化状态，即产生动作电位并发生收缩，收缩之后又恢复极化状态。由于神经、肌肉病变性质及部位的差异，动作电位也不同。通过多级放大后将其显示在阴极示波器上，以便观察波形。

肌电图（electromyogram, EMG）是一种应用电子学仪器记录肌肉静止或收缩时的电活动，以及应用电刺激检查神经、肌肉兴奋及传导功能的方法。通过测定运动单位电位的时限、波幅，安静情况下有无自发的电活动，以及肌肉大力收缩的波形及波幅，可区别神经源性损害和肌源性损害，来判断神经肌肉所处的功能状态，以结合临床对疾病做出诊断。实际使用的描记方法有两种：一种是表面导出法，即把电极贴附在皮肤上导出电位的方法；另一种是针电极法，即把针电极刺入肌肉导出局部电位的方法。用后一种方法能分别记录肌肉每次的动作电位，而根据从每秒数次到20～30次的肌肉动作电位情况，发现频率的异常。

面肌电图监测是目前被广泛使用的一种面神经监护技术，常见的产品有Medtronic Xomed的NIM（Nerve Integrity Monitoring）-Response监护仪等（图8-95）。

2. 记录技术　面肌电图的术中记录通常采用四导联模式，每个导联采用双针电极，分别置于

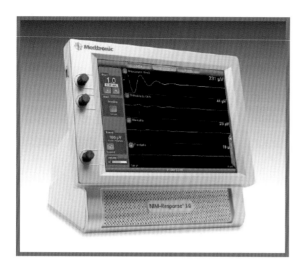

图8-95　面肌电图监测仪（NIM）

同侧前额、眼轮匝肌、口轮匝肌和颈阔肌处的肌肉内。此外，还要放置一个针电极置于胸骨柄处作为接地电极，一个针电极置于肩部肌肉内作为刺激探头的参考电极。

电极放置好以后，最好对NIM的监测状态进行测试。这时，可以把监护仪调到参数模式，电极电阻值显示应小于1 kΩ，否则可能工作不稳定。此外，还有一个简易测试监护仪方法。就是在电极附近的肌肉上敲击一下，监护仪上应该出现对应的波形变化，这也表明监护仪运行良好。此时，监测仪记录着各电极间的电位活动，并将电位差显示在示波器上。监测反应的阈值通常应该设置为200 μV，这样可以减少自发或偶发的肌肉运动引起误报。

3. 术中监护　手术中，应随时注意监护仪的反应。任何的牵拉、挤压都会导致电位变化，并在监护仪上反映出来，伴随着反馈声。刺激电极刺激后会有相应的波形和声音，这也可以作为神经定位的方法和判断预后的标准。

肌电图反应有3种常见的波形（反馈声）。

（1）爆破声（burst）：为最常见的反馈声，显示为一种非重复性的波形，这时的肌电活动在300～400 ms，通常是在神经反应性增加后产生，直接机械刺激或电刺激可引发。一般情况下，单次的机械损伤显示为一动作电位波形，是直接接触神经引起的，与操作同步出现。

（2）列车声样（train）的报警：显示为一种重复的波形（波列状），与神经运动纤维的不同步反应有关，频率较高，约在100 Hz。

这是种神经去极化后的一个长期反应，在牵引、压迫神经，或者对神经的热损伤后出现（或迟发出现），监护仪上显示为一种重复性的非同步的反馈声（隆隆声或爆米花声）。该报警长期或频繁地出现，提示面神经的预后不佳，术后面瘫的可能性较大。如果面神经损伤的程度较轻、报警的波幅较小。我们建议采用温盐水灌注，这样可以减轻神经损伤。

（3）脉冲声（pulse）：是由刺激器刺激神经后出现的一种反馈声，与刺激同步。面神经监护仪一般都包含了一个交流发生器（神经刺激仪），通过一根柔韧的探针传导电刺激，电流通过具有导电性能的组织来刺激神经。刺激量可以在0.01～2 mA内调节，主要为5 Hz的短脉冲。根据刺激头与神经的距离，需要调节刺激量才能反馈出波形。在颅外，刺激量可以调在0.5 mA以上；在骨质包围面神经部分，可以调在0.5 mA附近；而在内听道和桥小脑角可将刺激量调在0.1 mA以下。一般情况下，神经电位的反应值最好大于200 μV。

神经刺激仪有两种类型，单极和双极。单极刺激头可以有多种形状，其刺激反应的强度与神经的完整性有关，这在定位神经时非常有用。而双极刺激头探头间的电流是被限定的，双极刺激的精度更高但需离神经更近，通常在暴露神经后使用。

术中面神经监测对解剖神经很有帮助，但仍需建立在对解剖结构良好认识的基础上。术中监护也可以对术后面瘫提供预后参考。不过，外在的电干扰和电器的使用都可以引起监测时的伪迹，因此肌电图的使用也需要高水平的专业知识。

许多研究显示，术中面神经监测能改善听神

经瘤术后的面神经功能保留率。传统意义上说，如果刺激面神经脑干段和面神经内听道底段两者所得波幅差异在50%以上，提示预后不佳。

4.影响的监测的主要因素

（1）刺激电极：理论上讲，双电极因电极间电流易传导，故敏感性和精确性应更高，实际应用则不然。双电极的反应明显地依赖于两极的方向与神经轴线间的关系。在狭小的术野中要维持这种关系有时有困难。但双电极诱发的反应明显地较单电极强，此外在前庭神经切断术中双电极接触前庭神经时无单极刺激诱发的假阳性面神经反应。也有人推荐用单刺激电极，认为它没有双电极有时难以操作的缺点，纤维单电极可在非直视下探测定位面神经。故刺激电极的选择应依不同需要而定。Kartush主张利用双电极的高特异性和低电流来鉴别神经，尤其是在解剖关系不清时。单电极则在确定病变与神经距离上更有意义。

（2）电极绝缘性与导电液：刺激仪电流的分流也会影响监测结果，如刺激探针与非绝缘的器械的接触可以导致电流分流到周围组织。刺激探针周围的血液或脑脊液的存在会改变局部的绝缘性，也会影响监测结果，并造成神经未暴露或未损伤的假象。此外，脑脊液的存在可使非绝缘电极与接地电极间电阻明显降低，而绝缘单电极不受影响，因此目前多采用绝缘电极。

（3）刺激方式：在选择稳流刺激还是稳压刺激上仍有争论。一般认为，跨膜电流是神经轴突的有效刺激。Moller和Janneta提倡用稳压刺激，认为在导电液中电流主要是通过低阻的导电液而不是神经。稳压刺激通过低阻输出约 1 000 Ω。可以在任何组织或短路情况下都提供近乎一致的电流，可以避免稳流刺激中因突然吸去脑脊液导致瞬间高电流对神经的损伤。不便之处常需直流供电。也有人认为可以通过改制电极尖端而用稳流刺激。Kartush等比较了裸尖和绝缘扁平尖两种电极在稳流刺激时的反应，结果显示绝缘扁平尖电极记录的反应更明显。另有选用已知时程和强度矩形电脉冲刺激的，因为这时肌肉直接刺激太短暂，任何观察到的收缩都证明是神经本身受兴奋。所以目前研制出的面神经监测仪有用稳流刺激的，有用稳压矩形波刺激的，也有用可调式脉冲和脉冲电刺激的。近来又推出既可监视又可同时采样的微机化刺激仪。

（4）伪迹：伪迹是指各种原因引起的非神经兴奋性肌电反应。许多伪迹通过示波器和扬声器显示出来时会分散术者的注意力，因而其鉴别就显得非常重要。通过内锁定装置或缄默回路技术，有些伪迹是很容易识别和消除的，如电钻、电凝、超声吸引或激光等引起的伪迹。但有些如术中小器械的碰撞等引起的伪迹就难以与反应区分。有人曾根据伪迹频率较高这一特性提出通过扬声器中声音的性质鉴别真伪，如破碎声、爆炸声等多提示伪迹。

（5）麻醉与肌松剂：与听觉脑干反应一样，诱发反应基本不受常用麻醉药物的影响，但肌松剂可影响阻滞神经-肌肉接头，故有人指出不用肌松剂。但不用肌松剂则气管插管困难，可能发生呛咳或术中跳起等。近来有人建议用部分阻滞或用短效肌松剂如琥珀胆碱等，其面神经直接或间接刺激诱发的EMG也都很明显。还有学者用将刺激电极置于茎乳孔，记录颅内面神经复合动作电位的逆行记录法，即使有肌松剂情况下记录的反应也很明显，并提示这一技术可以在面肌对神经刺激无反应时应用。目前在听神经瘤等侧颅底手术中常规不使用肌松剂麻醉。

此外，长时间的操作可引起持续的列车声样肌电图反应，可导致神经传导的封闭，肌肉的收缩将不会被记录到。术前面神经麻痹也会混淆监测的结果。

（三）面肌诱发电位监测

1.原理 面肌诱发电位采用运动诱发电位

（motor evoked potentials, MEP）原理。MEP是指应用电或磁刺激皮质运动区产生的兴奋通过下行传导径路，使脊髓前角细胞或周围神经运动纤维去极化，在相应肌肉或神经表面记录到的电位。

MEP是由一组不同极性的波组成，其潜伏期和波幅各不相同。通常第一个波叫D波或直接波，呈单个的正相波，它的潜伏期较短，是皮质运动区第Ⅴ层锥体细胞的轴突始段兴奋的结果，其传导不经过突触传递，受麻醉药物的影响最小。D波之后的一系列波称为Ⅰ波或间接波，表现为5个左右的正相/负相波，是联络纤维间接兴奋锥体细胞所致，潜伏期长，易受外界因素影响。所以，临床上多用D波的潜伏期和波幅作为监护指标。

2. 监测技术　根据患者头颅影像学资料确定中央前回在头皮的投影位置，头皮刺激电极采用弹簧式螺旋电极，并在手术对侧中央前回头皮投影下1/3处安放，电极尖端旋至颅骨，两电极相距3 cm，阳极在下。故其又称为经颅刺激面肌诱发电位（transcranial electric motor evoked potential, TCEMEP）。记录电极采用1 cm细银针电极，在眼轮匝肌和口轮匝肌处各安放1对。刺激时采用5个连续单点电刺激，刺激电强度可在180～550 V，单点刺激持续时间为0.2 ms，两个单点电刺激间隔2 ms。同时在两侧顶部对称位置记录2道脑电图，要求无癫痫性放电。滤波带宽5～1 000 Hz。

MEP用于术中监护时，波幅的改变比潜伏期的改变更有意义，因为潜伏期的变异性较大。至于波幅下降的程度，应不超过2/3，否则就难免会导致术后神经功能受损。而Glassman通过试验提出MEP术中的改变（包括波幅、潜伏期）与术后神经功能的完整性密切相关，并建议把潜伏期延长10%作为MEP的监护标准。术中TCeMEP波幅下降程度越小，术后面肌功能保存良好的可能性也越大。

3. 优缺点　EMG只能监测从刺激点至面肌这一段通路，即脑外段的面神经功能，不能判断全部面肌传导通路的功能。即使面神经近侧为断端，

术中在断端远侧刺激，仍可记录到面肌动作电位。EMG获得的动作电位波幅受刺激强度位置的影响较大，在手术早期尚未暴露全部面神经时，无法根据其波幅的改变去定量分析残存面神经纤维的数量和功能。巨大听神经瘤的面神经极度变形成膜状，与肿瘤包膜粘连紧密，甚至可有血运联系，术中难以解剖分辨面神经。同时脑干变形明显，耐受牵拉的能力下降，周围血管脆性增大，容易痉挛和自发闭塞，造成术后脑干缺血，影响面神经脑内上位通路，造成中枢性或核性面瘫。因此，有必要监测面肌通路从皮质至肌肉接头的全程，术中实时判断面肌传导通路的功能。TCEMEP监测技术可满足这一要求。Dong等在76例听神经瘤术中应用该技术并同传统EMG技术比较，证明其在面神经保护方面更加有效。

4. 影响因素　干扰TCEMEP的因素很多，麻醉方式、肌松药的使用、刺激电极和接受电极的位置、刺激参数、患者的个体差异等均可影响TCEMEP的波幅和潜伏期。

（四）肌肉运动监测

面肌运动监测设备有压力或形变测量器，是一种机械压力的感应器，如WR Medical Electronics的Silverstein S8系统。感应器放置在患者的口角，可监测口角、面颊轻微的压力变化，并将结果以示警声反馈给医师。一般认为，这些运动都是阈上反应，检测的都是肌肉实际运动，没有肌电图系统敏感。压变式系统价格低廉，而且是无创的。头部运动可引起伪迹，但不受电干扰。它能检测到真正的肌肉收缩，但不能检测到轻微的神经激惹。当颅底手术时，刺激咀嚼肌可通过三叉神经引起伪迹。但随着科技进步和技术的改良，其灵敏度大有提升。但其临床使用较少，此处不做详述。

从目前临床上的应用情况来看，面肌电图是使用最广泛的一种监测方式。而且，随着NIM第2

代产品的诞生，其操作界面简单、快捷，电极安置、设备使用易操作，使肌电图类型的监护得以推广。与之相对的，面神经运动诱发电位能判断全部面肌传导通路的功能且不需暴露神经等特色，也存在一定的应用价值。而且随着监护设备的开发和MEP的研究认识，诱发电位类监护成为不可忽视的一部分。

（五）面神经术中监护的意义

面神经监测有3个基本功能：① 确定并定位面神经的走行，通过刺激疑似神经的组织，观察诱发肌电图反应来判断。② 随时提示手术过程中对面神经的刺激或损害，通过监测持续的自发肌电图活动来完成。由于任何一条神经纤维受到损伤都会产生自发的神经元性放电，导致这些运动神经所支配的肌肉收缩。将这些肌电活动的结果通过扬声器放大并报警，使外科医师得到及时的提示。③ 评价肿瘤切除后面神经的功能保留状态，通过电刺激面神经远端和近端入脑干处，观察诱发肌电图的变化。如果反应波幅相等，则正常，如果近端刺激所产生的反应波幅低于远端，则提示面神经可能受到损伤。

明确面神经的走行及其与附近组织的关系是安全、有效地进行颞骨手术的基础。听神经瘤手术中，最易对从脑干段至迷路段部分的神经造成损伤，因为手术可以导致神经的暴露和意外损伤，而且局部的病变更会导致神经的走行异常。在这些情况下，面神经监测能有效提供神经位置、神经功能的信息，减少神经损伤的风险，预防医源性神经损伤。而且也是唯一能有效提供术者需要信息的工具。

多项研究表明，面神经监护在术中的应用能提高该手术面神经的解剖和功能保留率。Nissen等认为根据面神经近端刺激阈值的大小可以判断预后。而Goldbrunner等则认为脑干端、内耳门端的反应振幅对预后的判断更有帮助。Brandon等

术中监测了229例患者并随访6个月以上，面神经功能良好率为87%（202例），其中93.6%的病例近端刺激阈值≤0.5 mA；97%的病例其近远端振幅比＞0.33，并有显著统计学意义。Sobottka等报道面神经脑干端刺激阈值≤0.3 mA或近端刺激诱发的面肌肌电图动作电位的波幅≥800 μV，则所对应的患者术后面神经功能良好（Ⅰ、Ⅱ级）的比率分别为19/22和15/16，术后近端面肌肌电图动作电位波幅≤300 μV或近端与远端波幅比值＜1/3则预示面神经功能不良，Ⅳ级的可能性较大。Isaacson等也发现面神经近端电刺激域值可以判断面神经的预后。Ojemann等认为，如果早期即为完全性面瘫（Ⅵ级），则患者面神经功能最终不可能恢复至Ⅲ级以上；而早期面神经功能为Ⅱ级者通常可完全恢复，Ⅲ级者也有较高的恢复率。

上海交通大学医学院耳科学研究所对听神经瘤患者术中面神经监测动作电位阈值与术后早期面神经功能的关系进行了研究。在研究中，122例听神经瘤患者均在肿瘤完全切除后以NIM监护仪刺激脑干段面神经，记录面神经刺激阈（引出面神经动作电位的最小毫安数）。依据H-B分级标准对术后2周患者的面神经功能进行评估，比较不同级别面神经功能患者术中面神经刺激阈。阈值在0.1 mA左右时，术后早期面神经功能达Ⅰ～Ⅱ级的可能性大；而当刺激阈小于0.14 mA时，术后早期面神经功能达Ⅰ～Ⅲ级的可能性大，而术后早期Ⅰ～Ⅲ级患者的面神经功能恢复较理想。术中面神经刺激阈值小于0.1 mA患者，术后面神经功能明显好于术中面神经刺激监测阈值0.1～0.2 mA患者和大于0.2 mA患者。结果显示，术后早期面神经功能的评估对预测术后远期面神经功能有极大的参考价值。

三、听觉通路

听觉通路（auditory pathway），简称听路，是指

与听觉产生相关的一系列解剖结构。听觉通路在中枢神经系统（脑）之外的部分称为外周听觉系统，在中枢神经系统内的部分称为听觉中枢或中枢听觉系统。听觉信息（即声音信息）在听觉系统中的处理是一个由外周到中枢，由低级到高级的等级上升过程（图8-96）。

外周听觉系统的基本组成部分是外耳（包括耳郭和耳道，负责环境声响的采集）、中耳（主要包括鼓膜和听小骨、咽鼓管，负责声压波形的放大和阻抗匹配）和内耳（耳蜗和耳蜗神经，负责听觉转导，并将转导的神经信号向听觉中枢传递）。哺乳类动物具有一对对称的外周听觉系统，用以扩大听觉的空间范围、实现声源的定位等。

耳蜗神经起自耳蜗螺旋神经节，经内听道、桥小脑角，止于耳蜗神经前、后核；由此核发出纤维在脑桥内进入同侧与对侧的外侧丘系，上行终于下丘核及内侧膝状体，又从内侧膝状体发出纤维经内囊豆状核下部形成听放射，终于颞横回（听觉皮质）。

听觉中枢纵跨脑干、中脑、丘脑和大脑皮质，是感觉系统中最长的中枢通路（图8-96）。自下向上，主要环节包括耳蜗核（cochlear nucleus）、斜方体（trapezoid body）、橄榄旁核（periolivary

nuclei）、上橄榄（superior olives）、外侧丘系（lateral lemniscus）、下丘（inferior colliculus）、上丘（superior colliculus）、丘脑的内侧膝状体（medial geniculate body）和大脑皮质颞叶的听觉皮质（auditory cortex）。

术中的听觉监测，主要是针对耳蜗神经及其相关功能进行的。

四、听觉诱发电位术中监护技术

（一）听觉监护发展历史

1927年Forbes等以去大脑的猫为研究对象记录到对短声的神经冲动反应，但一般认为听觉诱发电位的出现始于1930年Wever和Bray在猫耳上发现耳蜗微音电位。当时有很多学者研究并报道，但由于诱发电位很小，从体表记录的电位必须经过叠加技术才能辨认。因此，直到1950年Wawson研制出第一台诱发电位叠加装置，诱发电位才应用于临床。在1960年后，小型计算机的问世，加速了电反应测听的研究步伐。1958年Geisler用电子计算机记录了人类对短声的听觉诱发电位。1967年Yoshie用外耳道电极、Portmann与Aran用鼓岬电极记录到了耳蜗电图。1970年Jewett报道了脑干听觉诱发电位（brainstem auditory evoked potentials, BAEP），即ABR。此后，听觉诱发电位逐渐广泛应用于临床。近20年来，听觉诱发电位作为一种术中监护技术已逐步开始应用于手术过程中。

目前经常使用的术中听觉诱发电位监护技术有听觉脑干反应（auditory brainstem response, ABR）、耳蜗电图（electrocochleograms, ECochG）、耳蜗神经直接动作电位（cochlear nerve action potential, CNAP）等。此外，也有学者通过畸变产物耳声发射（distortion product otoacoustic emission, DPOAE）对听觉功能进行监测。

（二）ABR监护技术

1. 原理 ABR是记录声刺激诱发的脑干生物

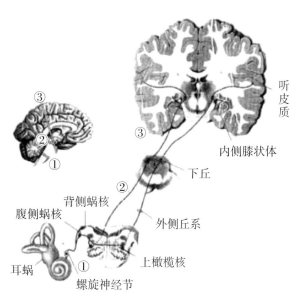

图8-96 听觉中枢的传导通路

电反应,是声波在耳蜗内通过毛细胞转导、传入神经冲动、沿听觉通路传到大脑的过程中形成的各种生物电位。ABR通过放置在头颅表面的电极来记录电位,从而形成各个波形。由于其各波的神经起源相对较为明确,且该方法不受被测试者意识状态(清醒、睡眠、昏迷等)的影响,检查过程无损伤,目前已广泛应用。

ABR主要由7个波组成,依次用罗马数字命名。目前认为,Ⅰ波起源于耳蜗神经远端,Ⅱ波起源于耳蜗神经近端或耳蜗核,Ⅲ波起源于上橄榄核(脑桥下段),Ⅳ波起源于外侧丘系统,Ⅴ波起源于下丘(脑桥上段),另外Ⅵ、Ⅶ波来源尚未明确,较少作为监测的对象。图8-97示正常的ABR波形。

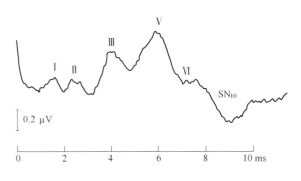

图8-97 正常的ABR波形

2. 记录技术 术中监护的听刺激器常用插入式耳机,术中耳机很容易发生移位,因此应牢固附着在外耳道。记录电极通常用针电极或盘形电极,以防术中脱落。电极阻抗应小于5 000 Ω,并可适当地在记录及接地部位多放置电极,以便在术中脱落时备用。术中监护的记录电极放置方法有多种,常用的有单通道三电极(图8-98)、双通道四电极和多通道电极。

3. 术中监护及意义 实行监护的患者术前应常规测定ABR的基线情况,一方面能让手术医师对其听力状况有一定了解,决定手术方式;另一方面有助于监护医师良好识别Ⅴ波,缩短术中识别的时间。术中ABR的变化通常是由于机械损伤(放

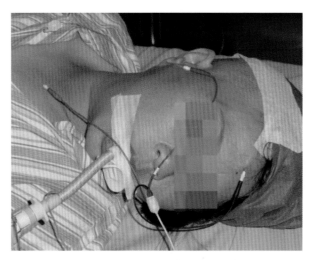

图8-98 ABR术中监护的记录电极放置方法
——单通道三电极

置牵开器、分离包膜、血管电凝、暴露切除肿瘤等)或血管神经微环境改变(引流脑脊液等)造成的。

Matthies和Samii发现在听神经瘤手术中ABR的Ⅰ波和Ⅴ波是最为稳定的,在病理情况下也可引出该波形。在对术中操作的每一重要步骤(如放脑脊液、牵拉肿瘤神经束、处理肿瘤等共15个步骤)进行ABR测量后发现,术中对神经的任何操作都会引起Ⅰ、Ⅲ、Ⅴ波的消失。其中,术中Ⅰ波消失最常见于向下、向脑干牵拉肿瘤神经束、解剖分离神经、术中出血及组织填塞术腔时,反映了耳蜗急性供血不足。Ⅰ波振幅渐进性下降,则提示神经电活动不同步。Ⅲ波消失多见于向下、向侧方牵拉神经束、处理神经束时。Ⅴ波消失多见于向下、向后牵拉神经束、电凝、处理神经、术中出血、填塞术腔时,尤以前两种操作时Ⅴ波最易消失。若出现Ⅴ波潜伏期延长0.5 ~ 1.5 ms或波幅下降>50%则反映神经受损,需及时告知术者以优化手术步骤。此外,在消除引起波形变化的诱因后(术中对小脑的牵拉、对神经的操作),通常波形能恢复。另外,Ⅲ波消失是耳蜗神经受损的早期和最敏感的信号,但不是耳聋的指标。而Ⅴ波消失是耳聋最明确的信号,一般情况下Ⅴ波消失后伴随Ⅰ波和Ⅲ波消失。术中波形永久消失的患者出现耳聋的概

率要远远大于术中波形暂时消失的患者。由于术中难以判断波形的消失是暂时还是永久，因此在向下、向侧方牵拉神经束、出血、处理内听道、填塞术腔时就应严密监测。

Colletti 认为 V 波的变化（潜伏期延长和波幅下降）应及时告知术者，以保护耳蜗神经。有些学者认为由于耳蜗及第Ⅷ脑神经与听神经瘤有共同血管，建议在处理血管时先夹闭分支并测 ABR，根据测试情况再进行处理。

吴皓等发现听神经瘤术中 ABR 可以实现较快速度的稳定叠加（6～15 s），其中 V 波最为可靠，可以作为蜗神经保护的重要指标，一旦 V 波潜伏期延长或消失需引起足够重视，V 波永久性消失是术后耳聋的重要标志。此外，吴皓等应用 eABR 设计了手持式刺激电极，可在 3～5 s 内准确定位蜗神经位置，达到术中对蜗神经的快速及准确定位，特别是在听神经瘤摘除术中同期植入人工耳蜗的情况下，有效判断蜗神经的完整性及可兴奋性，为人工耳蜗的植入提供参考。

患者术后 I 波和 V 波被保存，一般提示耳蜗、耳蜗神经及脑干低位传导通路完整，听力大多数可以被保留；反之，若 I 波和 V 波消失或仅存 I 波，则听力难以保留。术后若 V 波能逐渐恢复正常或被保存，听力有望保留。若各波形选择性消失或潜伏期延长，则预后价值报道不一。但 Slavit 认为 I 波变化存在并不能保证术后听力存在，但若 I 波消失则听力常常消失。还认为 V 波消失伴随听力丧失，但 V 波存在也可能听力丧失。

4. 优缺点　ABR 不受被测试者意识状态的影响，检查过程无损伤。它能监测耳蜗神经和脑干功能，目前应用广泛，技术和理论相对较成熟完善。虽然 ABR 各波相对稳定，但由于波形的引出需要一定的时间，反馈的信息就有时间的延迟，即在波形变化出现前就可有神经的损伤。另外，由于手术室电干扰等环境影响可能降低信噪比，处理信号的时间可能需要更长。因此术中 ABR 的异常变化应引起足够重视，以免因信息反馈的延时导致神经的不可逆损害。这就需要监护医师与术者良好的配合，及早发现术中对神经的损伤，优化手术步骤，尽最大可能保留听力。

（三）ECochG 监护技术

1. 原理　在声刺激时，从耳蜗及初级耳蜗神经纤维处可以记录到多种电位变化，称为耳蜗电图。主要有微音电位（cochlear microphonics, CM）、总和电位（summating potentials, SP）和动作电位（action potentials, AP）。图 8-99 示正常的 ECochG 波形。

CM 是一种来自毛细胞的感受器电位，是交流电位，是严格复制刺激声的声学波形。由于其产生于外毛细胞声电转换环节，故能反映耳蜗损伤的情况。SP 是耳蜗内多种非线性的成分电位的总和，由基底膜不对称活动产生，其振幅与基底膜移位成正比，有频率特异性。AP 是基底膜上所有单神经元动作电位的总和，是由具有频率特异性的刺激声引出的电位，分为三个波形：N1、N2 和 N3。耳蜗神经所有纤维的动作电位的总和，称为复合动作电位（compound action potentials, CAP）。目前通常使用 CAP 和 CM 来进行术中

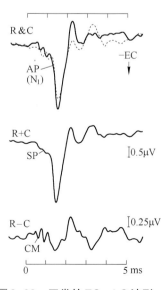

图 8-99　正常的 ECochG 波形

监测。

2. 记录技术 通常 CM 用单一相位刺激声引导，然后两种相位相减所得。AP 用交替极性的短声或滤波短声引导，短声能得出最佳波形但不具有频率特异性。在 APN1 波上升部分可见一小波（AP-SP 复合波），该小波即是 SP，换用高频刺激声再次刺激，两次波形计算后即可获取 SP。观察 SP 振幅变化对判断耳蜗病变是有意义的。记录电极可以放置在鼓岬、外耳道和外耳道皮下，外耳道术前应用酒精等消毒。鼓岬电极是将记录电极经鼓膜后下象限刺入鼓室直抵鼓岬，为近场记录，其波形最显著但可能引起鼓膜穿孔。外耳道电极是将记录电极涂上导电膏后放置于外耳道鼓环处，但相比波幅较小，属于远场电位。外耳道皮下电极由于创伤较大，目前不常用。其参考电极置同侧耳垂，额部接地。

3. 术中监护及意义 CM 直接反映耳蜗功能，波幅变化最早出现，与耳蜗供血密切相关。对缺血或缺氧较 APN1 敏感，但波形恢复不如 APN1 充分。APN1 能更快地反映耳蜗神经的信息。术中处理肿瘤或神经干时，APN1 常出现明显的振幅变化。APN1 单独突然改变多见于伤及耳蜗供应血管或电凝刺激听神经干。APN1 渐进性变化多见于内听道肿瘤分离或囊内减压术。APN1 一过性改变可以出现在听神经肿瘤切除时，通常可以恢复。

术后电位潜伏期延长或波幅下降可作为听觉功能丧失的表现。手术结束时 APN1 完全消失，则听力无保存可能。若 APN1 始终存在，则将保留相当的听力。但耳蜗神经在内听道内侧或颅内段中断，CM 和 APN1 仍能保持 25 min 至 80 日。说明 CM、APN1 存在不能保证术后听力良好。Nedzelski 发现若监护时所需刺激强度从 30 dB 增加到 80 dB，术后听力无一保留。

4. 优缺点 ECochG 能有效监测内耳功能，电位大，叠加次数较少，听觉损伤反馈较快。但仅对耳蜗损伤敏感，仅反映耳蜗和远端耳蜗神经的功能，对颅内段神经损伤不敏感，在神经完全离断后相当一段时间内 ECochG 仍可存在。另外鼓室电极为损伤性监测，测试技术难度大，电极放置较难，易引起脑脊液漏，若出现中耳感染则危险更大。

（四）CNAP 监护技术

1. 原理 与耳蜗电图 ECochG 原理一致，但耳蜗电图的电极放置在鼓岬，是通过组织液及外淋巴间接接触耳蜗神经轴突。而耳蜗神经直接动作电位监测是将记录电极直接放置在蜗神经上，故 CNAP 又称为 DENM（direct eight nerve monitoring）。相比其他监测，CNAP 的波形更明显，更易辨别。

2. 记录技术 CNAP 的记录电极直接置于耳蜗神经干上，尽可能地接近脑桥神经根处。于切口附近肌肉或同侧耳垂置参考电极。但由于术中记录时电极易移位，且易阻挡视野，因此很多国外学者对于电极的放置有不同看法。

Matthies 和 Samii 把电极放置在小脑延髓交界处记录电位。将双极电极固定在小脑牵开器上，使其与小脑延髓交界部接触。若电极放置困难，则将单极记录电极放置在小脑延髓交界不远处，头顶置参考电极，来记录电位。经应用发现，使用这种方法监护，处理时间短，波幅大，能及时反映神经电位的变化，有效防止神经继续受损，且不需放置颅内电极，对手术操作无影响。但此方法易受神经传导通路的影响，可能出现假阴性即引不出波形而听觉无损伤的情况。

Moller 将记录电极置于第四脑室外侧隐窝，从近蜗核处记录动作电位，可以反映听觉传导的全部信息，而不需暴露耳蜗神经。其电极采用棉花包绕的多线式 TEFLON 绝缘导线银球电极。通过脉络膜来确认脑室外侧隐窝的位置。导线用缝线固定，并从手术野尾端接出以避免影响术野。对于某些患者，术者为了放置好电极，需用双极电凝处理脉络膜。若肿瘤过大难以放置电极，可将其置于第Ⅸ、Ⅹ脑神经上。

Cueva设计了一种自持电极，金属杆的头部是C形的记录电极，呈爪形包绕在耳蜗神经上进行监测，其记录电极的导线是经金属杆向外导出，连于记录仪。

Colletti将记录电极放置在第Ⅷ脑神经的近端，若肿瘤过大导致术中电极放置困难，则将电极置于蜗核处，并用一筋膜或纤维海绵覆盖电极，起到固定和保护的作用。接地电极置于胸骨上。

3. 术中监护及意义　CNAP的波形为三相波，依次为小正、大负和小正，术中监测基本上属于实时反馈。

Colletti等认为术中任何重要操作都可引起CNAP潜伏期和波幅变化，尤其是进行神经附近的烧灼、钻磨内听道、切除肿瘤和关闭内听道这几个步骤时。耳蜗神经损伤时，出现CNAP潜伏期延长；损伤严重时则导致神经部分传导阻滞，CNAP负波降低；神经完全阻滞时，CNAP负波消失。他发现，在钻磨内听道时CNAP出现的潜伏期变化与术后听力显著相关，而波幅变化无显著相关。并发现肿瘤从神经束上切除时的CNAP变化，与听力预后的关联最大。

Cueva认为，术中听觉受损最早出现的CNAP变化是波幅变小，但波幅变小也可能是由于电极表面积血引起的。若听觉继续受损，则表现为潜伏期延长。

对于术后听力的保留，Battista认为在手术结束时CNAP的第一个正波消失则听力保留不佳，若正波存在则有54%的患者保存有用听力。Nedzelski认为若患者听觉的刺激阈降低20 dB，则术后可达到可用听力；若刺激阈升高20 dB，则术后可出现听力丧失的情况。

此外，CNAP的波形的个体差异普遍被报道。另外，在术前不能引出ABR波形的患者中，有部分可以在术中引出CNAP，在CNAP监测后，其术后听力可以保留甚至有可能提高。

4. 优缺点　CNAP能提供较大的信噪比，电位幅度大，信号处理几乎无延时，可反映实时情况，听觉损伤反馈迅速，能监视耳蜗神经即时信息、预报耳蜗神经损伤，还能通过预报信息改善外科医师的操作方法。但其电极不易持续固定，并影响手术视野和操作。Matthies和Samii认为CNAP能快速反映可逆的耳蜗神经损伤，其术后听力保留率高于用其他术中监护方法。Moller认为CNAP波形电位幅度大、重复性好，只需叠加15 s（叠加250次）就可引出，相比之下，BAEP波形的叠加则需2 min。Battista在比较使用了ABR、EChoG和CNAP三种方法后，发现CNAP具有对术后听力保留的优势（ABR监护28例，听力保留5例；ECochG监护18例，听力保留3例；CNAP监护20例，听力保留8例），但由于例数较少，CNAP的优势无统计学意义，不过仍可看出其应用的潜力。Jackson在对33例患者进行术中监护后发现，25例使用CNAP监护的患者中23例成功监护（相比27例ABR监护中仅13例成功监护），并发现在手术结束后CNAP的存在与听力相关。

（五）DPOAE监护技术

1. 原理　耳声发射是一种产生于耳蜗、经听骨链及鼓膜传导释放入外耳道的音频能量。按是否由外界刺激所诱发，耳声发射可以被分为自发性耳声发射（SOAE）和诱发性耳声发射（EOAE）。畸变产物耳声发射（DPOAE）是诱发性耳声发射中的一种，是用两个不同频率（F1和F2）的纯音同时刺激一耳时，从同侧外耳道可记录到所产生的畸变产物，即第三频率的纯音（F3）。通常F2/F1＝1.1～1.5，两者声强相等（L1=L2=70 dB）或相差5～10 dB（L1=65 dB，L2=55 dB）。在某一频率上固定频比，改变声强时，F3的强度发生相应改变，从而得到输入输出函数曲线（DP-I/O）；若固定原始音的强度和频比,将各频率的DPOAE强度连接,可制出DPOAE听力图(图8-100)。DPOAE能反映耳蜗的功能状态,如耳蜗结构破坏、局部缺血和生化改变。

2. 记录技术　外耳道放置一个封闭的探头,包括一个声刺激器和一个高品质的微音监测装置。测试中需注意外耳道的密封情况,记录前要消除外耳道的耵聍,否则会影响测试结果。用两个具有频比关系的纯音同时刺激耳蜗(两个纯音的声级和强度比必须要稳定),目前认为用低于60 dBSPL的原始音诱发的DPOAE更能代表生理状态下的耳蜗主动机制,而用1.22左右的频比和约5 dB的强度差可获得最大的畸变产物反应。

3. 术中监护及意义　DPOAE反应幅度大,具有频率特异性,麻醉对其影响小。术中能反映内耳的终末动脉的情况,对耳蜗局部缺血极其敏感,能及时保护内耳的血供。即术中能向术者及时反映不利于耳蜗功能的操作,使得听力得以保护。

Widick在兔模型上发现DPOAE对局部缺血敏感,能在半秒内反映缺血情况。

关于DPOAE术后意义报道较少,但若手术结束时能引出DPOAE,是听力恢复良好的迹象。

4. 优缺点　DPOAE客观、无创、敏感、准确,有频率选择性,主要反映外毛细胞情况,但不能直接反映耳蜗神经的情况,即可能出现听力损失严重但耳声发射正常者(蜗后病变病因引起的听力损失)。在耳蜗性损害耳中,听力损失在40~50 dB以上引不出耳声发射。DPOAE易受耳毒性药、强噪声、缺氧、中耳病变等损伤耳蜗的因素影响,易受术中环境噪声和手术器械操作的影响。另外,耳声发射是神经活动出现之前的,与触突传递无关,用化学制剂阻断或切断听神经后,即在不能测得声刺激引出的神经反应时仍可记录到耳声发射。与神经反应不同,耳声发射不受刺激率的改变影响。诱发性耳声发射有频率离散现象,即发射声的频率愈高潜伏期愈短。诱发性耳声发射振幅与

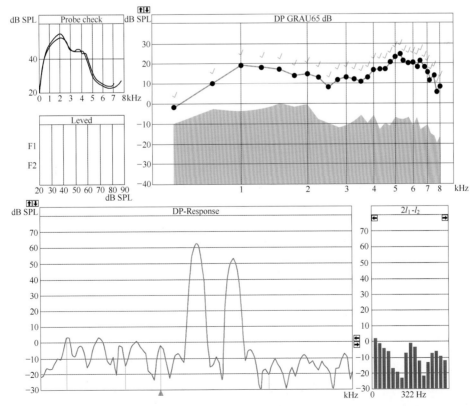

图8-100　DPOAE听力图

刺激强度是非线性地增长的,达到一定的刺激强度后,耳声发射的振幅不再增长。

(六)听觉诱发电位术中监护

影响耳神经外科手术后听力保留的因素很多,除去术前的因素(如肿瘤大小、术前听力等),术中操作也是重要的因素,因此术中要尽量做到实时监测,减少该因素造成的神经损伤。因此,ABR、ECochG、DPOAE等方法需要定时间隔监测,在重要手术步骤前需再次监测。而在实时监测这方面CAP和CNAP具有相当大的优势,这两者的监测更为直接、敏感,可以减少因数据处理造成的失真。另外,监控助手需密切了解手术进程,以便对监测的信息做出合理的分析。

ABR监测反映的是延迟性反馈信息,针对ABR的缺点,可改变电极放置位置以节省信号处理时间,如接地电极放置锁骨可能使波幅增大从而增加特异性。另外,对于ABR监测发现的血管因素所致的神经损伤,应用罂粟碱等血管扩张药物是否有恢复神经损伤的临床意义还值得探讨。

与ABR一样,ECochG也有反馈信息时间延迟的不足,而且电极放置有难度,使其应用受到一定的限制。但对于血管因素引起的神经、耳蜗损伤较敏感,因此在临床仍有使用的空间。

CNAP的特点非常鲜明,反映神经损伤特异性、敏感性高,但电极的术中持续固定和对手术视野等的影响仍是困扰众多医师的问题。目前已有多种方法以固定电极或改良电极,但国际上仍无统一的标准,也就是说该方法的应用仍在探索阶段。若能攻克这一难题,CNAP可以说比其他监测更有实时监控的价值。

以往DPOAE作为临床术中监测的使用报道较少。但近年来,该技术也被逐渐关注,并开展于临床。该方法主要适合于手术可能累及耳蜗(供血)时作为监测。

从整体上看,单一的术中监测技术在现阶段仍不是很完善,各方法都有各自的优缺点和应用局限。因此,笔者自2003年起就采用了术中联合应用ABR(图8-101)和CNAP(图8-102)作为监测技术,取长补短,最大限度地发挥听觉监护的优势,减少了术中因素造成的术后听力下降,提高了术后的听觉预后。

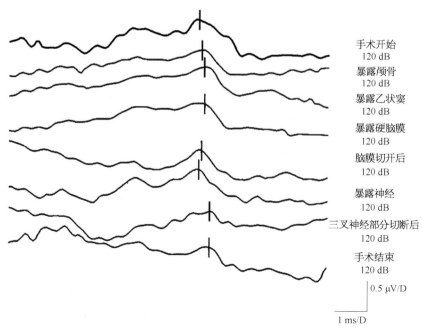

图8-101　听觉诱发电位术中监护(ABR)

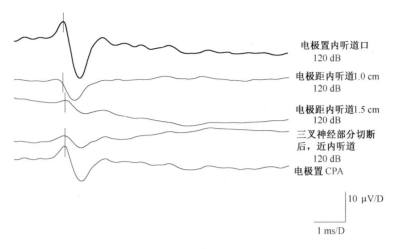

电极置内听道口
120 dB

电极距内听道1.0 cm
120 dB

电极距内听道1.5 cm
120 dB

三叉神经部分切断
后，近内听道
120 dB

电极置CPA

10 μV/D

1 ms/D

图8-102　听觉诱发电位术中监护（CNAP）

第七节 | 术中面神经处理技术

听神经瘤手术切除的目标从早期的追求低死亡率发展到完整的切除肿瘤，手术的成功率已大为提高。现今，手术的目标是最大限度地保存功能及减少并发症，以提高患者的生存质量。术中保存面神经的解剖完整，以期术后面神经功能的良好恢复，同时彻底切除肿瘤，乃是当前耳神经外科医师最为关注的问题，也是听神经瘤手术治疗最理想的结果。

一、术中面神经监测

尽管听神经瘤手术径路的适当选择和不断改进，有助于面神经功能的保存，但术中运用面神经监测仪对面神经进行连续监测是提高面神经保存率的关键因素。1898年Fetor Krause医师在治疗顽固性耳鸣患者中首次行蜗神经监测，1979年Delgado等应用面肌电图（EMG）进行面神经监测，其优点在于能及时确定面神经的位置及与肿瘤的关系，并通过面神经的反应阈观察术中面神经的损伤程度、预测术后面神经的功能。术中面神经

的反应阈值和动作电位的幅值是预测术后面神经功能的两个重要参数。Prass等将术中面肌电图反应分为：非重复性的同步放电和重复性的同步放电。前者似"爆破"放电，往往由短暂的、直接的机械性刺激引起，这种刺激很少造成面神经的损伤；后者似"系列"放电，被认为损伤已穿过神经的轴突膜，预示着面神经深层的损伤。Beck等认为"系列"放电的增加，面神经的反应阈值将升高0.05 mA，预示着术后面神经的功能降低。

术中保持面神经解剖的完整是术后其功能得以保存所必需的。但并不意味着面神经功能一定恢复良好。用EMG评估面神经功能分为4级：高敏感（波幅≥350 V）、正常（波幅=180～350 V）、低敏感（波幅＜180 V）和无反应。在肿瘤切除后早期测试时高敏感和正常反应多见，预测术后面神经功能将达到Ⅲ级以上，相对低敏感和无反应，术后面神经功能较差。多项研究显示，最具术后面神经功能预测价值的面神经监测是在肿瘤切除后早期和晚期（脑膜关闭时），通常测内听道底和

面神经入脑干的神经根处。Na-kao 等报道了 49 例听神经瘤术中面神经监测结果，11 例在肿瘤切除的早期和晚期测试均无反应，而其中 8 例术后面神经功能恢复达到Ⅲ级以上，故认为面神经功能与手术的相关性存在一个"结点"，术中损伤不太严重的面神经经过短暂的"休克期"后，可重新恢复其生理功能，但其机制还有待探讨。

二、听神经瘤的大小

听神经瘤手术中面神经的保存与手术径路无直接关系，但与肿瘤的大小密切相关。Grey 等报道一组 276 例，面神经功能Ⅰ～Ⅱ级：≤1.5 cm 为 74%，1.5～2.5 cm 为 62%，>2.5 cm 为 37%。Ojemann 等报道 410 例，面神经功能Ⅰ～Ⅱ级：<1.0 cm 为 98%，1.0～1.9 cm 为 96%，2.0～2.9 cm 为 75%，3.0～4.0 cm 为 56%，>4 cm 为 56%。总体而言，肿瘤越大，术后面神经的功能越差，主要原因可能是听神经瘤越大，面神经与肿瘤的关系越复杂，面神经与肿瘤粘连越严重，同时肿瘤对面神经的推挤、拉长、压扁，面神经经常表现为薄膜状，随着肿瘤进一步生长，面神经可能位于肿瘤的表面，也可能被肿瘤浸润，面神经在桥小脑角中的形态及位置发生了明显变化，这都增加了术中面神经确认和分离的难度，从而增加了损伤面神经的风险。因此，在处理大听神经瘤时特别要注意：① 避免牵拉与压迫肿瘤包膜；② 术中用细微剥离吸引器；尽量不在神经上做压迫推移动作，而只进行沿神经的侧面分离；③ 即使见到肿瘤上的丝状或扇状神经纤维也应注意保留。对于面神经与肿瘤紧密粘连的情况，可以在肿瘤与神经间注射生理盐水，使肿瘤和神经分离，有利于在面神经上剥除肿瘤，即水化分离技术（hydrodissection）。

三、听神经瘤囊性变

囊性听神经（cystic vestibular schwannoma, CVS）的发病机制尚不清楚，肿瘤内反复出血、血清蛋白

渗出、细胞类型分布、增殖细胞核抗原 Ki-67、基质金属蛋白酶 2（matrix metalloproteinase-2, MMP-2）基因高表达等可能是造成囊性变及瘤体增大的原因。CVS 易破坏肿瘤血管神经屏障，从而造成肿瘤与面神经发生粘连，加大手术难度，降低肿瘤全切除率。Samii 等发现囊性变后听神经瘤术后面神经保留率从 93% 降至 88%，当囊性变超过 50%，则保留率从 96% 降至 76%。Sinha 等比较了 58 例 CVS 与 226 例实性听神经瘤（solid vestibular schwannoma, SVS）患者，发现 CVS 患者术中面神经解剖完整性保留较为困难，术后 6 个月面神经功能保留较差。PicciriHo 等比较 57 例 CVS 与 57 例 SVS 术后远期面神经功能保留情况，发现两者差异无统计学意义，可能与术中采取肿瘤近全切除有关，这与 Jones 等的临床发现一致。Thakur 等依据 1990—2011 年发表的英文文献，系统性分析了 302 例 CVS 和 959 例 SVS 临床相关资料，发现两种类型的肿瘤切除率没有统计学差异（81.2% 比 80.7%，$P=0.87$），而良好面神经功能的发生率在实性听神经瘤明显升高（78.3% 比 65.2%，$P=0.03$）。

CVS 手术的特点在于对囊肿、囊壁处理的特殊性。根据 CVS 分型、中央厚壁型 CVS 手术全切除率高，而周围薄壁型 CVS，特别是囊壁粘连面神经、脑干者，如无法完全安全剥离肿瘤，则以肿瘤近全切除为主，即在面神经、脑干表面残留部分囊壁和肿瘤组织，最大限度地保留术后神经功能，减少并发症。面神经位置的确定和功能保留是 CVS 手术中较为困难的步骤，术中使用面神经监测时，采用高电压刺激囊壁，确定面神经位置后行囊壁切开，在手术早期将囊腔内容物吸尽，尽可能避免对面神经造成损伤。

四、肿瘤复发后的再次手术

对于肿瘤复发（全切除后复发、非全切除后残留肿瘤的再生长及立体定向放射后肿瘤再生长）需再次手术的患者，手术难度明显加大，术后

面神经功能相对较差。究其原因，可能是术后或放疗后肿瘤组织瘢痕增生、面神经正常解剖位置改变、肿瘤与周围神经血管等组织粘连等。近期，Freeman等对残留肿瘤再次生长的听神经瘤患者进行再次手术，并与首次手术相比较，发现再次手术难度明显加大，且患者术后并发症的发生率高，特别是面神经功能较首次手术者要差。Friedman等报道了73例放疗失败后行肿瘤切除的听神经瘤患者，全切除患者术后1年时面神经功能良好（H-B Ⅰ/Ⅱ级）的概率为50%，与同期非放疗患者肿瘤全切除后的听神经功能相比明显下降。有趣的是，该研究中部分患者行肿瘤非全切除，术后良好面神经功能的概率高达85.7%，同时对全切除组和非全切除组分别进行平均7.3年和5.7年的随访，结果显示两个治疗方案组中没有患者需要进一步治疗。由此可见对于肿瘤复发的听神经瘤患者，肿瘤非全切除对于保护面神经是一个值得考虑的方案。

五、面神经走行与肿瘤的位置关系

面神经走行及其与肿瘤的位置关系对面神经解剖完整保留也是重要因素之一。根据术中所见面神经与肿瘤的位置关系，将面神经位于肿瘤的前方、前上方、上方及后方，分为A、B、C、D四型。A型最为常见，D型最少见。C型和D型在磨除内听道上壁和早期切除肿瘤时容易损伤面神经，从A型至D型术后面神经功能良好率呈递减关系。黄琦等研究了137例听神经瘤的临床资料，A型58例（42.34%），B型43例（31.38%），C型33例（24.09%），D型3例（2.19%），而术后面神经功能Ⅰ～Ⅱ级者A、B两型分别达77.59%和67.44%，C型为30.30%，无一例D型者，与文献报道相符。

六、其他相关因素

肿瘤的全切除率与面神经的解剖保留率各家报道不一，与术者的手术操作技巧与经验相关，对

听道内面听神经与肿瘤的病理解剖关系的熟悉程度，准确的止血、吸引，合理的选择面神经分离方法，避免盲目牵拉神经等。Sammi是公认的听神经瘤手术经验丰富的神经外科医师，其报道的听神经瘤全切除率为98%，术中面神经解剖保留率为98.5%，术后面神经功能良好率为81%。

既往经验提示，导致面神经功能损害的往往是与面神经粘连紧密的最后少量肿瘤，对这部分肿瘤，即使能够辨认出面神经，但由于其与面神经粘连紧密，切除时的机械性损伤和面神经血供的破坏，导致术后面神经功能障碍。对于肿瘤与面神经明显粘连的情况，吴皓等术中采用水化分离技术进行面神经分离，即在肿瘤与面神经之间注入少量生理盐水，使肿瘤与面神经形成之间形成一薄层间隙，这有利于肿瘤与面神经的分离。在近内耳门处面神经可被压扁、拉长，并被挤向不同方向，有时与肿瘤壁难以区别，面神经在该部位最易损伤，应高度警觉。另外，对于单纯显微镜难以暴露的部位，如内听道及内听道底，通常需要磨出内听道的部分骨质才能单纯引用显微镜进行显示，此时可联合内镜系统，即双镜联合应用技术以增加对肿瘤的暴露，此方法可以降低颞骨磨除的高风险区，减少面听神经的损伤。对于肿瘤与面神经粘连严重确实难以分离的情况，为避免术中面神经的损伤，可以在神经表面残留小片肿瘤，即肿瘤近全切除。值得指出的是，即使术中面神经解剖保留，术后也有相当一部分可能发生面神经功能的异常，其中一大原因是面神经血液供应受累，因而保留面神经的血供极为重要，术中建议采用锐性分离并保留面神经供血血管。

总之，听神经瘤手术后面神经的功能与原发肿瘤的大小、面神经的走行、术前放疗、肿瘤囊性变、复发肿瘤、手术径路及术者的操作技巧等相关。对听神经瘤术中面神经的保护主要有：采用持续面神经监测、水化分离肿瘤与面神经的

粘连、双镜联合应用技术增加肿瘤的暴露、选择合适的径路、精通桥小脑角的解剖结构、熟练掌握显微手术技巧及保留与面神经粘连紧密的小块肿瘤(即肿瘤近全除切除等)可提高术中面神经的解剖保留率,继而提高术后面神经功能保存率。

(吴　皓　汪照炎　王　炜　张明山　贾　欢　杨　军)

参 考 文 献

[1] Alfthan K, Heiska L, Grönholm M, et al. Cyclic AMP−dependent protein kinase phosphorylates merlin at serine 518 independently of p21−activated kinase and promotes merlin-ezrin heterodimerization[J]. The Journal of biological chemistry, 2004, 279(18): 18559−18566.

[2] Bai Y, Liu Y J, Wang H, et al. Inhibition of the hyaluronan−CD44 interaction by merlin contributes to the tumor-suppressor activity of merlin[J]. Oncogene, 2007, 26(6): 836.

[3] Barker D J, Weller R O, Garfield A J S. Epidemiology of primary tumours of the brain and spinal cord: a regional survey in Southern England[J]. Journal of Neurology Neurosurgery & Psychiatry, 1976, 39(3): 290−296.

[4] Baser M E, Friedman J M, Wallace A J, et al. Evaluation of clinical diagnostic criteria for neurofibromatosis 2[J]. Neurology, 2002, 59(11): 1759.

[5] Bashour A M, Meng J J, Ip W, et al. The neurofibromatosis type 2 gene product, merlin, reverses the f-actin cytoskeletal defects in primary human schwannoma cells[J]. Molecular & Cellular Biology, 2002, 22(4): 1150.

[6] Bederson J B, Von A K, Wichmann W W, et al. Conservative treatment of patients with acoustic tumors [J]. Neurosurgery, 1991, 28(5): 646−650.

[7] Bikhazi N B, Lalwani A K, Jackler R K, et al. Familial occurrence of unilateral vestibular schwannoma[J]. Laryngoscope, 1997, 107(9): 1176−1180.

[8] Bono P, Cordero E, Johnson K, et al. Layilin, a cell surface hyaluronan receptor, interacts with merlin and radixin[J]. Experimental Cell Research, 2005, 308(1): 177−187.

[9] Bourn D, Carter S A, Mason S, et al. Germline mutations in the neurofibromatosis type 2 tumour suppressor gene[J]. Human Molecular Genetics, 1994, 3(5): 813−816.

[10] Bozorg G A, Kalamarides M, Ferrary E, et al. Conservative management versus surgery for small vestibular schwannomas[J]. Acta Oto-Laryngologica, 2005, 125(10): 1063−1068.

[11] Bovie C, Holden S T, Schroer A, et al. Neurofibromatosis 2 in a patient with a de novo balanced reciprocal translocation 46, X, t(X;22)(p11.2;q11.2)[J]. Journal of Medical Genetics, 2003, 40(9): 682−684.

[12] Cayé-Thomasen P, Werther K, Nalla A, et al. VEGF and VEGF receptor−1 concentration in vestibular schwannoma homogenates correlates to tumor growth rate[J]. Otology & Neurotology, 2005, 26(1): 98−101.

[13] Charabi S, Tos M, Børgesen S E, et al. Cystic acoustic neuromas. results of translabyrinthine surgery[J]. Archives of Otolaryngology Head & Neck Surgery, 1994, 120(12): 1333.

[14] Charabi S, Tos M, Thomsen J, et al. Cystic vestibular schwannoma-clinical and experimental studies[J]. Acta Otolaryngol Suppl, 2000, 543(537): 11−13.

[15] Charabi S. Acoustic neuroma/vestibular schwannoma in vivo and in vitro growth models. A clinical and experimental study[J]. Acta Otolaryngology Suppl, 2009, 530(s530): 1−27.

[16] Cohen A, Modan B. Some epidemiologic aspects of neoplastic diseases in Israeli immigrant population 3 Brain tumors[J]. Cancer, 1969, 22(6): 1323−1328.

[17] Daniels R L, Swallow C, Shelton C, et al. Causes of unilateral sensorineural hearing loss screened by high-resolution fast spin echo magnetic resonance imaging: review of 1,070 consecutive cases[J]. American Journal of Otology, 2000, 21(2): 173.

[18] Diensthuber M, Ilner T, Rodt T, et al. Erythropoietin and erythropoietin receptor expression in vestibular schwannoma: potential role in tumor progression[J]. Otology & Neurotology, 2007, 28(4): 559−565.

[19] Drapkin A J, Rose W S. Multicystic acoustic neuroma. case report and differential diagnosis[J]. Acta Radiologica, 1989, 30(1): 7−9.

[20] Evans D G R, Blair V, Strachan T, et al. Variation of expression of the gene for type 2 neurofibromatosis: absence of a gender effect on vestibular schwannomas, but confirmation of a preponderance of meningiomas in females[J]. Journal of Laryngology & Otology, 1995, 109(9): 830.

[21] Evans D G, Moran A, King A, et al. Incidence of vestibular schwannoma and neurofibromatosis 2 in the North West of England over a 10-year period: higher incidence than previously thought[J]. Otology & Neurotology, 2005, 26(1): 93.

[22] Evans D G, Trueman L, Wallace A, et al. Genotype/ phenotype correlations in type 2 neurofibromatosis (NF2): evidence for more severe disease associated with truncating mutations[J]. Journal of Medical Genetics, 1998, 35(6): 450-455.

[23] Fehon R G. Phosphorylation and activity of the tumor suppressor merlin and the ERM protein moesin are coordinately regulated by the slik kinase[J]. Journal of Cell Biology, 2006, 175(2): 305.

[24] Feiz-Erfan I, Zabramski J M, Herrmann L L, et al. Cavernous malformation within a schwannoma: review of the literature and hypothesis of a common genetic etiology[J]. Acta Neurochirurgica, 2006, 148(6): 647-652.

[25] Francovidal V, Songu M, Blanchet H, et al. Intracochlear hemorrhage after gamma knife radiosurgery[J]. Otology & neurotology, 2007, 28(2): 240-244.

[26] Frohlich A M, Sutherland G R. Epidemiology and clinical features of vestibular schwannoma in Manitoba, Canada[J]. Canadian Journal of Neurological Sciences, 1993, 20(2): 126-130.

[27] Fundovà P, Charabi S, Tos M, et al. Cystic vestibular schwannoma: surgical outcome[J]. Journal of Laryngology & Otology, 2000, 114(12): 935-939.

[28] Gomez-Brouchet A, Delisle M B, Cognard C, et al. Vestibular schwannomas: correlations between magnetic resonance imaging and histopathologic appearance[J]. Otol Neurotol 2001, 22(1): 79-86.

[29] Gutmann D H, Aylsworth A, Carey J C, et al. The diagnostic evaluation and multidisciplinary management of neurofibromatosis 1 and neurofibromatosis 2[J]. Jama the Journal of the American Medical Association, 1997, 278(1): 51.

[30] Gutmann D H, Sherman L, Seftor L, et al. Increased expression of the NF2 tumor suppressor gene product, merlin, impairs cell motility, adhesion and spreading [J]. Human Molecular Genetics, 1999, 8(2): 267.

[31] Hardell L, Hansson Mild K, Sandström M, et al. Vestibular schwannoma, tinnitus and cellular telephones[J]. Neuroepidemiology, 2003, 22(2): 124.

[32] Howitz M F, Johansen C, Tos M, et al. Incidence of vestibular schwannoma in Denmark, 1977—1995[J]. American Journal of Otology, 2000, 21(5): 690-694.

[33] Huo Z, Zhang Z, Qi H, et al. Clinical comparison of two subtypes of cystic vestibular schwannoma: surgical considerations and outcomes[J]. European Archives of Oto-Rhino-Laryngology, 2016, 273(12): 4215.

[34] Jacoby L B, Maccollin M, Louls D N, et al. Exon scanning for mutation of the NF2 gene in schwannomas [J]. Human Molecular Genetics, 1994, 3(3): 413.

[35] Jin H, Sperka T, Herrlich P, et al. Tumorigenic transformation by CPI-17 through inhibition of a merlin phosphatase[J]. Nature, 2006, 442(7102): 576.

[36] Joensen P. Incidence of primary intracranial neoplasms in an isolated population (the Faroese) during the period 1962—1975[J]. Acta Neurologica Scandinavica, 1981, 64(1): 74-78.

[37] Jr T J. Supplementary comment on "optimal extent of resection in vestibular schwannoma surgery: relationship to recurrence and facial nerve preservation"[J]. Neurologia Medico-Chirurgica, 2006, 46(6): 176.

[38] Jukich P J, Mccarthy B J, Surawicz T S, et al. Trends in incidence of primary brain tumors in the United States, 1985—1994[J]. Neuro-Oncology, 2001, 3(3): 141.

[39] Jung J R, Kim H, Jeun S S, et al. The Phosphorylation status of merlin is important for regulating the Ras-ERK pathway[J]. Molecules & Cells, 2005, 20(2): 196-200.

[40] Karjalainen S, Nuutinen J, Neittaanmäki H, et al. The incidence of acoustic neuroma in autopsy material[J]. European Archives of Oto-Rhino-Laryngology, 1984, 240(1): 91.

[41] Kim H, Kwak N J, Lee J Y, et al. Merlin Neutralizes the Inhibitory Effect of Mdm2 on p53[J]. Journal of Biological Chemistry, 2004, 279(9): 7812.

[42] Kim S H, Youm J Y, Song S H, et al. Vestibular schwannoma with repeated intratumoral hemorrhage [J]. Clin Neurol Neurosurg, 1998, 100(1): 68-74.

[43] Kissil J L, Johnson K C, Eckman M S, et al. Merlin phosphorylation by p21-activated kinase 2 and effects of phosphorylation on merlin localization[J]. Journal of Biological Chemistry, 2002, 277(12): 10394.

[44] Kluwe L, Mautner V, Heinrich B, et al. Molecular study of frequency of mosaicism in neurofibromatosis 2 patients with bilateral vestibular schwannomas[J]. Journal of Medical Genetics, 2003, 40(2): 109.

[45] Knudson A G. Mutation and cancer: statistical study of retinoblastoma. Proc. Natl. Acad. Sci. USA 68: 820-823[J]. Proceedings of the National Academy of Sciences, 1971, 68(4): 820-823.

[46] Kurland L T. The frequency of intracranial and intraspinal neoplasms in the resident population of Rochester, Minnesota[J]. Journal of Neurosurgery, 1958, 15(6): 627.

[47] Laasonen E M, Troupp H. Volume growth rate of acoustic neurinomas[J]. Neuroradiology, 1986, 28(3): 203-207.

[48] Lanser M J, Sussman S A, Frazer K. Epidemiology,

pathogenesis, and genetics of acoustic tumors[J]. Otolaryngologic Clinics of North America, 1992, 25(3): 499−520.

[49] Lee H, Kim D, Dan H C, et al. Identification and characterization of putative tumor suppressor NGB, a GTP−binding protein that interacts with the neurofibromatosis 2 protein[J]. Molecular & Cellular Biology, 2007, 27(6): 2103−2119.

[50] Lee K S, Nagashima T, Cho K G, et al. The proliferative activity of neurilemomas[J]. Surgical Neurology, 1989, 32(6): 427−433.

[51] Lin D, Hegarty J L, Fischbein N J, et al. The prevalence of "incidental" acoustic neuroma[J]. Archives of Otolaryngology-Head and Neck Surgery, 2005, 131(3): 241−244.

[52] Linthicum F H, Saleh E S, Hitselberger W E, et al. Growth of postoperative remnants of unilateral vestibular nerve schwannoma: role of the vestibular ganglion[J]. Orl J Otorhinolaryngol Relat Spec, 2002, 64(2): 138−142.

[53] Lunardi P, Missori P, Mastronardi L, et al. Cystic acoustic schwannomas[J]. Acta Neurochirurgica, 1991, 110(3−4): 120−123.

[54] Lü J, Zou J, Wu H, et al. Compensative shuttling of merlin to phosphorylation on serine 518 in vestibular schwannoma[J]. Laryngoscope, 2008, 118(1): 169.

[55] Manchanda N, Lyubimova A, Ho H Y, et al. The NF2 tumor suppressor Merlin and the ERM proteins interact with N−WASP and regulate its actin polymerization function[J]. Journal of Biological Chemistry, 2005, 280(13): 12517−12522.

[56] Matthies C, Samii M, Krebs S. Management of vestibular schwannomas (acoustic neuromas): radiological features in 202 cases — their value for diagnosis and their predictive importance[J]. Neurosurgery, 1997, 40(3): 481−482.

[57] Mcclatchey A I, Saotome I, Mercer K, et al. Mice heterozygous for a mutation at the NF2 tumor suppressor locus develop a range of highly metastatic tumors[J]. Genes & Development, 1998, 12(8): 1121.

[58] Meyer T A, Canty P A, Wilkinson E P, et al. Small Acoustic Neuromas: surgical outcomes versus observation or radiation[J]. Otology & Neurotology, 2006, 27(3): 380−392.

[59] Tos M, Charabi S, Thomsen T. Incidence of vestibular schwannomas[J]. Laryngoscope, 1999, 109(5): 736−740.

[60] Mirz F, Jørgensen B G, Pedersen C B. Vestibular schwannoma. Incidence of the disease and the consequences[J]. Ugesk Laeger, 1998, 160(45): 6516.

[61] Moffat D A, Hardy D G, Irving R M, et al. Referral patterns in vestibular schwannomas[J]. Clinical Otolaryngology & Allied Sciences, 2004, 29(5): 515−517.

[62] Mohyuddin A, Neary W J, Wallace A, et al. Molecular genetic analysis of the NF2 gene in young patients with unilateral vestibular schwannomas[J]. Journal of Medical Genetics, 2002, 39(5): 315.

[63] Moon K S, Jung S, Seo S K, et al. Cystic vestibular schwannomas: a possible role of matrix metalloproteinase−2 in cyst development and unfavorable surgical outcome[J]. Journal of Neurosurgery, 2007, 106(5): 866.

[64] Morrison H, Sherman L S, Legg J, et al. The NF2 tumor suppressor gene product, merlin, mediates contact inhibition of growth through interactions with CD44[J]. Genes & Development, 2001, 15(8): 968−980.

[65] Morrison H, Sperka T, Manent J, et al. Merlin/ neurofibromatosis type 2 suppresses growth by inhibiting the activation of ras and rac[J]. Cancer Research, 2007, 67(2): 520−527.

[66] Moyhuddin A, Baser M E, Watson C, et al. Somatic mosaicism in neurofibromatosis 2: prevalence and risk of disease transmission to offspring[J]. Journal of Medical Genetics, 2003, 40(6): 459−463.

[67] Muranen T, Grönholm M, Renkema G H, et al. Cell cycle-dependent nucleocytoplasmic shuttling of the neurofibromatosis 2 tumour suppressor merlin[J]. Oncogene, 2005, 24(7): 1150−1158.

[68] Muzumdar D P, Goel A, Pakhmode C K. Multicystic acoustic neurinoma: report of two cases[J]. Journal of Clinical Neuroscience, 2002, 9(4): 453−455.

[69] Mérel P, Hoang-Xuan K, Sanson M, et al. Screening for germ-line mutations in the NF2 gene[J]. Genes Chromosomes Cancer, 1995, 12(2): 117−127.

[70] Neill G W, Crompton M R. Binding of the merlin-I product of the neurofibromatosis type 2 tumour suppressor gene to a novel site in beta-fodrin is regulated by association between merlin domains[J]. Biochemical Journal, 2001, 358(Pt 3): 727−735.

[71] Nestor J J, Korol H W, Nutik S L, et al. The incidence of acoustic neuromas[J]. Arch Otolaryngol Head Neck Surg, 1988, 114(6): 680.

[72] Park C K, Jung H W, Kim J E, et al. Therapeutic strategy for large vestibular schwannomas[J]. Journal of Neuro-Oncology, 2006, 77(2): 167.

[73] Park C K, Kim D C, Park S H, et al. Microhemorrhage, a possible mechanism for cyst formation in vestibular schwannomas[J]. Journal of Neurosurgery, 2006, 105(4): 576−580.

[74] Parry D M, Maccollin M M, Kaiser-Kupfer M I, et al. Germ-line mutations in the neurofibromatosis 2 gene: correlations with disease severity and retinal

abnormalities[J]. American Journal of Human Genetics, 1996, 59(3): 529−539.

[75] Pearson M A, Reczek D, Bretscher A, et al. Structure of the ERM protein moesin reveals the FERM domain fold masked by an extended actin binding tail domain [J]. Cell, 2000, 101(3): 259.

[76] Pendl G, Ganz J C, Kitz K, et al. Acoustic neurinomas with macrocysts treated with gamma knife radiosurgery [J]. Stereotactic & Functional Neurosurgery, 1997, 66 Suppl 1(1): 103−111.

[77] Per Caye-Thomasen MD DMSc, Søren Hansen M D, Thomas Dethloff M D, et al. Sublocalization and volumetric growth pattern of intracanalicular vestibular schwannomas[J]. Laryngoscope, 2006, 116(7): 1131−1135.

[78] Perneczky A. Blood supply of acoustic neurinomas[J]. Acta Neurochirurgica, 1980, 52(3−4): 209−218.

[79] Pettersson D, Mathiesen T, Prochazka M, et al. Long-term mobile phone use and acoustic neuroma risk[J]. Epidemiology, 2014, 25(2): 233−241.

[80] Piccirillo E, Wiet M R, Flanagan S, et al. Cystic vestibular schwannoma: classification, management, and facial nerve outcomes[J]. Otology & Neurotology, 2009, 30(6): 826.

[81] Prakash G S. Multicystic Acoustic Neuroma[J]. Acta Radiologica, 1990, 31(1): 112.

[82] Prestonmartin S, Thomas D C, Wright W E, et al. Noise trauma in the aetiology of acoustic neuromas in men in Los Angeles County, 1978−1985[J]. British Journal of Cancer, 1989, 59(5): 783−786.

[83] Propp J M, Mccarthy B J, Davis F G, et al. Descriptive epidemiology of vestibular schwannomas[J]. Neuro-Oncology, 2006, 8(1): 1.

[84] Ramesh V. Merlin and the ERM proteins in Schwann cells, neurons and growth cones[J]. Nature Reviews Neuroscience, 2004, 5(6): 462−470.

[85] Rangwala R, Banine F, Borg J P, et al. Erbin regulates mitogen-activated protein (MAP) kinase activation and MAP kinase-dependent interactions between Merlin and adherens junction protein complexes in Schwann cells[J]. Journal of Biological Chemistry, 2005, 280(12): 11790−11797.

[86] Rouleau G A, Merel P, Lutchman M, et al. Alteration in a new gene encoding a putative membrane-organizing protein causes neuro-fibromatosis type 2[J]. Nature, 1993, 363(6429): 515−521.

[87] Rouleau G A, Wertelecki W, Haines J L, et al. Genetic linkage of bilateral acoustic neurofibromatosis to a DNA marker on chromosome 22[J]. Nature, 1987, 329(6136): 246.

[88] Ruggieri M, Huson S M. The clinical and diagnostic implications of mosaicism in the neurofibromatoses [J]. Neurology, 2001, 56(11): 1433−1443.

[89] Ruttledge M H, Andermann A A, Phelan C M, et al. Type of mutation in the neurofibromatosis type 2 gene (NF2) frequently determines severity of disease[J]. American Journal of Human Genetics, 1996, 59(2): 331.

[90] Sakata H, Fujimura M, Watanabe M, et al. Association of cavernous malformation within vestibular schwannoma: immunohistochemical analysis of matrix metalloproteinase−2 and−9[J]. Neurologia Medico-Chirurgica, 2007, 47(11): 509.

[91] Schmerber S, Palombi O, Boubagra K, et al. Long-term control of vestibular schwannoma after a translabyrinthine complete removal[J]. Neurosurgery, 2005, 57(4): 693−698.

[92] Schoenberg B S, Christine B W, Whisnant J P. The descriptive epidemiology of primary intracranial neoplasms: the connecticut experience[J]. American Journal of Epidemiology, 1976, 104(5): 499−510.

[93] Schulze K M, Hanemann C O, Müller H W, et al. Transduction of wild-type merlin into human schwannoma cells decreases schwannoma cell growth and induces apoptosis[J]. Human Molecular Genetics, 2002, 11(1): 69−76.

[94] Seizinger B R, Martuza R L, Gusella J F. Loss of genes on chromosome 22 in tumorigenesis of human acoustic neuroma[J]. Nature, 1986, 322(6080): 644−647.

[95] Selesnick S H, Johnson G. Radiologic surveillance of acoustic neuromas[J]. American Journal of Otology, 1998, 19(6): 846.

[96] Selesnick S, Deora M M, Heier L. Incidental discovery of acoustic neuromas[J]. Otolaryngol Head Neck Surg, 1999, 120(6): 815−818.

[97] Shaw R J, Mcclatchey A I, Jacks T. Regulation of the neurofibromatosis type 2 tumor suppressor protein, merlin, by adhesion and growth arrest stimuli[J]. Journal of Biological Chemistry, 1998, 273(13): 7757−7764.

[98] Shimizu T, Seto A, Maita N, et al. Structural basis for neurofibromatosis type 2. Crystal structure of the merlin FERM domain[J]. Journal of Biological Chemistry, 2002, 277(12): 10332.

[99] Speck O, Hughes S C, Noren N K, et al. Moesin functions antagonistically to the Rho pathway to maintain epithelial integrity[J]. Nature, 2003, 421(6918): 83.

[100] Stokowski R P, Cox D R. Functional analysis of the neurofibromatosis type 2 protein by means of disease-causing point mutations[J]. American Journal of Human Genetics, 2000, 66(3): 873−891.

[101] Sun C X, Robb V A, Gutmann D H. Protein 4.1 tumor suppressors: getting a FERM grip on growth

regulation[J]. Journal of Cell Science, 2002, 115(21): 3991-4000.

[102] Surace E I, Haipek C A, Gutmann D H. Effect of merlin phosphorylation on neurofibromatosis 2 (NF2) gene function[J]. Oncogene, 2004, 23(2): 580-587.

[103] Sutherland G R, Florell R, Louw D, et al. Epidemiology of primary intracranial neoplasms in Manitoba, Canada[J]. Canadian Journal of Neurological Sciences, 1987, 14(4): 586-592.

[104] Szyfter W, Kopeć T. Epidemiology of acoustic neuromas in Poland[J]. Otolaryngol Pol, 2001, 55(5): 533.

[105] Thomsen J, Tos M. Acoustic neuromas. Diagnostic delay, growth rate and possible non-surgical treatment. [J]. Acta Otolaryngol Suppl, 1988, 452(s452): 26-33.

[106] Tos M, Charabi S, Thomsen J. Clinical experience with vestibular schwannomas: epidemiology, symptomatology, diagnosis, and surgical results[J]. European Archives of Oto-Rhino-Laryngology, 1998, 255(1): 1-6.

[107] Tos M, Stangerup S E, Cayéthomasen P, et al. What Is the Real Incidence of Vestibular Schwannoma?[J]. Archives of Otolaryngology Had & Neck Surgery, 2004, 130(2): 216-220.

[108] Tos M, Thomsen J, Charabi S. Incidence of Acoustic Neuromas[J]. Ear Nose & Throat Journal, 1994, 71(9): 391-393.

[109] Tos M, Thomsen J. Epidemiology of acoustic neuromas[J]. Journal of Laryngology & Otology, 1984, 98(7): 685-692.

[110] Trofatter J A, Maccollin M M, Rutter J L, et al. A novel moesin-, ezrin-, radixin-like gene is a candidate for the neurofibromatosis 2 tumor suppressor[J]. Cell, 1993, 75(4): 826.

[111] Tsilchorozidou T, Menko F H, Lalloo F, et al. Constitutional rearrangements of chromosome 22 as a cause of neurofibromatosis 2[J]. Journal of Medical Genetics, 2004, 41(7): 529-534.

[112] Vellin J F, Bozorg G A, Kalamarides M, et al. Intratumoral and brainstem hemorrhage in a patient with vestibular schwannoma and oral anticoagulant therapy[J]. Ontology & Neurotology, 2006, 27(2): 209-212.

[113] Vincent Darrouzet M D, Jacques Martel M D, Véronique Enée M D, et al. Vestibular schwannoma surgery outcomes: our multidisciplinary experience in 400 cases over 17 years[J]. Laryngoscope, 2004, 114(4): 681-688.

[114] Wallace C J, Fong T C, Auer R N. Cystic intracranial schwannoma[J]. Canadian Association of Radiologists Journal, 1993, 44(6): 453.

[115] Wang Z, Lu Y, Tang J, et al. The phosphorylation status of merlin in sporadic vestibular schwannomas [J]. Molecular and Cellular Biochemistry, 2009, 324(1): 201-206.

[116] Wuttipong T, Helmut B. Loss of heterozygosity on chromosome 22 in sporadic schwannoma and its relation to the proliferation of tumor cells[J]. Chin Med J (Engl), 2005, 118(18): 1517-1524.

[117] Xiao G H, Beeser A, Chernoff J, et al. p21-activated kinase links Rac/Cdc42 signaling to merlin[J]. Journal of Biological Chemistry, 2002, 277(2): 883-886.

[118] Xiao G H, Gallagher R, Shetler J, et al. The NF2 tumor suppressor gene product, merlin, inhibits cell proliferation and cell cycle progression by repressing cyclin D1 expression[J]. Molecular & Cellular Biology, 2005, 25(6): 2384.

[119] Yoshimoto Y. Systematic review of the natural history of vestibular schwannoma[J]. Journal of Neurosurgery, 2005, 103(1): 59.

[120] Zang K D. Cytological and cytogenetic studies on human meningioma[J]. Cancer Genetics & Cytogenetics, 1982, 6(3): 249-274.

[121] Zhang Z, Wang Z, Huang Q, et al. Removal of large or giant sporadic vestibular schwannomas via translabyrinthine approach: a report of 115 cases[J]. ORL J Otorhinolaryngol Relat Spec. 2012, 74(5): 271-277.

[122] Zhang Z, Wang Z, Sun L, et al. Mutation spectrum and differential gene expression in cystic and solid vestibular schwannoma[J]. Genetics in Medicine Official Journal of the American College of Medical Genetics, 2014, 16(3): 264-270.

[123] Zucman-Rossi J, Legoix P, Der S H, et al. NF2 gene in neurofibromatosis type 2 patients[J]. Human Molecular Genetics, 1998, 7(13): 2095-2101.

[124] 卞留贯, 殷玉华, 沈建康, 等. 囊性听神经瘤[J]. 中国微侵袭神经外科杂志, 2001, 6(1): 30-33.

[125] 陈洁, 吴皓, 向明亮. 听神经瘤的分子生物学研究进展[J]. 中国耳鼻咽喉颅底外科杂志, 2006, 12(1): 77-80.

[126] 弗莱彻. 肿瘤组织病理诊断[M]. 济南: 山东科学技术出版社, 2001.

[127] 吕静荣, 吴皓. 听神经瘤分子生物学研究[J]. 国际耳鼻咽喉头颈外科杂志, 2006, 30(1): 49-52.

[128] 吕静荣, 邹静, 吴皓. Merlin蛋白在听神经瘤组织中的表达与分布[J]. 中华耳鼻咽喉头颈外科杂志, 2006, 41(7): 501-505.

[129] 蔡丽慧, 吴皓, 吕静荣, 等. 听神经瘤S518磷酸化Merlin蛋白的表达及与CD44结合特性[J]. 中华耳鼻咽喉头颈外科杂志, 2008, 43(12): 910-914.

第九章

听神经瘤手术的麻醉与围手术期护理

第一节 | 听神经瘤手术的麻醉

一、手术体位

听神经瘤手术可采用的体位有仰卧位、半侧卧位或坐位。对麻醉处理而言,坐位的风险包括静脉空气栓塞、反常性空气栓塞、低血压、脑干部位手术操作所致循环不稳定、特异性脑神经刺激症状、气道梗阻、体位相关的脑干缺血和舌体肥大,故不常用。如果采用仰卧位或半侧卧位,须注意避免颈部过度后伸或头颅过度扭转,以免损伤臂丛或颈椎及妨碍颈静脉回流。颈动脉血流受限患者在颈部过度体位时血流量可进一步减少。一般情况下手术出血量不多,但出血使显微手术野不清,可取头高位10°～15°,以利于静脉回流。

二、术前评估

术前需常规访视患者,了解全身情况及主要脏器功能。主要包括以下几种。

(1)个人史:① 劳动能力,能否胜任较重的体力劳动和剧烈活动,是否出现心慌、气短;② 有无饮酒、吸烟嗜好,每日量多少,有无长期咳嗽、咳痰、气短史;③ 有无长期服用安眠药等。

(2)过去史:了解以往疾病史,特别注意与麻醉有关的疾病,同时询问是否出现过心肺功能不全或休克等症状,近期是否还存在有关征象,特别对心前区疼痛、心悸、头晕、晕厥、活动后呼吸困难、夜间憋醒、长期咳嗽、多痰等征象应引起重视,还需判断目前的心肺功能状况。

(3)过敏史。

(4)治疗用药史:全面检查患者术前用药情况,了解其药名、用药时间和用量,有无特殊反应;明确哪些药物与麻醉药之间可能存在相互不良作用。据此,决定术前是否需要继续使用或停止用药。

(5)以往麻醉手术史。

(6)内科疾病史:询问患者是否有心血管、呼吸、消化道、内分泌、泌尿、血液及神经系统疾病。听神经肿瘤过大时可使舌咽神经、迷走神经、副神经、舌下神经受累而出现声音嘶哑、呛咳,常致误吸而出现急性呼吸道梗阻、窒息。术前访视时须注意有无上述这些症状。

术前应常规测定生命体征,了解近期内的体重变化;对气道应做精确的重点检查,包括张口度、甲颏间距、颈椎活动度和牙齿情况，做出 Mallampati分级；对心、肺、肝、肾等重要器官功能及麻醉耐受力进行评估。

三、麻醉过程

（一）麻醉诱导

麻醉诱导力求平顺，避免呛咳、屏气等加重颅内压的因素。常用硫喷妥钠（4～8 mg/kg），或地西泮10～20 mg+小剂量硫喷妥钠静脉注射，或丙泊酚2 mg/kg，或咪达唑仑0.3 mg/kg，或丙泊酚1 mg/kg+咪达唑仑0.1～0.15 mg/kg。对冠心病或心血管代偿功能差的患者选用依托咪酯0.3～0.4 mg/kg。在使用非去极化肌松药和芬太尼4～6 μg/kg（或舒芬太尼0.5～1.0 μg/kg）并过度换气后均能顺利完成气管内插管。为克服气管插管期的应激反应，插管前往气管内喷入4%利多卡因1～2 ml，或静脉注射利多卡因1.5 mg/kg，或静脉滴注超短效β受体阻滞药艾司洛尔500 μg/（kg·min）（4 min后酌情减量）等措施，都可显著减轻插管心血管反应和颅内压升高影响。

（二）麻醉维持

通常，静脉麻醉药、镇痛药和镇静药可降低脑血流量和脑代谢率，但对颅内压没有不利的影响。相反，所有的挥发性麻醉药可导致剂量依赖的脑血管扩张。其扩张血管程度的顺序是氟烷＞恩氟烷＞异氟烷＞地氟烷＞七氟烷，而异氟烷、地氟烷和七氟烷引起的脑血流量改变不明显。故麻醉维持多采用静吸复合麻醉，用微泵静脉输注丙泊酚4～6 mg/（kg·h），结合异氟烷或七氟烷吸入，特别是异氟烷，麻醉效能好、便于调控，又有降低脑代谢率和脑保护作用。但应避免吸入浓度过高，否则易引起脑血管扩张、脑血流量增加，颅内压升高，应适当控制吸入浓度。按需酌情追加镇痛药及肌松药。切开硬脑膜前应做到适当的脑松弛。

方法有充分供氧，调整体位以利于静脉回流，维持肌肉松弛和麻醉深度适当，过度通气使$PaCO_2$维持在25～30 mmHg。必要时可在开颅前半小时给甘露醇1～2 g/kg静脉注射，或加用呋塞米10～20 mg。一般均可做到脑松弛和颅内压降低。硬脑膜切开后可适当减少用药量。长效麻醉性镇痛药应在手术结束前1～2 h停止使用，以利于术毕尽快清醒和防止通气不足。术中间断给予短效非去极化肌松药，即可防止患者躁动，又利于术中面神经监测。

（三）术中监测

通常采用常规监测。对于肿瘤较大有可能在手术中出现出血量多的患者，应安置动脉导管连续监测动脉血压，留置深静脉导管输血输液及中心静脉压（CVP）监测。正常颅内压一般在15 mmHg。通过临床症状或CT结果并不能准确估计颅内压。目前临床上有多种方法监测颅内压，但最常用的是利用脑室内导管和微传感系统来计算颅内压。听神经瘤手术时一般没有必要常规进行颅内压监测。在对麻醉药作用和麻醉技术有充分了解的情况下，可以不监测颅内压进行诱导。待切开脑膜之后，对手术野的直接观察即可了解颅内压的情况。

（四）麻醉恢复期

苏醒应迅速，不出现屏气或呛咳。控制恢复期的高血压，常用药物有拉贝洛尔、艾司洛尔、尼莫地平、尼卡地平（佩尔地平）等。待患者自主呼吸完全恢复，吸空气后SpO_2不低于98%，呼之睁眼，能点头示意后，方可送回病房或麻醉后监测治疗室（PACU）或ICU。麻醉恢复期间，应注意各并发症的发生，积极治疗及预防。

四、术中颅内压的控制

在听神经瘤手术麻醉中必须防止颅内压增

高。颅骨未打开前,麻醉的目的是维持足够的脑灌注压,并防止脑组织在颅内隔室之间或通过脑内大的间隙疝出。在打开颅骨暴露桥小脑角之前需降低颅内压,使颅内容物松弛以利于手术的进行。降低颅内压的方法包括:适当控制血压与二氧化碳分压、类固醇及利尿剂的使用。

(一)适当控制血压

在手术开始时应将血压维持在一个适宜的范围内。当代神经外科普遍认为:在急性中枢神经系统损伤后和大多数颅脑手术中,脑灌注压应当维持正常,甚至高于正常水平,主要有以下两个原因:① 在急性神经系统损伤时,某些脑区的脑血流量非常低;② 整个脑组织对血压下降的自主调节反应可能不完善。如果要确定一种合理的标准,就应使麻醉期血压维持在尽可能接近清醒状态时的血压水平或波动范围在10%以内。术中可利用体位改变、机械通气的血流动力学效应、心率和体循环血容量变化等生理性方法,配合使用降压药物把血压降低至要求的水平。进行控制性降压前,应做到麻醉平顺、血压稳定,静脉输液通路通畅,足够的血容量,充分供氧,避免缺氧和二氧化碳蓄积。引起出血的手术步骤结束后即应停止降压,使血压回升至原水平。停止使用降压药后仍应加强对患者呼吸和循环系统的监测,保持良好的氧供,补足血容量,严密注意尿量,直至保持生命体征平稳较长时间为止。

(二)$PaCO_2$的管理

低碳酸血症常伴有脑血流量和脑血容量的减少,并导致颅内压降低或"脑松弛",这是其基本原理。但是,临床医师在应用过度通气时要考虑两个问题:① 低碳酸血症的脑血管收缩效应在某些情况下可导致脑缺血;② 降低脑血流量的效应不是持续不变的。

实际上,临床应用过度通气不会导致正常脑组织损伤。资料显示,当$PaCO_2 > 20$ mmHg时,正常脑组织不会出现缺血。当$PaCO_2$在20～25 mmHg及以下时并不能进一步改善颅内顺应性,所以在手术前正常碳酸水平的患者,应尽量避免$PaCO_2 < 25$ mmHg。该水平的低碳酸血症不会损害正常脑组织。虽然低碳酸血症有防止脑疝、保持颅内压< 20 mmHg、降低牵开器张力、有利于外科手术顺利进行等优点,但在受损脑组织,过度通气可能有害,应防止滥用。有证据表明,过度通气会引起受损脑组织出现低脑血流量,导致脑缺血。

低碳酸血症对脑血流量的影响是不稳定的。因此,临床上理想的过度通气仅在颅内容量需要减少时应用。不必要的持续过度通气可能需要其他治疗措施来降低颅内容物的容量。

(三)类固醇激素

给予类固醇激素可减轻肿瘤引起的脑水肿。择期手术前48 h使用类固醇激素可减轻水肿形成和改善开颅手术期间的临床症状。术中和术后一般使用类固醇激素,以维持术前应用类固醇激素的作用效果。类固醇中以地塞米松的抗感染作用最强,钠水潴留的副作用最弱,为治疗脑水肿的首选药,常用剂量为2～4 mg口服,每日3～4次;5～10 mg肌内或静脉注射,每日2～3次;重症或紧急情况下,先10 mg静脉滴注,其后每小时5～10 mg静脉或肌内注射,数日后待情况允许时改为口服,并逐渐减量;其次为泼尼松龙和甲泼尼龙,前者的作用较后者强5倍,5～20 mg口服,每日3～4次;或10～25 mg静脉滴注,每日3～4次。

(四)利尿剂

目前广泛使用利尿剂来减少脑组织细胞内液和细胞外液的容量。因为神经元和神经胶质细胞有快速有效的细胞容量调节机制,利尿剂可能主要影响细胞外液。临床上常用的有渗透性利尿剂和襻利尿剂。虽然资料显示了襻利尿剂的有效性,但渗透性利尿剂(主要是甘露醇)因快速有效而更常用。有些医师提倡合用襻利尿剂(通常是呋塞米)和渗透性利尿剂。其作用原理是,甘露醇形成渗透压梯度,使脑实质脱水,呋塞米通过加速血管内水的排出来维持该梯度。另一种机制进一步确定合用的好处。上文提到了神经元和神经胶质细胞有很强的动态平衡机制来确保细胞容量的调节。当细胞外液渗透压增加时,神经元和神经胶质细胞由于自发的渗透压积累,可收缩以迅速恢复容量,使细胞内液和细胞外液的渗透压梯度达到最小。

五、面神经监护与麻醉

听神经瘤手术经常涉及面神经周围的分离,手术导致面神经麻痹的发生率为0.6% ~ 3%。为防止术后面神经麻痹,术中需检查面神经的刺激征和对伤害刺激的运动反应。在手术期间监测面肌诱发电位,有助于保护面神经功能。对未使用肌松剂的患者,面神经的保护相对容易。对使用了肌松剂的患者,应监测肌松效果并确保至少仍存有10% ~ 20%的肌反应。有报道面肌对泮库溴铵的敏感性较骨骼肌稍差,肌松监测T_4/T_1在18% ~ 98%范围内,均可诱发面肌动作电位。且面神经监测均在手术中、后期进行,此时神经肌肉阻滞处于不同程度的恢复期,术中行面神经诱发电位监测是可行的。

六、麻醉相关并发症的预防和处理

(一)呼吸系统并发症

常见的包括上呼吸道梗阻、低氧血症和低肺泡通气等。

上呼吸道梗阻最常见的原因是舌后坠,有效的处理方法是使患者头部尽量往后过伸,托起下颌,如此法不行,则需行经鼻或经口放置通气道,必要时行气管插管。其次为喉痉挛,处理时除使头后仰外,还要去除口咽部放置物,利用麻醉机呼吸囊和面罩加压给予纯氧;如发生重度喉痉挛导致上呼吸道完全梗阻,应快速静脉注射琥珀胆碱0.15 ~ 0.3 mg/kg,同时尽快建立人工气道。

由于手术和麻醉的影响,手术后患者常存在不同程度的低氧血症,其原因有通气和换气功能不全,通气血流比例失调。其原因有:① 麻醉药物的作用,抑制了缺氧和高二氧化碳的呼吸驱动,功能余气量减少,削弱了缺氧性肺血管收缩反射;② 术后肺不张;③ 气胸导致肺组织压缩;④ 误吸酸性胃内容物;⑤ 各种原因引起的通气不足、肺淤血、肺水肿、肺栓塞。低氧血症的诊断主要依据脉搏氧饱和度及血气分析,$PaO_2 <$ 60 mmHg;表现主要有呼吸困难、发绀、意识障碍、躁动、迟钝、心动过速、高血压和心律失常。治疗主要是给氧,一般吸入氧浓度在24% ~ 28%即可。给氧的途径包括鼻咽管、气管插管、通气道、麻醉面罩等。若低氧血症通过吸氧得不到改善,并有$PaCO_2$升高,则应进行呼吸支持,使用呼吸机进行机械通气。

低肺泡通气原因是多方面的。阻塞性通气障碍常见于老年患者、气道内吸入异物者。限制性通气障碍多见于苏醒期伤口疼痛、体位影响、胸腹带束缚以及肌肉松弛剂的残余作用或麻醉性镇痛剂导致的通气不足。低肺泡通气的诊断主要依据是$PaCO_2 >$ 45 mmHg。治疗主要是去除造成低肺泡通气的原因,并予以呼吸支持方式辅助呼吸和控制呼吸两类。

(二)循环系统并发症

主要包括高血压、低血压及心律失常等。

全身麻醉后高血压发生率较高，尤其是原来有高血压的患者，好发于手术结束后 30 min 内。血压过高如不及时纠正，容易导致心功能不全、心肌缺血、心律失常、颅内压增高、脑血管意外及手术出血等。若收缩压、舒张压高于平静时血压的 20%～30% 时，术后高血压的诊断可成立。治疗首先要去除引起高血压的原因，如纠正缺氧和二氧化碳蓄积；躁动、伤口疼痛给予镇痛、镇静，降低交感神经兴奋性药物；经上述处理后血压仍持续升高不降者，可用抗高血压药或血管扩张药。

低血压是术后常见并发症之一，常因静脉回流减少和心排出量下降所致。收缩压、舒张压较手术前水平下降 20%～30% 及以上，术后低血压即成立。治疗措施主要是针对低血压的原因进行处理，如根据失血情况补充血容量；对心功能不全者，重点支持心脏功能，增强心肌收缩力或改善心肌缺血；纠正心律失常；纠正严重酸中毒等。

（三）其他并发症

1. 术后谵妄 术后谵妄的特点为兴奋与嗜睡交替、定向障碍和不协调行为。谵妄可发生于任何患者。对谵妄患者的处理应包括查血气分析排除可能的尿潴留或胃胀气等、吸氧、补充液体和电解质、镇痛等。可选用抗精神病药（氟哌啶醇，20～30 min 分次静脉注射 1～2 mg），如果躁动严重，也可用地西泮 2.5～5 mg 静脉注射。丙泊酚是处理术后谵妄最为常用的药物，通常静脉给予 0.5～1 mg/kg，也有给予小剂量的麻醉性镇痛药的报道，如芬太尼或氯胺酮，有时也需要重新固定约束带，改变患者在床上的体位其常有一定帮助。

2. 脑积气 采取头高位时，由于手术有可能使空气残留颅内，因此最常发生脑积气。这种现象与使用 NO_2 有关，因为 NO_2 可进入密闭的气体空间，将气体空间扩大。在这种颅内完全密闭的情况下，用 NO_2 可能导致广泛组织损伤。我们认为此时并不需要绝对禁用 NO_2，因为关闭硬膜前，颅内气体很少会残留。但如果在手术时出现脑膜越来越紧时应考虑这一可能性。关闭硬脑膜时，颅内完全与外界相隔，这时最好不用 NO_2，因为 NO_2 可能导致脑积气。值得注意的是，在硬脑膜未关闭前使用 NO_2 是有益的，因为 NO_2 可使气体腔隙收缩得更快（因为 NO_2 比 N_2 扩散得更快）。侧位片或 CT 扫描可确诊脑积气。治疗方法是颅内钻洞，针刺硬膜引流。

3. 静脉空气栓塞 静脉空气栓塞（venous air embolism，VAE）是空气通过手术部位进入静脉系统，在坐位后颅窝手术中发生率较高。听神经瘤手术中发生静脉空气栓塞的概率很低。术中通常采用心前区多普勒或经食管超声心动图进行监测。联合应用心前区多普勒和呼气末 CO_2 监测到气体栓塞的概率较高。经食管超声心动图监测静脉空气栓塞比心前区多普勒更敏感并可确定空气有无右向左分流。发生静脉空气栓塞的患者可放置右心导管将心脏中气体排空。如果患者有持续明显静脉空气栓塞的血流动力学表现，则应采取左侧卧位。左侧卧位时，空气将不会进入右心室而留在右心房，并且易于通过右心导管排出。

4. 反常性空气栓塞 反常性空气栓塞（paradoxical air embolism，PAE）只发生在严重空气栓塞时，有人认为右心压力明显增加是反常性空气栓塞发生的重要先决条件。一些临床研究评估了影响右心房到左心房压力梯度的因素。呼气末正压通气增加右心房压和肺毛细血管楔压之差，而大量输入液体可减少此压力梯度。因此，曾提倡呼气末正压通气作为防止静脉空气栓塞的手段之一。但有学者证实了呼气末正压通气对防止静脉空气栓塞无效。更有学者认为呼气末正压通气会增加反常性空气栓塞的发生。

第二节 听神经瘤围手术期护理

听神经瘤系原发于第Ⅷ脑神经(前庭耳蜗神经)鞘膜上的肿瘤,多起源于前庭神经,少数发生于耳蜗神经,发病率占颅内肿瘤的8% ~ 10%。肿瘤生长特点为沿内听道扩展,出内听道口向桥小脑角发展。在其生长过程中对周围神经结构产生一系列的影响,出现听神经、面神经、三叉神经、后组脑神经及脑干、小脑的功能障碍,脑脊液循环受阻而发生颅内压升高。手术切除是目前最理想的治疗方法。由于手术位置较深,接近脑干,危险性很大,术后并发症较严重,因此围手术期的观察、护理与手术的成功密切相关。

一、术前护理

1. 心理护理

(1)向患者解释该疾病的治疗及护理方法,讲解疾病及手术的相关知识、术后的配合要点,鼓励患者积极配合术前检查,以最佳的生理及心理状态迎接手术。

(2)加强与患者的沟通,评估患者的心理状况,判断焦虑、恐惧程度,进行个体化的心理疏导。

2. 术前指导

(1)嘱患者注意休息,增加营养。为保证患者的治疗和术后病程经过良好,减少并发症的发生,应尽可能补充各种营养素,采用高热量、高蛋白质、高维生素的饮食,以增进全身和各器官的营养,增加机体免疫功能,更好地耐受麻醉及手术创伤。

(2)指导患者深呼吸训练。指导患者双手分别放在胸口和上腹部,肩、背放松,尽量保持胸部平坦,用力抬起和收缩腹部,用口逐渐深呼气、深吸气,3次/日,每次10 ~ 15 min,以促进肺通气和换气,预防术后肺部并发症。

(3)指导患者锻炼有效的咳嗽、咳痰:术后因切口疼痛,患者会"忘记"如何咳嗽,因此术前应反复进行咳嗽训练,掌握正确方法,可以减轻术后疼痛和缓解紧张情绪。方法是首先进行5 ~ 6次深呼吸,深吸气后保持张口然后浅咳,将痰咳至咽喉部再迅速咳出。

(4)床上大小便的训练。术前教会患者床上大小便。保持大便通畅,便秘者可用缓泻剂。

3. 术前准备

(1)完善术前检查:按全麻护理常规,完善术前常规检查,如血常规、尿常规、凝血功能常规、肝肾功能、心电图、胸片、CT、MRI等;完善有关的专科检查,如纯音电测听、声导抗、听觉脑干反应(ABR)、耳声发射(OAE)、前庭功能、前庭诱发肌源性电位等。

(2)术前1日遵医嘱给予预防性抗生素。

(3)女性患者行经期停止手术。有发热和腹泻者通知医师。

(4)术前1日手术室护士到病区访视患者,了解手术方式,观察患者全身情况,关心患者术前准备完善否,做好解释安慰工作。

(5)皮肤准备:术前1日沐浴,剪指趾甲。术晨剃光头,男性患者剃净胡须。并仔细检查手术野皮肤有无感染及破损处。协助医师做好术侧的手术标记。

(6)备血:遵照医嘱检测血型、备血,充分做好输血准备。

(7)手术前夜注意患者情绪,予以心理安慰。如病情许可,给予适量的镇静药或安眠药。

(8)手术前6 ~ 8 h起禁食、水,以防止麻醉或手术过程中呕吐而并发吸入性肺炎或窒息。

(9)准备带往手术室的物品,如术中应用的抗生素、X线片、CT片、MRI片、胃管、导尿管等。

（10）术晨指导患者更换病员服，不穿内衣裤。

（11）术后患者转重症监护室，术后24 h转回病房。患者转会前要更换清洁床单，铺麻醉床，病室空气消毒，予紫外线照射30 min。同时在患者床旁准备氧气、负压吸引装置及心电监护仪，均呈备用状态。

二、手术中护理及配合

1. 手术体位摆放与患者安全

（1）麻醉后协助手术医师摆放患者体位。躯干及上肢约束带固定在胸部，约束带不应干扰血压检测的袖带、输液的皮条，以及腹部取脂伤口的消毒铺巾。下肢约束带应在膝关节上7 cm避开关节处。约束带不宜过紧，否则会影响上下肢血液循环；也不宜过松，防止术中转动手术床、调整患者与术者相对角度时体位不稳。

（2）如果是女性患者，协助医师插留置导尿管。

（3）术中变换体位时，要先检查约束带牢固程度和松紧度；改变手术床的角度时剪切力会随之加大，要防止患者身体的下滑，保证安全。

（4）术中手术医师抬高患者头部时要特别注意避免颈椎过度伸展、弯曲、旋转导致压迫颈静脉，诱发肺水肿和术中出血。左右倾斜时避免压迫气管导管。

2. 术野皮肤护理与观察

（1）术野皮肤消毒的观察。消毒铺巾前观察术野及周围皮肤是否有红疹、斑块等过敏现象。协助手术医师消毒铺巾。

（2）面神经监测部位的皮肤保护。用75%乙醇消毒颜面部皮肤。防止消毒液溅入眼内刺激结膜，针刺皮肤处用手术膜保护。

（3）眼角膜的保护。研究显示近70%的全麻患者双眼睑不能完全闭合是引起暴露性角膜炎的最主要原因。全麻患者角膜反射消失，不能自行闭合眼睑。为避免消毒液溅入、减少角膜干燥症的发生，防止铺巾后擦伤角膜和球结膜，用红霉素眼药膏或金霉素眼药膏涂抹，闭合眼睑后用手术膜保护。

（4）口唇部皮肤的保护。气管导管长时间压迫、牵拉口唇部会导致口腔溃疡和黏膜溃烂。用小纱布或棉花衬垫唇部与导管之间，并在口唇周围涂抹红霉素软膏保护。

（5）对身体受压部位皮肤的保护。仰卧头侧位最容易受压的部位是颈侧颜面部、耳郭、肩胛、肘、骶尾、足跟处。应做好保护，放置头圈、软垫防止压疮的发生。健侧耳郭处用软垫或在头圈上衬垫棉垫以减轻压力。双上肢自然垂放在身体两侧，用布单包裹，松紧适宜。床单要平整、干燥。不要让过多的监测线缠绕或压在身体上。变换体位时避免拖、拉、拽的动作。

（6）各种管路对皮肤压伤的潜在风险。导尿管、麻醉监测管路、血压计袖带、输液管路、吸引器、电凝线、电钻等动力系统的导线，手术中不经意的挤压，都会因手术时间的延长、麻醉药物、出血和温度的影响使患者的皮肤弹性减弱，而导致不易察觉的损伤。术中要观察患者末端肢体的皮肤颜色、温湿度。

（7）肢体保暖与皮肤观察。低温会导致外周血运不良，并注意保暖和肢体温湿度的观察。

（8）粘贴负极板和电极部位的皮肤观察。使用高频电刀前再次检查患者的肢体不能接触到有铁的物体。负极板与皮肤粘贴牢固、功率适宜。在脑干、下丘脑等重要部位需要将电凝功率减小。手术结束后从皮缘沿皮纹方向缓慢揭除负极板，速度过快、用力过猛可发生表皮与真皮的分离和剥脱等机械性损伤。将皮肤观察情况记录在护理记录单上。

（9）使用生物制剂后皮肤观察。生物蛋白胶属于异种蛋白，作用于人体会引起过敏反应。术中使用生物蛋白类物品后要观察患者全身皮肤情况和监测生命体征指标。

3. 术中配合与器械清点　手术室护士应热情接待患者做好心理安慰，认真做好患者身份识别及手术部位、手术标记的核对，根据手术部位及方式准备好各类物品，备好专科手术器械，检查功能是否良好。协助麻醉医师进行全麻诱导插管及心电生命体征检测。通过充分的术前护理，术中密切配合，能有效缩短手术时间，减少出血量，让患者顺利安全度过手术期。

严格执行无菌技术操作，密切配合手术。手术完毕后，严格检查和清点敷料、缝针和各种器械。保证术后麻醉安全，保持呼吸道通畅和充分供氧，搬运至复苏床时，应保护好头部，防止气管导管脱出，保证患者安全。

三、术后护理

(一)术后的一般专科护理

1. 体位　体位护理是侧颅底外科手术护理的重要环节。术后搬动患者时动作必须轻柔平稳，需两人双手托住患者头部，防止头颈部扭曲或振动。麻醉未醒前头部加压包扎应取健侧卧位，搬动时双手托住颈部，保持水平位置。麻醉未清醒时取平卧位，头偏向健侧，防止误吸。麻醉清醒后予头高卧位，术后第1日抬高床头15°～30°，以有利于颅内静脉回流减轻脑水肿，定时协助翻身，防止压疮发生。术后第4～6日根据患者活动耐力，协助患者慢慢坐起来，观察有无眩晕、恶心、呕吐、眼震等情况，并做好心理安慰及解释工作，协助下床或扶着上厕所，根据身体耐受情况逐渐增加活动量。

2. 病情观察　密切观察并记录生命体征、意识、瞳孔，有无出现头痛、频繁恶心与呕吐、复视等颅内压增高表现。侧颅底手术后，由于血细胞随蛛网膜下隙进入脑脊液，刺激脑产生精神症状，观察患者有无烦躁、语无伦次等精神症状，必要时给患者及家属做好解释安慰工作。

3. 保持呼吸道通畅　观察有无呼吸道堵塞现象，防止舌后坠、痰痂堵塞气道引起缺氧窒息。有时患者无力排出呼吸道分泌物，应及时为其吸出口咽分泌物，以保持呼吸道通畅。

4. 记录24 h出入量　在患者病情危重时，应准确记录24 h出入量，包括补液量、尿量、脑脊液引流量、腹部伤口引流量，为临床医师调整补液及用药提供依据。

5. 饮食　手术当日禁食，术后第1日给患者试饮少量纯净水或温开水，吞咽功能良好且无呛咳者可拔除胃管，予以流质饮食，之后遵医嘱逐渐过渡为半流质或普通饮食。为保证患者能及时摄入足够的蛋白质与热量，应给予高热量、高蛋白质、易消化饮食促进伤口愈合。必要时可以通过肠外营养来维持机体所需要的营养物质。

6. 手术切口护理　密切观察头部和腹部切口有无渗血、渗液，保持敷料清洁干燥，准确记录引流液的色、质、量，掌握病情的动态变化。

7. 导管护理　确保各导管引流通畅，妥善固定并保留一定的活动余地，防止导管牵拉、扭曲、折叠和阻塞，准确记录各导管引流量。如有气管切开者，注意保持呼吸道通畅，定时湿化吸痰，遵医嘱给予抗炎、化痰雾化治疗，防止肺部并发症的发生。

8. 眼部护理　面瘫可造成患者眼睑闭合不全或完全不能闭合，或因手术操作或肿瘤累及三叉神经所致角膜麻痹，角膜外露和麻痹易引起暴露性的角膜炎、溃疡。可每日用温湿毛巾清洗双眼3次，由内眦向外眦轻拭，清除眼部分泌物。用抗生素眼药水或金霉素软膏每2 h交叉滴眼或涂眼。夜间入睡时用蝶形胶布粘合上下眼睑，禁止用手触摸或揉搓眼睛，以免感染引起角膜炎。

9. 大小便观察　保持大小便通畅，避免用力增加颅内压，术后第1次大便须用缓泻剂。严格做好留置导尿管护理，保持导尿管通畅避免逆行感染，密切观察尿的色、质、量。一般留置导尿管2～3日，经夹放导尿管后，如患者膀胱功能恢复良好，予以拔管。

（二）术后并发症的观察与护理

1. **颅内出血** 术后严密观察意识、瞳孔及生命体征是判断有无颅内压增高及术后再发出血的重要手段。颅内创面出血多在术后24 h内发生，术后的血压骤变都有可能导致再次出血。因此术后24 h内应严密观察有无剧烈头痛、频繁呕吐及血压增高、心率减慢、呼吸深慢或不规则、意识模糊、烦躁不安等颅内压增高症状。

积极采取预防颅内压增高的措施：① 保持病室环境安静，抬高床头15°～30°以利于颅内静脉回流而降低颅内压。② 及时处理患者疼痛，必要时按医嘱予吗啡10 mg肌内注射。③ 充足给氧以提高动脉血氧饱和度，改善脑的氧代谢以减轻脑水肿，有利于脑功能的恢复。给氧流量一般为2 L/min，氧浓度最好为30%左右；如果给氧浓度＞50%，不宜超过24 h，以免损害肺组织。④ 避免血容量过多，严格控制液体摄入量，每日＜2 000 ml，减少饮水量。⑤ 一旦患者出现血压增高时，及时通知医师选用合适的降压药物，将血压控制在正常水平。

当患者血压增高、脉搏缓慢而有力、呼吸深而慢时，提示可能脑干受压，应立即报告医师及时处理，给予20%甘露醇脱水，复查头颅CT，了解颅内情况，必要时做好开颅血肿清除准备。

2. **面瘫** 听神经瘤术后可出现面瘫。应仔细观察患者是否有额纹消失、鼻唇沟变浅、口角歪斜、眼睑闭合不全，进食时味觉有否减退或消失，饮水时有无从口角流出等面瘫症状的出现。向患者做好解释、安慰工作。同时给予积极治疗，应用营养神经药物。当患者出现眼睑闭合不全时，应采取积极的应对措施，做好眼部护理。日间给予眼罩保护，以防强光异物损伤；夜间用凡士林纱布覆盖保护双眼，可用蝶形胶布牵拉上下眼睑，使之闭合。眼睛干燥，可遵医嘱用眼药水滴眼，严禁用手揉搓或触摸眼睛，以免感染引起角膜炎。用金霉素眼膏涂患侧眼2次/日，以防角膜干燥发炎。三叉神经损伤者面部感觉丧失，护士必须做好首次进食指导，告知注意饮食温度，食物不可过热，以防烫伤。

3. **脑组织水肿** 手术时间较长、为显露肿瘤而牵拉小脑组织可使其挫伤导致水肿，再加上术后发热、呼吸骤停、脑组织缺氧等，可加剧脑组织水肿。一般术后24 h发生脑组织水肿，48～72 h达高峰并可持续72 h。此时要密切观察患者颅内高压症状，及时发现意识、瞳孔特别是精神改变，如性格改变或嗜睡。

4. **颅内感染** 听神经瘤术后颅内感染是比较严重的并发症，可导致患者死亡。由于手术时间长、创面大，机体创伤大，各种引流管道伤口多，易引起术后颅内感染，主要表现为头痛、呕吐、持续发热、颈抵抗，确诊依赖于脑脊液常规生化检查。应给予物理降温，选择敏感和易通过血脑屏障的抗生素抗感染治疗，腰椎穿刺置管引流和鞘内注射治疗。

5. **脑脊液漏** 脑脊液漏是听神经瘤术后常见的并发症，发生率在6.2%～20%。由于颅底骨和硬脑膜结合紧密，颅底外科手术可能损伤硬脑膜或因病变手术切除硬脑膜后修补不严密，可导致脑脊液漏。另外，由于术后脑水肿、脑积水等可使颅内压增高影响切口愈合，而造成脑脊液漏。早期发现脑脊液漏是预防术后颅内感染的重要因素之一，应密切观察耳鼻腔有无异常分泌物，如鼻腔有间断或连续的清水样物滴溢出，在胸膝坐位、压迫同侧颈静脉时，出现溢液明显增加，就可确认为脑脊液鼻漏。持续或复发性脑脊液漏可引起脑膜炎，因此积极处理尤为重要。对于瘘孔较小的脑脊液鼻漏，可通过安静卧床休息、伤口加压包扎、避免增加脑压等措施使瘘孔缩小至修复。同时保持鼻腔清洁，严禁用力擤鼻、剧烈咳嗽或随意搬动患者，指导患者吸入鼻腔分泌物至口腔后吐出，防止逆行感染。保持大便通畅,为了避免用力以增加颅内压,告知患者术后使用缓泻剂或开塞露在床上解便以减小腹压,减少脑脊液漏出。避免穿着过多、过热。

6. 后组脑神经损伤 肿瘤巨大并与后组脑神经粘连时,手术也可增加损伤的机会,术后会出现相应延髓性麻痹。主要表现为呛咳和吞咽困难,患者可能因呛咳、误吸而引起吸入性肺炎或窒息。如呛咳不严重时,可以适当进食半流质饮食。呛咳严重术后禁食3日,必要时给予鼻饲流质饮食,防止呛咳引起误吸。待患者经试验证实吞咽功能良好后可缓慢进食,由流质饮食逐渐过渡到普通饮食。

7. 肺部感染 巨大听神经瘤患者因手术可能损伤脑干、脑水肿及后组脑神经损伤等,会有不同程度的后组脑神经功能障碍,表现为咳嗽、吞咽反射减弱或消失,加之麻醉气管插管刺激,气管黏膜水肿,分泌物不能及时排出,患者术后会出现呼吸道分泌物过多。应及时湿化、吸痰,持续吸氧,注意患者的吞咽反射和咳嗽反射。如呼吸困难、痰多不易吸出,应及早行气管切开。严格无菌操作,保持呼吸道通畅,防止坠积性肺炎。待意识好转或咳嗽反射恢复正常后方可拔气管套管,同时积极改善营养状况。痰液黏稠者可遵医嘱行雾化吸入3～4次/日,每2 h翻身拍背1次,并选择敏感抗生素控制感染。

8. 深静脉血栓 由于术后患者长期卧床,易发生下肢深静脉血栓。肢体出现肿胀麻木、疼痛,应抬高患肢,促进下肢静脉回流,切忌用手按摩和摩擦患肢以免血栓脱落造成肺动脉栓塞。栓塞严重可遵医嘱使用溶栓抗凝药物,治疗期间应严密观察有无药物不良反应、出血倾向等副作用。

9. 上消化道出血 下丘脑及脑干受损后可反射性引起胃黏膜糜烂、溃疡,患者呕吐咖啡色胃内容物,伴有呃逆、腹胀和柏油样便,出血多时可发生休克。术后注意观察患者的呕吐物及大便,如有异常及时通知医师。

术后并发症的观察与护理要点见表9-1。

表9-1 听神经瘤术后并发症的观察与护理要点

累及系统	常见并发症	病情观察要点	处理与护理
神经系统	颅内出血	意识障碍	清除血肿
		呼吸困难	降低颅内压
		高热	止血治疗
		偏瘫	防止感染
	面瘫	鼻唇沟变浅、口角歪斜、鼓腮漏气、眼睑不能闭合	遵医嘱予以激素、扩血管药、营养神经药
	脑水肿	意识障碍、剧烈头痛、恶心、喷射性呕吐、视神经乳头水肿	抬高床头,吸氧,遵医嘱给予脱水剂、激素、白蛋白,保持水、电解质平衡
	颅内感染	持续高热、出现颅内压增高症状	降低颅压,遵医嘱给予大剂量可通过血脑屏障的抗生素,对症治疗
	脑脊液漏(切口漏、鼻漏、耳漏)	有清亮、无色透明液体流出	绝对卧床,保持环境安静,降低颅内压,避免打喷嚏、用力咳嗽、用力排便、屏气等动作
	吞咽困难	进食时呛咳、吞咽梗阻感	留置胃管、吞咽功能训练、面部按摩、舌肌训练

（续表）

累及系统	常见并发症	病情观察要点	处理与护理
呼吸系统	肺部感染	咳嗽、脓痰、喉梗阻、体温升高	按时翻身，拍背，随时清除呼吸道分泌物，雾化吸入，物理降温，遵医嘱给予抗炎化痰药物，必要时行气管切开
循环系统	深静脉血栓	肢体出现肿胀麻木、疼痛	抬高患肢、促进静脉回流。密切观察患者末梢血供。酌情使用溶栓抗凝药物
消化系统	消化道出血	胃肠道不适症状、呕血、黑便	绝对卧床休息，留置胃管观察胃液性质，遵医嘱使用止血及保护胃黏膜药物

四、健康指导

在听神经瘤患者的康复过程中，健康指导至关重要。因为患者没有关于听神经瘤的知识，所以应当广泛注意患者的个体差异，因人而异，在患者切实的社交需要中给予健康指导。国外神经科的护理专家提出了健康关注策略，如注意胸部的呼吸运动情况、注意眼睛的情况、面部的按摩，以及注意观察其他特殊用药的治疗效果和不良反应。虽然看护的重点是以技术为导向的，但是患者的身体、认知、精神和情绪上的安慰也是必要的看护重点。健康指导内容使护士确保听神经瘤患者的恢复过程顺利，最后改善他们的治疗护理效果。

（1）心理安慰。听神经瘤属脑内良性肿瘤，手术效果好，痊愈后可参加正常工作。

（2）增加营养，多食维生素及粗纤维蔬菜以保持大便通畅，多食高蛋白质食物以增强体质使病后机体早日康复。

（3）树立恢复期的信心，对疾病要有正确的认识，若术后出现面瘫症状，一般3～6个月面神经功能自行恢复，应保持心情乐观。

（4）注意休息，预防感冒，避免剧烈咳嗽。

（5）适当的户外活动需有人陪护，以防发生意外并注意保暖。

（6）保持伤口清洁干燥、禁止游泳、跳水等水上活动，避免用力排便、擤鼻等增加颅内压的动作。面瘫患者应注意用眼卫生，防止角膜炎发生。

（李静洁　赵　薇）

参 考 文 献

[1] Miller R D. Miller's anesthesia[M]. 6th New York: Churchill Livingstone Inc, 2005: 2137−2150.

[2] Schafer S T, Lindemann J, Brendt P, et al. Intracardiac transvenous echocardiography is superior to both precordial doppler and transesophageal echocardiography techniques for detecting venous air embolism and catheter-guided air aspiration[J]. Anesth Analg, 2008, 106(1): 45−54.

[3] Smith M. Monitoring intracranial pressure in traumatic brain injury[J]. Anesth Analg, 2008, 106(1): 240−248.

[4] Wong A Y, Irwin M G. Large venous air embolism in the sitting position despite monitoring with transesophageal echocardiography[J]. Anaesthesia, 2005, 60(8): 811−813.

[5] 冷同嘉, 赵毅, 张炳熙, 等.泮库溴铵对中耳-乳突手术面神经监测的影响[J].临床耳鼻咽喉科杂志, 1999, 13: 490.

[6] 庄心良, 曾因明, 陈伯銮.现代麻醉学[M].3版.北京: 人民卫生出版社, 2003: 1162.

[7] Jacob A, Robinson L L, Bortman J S, et al. Nerve of origin, tumor size, hearing preservation, and facial nerve

outcomes in 359 vestibular schwannoma resections at a tertiary care academic center[J]. Laryngoscope, 2007, 117: 2087-2092.

[8] Battista R A. Gamma knife radiosurgery for vestibular schwannoma[J]. Otolaryngol Clin North Am, 2009, 42: 635-654.

[9] Conley G S, Hirsch B E. Stereotactic radiation treatment of vestibular schwannoma: indications, limitations, and outcomes[J]. Current Opinion in Otolaryngology & Head and Neck Surgery, 2010, 18(5): 351-356.

[10] Tufarelli D, Meli A, Alesii A, et al. Quality of life after acoustic neuroma surgery[J]. Otology & Neurotology, 2006, 27: 403-409.

[11] Sweeney P, Yajnik S, Hartsell W, et al. Stereotactic radiotherapy for vestibular schwannoma[J]. Otolaryngol Clin North Am, 2009, 42: 655-663.

[12] Tufarelli D, Meli A, Labini F S, et al. Balance impairment after acoustic neuroma surgery[J]. Otol Neurotol, 2007, 28(6): 814-821.

[13] 李善泉, 周梁. 颅底疾病诊断与治疗[M]. 上海: 科学技术文献出版社, 2000: 163-409.

[14] 李玉欣. 最新耳鼻喉头颈外科临床护理精细化操作与优质护理服务规范化管理及考评指南[M]. 北京: 人民卫生出版社, 2011: 97-101.

[15] 沈少曼, 张智丽, 刘尧. 脊椎内固定治疗腰椎滑脱椎体骨折手术配合[J]. 中华现代护理学杂志, 2005, 2(8): 736.

[16] 田巧珍. 侧颅底外科手术患者的围手术期护理. 中国实用护理杂志, 2007, 23: 24-25.

[17] 王薇, 程立新. 经迷路入路听神经瘤切除术的围手术期护理[J]. 中华现代护理杂志, 2010, 16(33): 4057-4058.

[18] 夏俊灯, 张爱琴, 杨惠清, 等. 听神经鞘瘤患者术后并发症的预防与护理[J]. 护士进修杂志, 2008, 23(21): 1985-1986.

[19] 叶文琴, 朱建英. 现代医院护理管理学[M]. 上海: 复旦大学出版社, 2004: 318-321.

[20] Sterkers J M. 听神经瘤及其他岩骨疾病的耳神经外科学[M]. 赵全义译. 成都: 四川科学技术出版社, 1993: 93.

第十章

听神经瘤的立体定向放射治疗

第一节 | 放射治疗的历史进展

肿瘤放疗至今已有100多年的历史,最早可以追溯到1895年伦琴发现X线,1896年居里夫妇发现镭并于3年后将其应用于乳腺癌的治疗。在放疗初期,使用镭管或镭模直接贴敷肿瘤,或用镭针插入肿瘤进行组织间放疗,即近距离放疗。然而这些方法只适用于表浅的肿瘤,或自然腔道能进入部位的肿瘤。在外放射放疗设备出现后,近距离放疗逐步被减少使用,然后整个放射治疗的历史从普通放疗发展至适形放疗,到调强放疗,再到三维放射治疗。

对于听神经瘤,若采用普通放疗,通常疗效较差,且对周围组织损伤较重。随着CT以及MRI技术的飞速发展,20世纪50年代,瑞典学者Lars Leksell首先提出立体定向放射治疗方法,通过将放射线从不同方位定向准确照射病灶,在病灶中心形成大剂量聚集效果,减少周围正常组织的损伤,促使病变组织坏死,从而替代手术达到切除肿瘤的效果。1969年他第一次将其应用于治疗听神经瘤,听神经瘤的治疗不再局限于单纯手术和随访观察,立体定向放射治疗成为相当重要的一种治疗方法,实现了该病治疗上的多元性和个性化。随着计算机、物理学等学科的不断发展,放射治疗的未来必将变得更精确以及更个体化。

第二节 | 放射治疗的装置设备及其技术

目前听神经瘤放射治疗技术主要包括伽马刀、X刀、Cyberknife立体定向系统及质子立体定向放疗技术等,其中伽马刀运用最广泛,下面介绍这几种常用的放疗方法。

一、伽马刀

自1968年瑞典的Elekta公司推出第一台伽马刀,至今已经过4代发展,目前临床上普遍使用的是第三代伽马刀。它是在直径为2 m的半球源体环形排列201个钴60活性放射源,其总活性达6 600 Ci,每分钟可发射4.7 Gy,采用静态聚集法,利用准直器使所有伽马束集中于半球中心点,尽管单束射线剂量并不能达到听神经瘤的照射强度,但其剂量聚集效应可在肿瘤中心产生破坏作用,而周围正常组织则反应轻微(图10-1)。

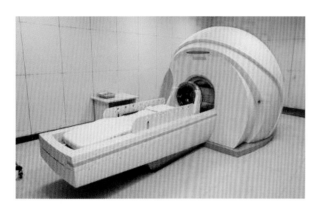

图10-1　伽马刀

为了达到对肿瘤控制和减少脑神经损伤的要求,目前大部分放疗机构均选择12～15 Gy的较低边缘剂量,平均使用13 Gy。Flickinger研究发现12～13 Gy较低边缘剂量可使脑神经损伤症状延迟2～3年出现,而Beegle也证实了照射剂量与脑神经损伤的相关性。

作为听神经瘤放疗的主要方法,关于伽马刀治疗效果的报道很多,一般采用门诊单次照射即可,照射后,其术后肿瘤控制率(肿瘤不继续生长或缩小)达95%以上,术后面神经功能保留＞90%,听力保留率可达42%～77%,而其他并发症(包括眩晕、头痛等)的发生率均极低。

除治疗听神经瘤外,伽马刀还可以应用于三叉神经鞘膜瘤等其他脑神经肿瘤治疗、脑胶质瘤综合治疗、脑恶性肿瘤术后复发治疗及三叉神经痛的立体定向射频治疗等。

二、X刀

由于受到伽马刀在价格上的限制,颅内立体定向放射手术的其他途径受到了重视和发展。X刀即是在20世纪80年代基于颅内肿瘤的临床要求而发展起来的。它依托医用电子直线加速器所产生的MV级X线外照射脑部立体定向放射治疗设备,利用非共面多扇形扫描原理和非共面多弧照射方式,实现X线在靶区的聚集形成超高剂量累积,而在靶区外形成低能量区,产生外科手术刀对肿瘤的切除效果。Colombo报道利用医用电子直线加速器的X线,结合电子计算机和专用的准直器与立体定向系统,使照射源围绕患者头部等中心点移动旋转,其射线集中于一点,而取得与伽马刀同样的治疗效果(图10-2)。

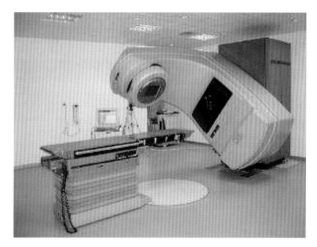

图10-2　X刀

相对于伽马刀,X刀具有以下优点:① 设备简单、价格便宜,只需在普通放疗设备基础上添置加速器配套装置即可开展,同时结合3D适形放射治疗设备,提高精确性,可减少周围组织损伤;② 其放射源非伽马刀所用的钴60,一般不随使用时间而衰减,对环境污染小;③ 灵活性好,可分次照射,避免大剂量单次照射所引起的脑神经和血管并发症;④ 适用范围较广,可治疗桥小脑角内25 mm以上肿瘤。

近年来X刀发展迅速,其较高的局部肿瘤控制率和术后低并发症率令人满意,但由于其对肿瘤控制的随访时间有限,且控制系统复杂,靶区较大、精度较伽马刀差（误差：X刀为±0.5mm，伽马刀为±0.1mm），易损伤周围正常组织，故其适用范围和长期效果有待进一步观察。

三、Cyberknife立体定向系统

Cyberknife，又称赛博刀或射波刀，是一种图像引导立体定向放射外科及精确放射治疗系统，由美国Stanford大学医疗中心John Adler于1992年研发，是继伽马刀之后最新的颅内肿瘤微创放射手术。手术前，医师通过CT或MRI扫描的病灶点图像扫描于计算机中，利用整合X线影像处理系统（image process system，IPS，包括两个矩形X线摄像机）追踪患者头部运动。手术时，X线追踪系统不断把术中所摄的低剂量骨骼剖析图像与先前储存在计算机中的病灶点图像相互比较，以便决定肿瘤的正确位置，再把数据输送到机械臂，对准病灶点。治疗计划系统通过所摄取的脑部组织三维图像，计算病灶点的放射剂量（图10-3）。

与伽马刀相比，Cyberknife具有以下特点：① Cyberknife并非利用钴60放射元素作为放射源，而是利用一台轻型直线电子加速器产生6MV X线作为放射源；② 该系统设有一个三维机械臂，并把加速器依附在机械臂上，通过UNIX工作台运算，采用图像引导技术获取的低剂量三维放射图像，由CT扫描追踪肿瘤位置，然后再通过剂量计划系统以正确的放射剂量切除肿瘤，其精确性高，误差小；③ 完全不需要使用框架和头盔。

目前，已有不少学者报道了Cyberknife结合阶段式放疗治疗听神经瘤的效果。总边缘剂量达到17～21Gy，分1～3次放疗，肿瘤控制率达94%～100%，听力保留率达74%。而对放疗后的听力保留与否，有学者认为与耳蜗照射剂量有关。

四、质子立体定向放疗装置

质子立体定向放疗装置，依托近年来放射技术和设备的高速发展以及质子加速器的出现，成为立体定向放射外科的又一个研究方向（图10-4）。高能质子放射治疗由美国哈佛大学Wilson博士于1946年提出，其特点是通过范德华发生器、各型回旋加速器（包括回旋加速器、同步回旋加速器、同步或扇形聚焦回旋加速器）、直线加速器产生质子流，质子流进入人体后，形成Bragg峰，其能量集中于接近射程终点处，所以在精确定位、选择和调节质子射线能量的前提下，能够使Bragg峰处于肿瘤中心，使质子流射线对肿瘤周围的正常组织伤害达到最小。

Weber报道利用质子立体定向放疗，2年肿瘤控制率达95.3%，5年达93.6%，面神经功能保留率为91.1%，三叉神经保留率为89.4%，听力保留率为33.3%，脑积水率为3.4%；而Bush报道阶段式质

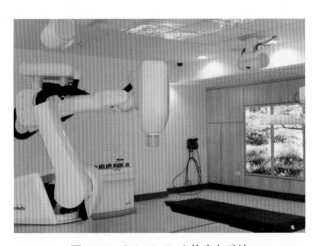

图10-3　Cyberknife立体定向系统

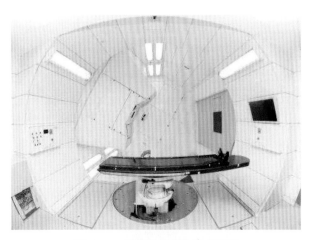

图10-4　质子立体定向放疗装置

子立体定向放疗后肿瘤控制率达96.7%,无面瘫发生,听力保留率达31%。

目前世界上已有美国、日本、俄罗斯、法国和意大利5个国家开展质子治疗肿瘤的研究,我国也正在积极开发研制质子立体定向治疗装置,但该技术并非主流放疗技术。

第三节 | 放射治疗在听神经瘤中的应用

1969年Lars Leksell首次将立体定向放射治疗应用于治疗听神经瘤,听神经瘤的治疗方法不再是单纯手术和随访观察,立体定向放射治疗成为相当重要的一种治疗方法。目前,大部分学者认为颅内直径小于3 cm的听神经瘤是放疗适应证,但也有人认为除了有高度外科手术风险的患者外,现代显微外科手术均能够达到最好的治疗效果,而放疗只是辅助疗法。

近年来随着放疗技术在精确性上取得重要发展,定向放疗能够更精确地立体定位、缩小照射野,采用超过常规放疗剂量和焦皮比的多路径照射,通过计算机治疗计划系统,提高肿瘤杀伤率,减低对周围正常组织的放射损伤。

目前听神经瘤立体定向放疗可分为两种,其一为立体定向放射手术(SRS),其二为立体定向放射治疗(SRT)。这两项技术有所不同,其主要区别在于,立体定向放射手术分割次数多为单次,每次放疗剂量显著高于常规放疗剂量;立体定向放射治疗则为多次,每次分割剂量多低于放射手术剂量,具有减轻放射性脑损伤、促使肿瘤乏氧细胞再氧化的特点。由于普遍认为分次治疗并不能提高治愈率,所以目前单次立体定向放射手术在听神经瘤放疗中占据主导位置。

目前伽马刀是听神经瘤放射治疗中最常用的技术,伽马刀具有无需开颅手术、创伤小的优点。在国外多中心的随访结果显示,伽马刀在中小型听神经瘤的治疗中取得了显著效果,其术后肿瘤控制率(肿瘤不继续生长或缩小)达95%以上,术后面神经功能保留＞90%,听力保留率可达42%～77%,而其他并发症(包括眩晕、头痛等并发症率)均极低。

但不利之处在于,由于放疗后的继发脑水肿,伽马刀不适用于巨大型肿瘤。对于中小型肿瘤,伽马刀能控制肿瘤,但不是切除肿瘤,需长期行MRI随访,与手术相比,对患者的经济条件有较高要求。目前伽马刀显示效果好,但缺乏10年甚至20年的远期随访结果,更为重要的原因是,伽马刀术后肿瘤一旦复发,再手术难度大、创伤大、面神经与肿瘤粘连程度增加,面神经功能多不能保留。

因此,对于中小型听神经瘤,我们的主要观点是首选手术或者观察。既往研究中放射治疗能够很好地控制中小型肿瘤生长,但不能排除有一部分肿瘤本身不生长的可能性。另外,有大样本多中心临床试验已经证明,虽然行伽马刀治疗后的听神经瘤长期随访结果显示面神经功能保留率高达90%以上,但是其听力保留率只有50%左右。随着显微外科技术进展,尤其是近年来术中显微镜联合内镜技术的运用,使术中保面神经、保听神经技术大大进步,中小型肿瘤手术的面、听神经功能保留率已较前大幅提高,不亚于伽马刀,而且手术可以彻底摘除肿瘤,不存在复发问题。因此,由于显微外科技术的进步,我们的策略倾向于首选观察或手术,而对于不耐受手术患者考虑做伽马刀。

立体定向放射治疗是听神经瘤治疗策略中

不可缺少的一部分,适用于以下情况:① 老年患者中小型肿瘤逐渐生长;② 不耐受手术或拒绝手术;③ 近年来对于面神经功能的日益重视,对于某些患者,肿瘤与面神经粘连紧密,可以考虑术中

近全切除肿瘤术后补充放射治疗,显微手术联合立体定向放射治疗能够充分发挥出两者优势。对于此类患者,肿瘤部分切除后辅以放射治疗,能够控制肿瘤生长,同时保留面神经功能。

第四节 听神经瘤立体定向放射治疗并发症

伽马刀属于立体定向放射手术治疗的一种,听神经瘤患者经伽马刀治疗后,不仅可在术后近期出现并发症,且由于肿瘤坏死过程长达2年,远期并发症也可在相应时间内出现,专科医师应对患者常规随访24个月。

一、伽马刀术后近期并发症

伽马刀术后近期并发症包括脑积水、瘤周水肿、各种脑神经损伤及头痛。

脑积水和瘤周水肿是伽马刀术后主要并发症,其致死性高。主要机制为放射损伤血脑屏障,使血管通透性增高,血浆外渗造成瘤周水肿,脑脊液中的蛋白质浓度也相应升高,导致吸收障碍,形成脑积水。根据报道,脑积水的发生率小于10%,Hirato报道伽马刀术后脑积水的发生率为7%,而Noren则发现术后脑积水发生率为9.2%,其中一半患者需行脑室-腹腔引流,Kondziolka认为其发生率仅为3%。治疗上,脑积水以侧脑室-腹腔引流为主。

脑神经并发症包括面瘫、听力下降、三叉神经症状和前庭神经症状。术后脑神经并发症的产生机制目前尚不能明确。可能的原因有:① 神经脱髓鞘病变;② 神经微循环改变;③ 放疗对神经的毒性反应以及反应性水肿。

Chihara发现既往手术史、肿瘤直径、肿瘤边缘剂量与术后面瘫密切相关。神经纤维瘤病2型伽马刀术后听力下降。另外,肿瘤边缘剂量也与三

叉神经症状相关。

伽马刀术后面神经并发症,除了产生周围性面瘫,对患者生活工作产生影响以外,尚有近期眼部并发症和远期的半面痉挛。许多学者对伽马刀术后面神经功能做了报道。Hirato报道术后面神经良好率达90%,Thomassin报道术后面神经功能良好率达97%,有5例患者出现半面痉挛,其中2例在3个月内出现症状。Lunsford认为面神经受到听神经瘤的压迫,位于肿瘤前方,在面神经受到较低边缘剂量照射后,可发生部分变性,但这种变性是可逆的,一般在伽马刀术后6～12个月可恢复,在829例伽马刀患者中,术后面瘫率<1%。Kondziolka随访285例伽马刀术后患者15年,其面神经功能良好率达95%。Vermeulen认为伽马刀边缘剂量将影响术后面神经功能,对于局限于内听道的肿瘤,如应用同样剂量的照射,其术后并发症率高于桥小脑角肿瘤者,所以应适当减小照射剂量以防止术后神经并发症。

保留听力是听神经瘤的立体定向放射手术或治疗的目的之一。手术前后常用美国耳鼻咽喉头颈外科学会(AAO-HNS)听力分级标准作为评价标准,其实用听力为AAO标准的A级和B级。从1969年伽马刀开始使用至今,随着术前定位方法的改进(由CT转为MRI)以及剂量计划设计的日益精确,使其术后听力保留率稳步提高,由原来的0提高到目前的80%以上。Hirato认为术后听力保留与耳蜗神经放射区域内剂量控制有关,而

Linskey则发现术后听力下降与放疗后局部血管延迟性闭塞有关。

Lunsford报道听神经瘤伽马刀术后听力保留率可达50%～77%，肿瘤10年随访控制率达97%，三叉神经症状达3%。他认为局限于内听道内的肿瘤，其术后听力保留率可高达90%以上。Hasegawa随访301例患者，伽马刀术后听力保留率达68%，面瘫率为1%，三叉神经受累率达2%，伽马刀对于体积小于15 cm³的听神经瘤疗效较好。Van报道伽马刀术后肿瘤控制率可达97.5%，听功能保留率可达83.4%，他认为将最高放射剂量降为20 Gy，既可达到对肿瘤的控制，又可提高对听功能的保留率。Iwai发现低剂量放射治疗（边缘剂量≤12 Gy）随访5年后，肿瘤控制率可达92%，实用听力保留率达56%，再次证实低剂量伽马刀手术既可达到肿瘤控制，又可达到保留听力的目的。

前庭神经并发症发生率在6%～61%，且年老者发生率较年轻者高。故在老年患者，肿瘤较小且局限于内听道内，术前伴有失代偿周围性眩晕，应慎重选择放射治疗或手术。而Thomassin则认为平衡功能障碍发生率与肿瘤大小并无关联。

文献经常报道头痛与放疗的关系，Kondziolka认为放疗后头痛发生率为2%，Thomassin报道发生率为13%，Vermeulen则发现局限于内听道内的Ⅰ期小听神经瘤放疗后头痛率可达18%，远较大听神经瘤仅3%的发生率高。

为了达到控制肿瘤和减少脑神经损伤的要求，目前大部分放疗机构均选择12～15 Gy的较低边缘剂量，平均使用13 Gy，Flickinger研究发现12～13 Gy较低的边缘剂量可使脑神经损伤症状出现延迟2～3年，而Beegle也证实了照射剂量与脑神经损伤的相关性。

二、伽马刀术后远期并发症

伽马刀术后远期并发症包括肿瘤恶性变、患者死亡和肿瘤失控制。

伽马刀放射治疗手术使用钴60作为照射源，可损伤肿瘤细胞DNA，停止肿瘤生长。理论上讲，钴放射治疗有致肿瘤恶变可能。Noren认为其发生率为0.1%，到目前为止，患者放疗后5年发生恶变的报道不多，而手术切除听神经瘤后发现为原发性恶性肿瘤者也仅见数例报道。

目前，尚无听神经瘤放疗后直接致死的报道。

而随着对照射剂量的计划控制，在保证术后肿瘤控制的前提下，减少术后并发症成为伽马刀放疗的目的。各类报道均指出伽马刀对肿瘤的控制率＞90%。但肿瘤一旦失去控制，再手术的困难引起颇多争议。一般采用迷路径路切除伽马刀术后失控制的肿瘤，但因术中在内听道口处分离肿瘤和面神经时有一定困难，不利于术后保留满意面神经功能，一般最好仅达H-B分级Ⅲ级。

（贾　欢　朱伟栋　潘　力）

参 考 文 献

［1］Beegle R D, Friedman W A, Bova F J. Effect of treatment plan quality on outcomes after radiosurgery for vestibular schwannoma［J］. Neurosurg, 2007, 107(5): 913-916.

［2］Bush D A, McAllister C J, Loredo L N, et al. Fractionated proton beam radiotherapy for acoustic neuroma［J］. Neurosurgery, 2002, 50(2): 270-273; discussion 273-275.

［3］Bush M L, Shinn J B, Young A B, et al. Long-term hearing results in gamma knife radiosurgery for acoustic neuromas[J]. Laryngoscope, 2008, 118(6): 1019-1022.

[4] Chang S D, Gibbs I C, Sakamoto G T, et al. Staged stereotactic irradiation for acoustic neuroma[J]. Neurosurgery, 2005, 56(6): 1254-1261; discussion 1261-1263.

[5] Chopra R, Kondziolka D, Niranjan A, et al. Long-term follow-up of acoustic schwannoma radiosurgery with marginal tumor doses of 12 to 13 Gy[J]. Int J Radiat Oncol Biol Phys, 2007, 68(3): 845-851.

[6] Colombo F, Benedetti A, Pozza F, et al. Stereotactic radiosurgery utilizing a linear accelerator[J]. Appl Neurophysiol, 1985, 48(1-6): 133-145.

[7] Combs S E, Thilmann C, Debus J, et al. Long-term outcome of stereotactic radiosurgery (SRS) in patients with acoustic neuromas[J]. Int J Radiat Oncol Biol Phys, 2006, 64(5): 1341-1347.

[8] Combs S E, Volk S, Schulz-Ertner D, et al. Management of acoustic neuromas with fractionated stereotactic radiotherapy (FSRT): long-term results in 106 patients treated in a single institution[J]. Int J Radiat Oncol Biol Phys, 2005, 63(1): 75-81.

[9] Flickinger J C, Kondziolka D, Niranjan A, et al. Acoustic neuroma radiosurgery with marginal tumor doses of 12 to 13 Gy[J].Int J Radiat Oncol Biol Phys, 2004, 60(1): 225-230.

[10] Hasegawa T, Fujitani S, Katsumata S, et al. Stereotactic radiosurgery for vestibular schwannomas: analysis of 317 Patients followed more than 5 years[J]. Neurosurgery, 2005, 57: 257-265.

[11] Ishihara H, Saito K, Nishizaki T, et al. CyberKnife radiosurgery for vestibular schwannoma[J]. Minim Invasive Neurosurg, 2004, 47(5): 290-293.

[12] Iwai Y, Yamanaka K, Shiotani M, et al. Radiosurgery for acoustic neuromas: results of low dose treatment [J]. Neurosurgery, 2003, 53: 282-288.

[13] Ju D T, Lin J W, Lin M S, et al. Hypofractionated Cyberknife stereotactic radiosurgery for acoustic neuromas with and without association to neurofibromatosis Type 2[J]. Acta Neurochir Suppl, 2008, 101: 169-173.

[14] Leksell L. Stereotactic Radiosurgery[J]. Neurosurg Psychiatry, 1983, 46: 797-803.

[15] Leksell L. The Stereotaxic method and radiosurgery of the brain[J]. Acta Chir Scand, 1951, 102: 316-319.

[16] Likhterov I, Allbright R M, Selesnick S H. LINAC radiosurgery and radiotherapy treatment of acoustic neuromas[J]. Neurosurg Clin N Am, 2008, 19(2): 345-365.

[17] Lunsford L D, Niranjan A, Flickinger J C, et al. Radiosurgery of vestibular schwannomas: summary of experience in 829 cases[J]. J Neurosurg, 2005, 102 Suppl: 195-199.

[18] McClelland S 3rd, Gerbi B J, Higgins P D, et al. Safety and efficacy of fractionated stereotactic radiotherapy for acoustic neuromas[J]. J Neurooncol, 2008, 86(2): 191-194.

[19] Mendenhall W M, Friedman W A, Boya F J. Linear accelerator based stereotactic radiosurgery for acoustic schwannoma[J]. Int J Radioth Oncol Biol Phys, 1994, 28: 803-810.

[20] Thomas C, Di Maio S, Ma R, et al. Hearing preservation following fractionated stereotactic radiotherapy for vestibular schwannomas: prognostic implications of cochlear dose[J]. J Neurosurg, 2007, 107(5): 917-926.

[21] Van Eck A T C J, Horstmann G A. Increased preservation of functional hearing after Gamma Knife surgery for vestibular schwannoma[J]. J Neurosurg (Suppl), 2005, 102: 204-206.

[22] Weber D C, Chan A W, Bussiere M R, et al. Proton beam radiosurgery for vestibular schwannoma: tumor control and cranial nerve toxicity[J]. Neurosurgery, 2003, 53(3): 577-586; discussion 586-588.

[23] Wowra B, Muacevic A, Jess-Hempen A, et al. Outpatient gamma knife surgery for vestibular schwannoma: definition of the therapeutic profile based on a 10-year experience[J]. J Neurosurg, 2005, 102 Suppl: 114-118.

第十一章

听神经瘤术后并发症

听神经瘤术后并发症的发生率随着手术技术的提高而日渐减少，目前在有经验的听神经瘤中心，听神经瘤手术不再是一个高风险的手术，但听神经瘤的术后并发症仍然无法完全避免，术后密切观察，及时发现，准确处理是术后并发症的处理原则。术后并发症包括术后即刻并发症、术后早期并发症、术后晚期并发症等。术后即刻并发症是指在术后24 h之内发生的并发症，起势凶猛，病情危重，必须第一时间发现并及时准确处理，否则将导致生命危险或遗留严重后遗症。术后早期并发症应尽早观察发现，若处理不佳也会导致并发症加重，甚至危及生命。术后晚期并发症，并不是术后一段时间才会出现，而是这类并发症并非危及生命，通常不需要急诊处理，但需要康复宣教，或者在一段时间后做其他相应处理。

第一节 | 术后观察与处理

术后密切观察对于预后有重要意义，可分为近期观察和远期随访。前者又可分为术后即刻观察、术后24 h后观察以及术后48 h内观察。

一、术后即刻观察

术中及术后患者苏醒过程中，应保证患者心肺功能和神经系统功能正常，可酌情延迟拔管。对于局限于内听道内听神经瘤或在桥小脑角内肿瘤直径小于1 cm者（Ⅰ～Ⅱ期肿瘤患者），苏醒后即刻拔管，在监护室严密监护患者生命体征及神经系统，密切观察脉搏、呼吸、动脉血氧饱和度。

而对于中、大型听神经瘤者（Ⅲ～Ⅳ期肿瘤患者），应视情况在重症监护室或复苏室留观24～48 h，特别观察患者意识等神经系统症状。一旦怀疑颅内出血，可立即行急诊CT检查。另外，应严密观察患者血压，防止因血压过高引起继发性颅内出血，观察有无心动过缓以评价有无脑干损伤。

此阶段的主要目标为早期发现颅内出血或血肿，以及血管性并发症。当患者在苏醒拔管后，再度出现意识不清、烦躁，或者单侧瞳孔放大，难以控制的高血压、心律不齐、心动过缓、喷射性呕吐时，应高度怀疑颅内并发症，急诊行头颅CT检查。

CT上可发现手术区高密度影（出血灶）或低密度影像（水肿）及第四脑室受压。而如果有小脑或延髓梗死灶，则根据其梗死灶的位置会出现动眼障碍、吞咽障碍、偏瘫及小脑综合征。

如果有颅内出血或血肿（图11-1），则应立即打开术腔，去除血块并止血。此时，进入桥小脑角区最快的径路为迷路径路，去除填塞的脂肪，吸出血凝块（此时，面神经裸露，易因操作而损伤）。但如果患者手术中采用的是乙状窦后径路，则会因小脑水肿遮挡而无法进入桥小脑角内，影响抢救速度，必须在手术同时使用糖皮质激素、甘露醇和利尿剂，消除脑水肿。

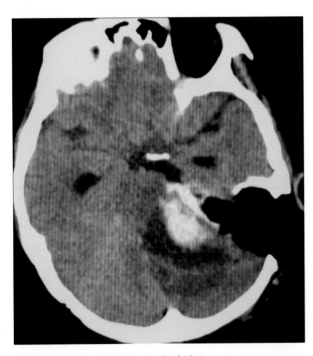

图11-1 颅内出血

当术后患者意识和心肺功能复苏后，应严密观察以下方面情况：① 意识。观察意识是否清楚，是否可遵从简单指令，如肢体活动等。② 面部肌肉运动情况。如果术中面神经未中断，则应根据H-B分级系统评估。但应注意，因为麻醉和头部绷带固定的原因，术后即刻观察有无面瘫和面瘫的分级往往不准确，应在术后72 h左右观察。③ 眼睛。观察瞳孔大小、对光反射、眼睑是否能闭合、是否有眼球外展麻痹、角膜反射是否减弱、是否有眼震。④ 前庭功能。观察是否有眩晕、呕吐。⑤ 体温。⑥ 尿量。⑦ 水电解质平衡。⑧ 腹部取脂伤口情况。观察引流管是否通畅，有无切口周围皮肤淤青、腹壁血肿。

目前临床上对于术后是否需要带管过夜尚有争议，很少有患者可以完全耐受清醒带管，这时如果使用镇静药物，会影响术后意识、神志和四肢肌力情况的观察，仅能靠瞳孔大小来判定是否有颅内出血；如果不使用镇静药物，患者易烦躁，血压升高，容易引起术腔出血。因此，对于术中脑干和小脑前下动脉无明显损伤的患者，一般术后彻底清醒后拔管；对于需要带管过夜的患者，不少机构会在术后当晚进行一个头颅CT检查后镇静过夜。

二、手术24 h后观察

如果意识清醒，无神经系统障碍，术后24 h可转回普通病房进行观察。

术后24 h，继续观察生命体征，以及术后即刻观察的内容。拔除留置导尿。如果患者清醒、生命体征稳定，可嘱其喝少量纯净水，如无呛咳，可拔除鼻胃管，开始流质饮食。但如出现误咽、呛咳，应予以足够重视。之后如无特殊情况，患者可逐步正常进食，饮食以有营养、易消化为原则，可少量多餐。

术后卧床2日，但允许患者在床上活动，如翻身等。四肢活动不受限制，防止发生压疮、坠积性肺炎、深静脉血栓、肺血栓等。如遇患者发热、咳嗽、痰多等，应摄胸片，观察热型，积极治疗。

三、手术48 h后观察及并发症处理

术后48 h，应开始建议患者取半坐位或坐位，严密观察患者术后生命体征，直至术后1周。这时需要预防和处理脑水肿，脑水肿在术后48～72 h达到高峰，患者往往出现倦怠、嗜睡、淡漠，甚至昏迷，肢体运动障碍和感觉障碍也是常见。脑

水肿往往伴随脑缺血，术中需减少损伤脑组织，避免损伤小脑前下动脉，术后不使用止血药物，术后第2日可以酌情使用丹参或低分子右旋糖酐改善微循环，术后可使用人体白蛋白和呋塞米减轻脑组织和细胞水肿。维持患者术后血压，防止脑灌注不足。一般经积极预防和处理，脑水肿多在术后3～5日好转。

术后脑脊液漏是听神经瘤术后常见并发症，通常出现在术后第1～8日，有些患者甚至出现在术后1个月，脑脊液漏容易引起颅内感染，因此及时发现并处理脑脊液漏是术后观察的关键。

听神经瘤术后发热并不常见，在创伤较为严重的病例中，术后会出现持续低热，与脑组织尤其是小脑损伤后炎症因子反应有关，术腔过多填塞止血材料也是术后发热的原因。罕见大肿瘤手术损伤严重者出现体温调定点改变，术后第2日起持续高热，一般会持续1周，这时需使用冰毯、冰帽、镇静安眠，降低脑消耗，这类患者往往伴随严重颅脑并发症，并有后遗症状，需要长时间康复锻炼。术后5日起出现发热往往提示颅内感染，表现为38℃以上的高热，脑膜刺激征在早期并不明显，很多患者精神好，意识清晰，除了发热无其他表现，这时需要尽早腰椎穿刺确诊。颅内感染尽早发现，使用能通过血脑屏障的敏感抗生素多能迅速控制，需要注意的是，激素的使用会掩盖发热症状并导致感染加重，因此术后一般使用激素2～3日就应停药。严重感染需要腰大池持续引流并鞘内注射敏感抗生素，控制感染的同时需要考虑有无感染源，常见的是脑脊液漏的存在并积极处理。

术后一般恢复良好的患者，一般3日可以下床活动，1周可以出院。

第二节 常见术后并发症

听神经瘤位于桥小脑角区，必须通过一些径路到达并摘除；桥小脑角区的解剖结构本身非常复杂，而肿瘤又常与重要的脑组织、血管、静脉窦及脑神经粘连，因此听神经瘤手术可能会出现一些并发症。极为重要的是，手术医师必须熟练掌握侧颅底外科的手术技巧，以预防为主，熟悉听神经瘤术后可能出现的并发症，一旦出现应积极处理。

一、脑脊液漏

脑脊液漏［cerebrospinal fluid (CSF) leakage］是听神经瘤手术后常见的并发症。发生率各家报道不一，为0～20%。而随着手术者经验的不断增加，其发生率有下降趋势。通常出现在术后1～8日，有些患者甚至出现在术后1个月。其中1/3伴发脑膜炎，常伴有低颅压性头痛、听力下降、颅内血肿、脑积水等。

1. 形成原因　脑脊液漏的形成与肿瘤的大小、患者先前有无放疗和（或）手术史、手术径路、岩骨气化程度，以及全身状况等因素有关。脑脊液漏常见的有切口漏、耳鼻漏。最常见的脑脊液漏是切口漏。

通常肿瘤较大时，迷路径路中硬脑膜切口大，且常常要将脑膜切除一部分，导致较大的脑膜缺损，脑脊液漏的发生率较高。再次手术或放疗后手术的患者，脑膜与周围组织、肿瘤及填塞物（如脂肪或肌肉）广泛粘连，往往要将脑膜与周围粘连组织一并切除，往往会导致脑脊液漏。老年患者脑膜质地较脆，切开后难以拉拢缝合，且伤口愈合能力较青壮年患者差，脑脊液漏发生率高；当老年患者合并慢性支气管炎、便秘或前列腺肥大时,常需用力咳嗽或排泄,会增高颅内压,更容易引起脑脊液漏。

当鼓窦入口或岩骨气房未封闭时,脑脊液可沿咽鼓管流到鼻咽部,形成耳鼻漏。以迷路径路为例,脑脊液可通过上鼓室经砧骨周围进入中耳腔,或是在镫骨脱位时经卵圆窗漏出。如为乙状窦后径路,则常通过硬脑膜切口、乙状窦周围气房、内听道底、迷路旁气房漏出。如果有鼓膜穿孔,也会有脑脊液耳漏,但这种情况很少见。

不同的手术径路对脑脊液漏发生率的影响不同,目前尚没有权威的比较研究。通常迷路径路的脑脊液漏的发生率略高于乙状窦后径路,颅中窝径路发生率最低。近年来,迷路径路脑膜关闭技术的改良,已将脑脊液漏的发生率降至1%以下。

2. 临床表现　如果脑脊液切口漏,会出现切口下液体积聚,或者切口外面的敷料被浸湿。切口漏和耳漏容易发现,鼻漏症状往往不典型,表现为清水样鼻涕,量可多可少,量少时往往仅表现为咽部有咸味,或有夜眠时咳嗽,所有患者出院前均需进行胸膝埋头动作,确定无脑脊液鼻漏后方能出院,与脑脊液漏同时出现发热时要高度怀疑细菌性脑膜炎,应积极处理。若合并细菌性脑膜炎则出现发热、头痛,以及典型的脑膜刺激征,如颈项强直、布氏征、克氏征阳性等(图11-2)。

3. 诊断　一旦怀疑脑脊液漏,则需明确三个问题:① 是否是脑脊液? 如果切口下积液可以穿刺,脑脊液通常为无色澄清液体。如果是耳鼻漏,通常患者有咳嗽。脑脊液量不多时常无自觉症状。脑脊液定性可以通过糖含量测定、纱布显示和 β - 转铁蛋白的测定加以鉴别。在听神经瘤患者出院前应使其坐位低头至膝盖观察有无液体从鼻腔流出,也可通过压迫颈内静脉增加颅压观察。② 漏的位置? 一般根据临床表现,结合内镜和影像学检查容易确定。③ 漏口的大小? 漏口大属于高流

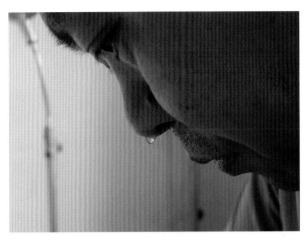

图11-2　脑脊液鼻漏

量漏,漏口小则属于低流量漏,可通过腰椎穿刺测脑脊液的压力来判定。前者脑脊液压力低,后者脑脊液压力高。

4. 预防　脑脊液漏的预防,即听神经瘤手术的伤口关闭技术,各家经验不同。术前分析颞骨CT对于防止脑脊液漏十分重要,但并非所有的迷路旁气房都能在CT上显示。所以,在术中应采取相应措施防止脑脊液漏。

中耳乳突气房和咽鼓管的封闭,消灭与外界的自然腔隙和孔道对于脑脊液漏的预防至关重要。既往迷路径路手术中常规去除外耳道后壁,去除鼓膜、锤砧骨和鼓室黏膜,用骨蜡封闭咽鼓管鼓口,鼓室填塞腹部脂肪,并关闭外耳道(blind sac closure),能够完全封闭脑脊液与外界的通道,但创伤较大,延长手术时程。近年来在迷路径路中,不打开中耳,用骨蜡封闭鼓窦入口,可以取得良好的效果,同时需要用骨蜡封闭打开的前庭腔、迷路下气房,以及岩骨背面可能有的细小气房。这样处理足以避免脑脊液漏,可以缩短手术时间、减少手术创伤。但遇到特殊情况,如颞骨气化非常好、鼓室内有慢性炎症时,也可采取封闭咽鼓管和外耳道的方法预防脑脊液漏。要注意的是,鼓窦入口或咽鼓管不能用脂肪封闭,因为用脂肪可能出现封闭不严,而且在接触空气后脂肪容易被吸收。

早期迷路径路手术时，多不缝脑膜，直接用脂肪填塞，这种方法不能使脂肪嵌顿在脑膜切口，且脂肪易进入桥小脑角，压迫脑干并影响脑脊液循环。近年来，手术关闭时通常将后颅窝硬脑膜拉拢缝合2～3针，形成脑膜缺口，在膜缺口处填塞脂肪并嵌顿，可以明显降低脑脊液漏的发生率。

根据缺口大小，用3～4根长条形的脂肪填塞，一端伸向硬脑膜缺口，而大部分脂肪在缺口外、乳突腔内。注意脂肪不能太向内，避免压迫桥小脑角的结构，影响脑脊液循环。

在乙状窦后径路中，颅骨窗缺损处可以用骨粉、脂肪或钛板封闭。但需注意的是，如果用骨粉填塞封闭，在出现脑脊液漏时，颅内压随呼吸增减，导致脑脊液如潮汐般往复运动，骨粉容易被带入桥小脑角。骨粉可阻塞蛛网膜颗粒，引起脑脊液吸收障碍，导致脑脊液循环障碍、脑积水，这时通常需要脑室外引流或脑室腹腔引流方能缓解。因此，颅骨窗缺损用脂肪封闭要比骨粉安全。而钛板的价格较高。

在骨窗磨好以后，打开硬脑膜之前，用骨蜡将乙状窦之前的乳突气房，以及骨窗其他边缘的气房完全封闭。肿瘤摘除完毕后，一定要将硬脑膜水密性缝合。用专用的硬脑膜缝线紧密缝合，如果仍有脑脊液流出，可在缝合的两针之间用肌肉嵌顿填塞。确定没有脑脊液流出之后，再用脂肪填塞，可以浇注少量生物胶。

在迷路径路、乙状窦后径路手术中，皮瓣、肌骨膜瓣切口或硬脑膜瓣切口应错开不要重叠。并分三层（硬脑膜、皮下组织、皮肤）关闭伤口。

术后伤口加压包扎，不必每日换药，可术后2～3日解开，然后继续包扎。缝线9～10日拆除。

正常的活动并不增高脑脊液漏的发生率，但在用力、屏气和咳嗽时脑压突然升高，有脑脊液漏的可能。术后常规卧床2～3日，止咳、润肠、忌用力。并不需要绝对静止卧床，允许患者头部适当转动、翻身。

5. 处理　如果出现脑脊液切口漏，首先应采用保守处理。头高位（30°）卧床、局部加压包扎。降低颅内压，用甘露醇125 ml，q8h静脉滴注2～3日，之后减量至125 ml，q12h静脉滴注2～3日。口服醋氮酰胺（乙酰唑胺），以减少脑脊液生成。经处理后切口漏通常在3日左右治愈。与切口漏不同，脑脊液耳鼻漏难以通过加压包扎处理，且细菌易经鼻部逆行感染致脑膜炎。切口漏不愈，甚至出现发热、头痛，则需腰椎穿刺，留取脑脊液做常规和生化检测有无颅内感染，并监测脑脊液压力。出现颅内感染须全身及鞘内使用敏感抗生素。正常脑脊液压力为6～15 cmH$_2$O，若压力<6 cmH$_2$O，往往意味着脑脊液漏口较大，脑脊液漏出量多，多需手术治疗；若压力>15 cmH$_2$O，可蛛网膜下隙置管持续脑脊液引流3日，引流量150～250 ml/d，再次测压如仍>15 cmH$_2$O，则可考虑行脑室腹腔引流。若压力为11～15 cmH$_2$O，切口漏则需打开原切口探查，重新填塞脂肪修补漏口。

如果脑脊液耳鼻漏经过伤口加压包扎之外的上述处理，观察3日难以奏效，或者脑脊液漏较多1～2日，也应重新打开伤口，仔细辨别并处理乳突和沿内听道所有开放的气房，用骨蜡、结缔组织或生物胶彻底封闭。在重新手术之前，应做颞骨CT扫描，排除脑积水，有时也会发现脑脊液漏的瘘口。

术后发生脑脊液耳鼻漏，如果漏液量很多，建议尽早行腰大池引流，如果是因为乳突气房封闭不好，硬膜未达到严密缝合引起，通常腰大池引流3～5日即可，硬膜上小的漏口会逐渐封闭，脑脊液漏会消失。但是，如果是内听道后壁气房未封好，则脑脊液漏即使引流亦很难消失，如果引流5日后脑脊液漏还未好转，则需考虑再次手术探查漏口。腰大池引流期间，患者平卧于床，可翻身，每日注意脑脊液引流的量和颜色，每日一般可控制在300 ml左右，如果患者有头痛，多考虑是低颅压引起，可减少引流量。引流5日后可夹闭腰大池

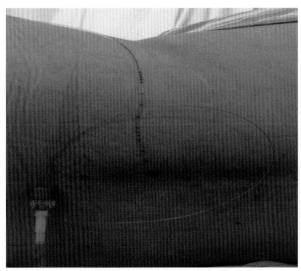

图11-3　腰椎穿刺留置持续引流

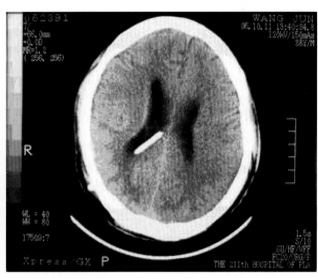

图11-4　脑室腹腔引流

引流管,让患者行走,观察有无脑脊液的发生,如没有可考虑拔除腰大池引流管(图11-3)。

观察5日难以奏效,或者脑脊液漏较多1～3日,应尽早行手术修补。如为乙状窦后径路所致脑脊液漏,应探查硬脑膜缝合处以及乙状窦周围气房;如为迷路径路所致,则应去除中耳腔内结构,刮除中耳腔黏膜,用骨蜡封闭咽鼓管鼓口,切除外耳道内侧段并封闭外耳道,重新填塞脂肪。有时,在顽固复发性脑脊液漏,尚需磨除耳蜗,轮廓化颈内动脉,去除颈内动脉周围气房。

重新手术之后,继续放置腰椎穿刺引流管2～3日。持续应用抗生素,直到拔除脑脊液引流管。如果腰椎穿刺引流管周围出现脑脊液漏,应拔除引流管,改为每日腰椎穿刺。腰椎穿刺时应严格无菌操作。

经过以上处理,绝大多数的脑脊液漏均能治愈,罕见持续不愈的脑脊液漏者或梗阻性脑积水,需行脑室腹腔分流(图11-4)。极为罕见的大范围颅底缺损所致顽固性脑脊液漏需行皮瓣修复颅底缺损方能治愈。

二、脑膜炎

脑膜炎(meningitis)常于术后5～7日高发,目前发生率约为1%。它可分为无菌性脑膜炎和细菌性脑膜炎两种,以前者较为常见。

1. 主要原因　无菌性脑膜炎主要为血液、骨粉污染蛛网膜下隙所致,或手术中应用一些止血材料(如明胶海绵、止血纱布、速即纱等),在吸收的过程中产生无菌性炎症,引起发热。脑脊液漏易发生细菌性脑膜炎。其他原因有术后切口感染未及时处理、术后较长时间的脑脊液引流、术中无菌操作不严格、鼻窦和鼻咽等鼻源性感染。

2. 临床表现　脑膜炎的诊断包括临床症状、体检和生化检查。临床表现有:①感染症状,寒战、高热(39～40℃)。②脑膜刺激症状,持续性头痛(易被水电解质紊乱所致意识障碍、畏光等症状所掩盖)、喷射状呕吐、烦躁不安、抽搐,重者嗜睡、谵妄、昏迷。③专科体检可发现全身皮肤感觉过敏、颈项强直、Kernig征阳性等。④腰椎穿刺是诊断的金标准。脑脊液大体观呈混浊、米汤水样;直接镜检、细菌培养可发现细菌;生化检查可发现蛋白质增加和糖量减少,出现可溶性抗原(肺炎球菌、嗜血杆菌、脑膜炎球菌、链球菌B等)。在脑脊液清澈而怀疑细菌性脑膜炎时,可查脑脊液乳酸量,正常时＜15 mg/100 ml,升高时提示细菌性脑膜炎。⑤其他指标还有脑脊液pH、脑脊液氧分压。细菌性脑膜炎可并发脑炎、脑室炎、脑脓肿。

无菌性脑膜炎常见的症状有头晕、头胀感或沉重感,可有持续发热,无脑膜刺激症。

3. 诊断　细菌性脑膜炎依据典型的临床表现、中枢感染征象和神经系统体征,腰椎穿刺脑脊液常规、生化及培养检查可确诊。无菌性脑膜炎的脑脊液常规、培养检查可为阴性。

4. 预防

(1)术前预防性应用抗生素。

(2)手术室无菌,严格无菌操作。

(3)减少手术室人数。

(4)缩短颅内肿瘤摘除的时间。

(5)如果保守治疗脑脊液漏不能奏效,不应延长脑脊液引流时间,而应早期再次手术修补瘘口。

5. 处理　脑膜炎要积极寻找病因,尤其是观察并积极处理脑脊液漏。

腰椎穿刺当天做脑脊液细菌培养,以后每隔48 ~ 72 h复查。疑为感染源的鼻腔、口腔、鼻咽部也应取标本做细菌培养。全身运用和椎管内注射敏感的、易通过血脑屏障的抗生素。但抗生素的使用时间的长短与感染率下降并非成正比,有时脑膜炎不易控制,病程时间较长。如脑脊液检测指标显示较为严重的感染,应及早行腰大池穿刺引流。

三、颅内出血或缺血梗死

(一)颅内出血

1. 常见原因　术中止血不彻底;术中小脑组织牵拉过重,术中释放脑脊液导致降颅内压过快,发生术区或远隔部位的出血,形成血肿;麻醉结束前后的血压波动过大;麻醉清醒过快、拔管不及时,患者持续躁动不安、血压升高过快。

2. 临床表现　出血分为动脉出血(脑膜中动脉、小脑前下动脉及其分支)、静脉出血(基底静脉、枕静脉、Labbé静脉)和静脉窦(乙状窦、横窦、岩上窦、岩下窦和上矢状窦等)。动脉性出血往往意味

着术中止血不彻底,多在术后早期出现。出血部位可分为脑实质内出血、硬膜下出血和硬膜外出血。

颅内出血常于术后即刻或术后1 ~ 2 日发生,会引起偏瘫、脑疝,甚至死亡。

3. 诊断　听神经瘤术后应严密观察患者的意识、生命征象(血压、脉搏、呼吸)、瞳孔的变化、颅内压增高征象(头痛、呕吐、视神经乳头水肿)。

颅内出血的临床表现早期往往是意识的改变,以及一些生命体征的变化,因此如无特殊情况术后应拔除麻醉套管,保持患者清醒,以便更好地观察。

如担心患者苏醒时躁动,保留麻醉套管,而在患者清醒前必须密切观察瞳孔改变、呼吸情况。瞳孔改变往往是术后早期颅内出血的唯一征象。患者清醒后必须密切注意生命体征、意识状态、四肢肌力等,若患者未苏醒或苏醒后又陷入昏迷,应高度怀疑颅内出血。

怀疑颅内出血,尽快行CT检查。

4. 预防

(1)术前对肿瘤的出血量全面客观的评估(MRI、高分辨率CT),做好输血准备(包括红细胞、血小板、凝血因子和冻干血浆)。

(2)术前必须检查患者有无引起凝血功能障碍的疾病,或服用干扰凝血功能的药物。

(3)肿瘤摘除完毕,应升高患者的动脉血压,以及用温盐水冲洗桥小脑角,以观察有无出血。压迫患者腹部可以升高静脉压,有时会使一些烧灼切断的静脉血管重新开放。

除此之外,术中仔细操作、止血彻底、不过多牵拉周边正常组织是最重要的预防颅内出血的措施。

5. 处理　很多机构建议听神经瘤术后6 ~ 8 h行常规头颅CT检查,如有早期颅内出血可及早发现,一般听神经瘤术后出血多发生在术后8 h内。出血分三种类型,一种是瘤腔渗血,对于此种出血的处理,正常情况下幕下出血10 ml,就

是手术清除血肿的适应证，但是对于一些大型的听神经瘤，手术后CPA空间很大，少量出血集聚在瘤腔内，不会增加颅内压，患者神经功能平稳，可以密切观察，暂时不手术。第二种是术中牵拉小脑，或静脉损伤造成的小脑内血肿，此种出血病情进展快，出血及挫伤的脑组织，水肿的脑组织造成急剧的颅内压升高，患者很快出现枕骨大孔疝，呼吸循环停止。必须马上手术清除血肿，进行减压。第三种血肿是硬膜外血肿，往往发生在幕上，由于术中释放脑脊液速度过快导致，这种血肿术中即可发现，手术时即可发现颅内压力增高，小脑膨出于骨窗外，此时需马上停止手术，行CT检查确定血肿部位后，急诊清除血肿。颅内出血是非常危重的术后并发症，必须早期发现方有机会挽救患者生命。应当知道，如果病情凶险，只有迷路径路手术后才能在床边打开术腔取出脂肪、减压。乙状窦后径路由于术后小脑肿胀，难以到达桥小脑角，患者即便早期发现颅内出血，也往往预后不良。

（二）缺血梗死

缺血梗死（infarction）出现于：① 动脉血栓形成、出血或痉挛；② 过多的脑组织操作，或电凝；③ 一些情况下静脉阻塞。相对于及其危重的颅内出血，缺血梗死出现时间较晚，且病情发展较为缓慢，但表现多样，诊断困难，致残率高。

小脑前下动脉与听神经瘤关系密切，是桥小脑角最重要的血管。阻断其血流将引起脑桥广泛梗死，导致轻瘫、偏瘫，甚至死亡。听神经瘤手术中如切断此动脉或术中牵拉等操作造成此动脉痉挛，均可引起小脑前下动脉阻塞综合征（Atkinson综合征）。图11-5小脑前下动脉损伤后，引起的脑功能区障碍和临床症状。大肿瘤可能会接触椎基底动脉系统，尽管对它的损伤并不常见，但有时会出现血管痉挛。

以上症状较为常见的有周围性面瘫、晕动症

及耳鸣耳聋等。但在部分病例由于小脑上动脉或小脑后下动脉与小脑前下动脉没有吻合支，小脑前下动脉损伤后会出现严重的脑干和上部延髓缺血，导致意识障碍、呼吸紊乱，甚至死亡。

一些静脉系统的阻塞可导致部分脑区的静脉性梗死。其中最重要的是Labbé静脉。在桥小脑角手术中，Labbé静脉很少被碰到，但如果乙状窦被损伤需要阻塞时，过多填塞止血纱布会引起横窦远端阻塞，而那里正是Labbé静脉回流处。Labbé静脉是收集大脑颞叶血液回流的主要静脉，一旦损伤可出现较为严重的症状。其主要症状有失语、失写、脑水肿、精神状态改变，甚至死亡。失语多为混合性，一般发生在术后1～3日，3～5日时达高峰，2周左右基本恢复正常。此外，还有失用、失写和失读症，部分严重者可合并嗜睡、反应迟钝和记忆力减退。失语中感觉性失语较运动性失语更易发生，感觉性失语以命名性失语最常见。出现这些并发症的主要原因与静脉阻断后引流区静脉回流受阻和局部水肿有关，这也是造成远隔

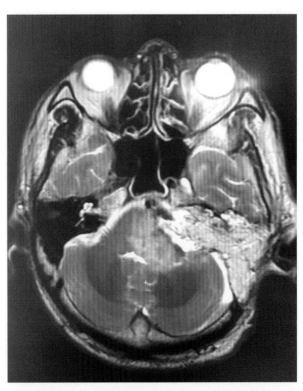

图11-5A　听神经瘤术后小脑及脑干缺血改变

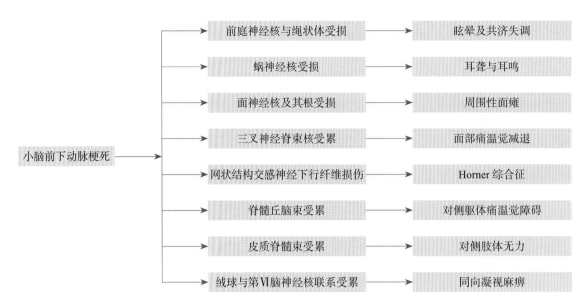

图 11-5B　小脑前下动脉损伤后，引起的脑功能区障碍和临床症状

部位失语的原因。幻视或偏盲、偏瘫及肢体抽搐也不罕见。

由手术牵拉造成脑组织的损伤可加重失语和脑水肿。另外，在 Labbé 静脉损伤时再牵拉脑组织会增加静脉压，从而引起额外的脑损伤。术中应尽量保护 Labbé 静脉，特别是优势半球的那一侧。

Labbé 静脉破裂后的处理包括静脉吻合重建，难度大。局部伤口灌注激素，进行相应的对症处理等。

四、神经缺血综合征和血管痉挛

神经缺血综合征和血管痉挛的发生率为 2%～5%。

1. 有关的原因

（1）肿瘤的大小。

（2）术中牵拉。

（3）麻醉及术中用药，应避免长时间低血压、高碳酸血症、血液黏度过高。

（4）供血动脉、引流静脉损伤。

（5）术腔积血。

2. 临床表现　临床表现有失语、失写和失读症；躁狂、兴奋、抑制、淡漠；嗜睡、反应迟钝和记忆力减退；幻视或幻听；偏瘫及肢体抽搐；癫痫发作。

3. 诊断　术前、术后 CT、MRI 对比，经颅多普勒超声（TCD）可以协助诊断。

4. 预防和治疗

（1）麻醉用药选用具有保护脑组织的，如异氟烷、依托咪酯、丙泊酚等，可降低缺血。

（2）减少对脑组织的牵拉，减少在脑组织表面的操作和电凝。

（3）防止脑血管痉挛，即扩容、升压和血液稀释的 3H 疗法。

（4）术中局部或动脉内罂粟碱治疗，改善局部血供。

五、头痛

头痛是听神经瘤术后最常见的并发症，有报道认为发生率高达 85.4%。一般在听神经瘤术后头痛的发生率为 30%～40%，可分为 4 种情况：① 偶尔疼痛；② 几乎每天都头痛；③ 每天头痛且需要服用药物；④ 头痛严重影响日常生活。但绝大多数头痛为一过性或暂时性的，仅有极少部分病例在术后随访时仍抱怨头痛。头痛多见于青年病例，通常年龄低于 40 岁，女性略多。与肿瘤的大小无明显相关性，但与手术径路有关，最常见于乙状窦后径路听神经瘤术后。

1. 原因　术后头痛的原因有多种，但在患者术后早期出现头痛时，首先应考虑的是脑膜炎，需观察患者有无恶心、呕吐、发热或意识改变，颈项强直并不是脑膜炎独有的表现。由于术中切断部分颈部肌肉，一部分患者手术后会出现颈项强直，难以鉴别时应做腰椎穿刺脑脊液检查。

颅内压高和颅内压低都会引起头痛，低颅内压的头痛时患者往往描述是头颅空痛，在临床上比高颅压更常见，但需手术医师根据具体手术情况分析。

切口的创伤引起枕部神经的损伤并向项背放射。颅骨的损伤引起创伤性骨炎。硬脑膜的牵拉等也是术后头痛的原因。

术后头痛尤其是术后长期顽固性的头痛多是由于术腔血液和骨粉的沉积，引起血管痉挛以及蛛网膜颗粒吸收骨粉后导致的无菌性蛛网膜炎。有报道认为乙状窦后径路术后头痛的发生率为60%，就是因为该径路在打开脑膜后还需磨钻内听道后唇，导致骨粉沉积在桥小脑角深部，即使术中在打开内听道时用明胶海绵保护小脑和脑干，术后头痛的发生率仍高于迷路径路。

2. 预防和处理　术中避免过多地牵拉脑组织，及时冲洗骨粉和积血。术后防止脑血管痉挛，可用白蛋白、低分子右旋糖酐、多巴胺等。术后镇静剂和镇痛剂应慎用。一般使用对乙酰氨基酚、可待因、舒马普坦等药物可有效控制头痛，对于头痛引起心理障碍者，应早期请精神科医师干预。

六、术后癫痫

术后癫痫罕见，多见于颅中窝径路颞叶牵拉损伤或切除后造成硬膜下或硬膜外血肿或缺血，有时会伴有运动性失语，可通过脑电图诊断，神经科药物治疗多能控制。

七、腹壁血肿

腹壁血肿常为取脂时止血不彻底所致，因其并非位于听神经瘤的主要手术区域，术后容易被忽视而造成患者严重失血、影响呼吸功能、局部感染，甚至危及生命，所以术后观察更应警惕。术中仔细止血，常规在术中置入负压引流管，保留48小时后再取管、加压包扎，可有效防止腹壁血肿的发生。

八、术后眩晕与平衡失调

听神经瘤术后眩晕与平衡失调的发生率可达31% ～ 74%，术后2个月内发生率可高达90%，随着时间而呈减少趋势。其影响因素包括患者年龄、性别、术前是否眩晕或平衡失调等，目前较难综合评价这些因素对术后眩晕和平衡失调的影响。主要以患者的代偿、辅以前庭康复治疗为主。

九、脑神经损伤

桥小脑角区手术可能会损伤第 IV ～ XII 脑神经。因为肿瘤来源于前庭上或前庭下神经，听神经瘤手术中必须将前庭神经与肿瘤一起切除。除此之外，耳蜗神经的损伤率最高。根据发生率高低，其余脑神经的损伤发生率依次为面神经、三叉神经及后组脑神经。后组脑神经中又以迷走神经损伤发生率最高。展神经损伤仅见于大型肿瘤明显向中线延伸时。

术中脑神经损伤的主要原因包括：① 直接损伤；② 损伤营养脑神经的血管；③ 术中过多、用力的牵拉。脑神经本身的特点决定了神经对牵拉、缺血的反应不同。在所有12对脑神经中，视神经和耳蜗神经属特殊感觉神经，对损伤最敏感，因此桥小脑角手术中，耳蜗神经的功能保留率要明显低于面神经。

（一）面神经损伤

对术后患者生活质量的重要性而言，在有损

伤可能性的脑神经中，面神经是最重要的。由于听神经瘤生长缓慢，且面神经属于特殊运动神经，较为坚韧，轴突修复能力强，通常术前面瘫少见。肿瘤压迫神经往往至面神经脱髓鞘超过50%或出现轴突变性，才会出现明显的周围性面瘫表现。因此，临床上只有大型肿瘤多超过5 cm才会引起术前面瘫，术前面瘫往往预示着预后不良。当肿瘤并不很大而早期出现面瘫时，要高度重视面神经瘤的可能。

影响术后面神经功能的因素很多。① 肿瘤的大小对术后面神经功能有直接影响。肿瘤越大，术后面神经的功能越差。在我们的听神经瘤病例中，超过4 cm的大型听神经瘤术后面神经功能良好率（H-B分级为Ⅰ级或Ⅱ级）为50%左右，而在小肿瘤术后面神经功能良好率在80%以上。② 术中面神经与肿瘤的粘连情况也直接与面神经预后相关。粘连紧密的肿瘤剥离时将不可避免地损伤面神经。囊性变的听神经瘤具有症状不典型，病程短，发展迅速，面神经易受累等特点。2007年Moon等总结106例听神经瘤，其中囊性变24例，实性听神经瘤82例，发现囊性变的肿瘤虽然较容易全切除（100%比84.1%），但面神经粘连发生率非常高（62.5%比48.8%），导致囊性变的听神经瘤治疗效果差。③ 手术径路对术后面神经功能的影响目前尚存争议，这是因为外科手术医师虽掌握各种不同的手术径路，但往往只擅长一种或两种手术径路，因此手术径路的选择对面神经预后的影响尚缺乏权威性的报道。从解剖上说，颅中窝径路手术时，面神经位于肿瘤和术者之间，面神经损伤的可能性要大于其他手术径路。乙状窦后径路手术时，定位面神经较为困难，往往要将肿瘤大部分切除后才能找到面神经，因此容易在切除肿瘤时损伤面神经。迷路径路的显著优点是在摘除肿瘤早期就可以在内听道底和脑干段定位面神经，有利于术中面神经的辨别和保留。④ 决定于手术医师的操作技巧。一般认为听神经瘤手术例

数积累超过200例的手术医师才有足够的经验，面神经的损伤率低。

无论采用何种手术径路，对术者来说最重要的原则是尽可能不损伤神经，即使为了切除肿瘤损伤不可避免面神经时，也要保留面神经解剖的完整性，避免面神经离断。面神经以特殊运动神经纤维为主，因此较为坚韧，术中对面神经的牵拉及神经表面的操作往往不会引起严重的术后功能损伤，如果保持面神经解剖的完整性，即便损伤面神经功能，也多在术后1年左右有不同程度的恢复。我们总结300余例手术经验，术中面神经解剖完整性保留率为99%以上，绝大多数患者面神经功能在术后1年恢复到H-B分级Ⅲ级或以上水平。

避免或减少面瘫的发生，以下几点尤为重要：① 术前综合评估，选择合适的手术径路。② 术中面神经监护（第八章第六节）。但应明确面神经监护并不能代替对桥小脑角解剖的熟悉，不能弥补术者手术经验的不足。用神经监护辅助辨认、确定面神经，术中了解面神经的功能，避免进一步损伤。③ 操作轻柔，手术技巧娴熟，尽可能保存神经解剖上的完整性。④ 避免扰动肿瘤以外的血管，防止损伤面神经的滋养血管——迷路动脉。⑤ 在一些特殊情况下，如囊性听神经瘤与面神经粘连紧密，全部切除肿瘤势必造成面神经离断或术后功能很差，或者出于患者最大限度保留面神经功能的愿望，可行肿瘤近全切除（near total resection），这时在面神经表面遗留小片肿瘤包膜是可以接受的。

面神经离断时，视脑干处面神经断端是否能找到，是否有足够的长度，有两种处理方法。① 在术中直接重建。如果两个断端没有回缩，可没有张力、不用器械辅助直接对接，可做面神经的端端吻合。如果断端之间对接时有张力，缺损小于1 cm，可采取面神经改道吻合；缺损大于1 cm，则采用腓肠神经或耳大神经移植。② 若断端不能找到，或太短，或损伤严重，行面神经-舌下神经吻合术。

面神经损伤后和(或)面神经修复术后,在面神经功能恢复过程中保护角膜非常重要,需长期坚持用营养角膜的滴眼液(人工泪液)、润滑液和金霉素或红霉素眼膏。在面神经和三叉神经同时损伤时尤其如此。面瘫时上睑不能闭合,三叉神经损伤时角膜反射迟钝或消失,受损侧将会变成没有保护的、麻痹的眼球,很容易引起角膜感染,或营养缺乏形成角膜溃疡、角膜瘢痕,最终导致失明。术后如发现患者有面神经症状,如上睑闭合不全、露白,应立即进行眼部护理,或请眼科医师会诊,防止角膜炎甚至角膜溃疡的发生。在治疗过程中,因角膜失神经支配(面神经和三叉神经),可致角膜溃疡愈合延迟。所以,一经发现,应早期治疗,包括人工泪液、眼用软膏、促角膜上皮化药物、抗炎药物、睡眠时关闭眼裂、眼睑康复治疗、空气湿化等。经保守治疗1周,如无明显效果,应考虑行睑缝合术。

术后面神经功能是衡量听神经瘤手术效果的重要指标,但是全切除和减小面神经的损伤似乎是矛盾的。2006年Seol等报道在肿瘤全切除后面神经功能良好者(H-B分级为Ⅰ级或Ⅱ级)为15.4%,而肿瘤大部切除后面神经功能满意者为46.6%。但前者复发率为3.8%,后者为27.6%。无论是迷路径路或乙状窦后径路,在切除与面神经紧密粘连的肿瘤组织时最容易损伤面神经。因此,近年来提出听神经瘤近全切除的概念,即在面神经表面遗留部分与神经粘连紧密的肿瘤包膜组织。随访结果发现,近全切除的术后复发率与全切除相似,而术后面神经功能要明显优于全切除。对肿瘤血供的研究发现,在面神经表面遗留部分肿瘤包膜是可行的,但含肿瘤的面神经必须是悬挂在桥小脑角部分,若肿瘤残留在面神经内听道部,则毫无疑问会因有充足血供而复发。

(二)耳蜗神经损伤

听力保留是乙状窦后径路和颅中窝径路听神经瘤手术的最重要适应证。耳蜗神经对术中损伤敏感,因此手术的功能性保全率较低,在很多病例中即使术中保留了耳蜗神经的解剖完整性,术后听力仍完全丧失。尽管临床上应用多种术中监护技术来提高术后听力保留率,但耳蜗神经功能保全极为困难,乙状窦后径路听力保留率还是低于60%。

通常情况下,颅中窝径路适用于主要位于内听道,在桥小脑角延伸不超过0.5 cm的肿瘤。当肿瘤侵犯内听道外1/3甚至内听道底时,乙状窦后径路手术有视野的盲区,即便在内镜辅助下通常也较难保留术后听力。在乙状窦后径路手术前,必须在CT片上了解后半规管位置,肿瘤占据内听道外侧时,钻磨内听道后唇将损伤后半规管,导致术后听力丧失。第三,要注意的是,选择手术径路时还要依据术者的手术习惯,选择更熟悉的手术径路可以取得更好的手术效果。

另外,术前必须进行听力评估,是不是值得保留听力、能否保得住听力。对于青年患者有残余听力者,即便残余听力并不能使患者获得有意义的双耳听力,仍应该适当放宽保留听力的手术径路的听力指征,以利于患者保留双耳立体声。更为重要的是,当患者在以后健耳因其他原因出现听力丧失时,保留耳蜗和耳蜗神经的患耳可以做人工耳蜗植入以提高听力。就面神经和耳蜗神经的重要性而言,第一要保留的总是面神经,然后在可能的情况下再考虑保留耳蜗神经。

影响术后听力保存的因素很多。第一,肿瘤体积是影响听力预后的最重要因素,当肿瘤大于2 cm时,无论采取何种手术径路都难以保留听力。第二,术前内听道扩大说明肿瘤在内听道内生长较为迅速,往往与耳蜗神经粘连紧密且压迫内听动脉,术后听力多难以保留。第三,肿瘤在内听道的位置也会影响听力预后,肿瘤越是贴近内听道底,听力预后越差,这可能是因为内听道底在手术中不能完全暴露,内听道底的肿瘤多需要撕扯方能保证完全切除。第四,肿瘤来源也会影响听力预后,听神经瘤绝大多数源于前庭神经,罕见情况下来源于耳蜗神经。如果来源于耳蜗神经,其功能在术后将不可避免的丧失。前庭下神经贴近耳蜗神经,因此前庭下神经来源的肿瘤往往早期侵犯耳蜗神经,且术中可以发现肿瘤与耳蜗神经粘连严重,术后听力保全情况差;前庭上神经更贴近面神经,术后听力保全率要优于前庭下神经来源者。外半规管和上半规管受前庭上神经支配,冷热试验主要检测外半规管功能,因此术前冷热试验正常多预示着术后听力预后不佳。

术中听觉监护可以尽早发现耳蜗神经损伤。需要指出的是,术中听觉监护并不能像面神经监护一样用于神经的识别和辨认,术中需解剖出耳蜗神经后才能进行检查。术中听觉监护的目的是了解术中耳蜗神经损伤情况以听力保留的预后。

由于耳鸣不仅与耳蜗神经传导通路有关,还与听皮质异常放电有关,因此术前存在耳鸣的患者术后耳鸣可能消失或减轻,也可能持续或加重。目前并没有证据表明耳蜗神经的保留与术后耳鸣情况有关。

(三)前庭神经损伤

听神经瘤来源于前庭神经,诊断时患耳前庭神经功能多已丧失,对于绝大多数散发性听神经瘤患者,由于对侧前庭功能正常,患侧前庭功能丧失将很快被代偿。

部分患者术前存在残余前庭功能,术后将不可避免的丧失。患者术后早期会出现头晕、视物旋转、恶心、呕吐,不敢睁眼等表现,体检可以发现眼震。在排除脑水肿、脑干损伤等中枢性并发症后可不予处理,眩晕表现多在1～2周缓解。如果患者对侧耳前庭功能已丧失,术后将出现长期的闭目难立和摇晃感,通常需较长时间方能代偿,或者不能代偿。

(四)三叉神经损伤

三叉神经属混合神经,主要由支配面部感觉的特殊感觉纤维和支配咬肌的特殊运动纤维组成。在听神经瘤增大过程中,三叉神经感觉支早于面神经受损,因此听神经瘤最常见的临床表现除听力障碍、耳鸣外,就是面部感觉丧失或减退。

三叉神经与岩静脉伴行,在桥小脑角区位于内听道的上方,手术中剥离听神经瘤上极或凝固岩静脉止血时,必须注意保护三叉神经。

听神经瘤术后面部感觉减退对患者生活质量的影响多不明显,部分患者的面部感觉可以在术后18个月左右部分恢复。合并面瘫时,特别要注意保护患侧眼睛。

(五)后组脑神经损伤

后组脑神经(舌咽神经、迷走神经、副神经、舌下神经)由颈静脉孔内侧部出颅。当听神经瘤向下发展时,会累及颈静脉孔,切除这一区域的病变时,常会引起后组脑神经的损伤,导致吞咽困难、误咽呛咳、声音嘶哑及呼吸困难等并发症,若处理不当,会引起肺部感染,严重时危及生命。如果神经功能长期不能代偿,需要气管切开带管,长期鼻饲甚至胃造瘘,严重影响生活质量。

舌咽神经、迷走神经、舌下神经是维持正常吞咽的主要神经,面神经和三叉神经的分支也参与正常的吞咽过程。单根神经的损伤往往不会引起严重的吞咽障碍,多根神经损伤,尤其是舌咽神经合并迷走神经损伤时会导致明显的吞咽障碍。

对于累及颈静脉孔区的听神经瘤,术前需要评估后组脑神经功能。术前详细询问病史,有无后组脑神经损伤症状。体格检查注意软腭抬举、咽反射、伸舌及舌肌萎缩情况,纤维喉镜观察声带位置和活动,这样术前可以对后组脑神经功能做出正确评估。术前预测术后神经损伤及代偿情况更为重要。要根据患者年龄、术前神经功能、影像学检查以及患者心理状况、家属支持等因素综合考虑。

术前已有后组脑神经麻痹者，术后损伤情况较轻，且代偿较为迅速；而术前后组脑神经功能正常者，术后症状往往较为严重，且代偿较慢。

后组脑神经损伤后需功能锻炼以恢复代偿，老龄患者代偿能力明显差于年轻患者。后组脑神经失代偿对患者来说相当痛苦，生活质量极差，因此对于老年患者手术中要慎重，尤其是那些术前没有后组脑神经损伤而且肿瘤并未危及生命时，要充分权衡手术的利弊，预测术后神经损伤程度和患者代偿能力，术中要尽可能地避免和减少神经损伤，不能一味地追求肿瘤全切除而不顾神经功能，必要时可行肿瘤近全切除或次全切除以保护神经。

术后对后组脑神经损伤的处理非常重要，如果对神经损伤的处理没有一定的认识和把握，往往会导致严重的并发症和极差的生活质量，甚至威胁患者生命。后组脑神经损伤的主要表现为误咽呛咳、吞咽困难、声音嘶哑及由此导致的肺部感染、呼吸困难和营养不良。声音嘶哑对患者影响不大，在半年左右均能代偿，否则需手术声带注入自体脂肪、明胶海绵、胶原蛋白、Teflon等（图11-6）。术后处理主要针对误咽呛咳和吞咽困难。术

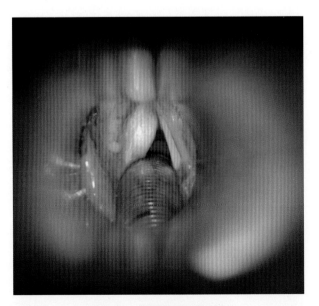

图11-6 左侧声带脂肪注射

后应常规留置胃管，经胃管注入营养物质，术后第1日就应开始功能锻炼，让患者反复少量饮水，尽快克服呛咳，少量水进入气管不会引起严重的肺部感染。当呛咳基本代偿后，尽早鼓励患者进软食，少量多次，并逐渐转为正常饮食。要及时拔除胃管，因为留置胃管本身会影响吞咽过程，而且饥饿感会促使患者更积极主动地进行功能锻炼。在功能锻炼过程中，要注意电解质平衡和营养摄入，短期轻微的负氮平衡对功能锻炼、加速代偿是有利的。如果预计不能迅速代偿，应注意预防营养不良，足量鼻饲或静脉营养；如果长期不代偿，应拔除胃管，行胃造瘘。临床实践证明术后早期积极、科学地功能锻炼能令大多数患者在短期内代偿，恢复正常生活。

后组脑神经损伤导致咽喉部运动、感觉功能障碍，口鼻分泌物积聚，不能正常排出，所以肺部感染是术后最常见的并发症，严重的肺部感染会导致生命危险，预防和治疗肺部感染是术后处理的关键。术后及时吸除口鼻分泌物，鼓励患者咳出痰液，使用敏感抗生素，注意体温、肺部体征和胸片情况，必要时行气管切开可以避免严重的肺部感染。以往认为应尽早行气管切开，以避免术后出现严重的肺部感染。近年来在临床实践中发现，早期气管切开效果并不明显。部分患者术后很快代偿，1～2日后即可堵管拔管，说明气管切开术对这些患者来说是不必要的。另有一些患者由于气管切开抑制了咳嗽反射的锻炼和恢复，术后代偿时间明显延长，对于这些患者来说，如果不行气管切开，可能代偿时间会缩短。因此近年来逐渐摒弃了预防性气管切开，术后早期功能锻炼，密切注意体温、肺部体征及胸片情况。现在认为通过术后密切观察、精心护理，可以不做预防性气管切开，这样既可以避免不必要的气管切开，又可以缩短代偿时间，在少数患者，即使必须行气管切开，晚做与早做相比，并不会加重肺部感染。

（六）展神经麻痹

展神经麻痹可致患者患侧眼外展不能，影响患者视野及平衡。出现后，应早期请眼科医师行康复治疗或手术矫正。

（七）Wrisberg 中间神经症状

Wrisberg 中间神经接受来自鼓索神经的传入纤维、来自软腭的味觉纤维和岩浅大神经，并发出分布于颌下腺、舌下腺和泪腺的节前副交感神经纤维。听神经瘤术中，颅中窝径路时损伤面神经膝状神经节处、肿瘤过大压迫脑干、内听道内损伤前庭面神经束时，可造成 Wrisberg 中间神经损伤，造成泪腺、唾液腺分泌障碍。一般中间神经损伤症状轻，不需特别处理。

第三节　术后生活质量的评估

听神经瘤手术发展至今，对术后生活质量的要求已经发生了非常大的变化。100 多年前，听神经瘤患者的术后生活质量就是指患者仍存活于世上。其后很长一段时间只要术后没有非常严重的、危及生命的并发症（脑干损伤、重大的神经功能障碍等）就可以满足了。但对于现代听神经瘤手术来说，仅仅满足这些要求已经完全不能被接受，目前的手术已经能够保证术后没有任何生命危险和（或）重大的并发症。目前影响听神经瘤患者术后生活质量的主要原因是手术和肿瘤切除而引起的脑神经功能障碍，以及患者因此而产生的生理、心理综合改变。

具体地说，听神经瘤患者的术后生活质量受到诸多状况的影响，如面神经功能及眼部症状、听力情况及助听设备、耳鸣、平衡功能、头痛、三叉神经功能、耳痛、后组脑神经功能（进食情况）、心理情况、社交情况、继续原有工作情况、后续医疗情况等。

一、面神经功能

现代听神经瘤手术已经能保留面神经解剖上的完整，但这并不意味着其功能的完好，部分患者术后仍会出现不同程度的面神经功能障碍，即面瘫。如前所述，造成术后面瘫的原因有肿瘤与神经粘连，手术对神经的直接损伤，面神经的滋养血管受损或栓塞导致的缺血性损害，或手术造成面神经离断。

在听神经瘤术后的并发症中，面瘫对患者的生活质量影响最大。听神经瘤术后的患者要面对家人、同事和朋友，容貌的改变会使他们产生巨大的心理压力，导致生活习惯改变，甚至工作能力降低。如果面神经功能可望部分或完全恢复，并在术后 1～2 年逐步实现，将对他们产生积极的影响。

除容貌改变以外，面瘫还会导致其他一些症状。最常见的是泪腺、唾液腺的分泌功能减弱。约 2/3 的患者会出现分泌功能的改变，按其出现频率的大小，依次为泪腺、鼻腔黏液腺和唾液腺，主要表现为局部的干燥感等。由于面神经功能损伤可合并有眼睑的运动障碍，泪腺分泌的减少可加重角膜干燥，带来明显的不适感，有时有局部疼痛感，严重时甚至可导致角膜溃疡等。因此，术后对于角膜的保护尤为重要。此外，约 1/4 的患者会出现味觉功能的改变。

二、听力

大多数听神经瘤患者术后都伴有严重的听力下降，并影响其生活。根据问卷调查研究，几乎所有患者都抱怨术后听力的下降、丧失。当然，有些患者术前就有听力下降，这甚至是他们就诊并发现听神经瘤的主要原因。

除去术前听力下降的关系，引起术后听力下降的主要原因是肿瘤摘除时耳蜗神经受到牵拉或被切除，以及神经、耳蜗血供的破坏，内听道后壁磨除时外半规管损害等。有些患者会出现术后迟发性听力下降，其可能的原因有术中为保留耳蜗神经，导致瘤组织残留，不久肿瘤复发影响听力；为防止脑脊液漏，用肌肉等封闭内听道，术后在局部形成瘢痕组织，使神经和血管受压；术中对听神经过度剥离，使听神经发生营养障碍或术后水肿，术后听力出现起伏变化；术后小脑前下动脉、迷路动脉发生迟发性血管痉挛等。

对侧听力正常或在实用水平，患侧听力丧失对听神经瘤术后患者生活质量的影响较小。针对听神经瘤患者术后出现单侧听力明显下降或丧失的情况，目前已可在患侧植入骨锚式助听器（BAHA）或骨桥。在一些特殊情况下，如患侧为唯一听力耳，术后可能全聋或仅有可测听力，将极大地影响患者的交流和生活能力。可在术中保留耳蜗神经，一期做耳蜗植入。神经纤维瘤病2型患者，可在肿瘤摘除后做听觉脑干植入。这样的处理策略，将对术后生活质量的提高产生积极的影响。

放疗患者的听力预后一般比手术患者的要好，半数患者在放疗后可以保留原有的听力水平。当然，这也与肿瘤大小、术前听力等客观因素有关。

三、耳鸣

耳鸣是一种非典型的症状，但却可以影响术后的生活质量。半数患者在术前即有耳鸣，术后其耳鸣可能仍然存在，也可能出现程度减轻，或消失。

对于术前没有耳鸣的患者，术后经常对耳鸣症状有抱怨。其中5%～10%的患者认为术后的耳鸣是难以忍受的。

耳鸣的发生机制较为复杂，术后发生的耳鸣可能与内耳受到炎性、机械性刺激或电化学反应引起的局部血管痉挛或神经过敏等因素有关。耳鸣产生的可能部位是下丘脑、脑干、耳蜗或耳蜗神经等部位。

一般情况下，术后耳鸣的消失、出现或加重是难以预见的，术前应告知患者。对于放疗的患者，约16%的患者术后可出现耳鸣。

四、平衡功能

70%～80%的患者会在术后出现平衡功能障碍或者眩晕，其主要原因与迷路或前庭破坏，以及前庭神经切除有关。通常平衡障碍或眩晕会逐渐代偿、消失，而仅有10%的患者会在术后很长一段时间内有平衡障碍，有些则始终伴随该症状。不同年龄的患者对这些症状的耐受程度以及恢复情况也各有不同，通常较年轻的患者代偿能力强，容易摆脱这类症状。

在放疗后，约1/4的患者会有平衡障碍。

五、头痛

25%～65%的听神经瘤患者术后会出现头痛，其中最多见于乙状窦后径路术后的患者，部分患者认为这种头痛难以忍受。其主要原因有颅骨开窗或局部伤口瘢痕引起的疼痛、神经性疼痛、血管痉挛性疼痛、颅压改变引起的疼痛。

头痛可能会对患者生活中的体育活动、睡眠、工作和社交造成影响。若术后1年还有头痛存在，那么症状可能难以消除。

放疗后的人群中，头痛的出现率为13%。

六、面部感觉障碍

面部感觉减退可伴有对疼痛等感觉的异常、过敏或消失。其原因可能与三叉神经受累有关。一般出现率为31%～55%，而且多见于肿瘤体积较大的患者。面部感觉减退可以在手术前即存在,手术后可能会减轻,或加重。

在放疗的患者中,治疗后面部感觉障碍的出现率为2%～27%。

七、后组脑神经功能

大型听神经瘤常邻近或者直接累及、粘连后组脑神经。这类患者术后易出现后组脑神经受累的症状。除去术前就伴有该症状的病例,其术后出现的可能原因为脑干长期受压移位、供血血管壁张力增高、减压后暂时失去调节能力、发生脑干缺血或水肿,或者手术对后组脑神经的直接损伤。

后组脑神经受累最常见的是吞咽功能的改变、声音嘶哑、呛咳。轻者影响营养摄入、发音,重者会造成严重营养不良、吸入性肺炎、呼吸困难,甚至窒息死亡。

一般严重的症状在住院期间能得到有效的控制或干预,如留置胃管、气管切开等。出院后影响患者生活的主要原因有进食、吞咽困难,需要进行功能康复锻炼,症状严重或肺炎反复时可行胃造瘘等。气管切开留置套管也会影响患者的生活质量,一般在病情稳定或误咽改善后拔除。值得注意的是,老年患者代偿能力低下、神经功能恢复差,后组脑神经功能丧失对他们的影响很大,甚至超过面瘫,因为这可能是致命的。术前应全面评估,术中为保留神经功能可采取肿瘤近全切除策略。

八、心理、精神症状

根据研究报道,该类症状的发生率为10%～65%。而且,肿瘤越大,其出现的概率也越大。部分研究报道还发现心理、精神症状与术后面神经功能损伤和听力下降的发生存在关联。

放疗后,这些症状也很常见。其中12%的患者会出现精神压抑的表现。

九、生活习惯的改变

生活习惯的改变主要指听神经瘤手术对术后职业行为、体力行为、体育运动及日常生活等造成的显著性的改变。对职业行为而言,一般患者的康复期(或停止工作期)从术后2周余出院开始到术后28个月左右,具体时间因人而异,因工种、职业而异。通常需要5个月余,但对于Ⅳ期肿瘤,术后需要1年的康复。康复后,约60%的患者能继续从事以往的工作。

放疗后的患者比手术后的患者所需要的恢复期短,能较早地回到原有工作岗位。

耳鸣、头痛、平衡障碍、眼球运动障碍可以对日常生活造成不可忽视的影响。研究报道,约60%的患者提到这些症状对生活质量的影响,30%的患者甚至因为这些症状而改变了生活习惯。

Irving研究发现,大部分患者的术后生活质量评分在80%以上,一般认为生活质量是满意的;而15%的患者术后评分在50%以下,这些人的生活质量被认为是痛苦的。

Darrouzet的结果显示,20%的患者认为其术后生活没有改变,45%的患者认为其生活质量改善,35%认为变差。在同组研究中发现,迷路后径路患者的术后生活质量较迷路径路的患者好。

十、听神经瘤术后生活质量评估

听神经瘤有3种治疗方法(观察随访、放射治疗和手术切除),目前对于听神经瘤患者,尤其是中小型听神经瘤患者,治疗目的已有全切除肿瘤转向生活质量(quality of life, QOL)的提高,因此治疗方式的选择更加注重改善患者术后QOL。既往通过评估术前患者的听力、面神经功能分级来决定治疗方式,却很少全面综合评估患者治疗后的QOL。听神经瘤手术可以导致患者生活习惯的改变,甚至可能完全改变其原有的生活方式、从事的职业等,有时患者的主观描述比医师随访时的客观评估更能反映患者的QOL,因此综合QOL来选择治疗方案是很重要的。手术医师经验的差异、手术径路的不同、肿瘤大小位置的不同、患者年龄的差异、发病时伴随症状的差异以及患者生活经济状况的不同等,都可以影响其预后及术后QOL,因此科学地评判听神经瘤患者术后QOL并不是一件简单的事。很多学者使用了各种量表,最常见的听神经瘤术后评价标准有36项量表(36-item short form, SF-36)、格拉斯哥获益清单(Glasgow benefit inventory, GBI)、健康状况问卷(health status questionnaire, HSQ),还有其他一些自制的问卷量表等,用于评估听神经瘤术后患者的QOL,并与采取随访观察或放疗的患者进行QOL的比较,研究听神经瘤患者的QOL。但至今仍没有公认的衡量听神经瘤术后QOL的统一标准。

SF-36是一个可靠和有效的量表,是很多文献广泛使用的与健康相关的QOL量表。SF-36是由美国波士顿健康研究所Stewartse在1988年研制的医疗疗效简表(medical outcomes study-short from, MOS-SF)的基础上研制出来的。该量表评价健康相关生命质量(health-related quality of life, HRQoL)的8个方面,分属于生理健康和心理健康两个大类中,即生理功能(physical function, PF)、生理职能(physical role, RP)、躯体疼痛(bodily pain, BP)、总体健康(general health, GH)、活力(vitality, VT)、社会功能(social function, SF)、情感职能(emotional role, ER)、精神健康(mental health, MH)。其中生理功能、生理职能、躯体功能和一般健康情况反映了受调查者的生理健康情况;而活力、社会功能、情感职能和精神健康则反映了受调查者的心理健康情况。另外,SF-36还包括另一项指标,健康变化(HT),用于评价过去1年内健康改变。Kelleher等使用SF-36研究发现听神经瘤患者显微手术治疗后,"社会功能"领域的分数较低,主要因素是面瘫引起面部功能减退、外貌的改变,给

社交生活和重返工作岗位带来一定的困扰。因此对听神经瘤术后患者除常规对症支持治疗外,应重视面瘫对QOL的影响,帮助患者树立正确的人生观,以提高患者的QOL。

也有学者提出SF-36不能良好准确地反映听神经瘤患者术后的QOL改变。部分学者对SF-36进行改良,修改了一些问题。也有部分学者采用GBI进行研究。

GBI最初是由英国学者Kubba等于2004年首次设计提出,主要是用于评价耳鼻咽喉科疾病手术或其他干预治疗QOL的改变。它包括24个条目,包括生理、情感、学习和活力4个维度,每个条目得分采用Likert 5级计分制,分数在-100至+100范围内,负值代表QOL恶化,0代表QOL无变化,正值代表QOL改善,分数越高说明QO改善越显著。

Pandooram等基于单侧听神经瘤患者手术或放射治疗、观察随访的一项回顾性的资料分析和GBI测量研究发现,显微手术治疗后QOL下降,特别是小肿瘤患者,观察随访的患者QOL没有变化,听神经瘤患者放射治疗后QOL有降低的趋势。研究结果表明,小听神经瘤患者适合观察随访(MRI随访)。

Kelleher等使用SF-36进行回顾性研究发现,观察随访患者QOL不变;有人推测若采用观察随访或放疗的患者不得不采用手术治疗时,这类患者的术后生活质量就更差,但研究发现,这类患者与一开始就手术的患者的生活质量无明显差别,但需进一步加大例数进行分析。这项研究的结果表明,小听神经瘤患者适合选择观察随访,因其能维持QOL,医师应告知选择保守治疗的患者,肿瘤有可能继续增大,强调MRI随访的重要性,以防失去放射手术治疗或手术治疗的最佳时机,从一开始或保守治疗失败后选择手术治疗的患者应该了解术后生活质量下降的可能性,选择放射治疗的患者必须注意生活质量可能恶化,以及未知的放

疗远期并发症。

Nikolopoulos 等用 GBI 对 53 例术后听神经瘤患者进行了 1～3 年的随访,结果是 17.4% 的患者术后较术前 QOL 提高,28.8% 的患者无变化,53.8% 下降。50% 的患者社交活动减少,2% 增多,48% 不变。7.8% 的患者状况好转,29.4% 变差,62.8% 无变化。78.8% 的患者职业无变化,21.2% 的患者由于体弱、平衡功能差、面瘫等原因不得不改变职业。Nikolopoulos 等研究发现,虽然与保守治疗患者相比,听神经瘤手术治疗患者较年轻、肿瘤较大,但是年龄和肿瘤大小与 GBI 总分无相关性,即肿瘤大小对 QOL 影响不大,但肿瘤大者术后经济状况多变差,因此较大的肿瘤患者除应考虑 QOL 外,还应了解术后经济情况变差的可能性。

患者是一个特殊群体,他们在躯体、心理上承受了更大的压力,这一群体的 QOL 与健康人相比较差。而每一种疾病症状不同,患者所承受的痛苦固然不同,那么用同一种量表测其 QOL 必然存在一定的误差,所以使用听神经瘤特异性 QOL 量表来准确估计听神经瘤治疗后 QOL 是必要的。

为了设计一个能够准确评价听神经瘤特异性 QOL 的量表,Shaffer 等利用前瞻性设计法,让 143 例听神经瘤患者完成由 80 个问题组成的健康调查问卷(SF-36),通过删减形成最终的由 26 条项目组成的宾夕法尼亚生活质量量表。经过信效度检验等全面综合验证,此量表的重测信度和内部一致性很高,能够较全面地考察患者的生活状况,不仅能发现生理上的痛苦,还能发现潜在的因疾病产生的心理及社会功能问题,更全面地了解患者的情况。

Shaffer 等使用听神经瘤 QOL(the penn acoustic neuroma quality of life, PANQOL)量表评估听神经瘤患者 3 种治疗方法的生活质量,对 143 例听神经瘤患者和 40 例一般耳鼻咽喉疾病患者进行横断面观察研究,研究对象各自完成 PANQOL 和 SF-36,通过分析量表得分,PANQOL 中面神

功能方面,观察随访、伽马刀、手术治疗 3 种治疗方法之间存在显著差异,手术组中得分最低,而保守组最佳。因此,外科医师应当熟悉面神经解剖、掌握显微外科技术,适当选择和不断改进听神经瘤手术径路、术中运用面神经监测仪对面神经进行连续监测、提高听神经瘤术后患者在面神经功能方面的生活质量。手术组 PANQOL 听力方面得分显著较低。因此,听神经瘤切除术中监测听觉诱发电位、内镜辅助手术提高肿瘤切除的安全性及听神经功能保护是提高患者生活质量的重要保障;观察随访组显示 PANQOL 面神经功能方面得分与肿瘤大小之间呈负相关,肿瘤越小,观察随访组患者的面神经功能方面得分越高。因此,对于小听神经瘤、注重面部外观的患者适合选择观察随访;伽马刀治疗组中,PANQOL 的一般健康、活力和总得分与肿瘤大小呈负相关。因此,对于小听神经瘤、注重生理健康情况的患者适合伽马刀治疗,由于伽马刀疗组研究对象较少,因此这个结论还有待扩大病例进一步验证。手术治疗组中 PANQOL,乙状窦后径路与经迷路径路得分没有显著差异,说明这两种手术径路对生活质量的影响程度相同;肿瘤越大,观察随访组和伽马刀治疗组得分越低,而手术治疗组与肿瘤大小关系不大。因此,较大的听神经瘤适合手术治疗;听神经瘤组患者与一般耳鼻咽喉疾病患者对照组相比,SF-36 与 PANQOL 量表的一般健康评分较高。说明听神经瘤患者的生理健康情况比其他疾病的患者较好,而心理健康情况比其他疾病患者差,这也说明医师应该重点关注听神经瘤患者的社会功能和精神健康,从而提高患者的生活质量。

Ge'ke Soulier 等使用 PANQOL 量表评估听神经瘤患者 3 种治疗方法的生活质量,对 2004—2014 年治疗的 807 名听神经瘤患者进行横断面观察研究,与 Shaffer 的研究设计不同的是,先按照肿瘤大小分层,根据国际 Kanzaki 共识,测量 MRI 上肿瘤在桥小脑角最大直径(即肿瘤大小),分

为小肿瘤（即1级肿瘤，0～10 mm）、中肿瘤（即2级肿瘤，11～20 mm）和大肿瘤（即3级肿瘤，>20 mm），再分别按照治疗方法进行分组，统计并比较3种治疗方法组的总得分和各个领域得分，使用克龙巴赫α系数来评价量表的各个域之间的内部一致性，采用皮尔森积矩相关系数分析QOL与听神经瘤患者症状的相关性及QOL与治疗后时间的相关性，统计并比较3种治疗方法的听神经瘤生活质量。研究发现，在小听神经瘤患者组中，3种治疗方法组的PANQOL有明显差别，且有统计学意义（$P=0.019$）。在小听神经瘤患者中，观察随访组的听力得分和活力得分最高，手术治疗组的面神经功能得分最低，这与Shaffer等的研究结果一致。小听神经瘤患者中，采取观察随访治疗的患者PANQOL得分最高，说明小听神经瘤（<10 mm）适合观察随访；采用皮尔森积矩相关系数分析QOL与听神经瘤患者症状的相关性，所有的症状都与PANQOL总得分呈负相关，平衡障碍和眩晕方面与QOL的相关性最大，而普适量表中并没有平衡障碍和眩晕分域，因此PANQOL量表比SF-36更能准确地评估听神经瘤患者的QOL，且医护人员应通过改善所有治疗方法的听神经瘤患者的平衡和眩晕问题来改善生活质量。值得注意的是，研究发现在放射治疗组中，患者整体教育水平较高。另外，PANQOL与治疗后时间没有明显相关，这些是其他听神经瘤相关研究没有发现的，且与其他使用PANQOL量表对听神经瘤患者QOL的研究相比，Ge'ke Soulier等的研究样本量最大，结果更有说服力。

Rutherford 等提出选择听神经瘤的治疗方法时，除了要考虑生活质量，还要综合控制肿瘤大小，保护脑神经，防止肿瘤恶变，考虑成本效益。

总之，不应仅仅由医师根据肿瘤的大小、位置、面神经功能分级或者听功能来决定听神经瘤的治疗方法，而是由患者评估生活质量后再决定。生活质量是一个复杂的研究课题，它既含有患者的生理、心理、功能等方面问题，也包括家庭、社会等外界因素。Calm听神经瘤将生活质量表达为一个人实际的生活状况与理想的生活标准之间存在的差距。患者的生活质量良好，不仅要包括功能良好，还要涉及社会关系融洽、家庭幸福、情绪饱满及身心健康等方面。需要注意的是，听神经瘤特异疾病生活质量量表PANQOL的存在，并不排除同时用普适量表（如SF-36和GBI）来评估生活质量。普适量表比较适合不同疾病的生活质量，但在同种疾病的特定条件下的变化不太敏感。反之，疾病特异性量表如PANQOL，不适合比较不同疾病的生活质量，但通常对同一疾病的变化很敏感，为临床医师提供更多相关信息。许多文献推荐同时使用两种类型的量表来准确评价生活质量。

（汪照炎 杨 洁 朱伟栋 邓予慧 黄 琦）

参 考 文 献

[1] 3Rd S W, Brackmann D E, Hitselberger W. Middle fossa approach for hearing preservation with acoustic neuromas[J]. American Journal of Otology, 1997, 18(5): 596.

[2] Andersson G, Ekvall L, Kinnefors A, et al. Evaluation of quality of life and symptoms after translabyrinthine acoustic neuroma surgery[J]. American Journal of Otology, 1997, 18(4): 421-426.

[3] Ballance C. The operative treatment of facial palsy: with observations on the prepared nerve-graft and on facial spasm: section of otology and section of laryngology[J]. Proceedings of the Royal Society of Medicine, 1934, 27(10): 1367.

[4] Batchelor A. Surgery of cranial base tumors[M].

Raven Press, 1993.

[5] Bederson J B, Von A K, Wichmann W W, et al. Conservative treatment of patients with acoustic tumors [J]. Neurosurgery, 1991, 28(5): 646−650.

[6] Betchen S A, Walsh J, Post K D. Self-assessed quality of life after acoustic neuroma surgery [J]. Journal of Neurosurgery, 2003, 99(5): 818−823.

[7] Bottomley A, Flechtner H, Efficace F, et al. Health related quality of life outcomes in cancer clinical trials [J]. European Journal of Cancer, 2005, 41(12): 1697−1709.

[8] Brackmann D E. The facial nerve in the infratemporal approach [J]. Otolaryngol Head Neck Surg, 1987, 97(1): 15.

[9] Bunnell S. Surgical repair of the facial nerve [J]. Archives of Otolaryngology, 1937, 25(3): 235−259.

[10] Charabi S, Tos M, Thomsen J, et al. Vestibular schwannoma growth-long-term results [J]. Acta Oto-Laryngologica, 2000, 543(543): 7.

[11] Luetje C M, Whittaker C K. The benefits of Ⅶ − Ⅷ neuroanastomosis in acoustic tumor surgery [J]. Laryngoscope, 1991, 101(12): 1273−1275.

[12] Crumley R L. Reanimation of the paralyzed face [M]// Reanimation of the paralyzed face: The C.V. Mosby Company, 1977: 79−80.

[13] Doersten P G V, Jackler R K. Anterior facial nerve rerouting in cranial base surgery: A comparison of three techniques [J]. Otolaryngol Head Neck Surg, 1996, 115(1): 82−88.

[14] Elkashlan H K, Shepard N T, Arts H A, et al. Disability from vestibular symptoms after acoustic neuroma resection [J]. American Journal of Otology, 1998, 19(1): 104−111.

[15] Fisch U, Dobie R A, Gmür A, et al. Intracranial facial nerve anastomosis [J]. American Journal of Otology, 1987, 8(1): 23.

[16] Fisch U, Rouleau M. Facial nerve reconstruction [J]. Journal of Otolaryngology, 1980, 9(6): 487−492.

[17] Fisch U. Infratemporal fossa approach to tumours of the temporal bone and base of the skull [J]. The Journal of Laryngology and Otology, 1979, 92(11): 949−967.

[18] Gavron J P, Clemis J D. Hypoglossal-facial nerve anastomosis: a review of forty cases caused by facial nerve injuries in the posterior fossa [J]. Laryngoscope, 1984, 94(1): 1447−1450.

[19] Harii K, Ohmori K, Torii S. Free gracilis muscle transplantation, with microneurovascular anastomoses for the treatment of facial paralysis. a preliminary report [J]. Plastic & Reconstructive Surgery, 1976, 57(2): 133−143.

[20] House W F, De l C A, Hitselberger W E. Surgery of the skull base: transcochlear approach to the petrous apex and clivus [J]. Otolaryngology, 1978, 86(5): ORL−770−779.

[21] House W F, Hitselberger W E. The transcochlear approach to the skull base [J]. Archives of Otolaryngology, 1976, 102(6): 334.

[22] Howitz M F, Johansen C, Tos M, et al. Incidence of vestibular schwannoma in Denmark, 1977−1995 [J]. American Journal of Otology, 2000, 21(5): 690−694.

[23] Irving R M, Beynon G J, Viani L, et al. The patient's perspective after vestibular schwannoma removal: quality of life and implications for management [J]. Am J Otol 1995, 16(3): 331−337.

[24] Jackler R K, Brackmann D E. Neurotology [M]. Elsevier Mosby, 1994.

[25] Jackler R K, Pitts L H. Acoustic neuroma [J]. Neurosurgery Clinics of North America, 1990, 1(1): 199−223.

[26] Jin Y, Ghahremani M, Gu S, et al. The interfascicular nerve-grafting of the median and ulnar nerves [J]. Journal of Bone & Joint Surgery, 1972, 54(4): 727−750.

[27] Kelleher M O, Fernandes M F, Sim D W, et al. Health-related quality of life in patients with skull base tumours [J]. British Journal of Neurosurgery, 2002, 16(1): 16−20.

[28] Kunihiro T, Higashino K, Kanzaki J. Classic Hypoglossal-Facial Nerve Anastomosis after Acoustic Neuroma Resection [J]. ORL. Journal for Otorhinolaryngol Relat Speci, 2003, 65(1): 1.

[29] Kveton J F, Friedman C D, Costantino P D. Indications for hydroxyapatite cement reconstruction in lateral skull base surgery [J]. Otology & Neurotology, 1995, 16(4): 465−469.

[30] Levo H, Blomstedt G, Pyykkö I. Vestibular schwannoma surgery and headache [J]. Acta Oto-Laryngologica, 2000, 543(543): 23−25.

[31] Levy L M, Gulya A J, Davis S W, et al. Flow-sensitive magnetic resonance imaging in the evaluation of cerebrospinal fluid leaks [J]. American Journal of Otology, 1995, 16(5): 591−596.

[32] Luxford W M, Brackmann D E. Facial nerve substitution: a review of sixty-six cases [J]. American Journal of Otology, 1985, Suppl(Suppl): 55.

[33] Lynn S G, Driscoll C L, Harner S G, et al. Assessment of dysequilibrium after acoustic neuroma removal [J]. Am J Otol, 1999, 20(4): 484−494.

[34] Magliulo G, Zardo F, Damico R, et al. Acoustic neuroma: postoperative quality of life [J]. Journal of Otolaryngology, 2000, 29(6): 344−347.

[35] Marquet J. Microsurgery of the Skull Base [M]. Thieme, 1989.

［36］ Martin H C, Sethi J, Lang D, et al. Patient-assessed outcomes after excision of acoustic neuroma: postoperative symptoms and quality of life［J］. Journal of Neurosurgery, 2001, 82(94): 211−216.

［37］ Martin R C. Late results of facial nerve repair［J］. Annals of Otology Rhinology & Laryngology, 1955, 64(64): 859−869.

［38］ Mchorney C A, Jr W J, Raczek A E. The MOS 36−Item Short-Form Health Survey (SF−36): II. Psychometric and clinical tests of validity in measuring physical and mental health constructs［J］. Medical Care, 1993, 31(3): 247.

［39］ da Cruz M J, Moffat D A, Frcs D G. Postoperative quality of life in vestibular schwannoma patients measured by the SF36 health questionnaire［J］. Laryngoscope, 2000, 110(1): 151−155.

［40］ Michael E. Glasscock III M.D. F.A.C.S, Gale W. Miller M.D. F.A.C.S, Fred D D M D, et al. Surgery of the skull base［J］. British Journal of Oral & Maxillofacial Surgery, 1978, 88(6): 905−923.

［41］ Tos M, Charabi S, Thomsen J. Incidence of vestibular schwannomas［J］. Laryngoscope, 1999, 109(5): 736−740.

［42］ Myrseth E, Møller P, Pedersen P H, et al. Vestibular schwannomas: clinical results and quality of life after microsurgery or gamma knife radiosurgery［J］. Neurosurgery, 2005, 56(5): 927−935.

［43］ Myrseth E, Møller P, Wentzellarsen T, et al. Untreated vestibular schwannomas: vertigo is a powerful predictor for health-related quality of life［J］. Neurosurgery, 2006, 59(1): 67−76.

［44］ Nedzelski J M, Schessel D A, Pfleiderer A, et al. Conservative management of acoustic neuromas［J］. Neurosurgery Clinics of North America, 1992, 19(2): 207−16, v.

［45］ Netterville J L, Civantos F J. Rehabilitation of cranial nerve deficits after neurotologic skull base surgery［J］. Laryngoscope, 1993, 103(11 Pt 2 Suppl 60): 45−54.

［46］ Nikolopoulos T P, Johnson I, O'Donoghue G M. Quality of life after acoustic neuroma surgery［J］. Annals of Otology Rhinology & Laryngology, 1996, 105(6): 423−430.

［47］ Pensak M L, Jackson C G, Gulya A J. Facial reanimation with the VII−XII anastomosis: analysis of the functional and psychologic results［J］. Otolaryngol Head Neck Surg, 1986, 94(3): 305.

［48］ Rigby P L, Shah S B, Jackler R K, et al. Acoustic neuroma surgery: outcome analysis of patient-perceived disability［J］. American Journal of Otology, 1997, 18(4): 427−435.

［49］ Robinson K, Gatehouse S, Browning G G. Measuring patient benefit from otorhinolaryngological surgery and therapy［J］. Annals of Otology Rhinology & Laryngology, 1996, 105(6): 415−422.

［50］ Rouleau M, Crepeau J, Tetreault L, et al. Facial nerve sutures: epineural vs. perineural sutures［J］. Journal of Otolaryngology, 1981, 10(5): 338.

［51］ Rutherford S A, King A T. Vestibular schwannoma management: what is the "best" option?［J］. Br J Neurosurg, 2009, 19(4): 309.

［52］ Ryzenman J M, Pensak M L, Jr T J. Headache: a quality of life analysis in a cohort of 1,657 patients undergoing acoustic neuroma surgery, results from the acoustic neuroma association［J］. Laryngoscope, 2005, 115(4): 703−711.

［53］ Sandooram D, Grunfeld E A, Mckinney C, et al. Quality of life following microsurgery, radiosurgery and conservative management for unilateral vestibular schwannoma［J］. Clin Otolaryngol Allied Sci, 2004, 29(6): 621−627.

［54］ Saunders J E, Luxford W M, Devgan K K, et al. Sudden hearing loss in acoustic neuroma patients［J］. Otolaryngol Head Neck Surg, 1995, 113(1): 23−31.

［55］ Selesnick S H, Jackler R K, Pitts L W. The changing clinical presentation of acoustic tumors in the MRI era［J］. Laryngoscope, 1993, 103(1): 431−436.

［56］ Shaffer B T, Bigelow D C, Ruckenstein M J. Quality of life after treatment for acoustic neuroma using the new PANQOL scale［J］. Laryngoscope, 2010, 120(Supplement S3): S90−S90.

［57］ Shaffer B T, Cohen M S, Bigelow D C, et al. Validation of a disease-specific quality-of-life instrument for acoustic neuroma［J］. Laryngoscope, 2010, 120(8): 1646.

［58］ Sobol S M, May M, Mester S. Early facial reanimation following radical parotid and temporal bone tumor resections［J］. American Journal of Surgery, 1990, 160(4): 382−386.

［59］ Soulier G, van Leeuwen B M, Putter H, et al. Quality of life in 807 patients with vestibular schwannoma: comparing treatment modalities［J］. Otolaryngol Head Neck Surg, 2017: 194599817695800.

［60］ Spector J G, Peterein J, Lee P, et al. Facial nerve regeneration through autologous nerve grafts: A clinical and experimental study［J］. Laryngoscope, 1991, 101(5): 537−554.

［61］ Sterkers J M, Morrison G A, Sterkers O, et al. Preservation of facial, cochlear, and other nerve functions in acoustic neuroma treatment［J］. Otolaryngol Head Neck Surg, 1994, 110(2): 146−155.

［62］ Strasnick B, Haynes D, Mcmenomey S O, et al. The natural history of untreated acoustic neuromas［J］. Laryngoscope, 1994, 104(9): 1115−1119.

［63］ Subramaniam K, Eikelboom R H, Eager K M, et al.

Unilateral profound hearing loss and the effect on quality of life after cerebellopontine angle surgery [J]. Otolaryngol Head Neck Surg, 2005, 133(3): 339–346.

[64] Terzis J K. Pectoralis minor: a unique muscle for correction of facial palsy[J]. Plastic & Reconstructive Surgery, 1989, 83(5): 767–776.

[65] Terzis J, Faibisoff B, Williams B. The nerve gap: suture under tension vs. graft[J]. Plastic & Reconstructive Surgery, 1975, 56(2): 166–170.

[66] Ueda K, Harii K H, Yamada A. Neurovascular free muscle transfer combined with cross-face nerve grafting for the treatment of facial paralysis in children [J]. Plastic & Reconstructive Surgery, 1998, 101(7): 1765.

[67] Vincent Darrouzet M D, Jacques Martel M D, Véronique Enée M D, et al. Vestibular schwannoma surgery outcomes: our multidisciplinary experience in 400 cases over 17 years[J]. Laryngoscope, 2004, 114(4): 681–688.

[68] Vogel J J, Godefroy W P, Ag V D M, et al. Illness perceptions, coping, and quality of life in vestibular schwannoma patients at diagnosis[J]. Otology & Neurotology, 2008, 29(6): 839–845.

[69] Wilson D F, Hodgson R S, Gustafson M F, et al. The sensitivity of auditory brainstem response testing in small acoustic neuromas[J]. Laryngoscope, 1992, 102(9): 961–964.

[70] Wu H, Kalamarides M, Bouccara D, et al. Nucleus 21-channel auditory brainstem implant in patients with previous tumour removal: El implante auditivo de tallo cerebral nucleus de 21 canales en pacientes con reseccion tumoral previa[J]. Audiology Official Organ of the International Society of Audiology, 2000, 39(5): 247.

[71] Wu H, Sterkers J M. Translabyrinthine removal of large acoustic neuromas in young adults[J]. Auris Nasus Larynx, 2000, 27(3): 201–205.

[72] Yamamoto E. Experimental study on facial nerve suturing: comparison between epineural and perineural sutures[J]. Auris Nasus Larynx, 1988, 15(1): 19–24.

[73] Yammine F G, Dufour J J, Mohr G. Intracranial facial nerve reconstruction[J]. Journal of Otolaryngology, 1999, 28(3): 158.

[74] Yarbrough W G, Brownlee R E, Pillsbury H C. Primary anastomosis of extensive facial nerve defects: an anatomic study[J]. American Journal of Otology, 1993, 14(3): 238.

[75] Ylikoski J, Hitselberger W E, House W F, et al. Degenerative changes in the distal stump of the severed human facial nerve[J]. Acta Oto-Laryngologica, 1981, 92(1–6): 239.

[76] Ágota Szende MSc PhD, Leidy N K, Revicki D. Health-related quality of life and other patient-reported outcomes in the european centralized drug regulatory process: a review of guidance documents and performed authorizations of medicinal products 1995 to 2003[J]. Value in Health, 2005, 8(5): 534–548.

[77] 段杰. 神经外科护理[M]. 北京: 科学技术文献出版社, 2001.

[78] 刘琰. 听神经瘤术后吞咽障碍患者的功能训练[J]. 中国组织工程研究, 2004, 8(20): 4068.

[79] 王武庆, 吴珋雯. 神经耳科学检查对听神经瘤的诊断意义[J]. 临床耳鼻咽喉头颈外科杂志, 2000, 14(4): 149–151.

[80] 王炜, 张涤生. 跨面吻合血管神经的背阔肌移植一期治疗面神经瘫痪[J]. 中华显微外科杂志, 1989(3): 155–158.

[81] 吴皓, 周水淼, 李兆基, 等. 扩大迷路进路切除大听神经瘤18例报告[J]. 临床耳鼻咽喉头颈外科杂志, 2000, 10(10): 435–437.

[82] 张治华, 黄琦, 杨军, 等. 听神经瘤术后脑脊液漏影响因素和治疗策略[J]. 中国耳鼻咽喉头颈外科, 2011, 18(5): 244–246.

第十二章

术后面听功能的修复与重建

第一节 | 面神经功能的修复与重建

现代意义的听神经瘤切除手术始于20世纪60年代，House利用显微镜对内听道和桥小脑角的听神经瘤进行切除，并能够在肿瘤切除的同时保留面神经解剖上的连续性。随着显微外科技术及术中面神经监护技术的发展，听神经瘤术中的面神经解剖完整保存率有了极大的提高，但术中仍然有部分患者出现面神经的中断，即使面神经解剖结构都可以保持完整，也并不意味着患者术后的面神经功能能得到相应的恢复。2006年，Sammi等对200例听神经瘤患者进行临床分析，虽然术中面神经解剖保存率已能达到95.5%，但仍然有4.5%的患者出现面神经的中断，且术后仅有81%的患者面神经功能恢复完好。2010年Bloch发表的一项25年（1984—2009年）624例回顾性研究中，255例（41%）术后恢复不佳，为H-B分级Ⅲ级或以上，这意味着这部分患者仍然存在明显的口角歪斜等畸形，需要进一步的神经修复手术。

面瘫修复的时间是影响疗效和决定手术方法的最重要因素，最好的效果是在损伤后30日以内进行修复，术中若发现面神经中断，应立即行面神经的修复与重建。术中面神经损伤但未中断的情况，一般需要等待1年左右，等待神经自行恢复；1年后如果面神经功能恢复不佳仍需要手术干预，但这已错过了神经修复的最佳时机。因此，及时和准确地对面神经功能预后进行评估就有重要的临床意义。

已有众多的文献提及可能影响面神经功能预后评判的因素。其中术后面神经功能的自发恢复过程以及肿瘤的大小是很重要的两个指标，特别是术后面瘫患者的自发恢复过程。如果面瘫患者术后半年没有任何的功能改善（H-B分级Ⅴ～Ⅵ级），就可以建议患者接受面神经功能的修复手术；如果不接受修复手术，那么继续等待到术后18个月，患者面神经功能的改善程度也不会优于H-B分级Ⅴ级。此外，肿瘤的大小是另一项指标，肿瘤直径越大，预后越差。直径为2.5～3.4 cm的患者面瘫后功能恢复不佳的概率是直径为1.5 cm以下患者的4倍，直径为3.5～4.4 cm的概率是1.5 cm以下的7倍；直径为4.5 cm以上的概率是1.5 cm以下的16倍。此外，术中临床医师手术操作的熟练度、肿瘤和周围组织的粘连情况等难以用具体指标来衡量的因素也有可能影响相应的预后。

对于面神经连续性存在的听神经瘤术后的面瘫患者,术后给予密切的随访和观察,如果在半年内没有出现任何面肌功能的改善,那么就可以建议患者考虑进一步的神经修复手术。如果肿瘤巨大,或者术中存在肿瘤与周围组织粘连显著等因素,意味着更差的预后和更强烈的手术指征。

一、面神经损伤后的评估方法

面瘫患者自发的面肌功能恢复进程,决定了其是否需要进一步的神经修复手术,而对面神经功能的评估是面瘫患者是否需要进行神经修复手术的关键指标。其评估应该在术前、术后2～4周、术后3个月、术后6个月、术后9个月和术后12个月。评估方法可以分为面神经功能检查和电生理检查(包括面神经电图、瞬目反射、F波、肌电图)两部分。

面神经功能检查分为主观性的评估量表和客观性的二维或三维影像的测量分析。主观性的量表具有操作简单,易于推广,但是由于评估者的理解不同等原因而存在一定偏差。目前应用较广的有H-B量表、Sunnybrook量表、Terzis分区量表、面肌联动评估量表、面部静态评估量表等。

(一)主观性评估量表

可以根据掌握程度对H-B量表、Sunnybrook量表和Terzis量表加以选择。

1. H-B量表 H-B量表是广为接受的量表,但是无法对不全面瘫进行准确的评估。

2. Sunnybrook量表 特点:分区域评估,更加精确(表12-1)。缺点:相对复杂。

3. Terzis区域性量表 特点:分为眼睑和口角两个区域,操作方便和直观(表12-2、表12-3)。

表12-1　Sunnybrook面神经评定系统

静态时与健侧比较 眼（睑裂）:正常0分,缩窄1分,增宽1分,做过眼睑整形手术1分 颊（鼻唇沟）:正常0分,消失2分,不明显1分,过于明显1分 嘴:正常0分,口角下垂1分,口角上提1分 **静态分:总分（　）×5=（　）分**
与健侧相比随意运动的对称性 无运动（完全不对称）1分 轻度运动1分 有运动但有错乱的表情2分 运动接近对称3分 运动完全对称4分 **随意运动分:[抬额头（　）+轻轻闭眼（　）+张嘴微笑（　）+耸鼻（　）+唇吸吮（　）]×5=（　）分**
联动分级 没有联动0分 明显联动但无毁容2分 轻度联动1分 严重的毁容性联动3分 **联动分:抬额头（　）+轻轻闭眼（　）+张嘴微笑（　）+耸鼻（　）+唇吸吮（　）=（　）分**
总分:随意运动分（　）-静态分（　）-联动分（　）=（　）分

表 12-2　眼睑闭合

级　别	分　度	评　价	描　述
I	1	差	眼睑无闭合；巩膜最大程度外露
II	2	较差	眼睑闭合差；2/3 巩膜外露
III	3	一般	眼睑闭合不完全；1/3 巩膜外露
IV	4	好	眼睑几乎完全闭合；少量巩膜外露
V	5	很好	眼睑完全闭合；无巩膜外露

4. 联动评估量表　面肌联动反映的是面瘫后的另一种畸形：面肌协调性的障碍（表12-4）。

5. 患者面部静态评估量表　患者面部静态评估量表反映患者静态面部口角位置情况（表12-5）。

6. 患者眼睛状况评估　术后面瘫的患者往往

表 12-3　口角微笑功能评估

级　别	评　价	描　述
I	差	完全变形，口角无收缩
II	较差	不对称，微小收缩
III	一般	中度不对称，口角中度收缩和肌肉运动
IV	好	对称，肌肉几乎正常收缩
V	很好	微笑对称，牙齿正常显露，肌肉正常收缩

表 12-4　联动评估量表

级　别	评　价	描　述
0	无	无联动
I	轻度	轻微联动
II	中度	明显联动
III	重度	大片肌肉明显联动

Ross BG, Fradet G, Nedzelski JM. Development of a sensitive clinical facial grading system. Otolaryngol Head Neck Surg. 1996; 114(3): 380–386.

表 12-5　患者面部静态评估量表

静态评分	患侧口角位置和健侧口角位置关系
1	相对称
2	轻微下垂
3	明显下垂
4	明显下垂+颊部皮肤松垂

会出现眼睑闭合不全、泪液分泌异常、角膜感觉减退等情况，会给患者角膜带来严重的不良影响，需要积极的治疗。

面瘫患者的眼睛状态评估包括以下几个方面（可以通过眼科会诊来完善）：泪液分泌情况（眼科会诊）、角膜接触实验、Bell征检查；眼睑闭合不全的程度（参考Terzis的眼睑功能评估）；是否有结膜炎、角膜炎等。

（二）客观性评估

更加精确，但是操作复杂。

例如，利用软件对二维照片中面部表情进行测量分析技术；利用激光扫描仪对患者面部进行激光三维扫描；利用动态表情捕捉系统，对患者面部动态表情进行动态捕捉。需要指出的是，客观评估的对照是对侧面部，而正常人本身双侧面部活动就有不对称，因此客观评估目前不是面神经功能评估的主流方法。

（三）电生理检查

常用的电生理检查是肌电图。通过这项检查，可以更为敏锐地发现瘫痪面肌中，残存的或者新生的有功能的肌纤维；同时也可以通过对瘫痪面肌的纤颤电位的检测，来评估瘫痪面肌是否能够再被神经化。

肌电图检查可以在面瘫后2周开始，每3个月进行1次。如果随着时间推移，原来瘫痪面肌内出现多向电位，这就意味着瘫痪面肌开始逐渐恢复；进一步随访，如果出现复合动作电位，这就意味着功能的进一步改善。瘫痪的面肌内会出现纤颤电位，这是失神经后的肌纤维的特有电生理表现。当瘫痪面肌功能得到恢复或者长时间瘫痪时都会出现纤颤电位的消失。因此，电生理检查发现瘫痪面肌纤颤电位消失，而面肌功能经过长时间等待都没有恢复，这就意味着瘫痪面肌已经纤维化，无法再通过神经修复的方式来恢复原有面肌的功能，而只有通过肌肉移植的方法来重建。

二、面神经损伤后的整形修复治疗策略

不少听神经瘤术后面瘫患者的面神经解剖连续性还存在，因此即使术后出现面瘫，有可能得到自行恢复。现有文献表明，术后患者需要接受密切的临床随访观察，如果半年内没有任何临床恢复迹象，可以通过肌电图检查验证，原发性肿瘤清除彻底或者仅有少量残留，不影响三叉神经、舌下神经的功能的话，就可以考虑神经修复手术。

我们的修复策略多学科协作讨论，根据面瘫患者的面神经恢复进程划分不同阶段而予以不同的治疗模式。

（一）面神经已经离断

治疗策略：术中面神经已经离断，应一期面神经重建修复，如受限于客观条件没有即刻修复的患者，可以在身体状况允许的情况下尽早进行神经修复。

适应证：① 面神经连续性中断；② 神经损伤时间在3年以内，肌电图检查存在纤颤电位；③ 原发性肿瘤清除彻底或者仅有少量残留，不影响三叉神经、舌下神经等计划选用的供体神经；④ 患者的身体情况允许手术；⑤ 患者和其家属对手术预期和相应的并发症等有清楚的认识和理解。

禁忌证：① 需要对原发性肿瘤进一步的手术治疗；② 原发性肿瘤和三叉神经或者舌下神经相邻时，涉及的神经无法作为供体神经；③ 患者的身体情况或者精神状态不稳定，无法接受手术，或者有过高的期望值，不适合手术；④ 年龄大于70岁的患者，一般不建议神经修复。

（二）面神经的解剖连续性存在

对于这类患者，面瘫后治疗分为：密切观察期、神经修复治疗期和晚期面瘫修复治疗期。

1. 密切观察期　密切观察期为术后面瘫6个月内。

治疗策略：首先是对患者进行宣教，告知神经损伤后需要对角膜进行有效的保护，一旦出现角结膜充血等症状，及时就医，每月定期进行眼科检查；可以做些面部按摩等动作；告知患者必须在面瘫后2周、3个月、6个月进行门诊复查随访。其次，每次随访包括肌电图检查（必须面瘫后2周才能进行肌电图检查），并通过面神经功能量表进行评估。如果术后6个月复查结果提示面神经功能没有任何改善，建议患者考虑进一步的神经修复手术治疗。

如果出现以下几项情况，意味着面神经可能的预后将会更差，需要更为积极的治疗：术中发现面神经解剖结构不清、神经被包埋在肿瘤、界限难以分清、肿瘤和神经粘连明显、神经结构纤细不明显。

2. 神经修复治疗期　神经修复治疗期为术后面瘫7～36个月，肌电图检查瘫痪面肌内纤颤电位存在。

根据我们的经验，完全瘫痪3年内的面瘫患者，如果肌电图检查还存在纤颤电位，那么通过咬肌神经这类局部神经转位手术仍可能有效。

治疗策略：① 对于术后面瘫7～12个月的患者，可以建议患者考虑神经修复手术。对于其中尚有疑虑的患者，则建议每3个月1次的随访和复查，同时注意角膜的防护。如果术后12个月还没有改善，应告知患者，继续的等待可能难以得到理想的效果。② 对于面瘫13～36个月的患者，通过肌电图检查筛选出纤颤电位存在的患者，并予以神经修复手术。

3. 晚期面瘫治疗期　晚期面瘫治疗期为术后面瘫3年以上或者肌电图检查，瘫痪面肌内纤颤电位消失的状态。

晚期面瘫指的是长时间瘫痪后，萎缩的面肌纤维化，肌电图检查面肌纤维呈静息状态，原有特征性的纤颤电位消失，已经无法再通过神经修复的方法，恢复原有功能的一种状态。以往认为瘫痪2年以上，面肌就处于晚期面瘫状态。但是，有文献报道，以舌下神经或者咬肌神经为供体神经能够使瘫痪更久的面瘫患者得到功能的恢复。目前，我们的指征是完全瘫痪3年以内的患者还可以行神经重建手术。尽管，目前对于以瘫痪多久可以作为早晚期面瘫的划分界限，还存有一定的争议，但是由于瘫痪越久，神经修复的疗效越差，则是大家公认的规律，所以临床上并不建议对于更久的完全性瘫痪患者进行神经重建。对于这类患者，需要将躯体其他部位的肌肉转移到面部，来替换原有面肌的功能。

三、面瘫的整形修复技术

面瘫的整形修复是一项极具挑战性的工作。它需要通过多样的修复手段，去实现面瘫患者静态的对称、动态的表情，并能够让他们从失去自信难以面对外部世界的自我封闭状态，转变为恢复信心，重拾尊严，能够重返工作的巨大转变。

不同的修复方案有着不同的治疗疗效，同时也给患者带来不同的手术创伤和风险。我们需要根据患者的实际情况，优化最适合的方案，而非疗效最佳的方案。例如，跨面神经移植手术可以带来同步性的微笑，这是有可能带来最佳疗效的方案，但是这绝对不是最适合的一项选择。这是因为，跨面神经移植手术，是将健侧神经，通过跨面的长段神经移植桥接，引入患侧面肌。为了避免影响到健侧面肌功能，所以健侧面神经只能提供有限数量的神经轴索，长段的神经桥接和两个吻合口都会进一步减少神经轴索的数量，使得最终长入瘫痪面肌的神经数量极为有限，从而影响最终的疗效。此外，瘫痪面肌需要等待8个月以上的时间，才有可能得到来自跨面的神经支配，这也进一步加重了面肌的萎缩。所以，目前单一的跨面神经移植仅用于面瘫半年内的患者，大多数作为"Baby-sitter"移植术的一部分，即跨面神经移植结合咬肌神经或舌下神经和面神经吻合术相结合的双重神经支配手术。

面瘫后的整形修复根据瘫痪面肌是否有可能被再神经化，而恢复功能，分为早期的面神经功能重建手术，即通过神经修复方式，使瘫痪面肌得到一定程度的功能恢复；晚期面瘫修复，即瘫痪面肌出现不可逆的萎缩，只有通过身体其他部位的肌肉移植或转位来替代原有面肌的功能。

（一）面瘫的神经修复与重建手术

修复时面瘫的时间是影响疗效和决定手术方法的最重要因素。最好的效果是在损伤后30日以内进行修复。术中若发现面神经中断，应立即行面神经的修复与重建，方法如下：① 面神经端端吻合，适用于面神经近端完好，两断端存在缺损长度较短者，如缺损 3～4 mm，可行远端改道后吻合；② 神经移植修复面神经，耳大神经移植适用于面神经近端完好，两断端存在但缺损长度在 5～10 mm 者；腓肠神经移植适用于面神经近端完好，两断端存在但缺损长度＞10 mm 者；③ 面神经-舌下神经吻合/桥接，适用于面神经近端无法确认者，常用腓肠神经进行桥接。

对于早期面瘫，最有效的手术方法是面神经端端吻合修复。在同样情况下，端端吻合神经效果优于神经移植。电生理研究表明端端吻合后神经轴突生长速度较快，神经冲动传导速度较快、振幅的减少较小。同样，组织学也表明神经轴突通过吻合口时数量减少，较粗的神经移植时由于缺血可导致神经中央部分坏死，神经移植时需要有两个吻合口，轴突减少更多。当近段面神经已经缺失时，面神经-舌下神经吻合手术效果较好。

值得注意的是，面神经麻痹后除手术重建面神经功能以外，还需非手术治疗，其措施包括：注意眼部的保护，预防角膜炎；对于泪液分泌减少的患者可给予人工泪液、湿润眼睛、睡眠时用眼膏保护；采用胶布缩短眼裂、保护性的角膜镜片等；建议术后2周开始进行面肌功能训练，延缓表情肌萎缩，促进神经功能恢复等。

1. 面神经端端吻合术　创伤或手术误伤造成的面神经断裂，只要患者身体情况允许，都应及时行神经吻合。面神经吻合术包括面神经端端吻合术及面神经改道吻合术（图12-1）。

面神经端端吻合术的必要条件：① 离断面神经两端无分离或缺损不多，两断端吻合无张力，表情肌无严重萎缩并对直接电刺激有收缩反应的病例。张力吻合貌似连续，但神经束之间仍然留有空隙，以后空隙会充满结缔组织，使神经生长受阻，影响神经的修复。② 面神经改道吻合术适用于面神经两断端相距 3～4 mm 以上，直接端端吻合有张力，表情肌无严重萎缩并对直接电刺激有收缩反应的病例。

面神经吻合术的禁忌证：① 面神经两断端缺损不能通过移位弥补者。② 面神经损伤在8个月以上，无功能恢复迹象，肌肉对直接电刺激反应很弱，估计肌肉已经严重萎缩者。③ 伤口存在严重感染。④ 患者全身情况较差。

应该注意的是，此类手术术前多无法明确面神经损伤的性质，经常存在面神经缺损，所以要做好神经移植术的准备。

手术方法如下。

（1）神经外膜缝合法：在手术显微镜下游离面神

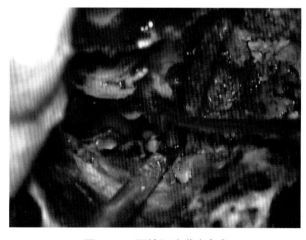

图12-1　面神经改道吻合术

经的两断端各 1 cm 左右，先检查断端，清除其周围的瘢痕组织及骨片。切除断端的纤维或瘢痕组织，形成新鲜断面，将神经的 2 个断端自然顺放，勿使之扭曲，保证两断端对位准确。使用 8-0 或者 10-0 无创伤缝合线做等距离 3 点间断缝合神经外膜。神经较粗者，可适当补针。若神经位于骨管内且固定良好，也可以不缝合，使用胶原管或者生物胶进行连接。将吻合处两侧的神经外膜固定在周围的软组织床上。冲洗创面，缝合伤口，放置引流，手术结束。

（2）神经束膜缝合法：在新鲜的神经断裂伤，较粗大的神经束的空间位置较易确定。该方法可以获得更为精确的吻合效果。在手术显微镜下游离面神经的两个断端各 1 cm 左右，剥离神经外膜数毫米，暴露主要的神经束，自然顺放，将空间位置相对应的、直径大致相当的神经束用 10-0 无创伤缝线间断缝合 2～3 针，使神经束获得更为准确的对位。各束间缝合的部位注意相互错开，以减少瘢痕粘连。最后将神经外膜的断口与周围组织缝合固定。

此外，还可以将神经外膜与外膜下较粗大的束膜一起与对侧端相应的外膜与束膜缝合，可以获得较精确的吻合效果，吻合强度也优于神经束膜缝合法，效果较好。

以下因素影响面神经的恢复：① 损伤位置与神经元的距离。② 神经损伤的类型。③ 损伤的时间。④ 神经修复的方法。⑤ 年龄、营养、相关疾病的影响。其中，外科医师只能影响修复时间和修复方式两个因素。

人们对应该何时进行面神经修复手术尚无定论，总体来说，越早修复则效果越好。在严重损伤或者创伤部位有感染或异物存在的情况下应该推迟修复神经，可以考虑在患者情况稳定后或在伤口感染控制后进行面神经修复。如能在伤后 30 日内进行面神经修复，则疗效最好。

到底应该选择神经束膜还是神经外膜吻合修复神经的问题长期以来有争论。无论怎样吻合，都应在无张力下进行。Millesi 等认为神经外膜可

以在神经吻合口处向内生长，取出神经外膜并紧密吻合神经束膜后可以使神经恢复功能更好。然而，如果神经实质丢失后，面神经束膜模式的变化将失去面神经束膜直接吻合可能性。即便是在可能进行神经束膜修复的病例，修复神经束膜较修复神经外膜难度要大得多，并且过度的处理更容易损伤神经。除 Millesi 外，多数作者都认为神经外膜修复要优于或等于神经束膜修复。

要达到良好的手术效果，在神经吻合时需注意进行精确的对端吻合，去除损伤过重的神经断端，显微镜下无创伤操作技术，去除吻合口神经外膜，确保神经无张力吻合，使神经吻合口成一倾斜角度，尽量减少神经吻合口数量。

2. 神经移植修复面神经　利用游离神经来代替面神经缺失部分，这一手术方法最早是被 Conley 等人报道的。在临床面神经修复手术中，经常使用耳大神经和腓肠神经作为移植神经。耳大神经可作为缺损 10 mm 以下的移植神经。腓肠神经作为缺损 10 mm 以上的移植神经。

（1）耳大神经移植修复面神经：耳大神经是上颈丛（C_2 和 C_3）最大的上升分支，在胸锁乳突肌后缘中点从深面浅出到肌肉表面，在颈外静脉后方与该静脉伴行进入腮腺和皮下组织，司腮腺、耳郭下部和耳后区的感觉。通过在下颌角和乳突尖之间划线可以定位，该线被耳大神经以直角一分为二。耳大神经从胸锁乳突肌后缘发出，走行在颈外静脉后方，位于乳突尖和锁骨中点连线的中点处，指向腮腺。在成人，可以游离 7～10 cm 作为神经供体。通过分离解剖近段位于胸锁乳突肌后缘下方的神经和解剖远端腮腺上方皮下区域部分神经可以获得更长的神经。通常，当解剖位于胸锁乳突肌后方的耳大神经时，其他分支和它一起游离，这样可以作为一个移植群，其主要部分作为近端，通过连接面神经的近端用于轴索发芽生长。

取耳大神经的优点：① 解剖部位易于掌握，切除后对感觉影响不大，粗细和面神经相近。

② 长度也足够,区域邻近方便获取,易于暴露,能提供较长的神经。

耳大神经切取的缺点:耳垂部分麻木。

耳大神经切取方法:在同侧胸锁乳突肌中部,横行切开皮肤和皮下组织,在肌肉表面找到该神经。耳大神经与颈外静脉伴行,暴露颈外静脉时,向后分离1 cm左右即可发现耳大神经,也可通过探查面神经手术切口在腮腺尾部寻找耳大神经分支,循其逆行寻找,找到后分离至所需长度,切断两端取出,生理盐水纱布包裹备用。

(2)腓肠神经移植修复面神经:腓肠神经位于外踝和跟腱之间,隐静脉的深面或者后方。腓肠神经在腘窝离开胫神经,在腓肠肌的两个肌头之间下行,在小腿后中部或其上方穿过深筋膜。在该点加入连接腓总神经的连接分支。

腓肠神经和耳大神经相比有以下优点:① 可以取得更长的神经。② 腓肠神经内神经束更多。

腓肠神经切取的缺点:① 足外侧麻木感。② 鞋对手术切口刺激较强,但如果切口下端不超过外踝顶部,此问题可以避免。③ 手术后感染和切口裂开。皮下组织缝合采用4-0丝线精细缝合,皮肤使用减张缝合,14日拆线。橡皮条引流手术后第2日去除,围手术期使用抗生素预防感染,这些措施可以减少并发症。

腓肠神经切取方法:一般选用从踝部到腘窝的长切口,如果需要的神经较长,可用多个横切口。横切口可以减少术后活动时的疼痛,避免长切口所引起的丑陋瘢痕。一般推荐通过位于外踝后窝做约5 cm长的小弧形切口,按腓肠神经体表投影和所需长度,设计若干小横行切口。在深筋膜层找到腓肠神经,将神经与小隐静脉分离,切断腓肠神经的细小分支,游离神经主干,用橡皮条牵引。将已分离的腓肠神经向上解剖,在适当位置做一小横切口,由该切口继续向上和向下解剖游离该神经。按以上方法再做数个小横切口,直至神经解剖达到所需长度。切断神经两端,从多切口中依次顺序取出神经,用生理盐水纱布包裹备用。分层缝合伤口,并加压包扎。

神经移植的方法:先找到面神经两侧断端,并游离两侧断端各约1 cm,清除周围的瘢痕组织及骨片,切断损伤形成的神经瘤。两侧神经断端均需整齐,或切成斜面。按上述方法取供体神经,并将其两端用锐利刀片切齐,修整使神经内膜表面相匹配,而后植入。断端应该密切吻合,且不能扭曲或旋转,用8-0或者10-0无创伤缝线缝合,每端缝合2～3针(图12-2)。断端吻合后以筋膜、静脉片覆盖保护吻合处,防止纤维组织从断端长入。

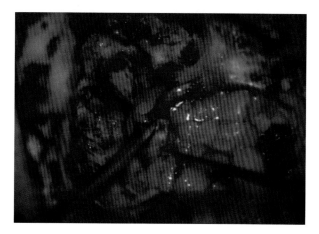

图12-2 腓肠神经桥接

3. 面神经-舌下神经吻合 目前有很多的面神经替代手术方法。包括:经典的面神经-舌下神经端端吻合术、面神经-舌下神经端侧吻合术、跨面面神经桥接术和面神经-副神经吻合手术。在理想状态下,以上手术应该是在近段面神经损毁、面神经损伤后30日到1年时间内手术。尽管这些手术方法不能达到完全的恢复效果,但是大多数患者能够有自主面部运动和静态对称的效果。在以上手术方法中,面神经-舌下神经端端吻合术最为经典,因为它有最可靠的恢复效果。我们将详细介绍面神经-舌下神经端端吻合术。

(1)经典的面神经-舌下神经端端吻合术:经典的面神经-舌下神经端端吻合术的概念可用"拆东墙补西墙"来比喻。此手术切断健康的舌下神经，将舌下神经近端神经转移吻合至远端面神经。手术的核心是以人为切断舌下神经的代价换取损毁面神经的重要功能恢复。

面神经-舌下神经端端吻合术最适合在面神经近端永久性损失而无法进行吻合、移植或者在面瘫2年后手术时进行。这种情况最常见于桥小脑角肿瘤术后面神经损毁并且不能移植，也见于颞骨、腮腺、颅底肿瘤手术后并存严重的颞骨及脑干损伤。

面神经-舌下神经端端吻合术前提是要有完整的远端面神经、面肌和完整的舌下神经，并且患者需要在生理和心理上能够接受舌下神经损伤后带来的功能缺失。

没有足够的远端面神经纤维存活和面部肌肉组织进行性萎缩的面瘫患者不适合这个手术。与此相似，进行大范围肿瘤切除手术的患者如果颅外段舌下神经及面肌缺损不适宜进行此手术。患有严重侵犯神经的肿瘤如神经纤维瘤病2型或者腺样囊性癌患者可能会有双侧或者多个脑神经侵犯。这些患者因为存在多组脑神经损失的可能不适宜进行神经替代手术。如果迷走神经损伤，舌下神经再被切断，患者将会产生难以承受的吞咽功能障碍。

生理学、动物试验和临床数据分析发现，面神经损伤后修复时间对于手术效果有着重要的影响。生理学证据源于对面神经损伤后远端神经变性的观察。Ylikoski在对面瘫2周至2.5年的患者进行面神经-舌下神经端端吻合术前对远端面神经进行了活检。他认为面神经活检的病理组织学发现与手术效果密切相关。面神经功能无恢复的患者可见到面神经远端完全纤维化，而有不同程度功能恢复的患者面神经活检可以见到Büngner带。当面瘫时间超过4年，远端面神经内胶原化和纤维化已经太严重而不能使得吻合后的神经纤维长入。临床的证据进一步支持这种时间影响效果的理论。例如，Gavron和Clemis在对36例患者疗效总结后发现，面瘫时间超过1年明显影响面神经-舌下神经端端吻合术的疗效。Conley在122例进行面神经-舌下神经端端吻合术的总结中认为面瘫恢复的效果也是时间依赖性的。Kunihiro报道29例听神经瘤术后面神经-舌下神经端端吻合的效果，他认为在听神经瘤手术后2年内进行面神经-舌下神经端端吻合对恢复效果影响并不大。尽管面瘫2年后进行面神经-舌下神经端端吻合术仍有恢复的可能，但是面瘫4年再进行面神经-舌下神经端端吻合不会再有效果，因为远端面神经和面肌已经完全纤维化。

将不可逆的完全面瘫与可逆的面神经部分脱髓鞘区分开十分重要。牺牲有恢复可能的面神经去做面神经-舌下神经端端吻合术是十分错误的。必须结合病史、手术记录、自发和激发面肌电图检查，更为重要的是，要根据对患者面部静态和自主运动情况的观察来做出判断。

听神经瘤手术虽可能并未切断面神经，但是经常可以因为牵拉、压迫和烧灼而发生术后面神经水肿。在面神经存在恢复可能性情况下，面神经-舌下神经手术应该推迟进行以观察面瘫恢复情况。在出现面瘫恢复征象之前，面神经再生时间可能长达12～15个月。在某些病例，通过面神经损伤段的面神经纤维非常少，以至于很难有恢复的征象。在这种情况下，是手术探查近端面神经，还是面神经-舌下神经端端吻合术，或是做面部修复手术而不进行功能重建，是有争议的。在某些情况下，面瘫4年后进行面神经-舌下神经端端吻合术仍能取得一定程度的成功，这可能因为远端面神经尚未完全纤维化。

解剖学和生理学：从功能学和发生学来看，面神经和舌下神经功能之间有一定的协同，这正是切断舌下神经修复面神经的基础。实际上，在语言、咀嚼和吞咽时面神经和舌下神经之间功能配合十分密切。发声时需要两个运动神经精确配合支配唇和舌的运动。在进食时，由三叉神经传入的信号进入中枢,中枢发出运动信号经过面神经、舌咽神经、迷走神经、三叉神经运动支、舌下神经配合支配相应肌肉以完成咀嚼和吞咽。

尽管代表面和舌的运动神经中枢相邻已经众所周知,两个运动中枢之间神经联系的解剖学证据直到最近才发表。

有关面神经-舌下神经吻合前后三叉神经——面神经反射弧和三叉舌下反射弧的电生理研究进一步提供了来自面部三叉神经传入纤维的信号进入中枢面神经和舌下神经核的证据。

面神经-舌下神经吻合术后超过90%的患者双侧面部协调活动改善。面中部恢复效果好于下面部,额部恢复效果最差,其原因目前尚无肯定性的结论,可能和支配面中部的神经纤维较多而支配额部、颈部和下面部的神经纤维较少有关。神经吻合术后4～6个月逐渐出现面部协调活动改善。恢复时间也取决于外伤后进行神经吻合手术的时间,面瘫后早期进行神经吻合手术具有较好的效果。面部自主运动开始出现在面部平衡出现恢复后,并且一直持续达18个月,也曾有报道称在吻合后5年仍然能够观察到面肌功能恢复。

尽管许多患者在训练后语言时会出现自发的面部运动,完全自主的面部反射功能和面部情感表情在手术后难以达到。运动神经训练有助于患者更好地学习使用新的神经支配模式,正确的康复训练能够改善患者手术后恢复的效果,在努力训练下,约10%的患者能够正常微笑。同时训练患者在自主微笑时将舌抵于切牙或者硬腭,然后进一步训练控制正常一侧面肌活动以恢复面部活动对称。

和其他任何神经替代手术一样,所有患者都会发生一定程度的肌肉联动。而且,超过80%的患者在面部表情运动时会出现大块的联动。面部过度运动和紧张或痉挛发生在15%左右的患者,但是罕有患者为此而要求将面神经-舌下神经吻合重新断开。尽管有不同意见,很多人认为这种

现象多发生于伤后早期或者立即行面神经-舌下神经吻合手术的患者,这可能与早期吻合后有过多的神经纤维通过吻合口有关。

Conley报道122个神经吻合手术后患者中65%效果优或良,18%满意,17%效果差。他认为在早期进行神经吻合的患者中,效果良好的占74%。

Luxford和Brackmann报道54例行面神经-舌下神经吻合手术的病例中22%效果为优,31%为良,28%满意,7%效果差。6例失访。

Pensak等人报道42%的患者效果优或良,48%满意,10%效果差。而且,他们认为42%的患者在6个月内出现恢复迹象,76%的患者在1年内出现恢复迹象。他们的患者多数是在面神经损伤后早期或者立即进行了面神经-舌下神经吻合术。

Gavron和Clemis报道在36例患者中61%的患者取得了优良的效果,17%满意,6%效果差。他们认为较差的效果多数发生在60岁以上和损伤时间超过1年的患者。

截断舌下神经可以导致半舌麻痹,根据Conley的报道,半舌萎缩的发生率为100%,其中轻度22%,中度53%,重度25%。Conley认为在损伤后立即行吻合手术的患者罕有抱怨舌功能障碍,长期面瘫的患者经常感到面颊部肌力软弱难以推动吞咽食物团,而这会随着面肌功能的恢复而逐渐好转。

有10%～12%的患者抱怨手术后由于舌功能障碍而出现吞咽障碍。所有的患者在手术后早期都会有语言障碍出现,但是罕有造成功能残废,多数患者随着时间而改善。Pensak等人在统计面神经-舌下神经吻合手术后口腔功能障碍后认为74%的患者出现进食困难情况,而只有21%的患者感觉半侧舌肌力变弱。很少有患者抱怨吞咽受到严重影响。

面神经-舌下神经吻合手术需要了解面神经和舌下神经的解剖。

舌下神经分为三段：垂直下降段、水平段和上升段。垂直下降段附近的解剖毗邻关系比较恒定。舌下神经从颈内静脉内侧舌下神经管穿出。在8%的人，舌下神经走行于颈内静脉后方，另外一个变异是在垂直段它可能与迷走神经的神经结通过纤维组织而融合在一起。舌下神经走行于二腹肌后腹深面和颈内动脉的浅面。舌下神经水平段起点位于其与枕动脉交点或者与枕动脉分支胸锁乳突肌动脉的交点。水平段终点位于舌下神经穿经二腹肌后腹向前到中间腱深面的位置。尽管舌下神经第一、二段有一定的变异，但是它的第二段位置相对恒定。舌下神经在此向前形成了Lesser三角的上边，剩余的两个边是二腹肌的前后腹。舌动脉在舌下神经深面经过这个三角，走向内侧到舌下肌进入舌的肌肉。舌静脉与舌下神经走行在一起经过舌下肌的外侧表面。有时舌下神经垂直段由于颈内静脉后方组织分离时的移位或者是舌下神经与迷走神经神经结融合导致难以辨认。将二腹肌后腹拉向前，将颈内静脉向后移位，辨认和舌下神经成交角的枕动脉或者其分支胸锁乳突肌动脉，最后辨认舌下神经。这是分离和解剖舌下神经的关键。最后通过电刺激舌下神经观察到舌肌的收缩确认。

传统舌下神经-面神经转接术的术式已十分成熟，首先做耳后切口切至上颈部，过耳垂至下颌骨升支后缘下行，沿胸锁乳突肌前缘达甲状软骨上缘水平。在茎乳孔找到面神经外周段，于靠近茎乳孔处将面神经主干切断；翻开二腹肌暴露舌下神经及其降支，将舌下神经广泛游离后，在尽可能远端切断主干，并将舌下神经的中枢段与面神经外周段相吻合。手术中，两段神经相吻合时切记要避免张力。如果两断端距离较远，切不可勉强直接吻合一起，可采用神经移植的方法，中间移植耳大神经、腓肠神经等（图12-3）。

（2）面神经-舌下神经端侧吻合术：经典的面神经-舌下神经端端吻合手术经常带来语言、咀嚼和吞咽的复合功能障碍问题。因此，相当部分患者不愿意接受舌下神经损伤的后果。为避免完全牺牲舌下神经的功能，渐渐改良出了面神经-舌下神经端侧吻合术（图12-4），即面神经的外周端与部分切开，一般切开部位在寰椎和枢椎水平靠近下降支处，此处舌下神经较粗大，切开大小一般为2/5～1/2的舌下神经中枢端无张力吻合，两端神经相距较远时，中间可采用耳大神经、腓肠神经移植。2015年Samii等比较分析了9例面神经-舌下神经端端吻合和17例面神经-舌下神经端侧吻合的结果，通过20个月的术后随访分析，发现两种吻合方案在面神经功能恢复疗效方面没有统计

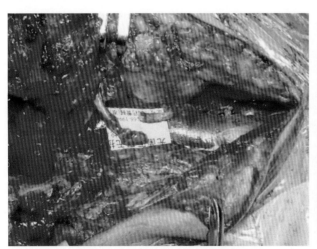

图12-3 面神经-舌下神经吻合

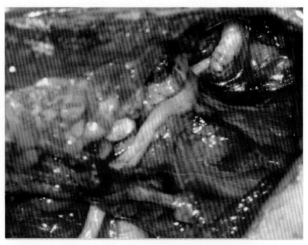

图12-4 面神经-舌下神经端侧吻合

学差异，但后者能明显降低舌下神经完全切断后的并发症（舌肌萎缩：100%∶5.8%；吞咽困难：55%∶11.7%；言语障碍：33%∶0）。2013年，Le Clerc 等比较了经典的面神经-舌下神经端端吻合和2种不同方式的面神经-舌下神经端侧吻合的疗效，对于面神经的术后功能恢复，不同术式都取得了较为满意的疗效，但经典的面神经-舌下神经端端吻合术出现了更为严重的并发症。降低舌下神经完全离断后的并发症，目前面神经-舌下神经端侧吻合得到了很多学者的认同。

面神经-舌下神经端侧吻合手术的指征与经典的面神经-舌下神经端端吻合手术指征相似，都是在面神经近端毁损，而面神经远端及面肌完好保存情况下手术。一般在面神经损伤30日到1年内进行。另外，在经典的面神经-舌下神经吻合手术为禁忌证时，如只有一侧舌下神经完整，或者必须避免导致舌肌萎缩和瘫痪，或者同时合并迷走神经瘫痪，或者患者患有神经纤维瘤病2型或是患有腺样囊性癌，或者患者行颅底手术累及多个脑神经麻痹的情况可使用端侧吻合手术。

当面神经近段损失而远段神经及肌肉完整时，面神经-舌下神经吻合手术是手术的金标准。此吻合术造成舌运动障碍的缺点可以通过改进手术方式使用神经移植桥接来弥补。在面瘫后30日到1年内进行面舌下神经桥接手术的效果同面神经-舌下神经吻合手术的效果相似。

4. 跨面神经移植术　这项技术最早是由 Scaramella 和 Smith 在1970年各自报道的一种创新的神经修复方法。针对颅内中枢端面神经损伤的患者，他们希望健侧的面神经可以通过长段的跨面神经移植，对患侧面肌进行功能控制。手术可以分一期完成或者分两期进行，即一期手术只做神经移植，把移植神经与健侧面神经各分支的近心端吻合起来。经过8～10个月后再进行第二期手术，将各移植神经的远心端分别与患侧各对应面神经的分支吻合。目前临床上单一的跨面神经移

植手术多采用分两期进行。

跨面神经移植手术中使用健侧面神经作为运动神经传导源的理论依据有以下两个方面：① 在日常生活中，大部分情况下的表情肌运动是左右对称的，表情肌是随意肌，如果以其他脑神经作为传导源，不能重建协调的表情运动。② 面神经的分支及吻合支很多，所以三级以下分支因手术需要被切断，都不会造成其支配区的表情肌面瘫。因此，可以把面神经的三级以下分支切断，用于作为恢复患侧面神经功能重建的动力源。跨面神经移植术的优点在于：患侧表情肌接受来自健侧面神经的再生纤维，与健侧表情肌联动，面部表情比较自然，患侧表情肌的运动与健侧协调，表情有整体性，而且手术不造成其他功能障碍。但是该术式的疗效并不很确定，这是因为供区神经提供的神经轴索数量有限，并且再生的神经需要通过两个神经吻合口，因此最终进入患侧面肌内的有效神经数量大幅减少。此外，神经再生需要8个月左右，这就造成瘫痪的面肌进一步萎缩。所以，面瘫病程超过半年的患者不适合仅应用跨面神经移植进行治疗。如果病程大于6个月，一般采用 Babysitter 术式，即局部的神经转位术结合跨面神经移植手术。

适应证：① 由于各种面神经创伤所造成的早期面瘫，病程在6个月内，患侧面神经中枢端缺损或无法吻合，不能进行面神经吻合术及面神经移植术的病例。② 面瘫经过其他方法治疗，1年内功能未得到恢复；或早期修复后1年效果不佳，面部表情肌无明显萎缩，患侧面神经中枢端不能吻合的病例，也可以结合局部神经转位术一起治疗（Babysitter 术式）。③ 陈旧性面瘫，患侧面部表情肌严重萎缩，选择分二期进行的吻合血管神经的肌肉移植术的第一期手术。④ 健侧面神经功能正常，下肢腓肠神经功能正常。

禁忌证：① 面瘫病程大于6个月，不适合应用跨面神经移植作为单一方式来治疗。② 双侧面瘫

的病例。③患者年龄大于60岁。

两期法跨面神经移植手术方法及要点如下。

（1）跨面神经移植术第一期

1）切口：取双侧面部腮腺手术和面部除皱手术的切口。

2）解剖健侧面神经：术区皮下浸润注射1∶100 000的肾上腺素生理盐水，在皮下层锐性分离，可以用双极电凝进行止血。分离范围前方直达鼻翼和耳屏连线中点以远1 cm左右，上方达颞部，下方达下颌缘。一般先探查腮腺外的面神经颊支。在口角-耳轮脚连线的中点（Zuker点）处的深面可以发现平行于颧弓走行的面神经上颊支；在Zuker点的下方，耳垂下0.5 cm和口角的连线上，可以发现下颊支；在Zuker点的上方，紧贴着颧弓下缘可以发现平行颧弓，向前进入颧大、小肌的另一上颊支；在耳垂下方0.5 cm和外眦的连线和颧弓相交处，较容易发现面神经的颧支。神经发现后略做游离，用窄条的皮片在其下方穿过，以便于显露和标记。再利用电刺激仪，对面神经的各个分支进行术中电刺激。最终选择有功能重叠的神经分支作为供体神经。操作需要注意的是，刺激前要和麻醉师协调，确保患者体内已经没有肌松药的作用，不然无法引出肌肉收缩；其次，尽量选择最小的刺激强度，并保持神经组织周围的干洁，以免刺激传导到邻近的分支造成误判。选择相应的神经分支后做好标记。测量标记到耳屏前的距离就是所需切取的腓肠神经长度，一般为22～25 cm。

3）腓肠神经切取。根据需要切取一定长度的腓肠神经。

4）腓肠神经的体表投影是跟腱外侧缘和外踝内侧缘连线的中点和腘窝中点连线。一般位于小隐静脉内后方。

5）切取方法：为了减少瘢痕，一般采用在投影线上多个水平切口的方式切取，切口3 cm左右，切口间距离一般为5 cm左右，根据术中分离的实际

情况而定。第一个切口切开后，首先显露小隐静脉，用皮片牵开后可以发现其后内方的腓肠神经。适当分离，并离断其远端。

6）如有神经抽取器，可以用其套入神经来分离。不过，不能用很大的力量来分离离断神经的各个分支，这样会造成神经的严重损伤，产生不良的后果。用抽取器时，一旦感到阻力，需要在受阻区做水平切口，将受阻区的神经分支离断后继续前行。一般在小腿中部，腓肠神经会分叉，形成走行浅表的交通支和深入肌内的腓肠神经，一般选择后者。一般跨面移植所需的移植神经长度在15～25 cm（一期游离移植需要15 cm左右，二期游离移植需要旷置在患侧耳屏前，因此需要22～25 cm）。取下神经后需要标记神经的远心端，一般将远端作为运动神经的长入端和健侧的面神经分支相吻合。

7）皮下跨面隧道的制备：可以在两侧鼻唇沟和患侧的耳前做小切口，用钝头导针经患侧耳前—上唇皮下—健侧颊部进行皮下分离后形成隧道，再借助细导尿管的导引将腓肠神经引入隧道，使其一端在健侧标记的面神经附近，另一端放置在患侧耳屏前切口的皮下。

8）健侧面神经-腓肠神经远端吻合：目前我们跨面神经移植1～2支，分别各自桥接两侧的颊支和颧支。离断健侧标记的面神经分支，修整待吻合的神经两端，做健侧面神经分支-腓肠神经远心端吻合。腓肠神经近心端旷置于患侧耳屏前的皮下，并在皮下留线标记。

9）缝合创口。

（2）跨面神经移植术第二期：一般在第一期术后的8～10个月。

跨面神经的显露。患侧发迹内—耳前—下颌角处手术切口切开，并在皮下分离。小心地查找上次手术所做的移植神经标记，并将移植神经游离出来。

面神经分支的显露。根据术前设计，将支配口角活动的面神经颊支显露出来。一般将上颊支作为

目标神经,将其离断,并将跨面移植神经旷置的近心端修整到合适的长度,与目标颊支的远端相吻合。

创面关闭。

5. 局部神经转位术 它是应用其他脑神经或躯体运动神经作为神经源和患侧面神经远端吻合,来恢复瘫痪面肌的功能活动的一种治疗方法。常用的神经源有舌下神经、咬肌神经、副神经、膈神经、颈 7 神经等。最多用的是舌下神经和咬肌神经。

(1)面神经-舌下神经吻合术:1903 年 Korte 首先采取面神经-全舌下神经吻合术来恢复面部表情的对称。尽管该手术可以达到稳定的疗效,但是手术会造成患者半舌萎缩严重影响他们术后言语表达和进食。此外,术后患者会出现多块面肌的大块收缩,严重影响患者的面部表情表达。基于这些严重的并发症,目前很少将全部的舌下神经和面神经相吻合,而是改为 1/3 ~ 1/2 的舌下神经和面神经相吻合。这样既能获得面肌功能活动,又可以减少患者患侧舌萎缩、面肌大块收缩的副作用。

适应证:适用于面神经损伤处的近端缺失,而远心端神经具备吻合条件,并且面部表情肌无明显萎缩者(肌电图有纤颤电位引出),舌活动正常,无萎缩。多用于听神经瘤切除后早期面神经瘫痪等。有文献报道面瘫 4 年的患者有可能通过手术得到功能的改善。

禁忌证:舌下神经已经受损,表现为患侧舌萎缩,舌活动受限。如 Möbius 综合征或者颅内肿瘤等引起的舌下神经瘫痪的患者不适合。

(2)咬肌神经-面神经吻合术

1)咬肌神经的相关解剖:咬肌神经由下颌神经的前干分出,在进入下颌切迹时发出一些细小分支进入周围的肌肉,与此同时,其主干自下颌骨髁突前方穿下颌切迹后下行,斜下进入咬肌的深、中层之间。发出上下两支。上支扇形发散开,为细小的分支分布于附近的肌肉;下支分为前支和后支。下支的前降支为主干的延续,一般选择这支作为供体神经。为了获得一定的长度,咬肌神经离断点一般在下行的前降支离断。由于前降支主要支配咬肌浅层的肌肉群,而上支和先前入肌前的细小分支支配着咬肌上部的深层、中层肌群,因此前降支的离断一般不会造成咬肌全部的萎缩,从而出现咬肌区明显的凹陷。此外,咀嚼功能还有颞肌、翼外肌、翼内肌参与,所以不会造成明显的影响。

2)手术适应证:① 面神经近端缺失,患侧的面神经远端可用。② 瘫痪面肌 EMG 提示纤颤电位存在,或面瘫时间在 3 年以内。目前对于面瘫多久的患者适合用此方法进行修复,没有明确的结论。在我们的临床实践中,有患者瘫痪时间最长达 32 个月,在神经修复术后仍出现明显的口角活动;而国外已有的报道是瘫痪 48 个月。因此,对于面瘫 3 年内,面部肌电图出现纤颤电位的患者,可以慎重的考虑。③ 咬肌功能正常,或略有萎缩。一些面瘫患者由于患侧面瘫进食不便,所以多用健侧,因此会出现失用性萎缩;还有些听神经瘤术后面瘫的患者,会出现三叉神经的部分损伤,造成角膜感觉减退、面部麻木和咬肌的部分萎缩。不过只要咬肌存在明显收缩,还是可以将其作为供区神经。④ 术前的影像学证实颅内肿瘤清除彻底,或者经神经外科或五官科医师会诊明确目前情况不影响神经修复手术。

3)技术要点

A. 患侧面神经颞面干的显露:经患侧发迹内—耳前—耳后和下颌下切口切开,并做皮下分离,直达咬肌前缘。在眉上外侧 1 cm 处和耳垂下 0.5 cm 连线处,在颞浅筋膜的深面寻找面神经颞支,发现后沿此神经向近端追溯,直达腮腺内。将神经表面的腮腺组织切开并结扎断面,显露面神经,一直追溯到面神经颞面干显露。再沿着颞面干的各个分支,即颧支、颊支,向远端游离,直达咬肌前缘和眼轮匝肌边缘。

B. 咬肌神经的显露和咬肌神经-面神经吻合：将患侧的面神经颞面干离断，并在咬肌表面掀起，以显露咬肌。小心地将肌肉逐层的离断，直到肌内的咬肌神经主干显露并用便携式的电刺激仪刺激来证实。为了获得一定的神经长度，需要进一步向远端游离，一般可以游离 1 ～ 2 cm。吻合前，还需要对面神经颞面干进行一定的游离，为了能够和咬肌神经吻合，可能需要将下颌缘支离断，以使面神经和咬肌神经无张力的吻合。

将离断的咬肌褥式缝合，并小心地保护神经吻合口。将切开的腮腺筋膜做连续锁边缝合以减少术后的腮腺瘘，并将 SMAS 筋膜覆盖面神经，关闭伤口。

4）术后护理：一般需要引流 2 日。为了减少术后口角活动和腮腺瘘的发生，术后一般要求患者进食清淡的流质饮食 2 周，并且需要弹力套在腮腺区加压 10 日左右（仅局限在腮腺区，不要在腮腺外侧缘，神经吻合口的皮肤投影处加压）。术后 1.5 个月需要患者减少口周活动，避免过多的咀嚼。术后 1.5 个月后开始正常饮食，并开始咀嚼训练。

（3）"Baby-sitter" 神经寄养手术：即跨面神经移植结合局部神经转位术。Terzis 于 1988 年介绍了分两期的跨面神经移植结合部分舌下神经转位术，这一术式在过去的 20 余年内被广泛地应用。近年来，咬肌神经转位术的出现，逐渐取代了舌下神经，并获得了满意的疗效。Ferrari 于 2014 年报道了一期完成的跨面神经移植结合咬肌神经转位术，也取得了令人满意的效果。

咬肌神经转位术能够可靠地使瘫痪面肌出现咬牙后的收缩活动，但是还是难以实现对称、协调和同步的笑容。如果患者希望术后拥有同步对称自然笑容，那么就可以向患者推荐跨面神经移植结合咬肌神经转位的手术。手术可分两期进行，在第一期手术中完成：患侧的咬肌神经-面神经颞面干吻合，同时完成跨面神经移植术的第一期，即跨面神经-健侧面神经分支吻合，跨面神经另一端旷置于患侧耳屏前皮下；8 ～ 10 个月后进行跨面神经移植的第二期手术。

此外，一期完成的跨面神经移植结合咬肌神经-面神经吻合术也逐渐被临床医师所接受。

适应证：①～④ 同咬肌神经转位术适应证。⑤ 希望得到同步对称自然效果的患者，年龄小于 60 岁。⑥ 健侧面神经功能正常；下肢腓肠神经功能正常。

手术步骤：

第一期手术：①～⑤ 参见跨面神经移植术第一期的①～⑤；⑥～⑧ 咬肌神经-面神经吻合：参见咬肌神经转位术的①～③；⑨ 跨面移植神经旷置于患侧耳屏前。

第二期手术：第一期术后 8 ～ 10 个月进行。① 跨面神经的显露。患侧发迹内—耳前—下颌角处手术切口切开，并在皮下分离。小心地查找上次手术所做的移植神经标记，并将移植神经游离出来。② 面神经分支的显露。将支配患侧口角活动的面神经分支，如颊支和颧支显露出来。一般有多支。根据电刺激仪的刺激，来选择反应相对弱的分支作为目标支，并根据跨面移植神经的长度，在合适的位置将患侧的面神经分支离断，并将其和跨面移植神经的远端相吻合。③ 创面关闭。

术后护理：同咬肌神经转位术。

（二）晚期面瘫的整形修复

如果患者的瘫痪面肌完全纤维化，无法通过神经修复的方法来恢复原有面肌的功能，那么只能通过肌肉替换的方法来修复，即用其他部位的肌肉来替代原有的面肌功能。根据支配神经的不同，分为生理性修复和非生理性修复两大类。① 生理性修复，即以面神经作为神经支配源，支配替代肌肉的收缩活动，使患侧面肌具有和健侧相一致的协调收缩活动，符合生理上的特性，故称为生理性修复，不过其有 15% ～ 20% 的患者无法获得满意的效果。典型的术式是超长蒂背阔肌瓣一期跨面游离移植术和分两期进行的股薄肌瓣游离移植术。② 非生理性的修复：以其他神经作为转移肌肉的支配神经，如应用很广的颞深神经支配的颞肌瓣转位手术，以及咬肌神经支配的股薄肌瓣移植术等，具有疗效稳定、可靠的优点，但是无法实现同步自然的微笑。

1. 带蒂肌瓣或肌筋膜瓣转移　利用局部的颞肌、咬肌、颈阔肌、胸锁乳突肌或者额肌等邻近组织，不切断蒂部，利用部分或者全部肌肉瓣直接进行转移替代，以矫正动态畸形。由于局部组织瓣的手术操作简单，创伤小，因此被许多学者选用。局部组织瓣的动力矫正是面瘫晚期患者最直接、简捷的手术方案，此组织瓣的分束是提高治疗效果的良好途径。现以颞肌瓣转移术为主进行阐述。

颞肌瓣转移术是一种面瘫的表情肌动力重建手术，是利用一束带蒂的颞肌，前端连接3～4条筋膜，将颞肌瓣转移向下方，筋膜条通过皮下隧道穿入，另一端从上下眼睑的内眦部、鼻翼基底及口角引出，并固定于上下眼睑的近内眦部、鼻翼基底和口角，依靠颞肌收缩来恢复闭眼功能、矫正歪鼻和口角下垂。

该手术首先由Lexer和Eden报道，将咬肌和颞肌分出4条肌瓣，分别转移到上下唇和上下眼睑，矫正眼部和口周的畸形，术后存在咀嚼障碍、面部运动协调或者运动过度的缺陷。Gillies应用加长中部1/3的颞肌瓣（附加筋膜条），在颧弓处折叠，矫正了眼部和口周的畸形。Mc Laughlin应用整个颞肌在颧骨处反转矫正面瘫，同样需要附加筋膜条增加颞肌瓣的长度。这种做法的好处是消除了单纯筋膜组织易萎缩、滑动和伸展性差的缺点。直接将肌肉插入要矫正的部位，填充萎缩的面部。颞肌与面肌交叉，提高了颞肌神经长入面肌的机会。王炜总结的301例面神经瘫痪的外科治疗中，利用颞肌肌束动力性悬吊27例，认为不适宜做复杂手术的病例均可采用此手术方法。

在矫正静态鼻歪斜、下睑外翻及面部皮肤松弛方面疗效肯定，还可重建口角鼻唇沟上提的功能，虽然动力不完全，不协调，但手术操作容易，适应证较广。国内学者采用颞肌、颞筋膜及帽状腱膜转位治疗晚期面瘫，手术步骤简单，组织瓣血供良好，为一种动力性矫正，有利于早期功能锻炼，且同时进行面部皮肤提紧手术，两者相辅相成，手术效果更好。此手术不仅疗效理想，对临床病例的随访结果表明：虽然短期内患侧面部不能与健侧同步，但远期经长时间的训练可以逐渐与之相适应。

Lwahira认为颞肌瓣转移术修复面瘫所获得的表情运动不协调，颞肌受三叉神经的颞深神经支配，当咀嚼时颞肌收缩，从而产生闭眼和口角向上的效果，由此获得的面部运动不协调。许多患者手术后都为这种不自主的闭眼和口角上提运动感到不快。另外，闭眼时外眼角被牵拉过紧可造成睑裂狭窄，外观不自然。颞肌筋膜瓣的应用毕竟是动力恢复闭眼的有效办法，因此临床常用并在不断完善。其他局部肌肉的应用（如胸锁乳突肌、咬肌、颈阔肌和额肌等）转移治疗晚期面瘫，由于肌肉的方向不利于口角的恢复，肌肉力量不足以完成面部运动，不如颞肌转移有优势。

2. 带血管蒂神经肌肉移植术

（1）分二期手术的带血管神经肌肉游离移植：一期手术为跨面神经移植，二期为吻合神经血管的游离肌肉移植。该方法于1976年由Harri等首先报道，其后逐步得到推广。股薄肌容易切取，后遗症少，可以分成几个阶段发挥不同功能，是较好的供肌，但术后较臃肿。1989年Terzis利用胸小肌修复面瘫。胸小肌有理想的形态、足够的体积和双重的神经支配（胸外侧神经和胸内侧神经），可允许面上下部独立运动，是较为理想的供肌，适用于小儿面瘫。Ueda等采用带神经血管的股薄肌或背阔肌游离移植治疗4～15岁的儿童面瘫，结果移植肌肉初次收缩时间较成人早，功能恢复也较成人好。

（2）一期带血管神经肌肉游离移植：分二期手

术的带血管神经肌肉游离移植效果较满意，但需分期手术，增加患者痛苦。王炜等1989年首次提出了超长血管神经蒂肌瓣移植一期治疗面神经瘫痪的概念，使一期手术成为可能。手术以背阔肌作为供肌，选择其远侧薄的节段，这样可保证有长14～17 cm的神经血管蒂，称为超长蒂背阔肌节段肌瓣移植。为使肌瓣变薄，可切除节段肌瓣的内面肌肉束，称为节段断层肌瓣。该手术方法的特点是把二期手术改为一期完成，缩短了治疗周期；变整块肌肉移植为节段肌瓣移植，可根据需要灵活切取；把不带血管的跨面神经移植改为带血管的移植，有利于移植神经的生长和修复；变全层肌肉移植为断层肌瓣移植，使肌瓣变得更薄。该手术方法以后逐步得到推广并有所改进。

（3）多血管神经肌肉移植：在吻合血管神经的肌肉移植术中，在供肌的选择问题上，Harri等认为供肌应该具有一个可供显微外科吻合的血管神经支配，目前临床上应用的供肌都具备这一特点，在恢复悬吊口角和微笑的表情功能方面获得良好的效果。目前可以选为供肌的肌肉有掌长肌、趾短伸肌、股薄肌、阔筋膜张肌、背阔肌、前锯肌下半段、胸小肌。然而，面部表情是复杂的，表情肌接受面神经的多个分支支配，各部位表情肌纤维的方向都不同，能够产生复杂的颜面部表情运动。晚期面瘫的表情肌功能修复单靠一个神经传导源是不够的，必须探索多个神经蒂的供肌，才有可能制备成多个不同方向的肌束，从而修复上提口角、下降口角以及闭眼等动态的表情功能。目前所有的动力性修复面瘫的手术，都仅能恢复面下2/3的

表情运动，而且肌瓣只有一个血管神经蒂，即使肌瓣分成三条肌束也不能获得多个方向的面部表情运动，远不能恢复表情肌的多向性功能。

（4）几种手术方法的联合应用：晚期面瘫的治疗方法很多，每种方法都有局限性及优缺点，没有单一手术可以矫正所有的畸形，因而我们必须以多种方式综合应用。跨面神经移植术用健侧的神经替代瘫痪的神经，符合解剖生理，却有损伤健侧神经的风险，神经生长速度和肌肉萎缩情况也难以预料，因此它对晚期面瘫的矫正效果不理想；肌肉移植是研究的一个热点，尤其是吻合血管神经的肌肉移植。局部组织瓣转移是一种容易接受的手术方式，尚需要解决术后对称性表情运动的问题。

3. 其他方法　矫治眼睑闭合不全还可以选择一些特殊的治疗方法，Sheeh等利用增加上眼睑重力，在眼睑内埋入金属片，当患者直立时可以靠重力达到闭眼的效果。金属材料组织异物反应比较小，这种方法简单易行，效果明显，至今仍然被临床医师广泛采纳。其缺点是在仰卧位时由于金属重力方向的改变，往往发生逆行性眼裂开大。Muhlbeuer等人把两个小磁石片植入上下眼睑内，依靠磁石的力量来闭合眼睑，即使仰卧位时也不会发生眼睑闭合不全，但眼睑的运动是不自主的。Morel-Fatio报道了将金属的弹簧片埋入上眼睑，利用弹力使上眼睑做闭合运动的手术。Arion在眼睑的周围植入细小的硅胶圈，可以由硅胶圈的张力带动眼睑闭合。然而，这些手术方法都是在眼睑内置入异物，容易发生异物排斥反应，感染、破溃以及脱落而被排出体外。

第二节 | 听觉重建

单侧听力下降通常为听神经瘤的首发症状，也是其最常见的临床症状。即便对于采用保留

听力径路的小肿瘤，其实用听力保留率也不超过70%。即便术中蜗神经完整，也有可能由于术中对

于神经的牵拉、肿瘤压迫造成神经周围血供变差等多种因素,造成听力不可逆转的下降。此外,受限于肿瘤大小、肿瘤位置等多种因素制约,无法保留听力的迷路径路仍为目前听神经瘤手术中最为常用的手术方式。因此,单侧耳聋仍为听神经瘤治疗和随访的常见结局。

若对侧听力正常,单侧耳聋对于患者进行正常的日常生活影响不大。但是单侧耳聋可造成患者无法获取患侧来源的声音,缺少对声音的定位能力,同时还会影响患者在噪声环境下的言语识别能力,因此可导致患者术后生活质量的下降,影响患者的生理和心理健康。

当对侧耳患有中耳炎、耳硬化症等疾病,患侧耳为唯一听力耳或听力更优耳时,若患侧听力丧失,患者将面临双侧听力下降的结局,而且随着患者年龄的增长,对侧耳听力也会逐渐下降。此外,对于神经纤维瘤病2型的患者,双侧听力丧失是其不可避免的结局。缺少对外界声音的感知将影响患者与周围环境的交流和沟通,进而引起社会综合能力的下降。

因此,听神经瘤患者听觉重建对于听神经瘤的综合治疗、提高患者的生活质量、帮助患者回归正常社会生活是极为必要的。

对于听神经瘤所造成的单侧耳聋而对侧听力正常的患者,一般无需特别治疗。对于对生活质量要求较高或工作生活中有特殊需要的患者,可根据经济情况、患者意愿等多种因素予佩戴骨导助听器,若患者接受能力可,可考虑一期或二期植入式骨导助听器(图12-5);对于听神经瘤所造成的双侧耳聋,若听神经完整,根据术前鼓岬电刺激及术中电诱发听性脑干反应(electrically evoked auditory brainstem responses, EABR)和蜗神经动作电位(cochlear nerve action potential, CNAP)结果行人工耳蜗或听觉脑干植入,对于未能完整保留听神经的患者,可考虑行听觉脑干植入(图12-6)。对于听觉脑干植入术后效果不佳的患者,还可考

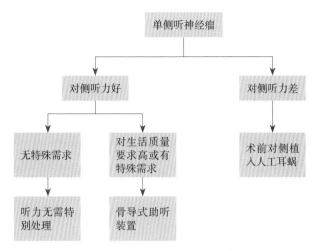

图12-5 单侧听神经瘤患者听觉重建策略

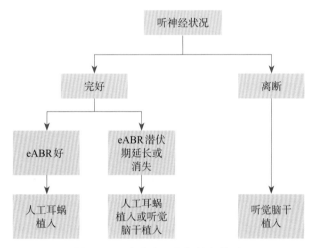

图12-6 术中人工耳蜗植入策略

虑进一步行听觉中脑植入。

一、骨导式助听器的佩戴与植入

目前可用的骨导式助听器应用最广泛的包括两种:经皮式和跨皮式。经皮式的代表产品包括骨锚式助听器(bone-anchored hearing aid, BAHA, Cochlear, 澳大利亚)和Ponto(Oticon Medical AB, 瑞典)等,透皮式的代表产品包括骨桥(BoneBridge, BB, Med-EL, 奥地利)。其原理都是通过听觉处理器收集患侧声音,将声波信号转换为电信号。通过听觉处理器与植入体间的电磁转换系统产生信号,根据信号产生振动,通过颅骨,传递至对侧正常听力耳。引起内淋巴液波动,从而刺激了感觉毛

细胞,毛细胞经过机械—电转导将这种刺激转换为电化学信号,通过听觉通路逐级传递到听觉皮质,产生听觉。

通过骨导式助听器,患者可感知双侧来源的声音信号,提升听力水平,尤其是在噪声环境下的言语识别能力,部分研究还认为骨导式助听器可以减弱头影效应,增强患者对于声音来源感知能力。此外,由于可以感知双侧来源的声音信号,患者对自身的残疾感减轻,可以提高患者对于声音感知能力的主观满意度,提高听神经瘤患者的生活质量。

所有计划植入骨导式助听器的患者,都应使用相应的软带式骨导助听器至少1周。

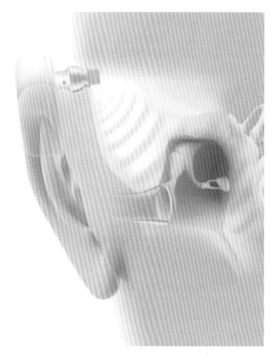

图12-7　BAHA示意图

(一)经皮式骨导助听器

BAHA是经皮植入式骨导助听器的代表性产品,其历史可以追溯至20世纪80年代,由Tjellström等发明、完善并逐渐推广应用。最开始的应用主要是针对传导性及混合性耳聋的患者,2001年起,Vaneecloo等率先报道了BAHA应用于单侧耳聋的患者的效果,2002年起美国食品和药品管理局正式批准BAHA用于单侧耳聋。

BAHA主要包括三个组成部分:一个钛质的植入螺钉、一个外部连接桥基和一个可拆分的声音处理器(图12-7)。BAHA还有一种称为软带BAHA的设备(图12-8),可以直接通过头带固定于头部,不过这种形式多用于儿童及术前预测BAHA植入术后效果。

1. 相关研究　大量研究证实BAHA可在很多方面改善听神经瘤患者的听力状况。Anderson等对53例听神经瘤术后患者进行了随访,结果显示其中52名患者诉术后存在听力障碍,94%的患者认为在噪声环境下听力障碍尤其明显。其中14名患者选择接受BAHA植入,这些患者的平均听力均有提升,噪声环境下的言语识别率从72%提升到87%。作者分析了影响患者佩戴BAHA的因

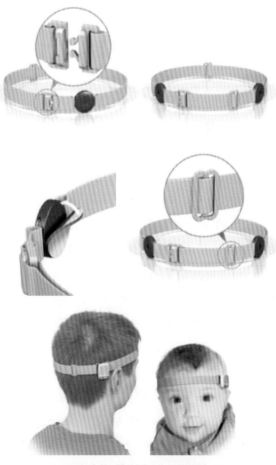

图12-8　软带BAHA示意图

素,认为其主要原因在于佩戴效果与患者预期值有一定差距,而且对于定位声音方向没有明显帮助。Niparko等对10例单侧耳聋患者(其中7例为听神经瘤术后)佩戴BAHA后声音定位能力、言语识别、GHABP(Glasgow Hearing Aid Benefit Profile)、APHAB(Abbreviate Profile of Hearing Aid Benefit)进行评估,结果显示除了在声音定位能力上未表现出明显差异外,在其他方面BAHA均较无助听状态和传统的对传式助听器有提升。Bosman(9例中7例听神经瘤术后)、Wazen(18例中14例听神经瘤术后)、Hol(20例中15例听神经瘤术后)等的研究也得到类似结论。Baguley等对上述4位研究者的结论进行了meta分析并总结出对传式助听器或BAHA并不能帮助单侧耳聋患者提升声音定位能力,其对患者的主要助益体现在言语识别能力和主观听力能力的改善。Hol等进行了更为全面的对照研究,29例单侧耳聋患者(其中19例为听神经瘤术后)分别在无助听设备、传统对传式助听器和BAHA状态下接受声音定位、言语识别、APHAB、GHABP、IOI-HA(the international outcome inventory for hearing aids)、SSQ(Single-Sided Deafness Questionnaire)6个方面的评估。同样除了声源定位能力外,BAHA在其他方面都具有一定优势。Gluth等对56名单侧耳聋患者进行了随访,其中有21例患者接受佩戴BAHA(5名听神经瘤术后患者),另35例没有接受BAHA。作者对两组患者随访,并分别进行GHABP、APHAB、SSQ评估,结果显示BAHA组在绝大多数评估项目上无论短期疗效还是长期疗效均较对照组有明显的改善。Tringali等对118例单侧耳聋患者(其中92例为听神经瘤术后)以及52例传导或混合性耳聋患者佩戴BAHA后进行随访并设计问卷评分评估。结果显示单侧耳聋患者组平均得分为6.26,而传导性或混合性耳聋组平均得分为8.11。BAHA在单侧耳聋患者中的疗效要略逊于传导性或混合性耳聋患者,但总体效果除了

在声音定位能力方面仍是令人满意的。

Schroder等对21名单侧耳聋患者(其中15例是听神经瘤术后)佩戴BAHA后进行听力学评估,结果显示有74%的患者表示在安静环境以及有65%的患者在噪声环境中捕捉对话声音的能力明显改善。Yuen等对21名单侧耳聋患者(其中9例是听神经瘤)的随访后也对BAHA的疗效进行了肯定,然而仅有少量患者表示声音定位能力得到提升。Pai等对25例单侧耳聋患者(15例为听神经瘤术后)植入BAHA后进行SSQ评分,结果显示植入后与植入前相比三个方面的评分均有明显提升,结果有显著性差异。

Kompis等对单侧耳聋患者是否接受BAHA的影响因素进行了分析,结果显示年龄、性别、病因、耳聋持续时间、患耳和健耳的气导听阈等因素与患者是否接受植入BAHA无明显相关性。Desmet等对单侧耳聋患者不愿接受BAHA的原因进行调查,196名单侧耳聋患者进行头带测试后有87名患者(其中28名听神经瘤术后)选择了继续接受BAHA植入术。未接受BAHA的109名患者中42名患者因为在噪声背景下缺乏有效的言语理解力而选择放弃BAHA,占主要因素。另有13名患者因为试用后耳鸣无明显改善而放弃。

但也有学者研究后提出了不同的意见,Martin等对58名单侧感音神经性耳聋患者(其中27名是听神经瘤术后)进行随访评估,结果显示与对照组相比,病例组在SSQ以及GBI评分上并无显著性差异,提示BAHA在单侧感音神经性耳聋患者中的疗效并不显著。Wazen等随访了9名听神经瘤术后或突聋所致单侧感音神经性耳聋患者,佩戴BAHA后患者的声音定位能力和噪声环境下的言语识别率并未得到明显的改善。

2. BAHA手术流程及注意事项　成人的BAHA植入通常在局部麻醉下完成,而儿童则在全身麻醉下完成。BAHA植入通常分为"一期植入法"和"二期植入法",20世纪90年代中后期之后基本

采用"一期植入法"。其主要区别在于,"一期植入法"是在植入钛螺钉后立即削去皮瓣周围皮下组织。而"二期植入法"则是在植入钛螺钉后3～4个月,待钛螺钉与周围骨组织融合后再削去皮瓣周围皮下组织。有文献报道称"一期植入法"后相关并发症的发生较少。

术前常规耳周剃发备皮,移植部位为距离外耳道中点50～55 mm的乳突区,在注射局麻药物后可用铅笔划出植入物放置的大致区域。随后切开皮肤、翻皮瓣暴露骨膜,翻皮瓣时最好使用手术刀而非电刀,这样可以减少术后皮瓣坏死的发生率。皮瓣的选择包括带蒂长方形或U形皮瓣、游离的圆形皮瓣以及线性直切口皮瓣。根据相关报道,采用游离圆形皮瓣术后皮瓣坏死的发生率最高而采用线性直切口皮瓣术后皮瓣坏死几乎可以消除。暴露骨膜后,用特殊专用电钻进行钻孔,孔深为3～4 mm。钻孔时需注意几点:① 钻头必须与颅骨严格垂直;② 钻孔后需用探针探查钻孔是否突破硬脑膜,如发生脑脊液漏应用骨蜡进行修补;③ 由于1 min内对骨产生损伤的温度阈值是42℃,因此钻孔过程中应保持间断施压和大量冲水,将温度控制在34℃左右最为适宜。钻孔结束后,将钻孔器调整至旋入模式,然后将钛螺钉旋入。注意为了保证钛螺钉的骨融合状态,在打开其包装后只能用钛质器械夹持螺钉。植入钛螺钉后,削除皮瓣周围的皮下组织,一般范围要求为钛螺钉周围25 mm的皮下组织,以保证皮肤覆盖在骨膜上时周围没有张力。在皮瓣中央用钻孔器在皮肤中央钻一直径4 mm的圆孔,将桥基穿过皮瓣旋紧在钛螺钉上并盖上愈合帽,用糖皮质激素和抗生素软膏涂抹在愈合帽周围,防止周围血肿形成,尽量避免加压包扎引起组织坏死。一般术后6～8周可将声音处理器固定于桥基,调试助听器。

3. 术后并发症 BAHA植入的术后并发症主要包括骨并发症、皮肤及周围组织并发症,其他还有诸如术后出血、皮肤过度生长、术后疼痛和感觉麻木等。

(1)骨并发症:① 植入体丢失,造成植入体丢失的主要原因是术后早期植入物骨融合的失败和后期植入物骨融合的缺失。因此,成功的骨融合的先决条件包括颅骨状况、植入物的设计、植入物材料的选择、娴熟的手术技巧等。早期的骨融合失败导致的植入物丢失率在0.4%～9.3%,而后期由于感染及创伤等引起的植入物丢失率在0.4%～2.7%。植入物丢失在儿童中的发生率更高。儿童的植入体丢失率高是由于儿童的颅骨较薄且与成人相比缺乏矿物质。感染、植入体植入不完全、骨融合失败以及创伤是儿童人群中植入体丢失的主要原因。② 骨感染,骨感染在BAHA术后并发症中比较罕见,即使术区周围软组织反复发生感染也很少影响到骨质。2003年Scholz曾报道1例BAHA术后发生颅内脓肿。此外,骨并发症发生率增加的因素包括糖尿病、长期使用糖皮质激素、吸烟等。

Badran等提出了5点建议可减少骨并发症的发生率,包括① 合适植入区域,尽量选择骨质较厚,气房较少的区域;② 严格正确的手术操作,术区的降温以及对植入体正确的放置;③ 确保植入体与颅骨之间没有任何物质阻隔;④ 适当的愈合时间;⑤ 植入体受力平均。

(2)皮肤及周围组织并发症:① 皮瓣坏死,皮瓣坏死的主要原因是皮瓣的血供不良和皮瓣过度受压。Tjellstrom和Granstrom报道游离皮瓣或带蒂皮瓣部分和整体坏死率分别为15.7%和0.9%。Wolf等报道224例采用单一直线切口的患者术后无1例发生皮瓣坏死。② 皮肤刺激和感染,术后桥基周围的皮肤刺激和感染是最常见的术后并发症,其发生率为9.4%～18.1%。儿童的发生率则更高,原因包括儿童很难保持桥基周围的清洁,皮肤更易激惹,有丰富的皮脂腺和更容易产生软组织增生肥大。③ 疼痛及感觉麻木,术后术区的疼痛和麻木感一般会持续4～6个月，极少数的患者则因持续存在的无法消除的疼痛而取出植入体。因此，尽管现在仍无法解释这一现象，但术前向患者告知是必要的。

由于体质等原因造成亚洲患者植入后皮肤及周围组织并发症高，皮瓣坏死及皮肤感染发生较多，因此BAHA在欧美应用较多，在国内开展相对较少。

（二）跨皮式骨导助听器

骨桥是第一款全植入跨皮式骨导助听器。2011年起可见报道应用于临床，2012年起正式进入欧洲市场，最近其适应证已扩展至5岁以上儿童。于2016年3月通过中国食品药品监督管理总局审批正式进入中国市场。

骨桥由两个部分组成：体内的植入体（图12-9）和体外的听觉处理器（图12-10）。与BAHA不同，骨桥的振动由植入体产生。振动不被皮瓣衰减，传导更为高效，因此体外听觉处理器更小，对皮瓣压力很小，佩戴较BAHA更为舒适、美观。

骨桥亦有相应的软带骨桥（Contact Mini）设备（图12-11），在单侧耳聋患者中多用于术前佩戴评估佩戴效果，调整心理预期。目前软带骨桥有头箍式和发带式两种可供选择。

1. 相关研究　目前对于听神经瘤术后植入

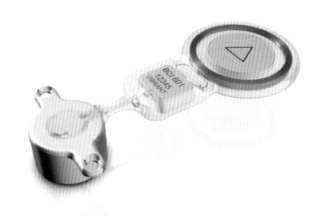

图12-9　骨桥植入体

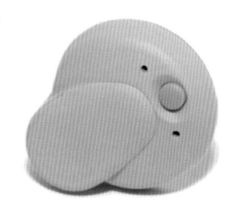

图12-10　骨桥体外听觉处理器

人工耳蜗的病例报道数量较少，多为单例报道。Sebastien Schmerber等开展的一项多中心研究中纳入了12例单侧耳聋患者，其中2例为听神经瘤术后患者，该研究随访了1年，主要关注点包括术

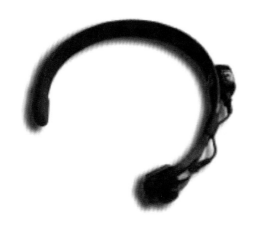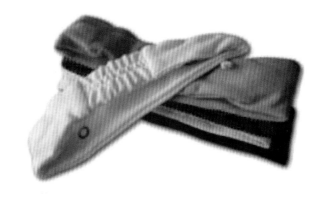

图12-11　软带骨桥（Contact Mini）：左图为发卡式；右图为发带式

后的皮肤状况、噪声下的言语识别率和患者的主观感受问卷，包括APHAB、GBI及IOI-HA等，结果显示，患者术后皮肤状况良好，未出现感染等并发症，噪声下言语识别能力均有所提升，患者对设备使用情况满意，耐受良好。Manuel Manrique等的研究纳入了5例单侧耳聋患者，其中1例为听神经瘤术后，主要评价指标为患者的纯音听阈和言语识别能力，认为骨桥可以改善单侧耳聋患者的听力状况，但是骨桥本身在MRI检查时所造成的伪影有可能会干扰听神经瘤患者的术后随访。

吴皓等针对听神经瘤患者术后所造成的单侧耳聋开展了一系列研究，纳入了10名听神经瘤患者，在听神经摘除手术后一期行骨桥植入，分别在术前及术后2个月和6个月时评估患者的皮肤状况、术后并发症、纯音听阈、言语识别能力、声源定位和患者的主观感受问卷，包括APHAB、IOI-HA、BBSS和SSQ等，发现骨桥植入术后患者皮肤状况良好，无一例患者出现脑脊液漏、感染等术后并发症。同时，骨桥对于患者的言语识别能力有一定程度的改善，患者主观感受好，心理适应性高。

但也有一部分研究得出了相反的结论。Dominik等回顾了24例骨桥植入患者，其中3例单侧耳聋患者，1例为听神经瘤术后，总结了患者安静状态下的纯音听阈和言语识别能力，发现骨桥对患者安静状态下的听力能力并无改善作用。

总体来说，目前对于听神经瘤所致单侧耳聋植入骨桥的效果评估还缺少大样本、多中心及长期的随访对照研究，总体来说可以提升患者的言语识别能力，增加患者的心理满意度。

目前建议在单侧耳聋患者决定是否植入骨桥前佩戴一段时间的软带骨桥（Contact Mini）是极为必要的，可以帮助患者体验双耳聆听建立合理的心理预期，决定是否植入，增加术后满意度和设备使用率。

2. 骨桥手术流程及注意事项 骨桥植入手术可根据情况选择在局部麻醉或全身麻醉下进行，听神经瘤术后骨桥植入可根据患者需要一期或二期植入（图12-12、图12-13）。术前可使用BBFastView软件重建颞骨CT，根据患者的肿瘤、颅骨和气房发育情况设计相应的切口和植入部位。

线圈位于耳郭后上方45°，植入体位于窦脑膜角或乙状窦后。一般根据术前设计，听神经瘤骨桥植入部位根据手术径路不同选择在乳突或者乙状窦后。耳后作C形切口，必要时可向后上方延长，切口离植入体边缘5 mm。使用测量尺测量线圈上方皮瓣厚度，如皮瓣不能轻松卡入，则必须削皮瓣定位于窦脑膜角。利用颞线和乳突后下侧隆起（胸锁乳突肌附着处）定位。用传感器模具测试骨床形状及深度，骨床直径为15.8 mm；深度为8.7 mm。同时研磨调制解调器的骨床，加强固定。注意避免损伤乙状窦和硬脑膜，视情况使用lift系统（垫片）（图12-14）。借助颞骨的自然隆起（如颞线），使用植入体盒内的钻头和传感器模具研磨钉孔，研磨孔1和孔2时确保模板不要移动，钉孔区骨皮质厚度至少2 mm，确保固定牢靠。研磨钉孔时避开硬脑膜和乙状窦。骨桥的固定无须骨融合，打孔时对钻速亦无要求。将骨桥植入体放入骨床；对准螺丝孔，放入标准钉，使用螺丝刀，交替拧紧螺钉，扭矩不超过20 N·cm。严禁使用单极电凝。如标准钉松动，使用蓝色备用钉。逐层缝合，加压包扎。在固定植入体的过程中，必要时可调整植入体的位置（垂直方向不超过30°，水平方向不超过90°）。

术后7～8日，拆线后无肿胀，即可开机。

3. 术后并发症 目前尚未见到有关骨桥植入的严重并发症的报道。

（1）皮瓣并发症：皮瓣坏死、感染等并发症发生率与人工耳蜗手术类似，Zernotti等建议在手术中尽量行小切口，双侧组织瓣覆盖植入体。

（2）脑膜及乙状窦损伤：发生率与其他耳科手术类似，可通过术者熟练并小心谨慎的手术操作

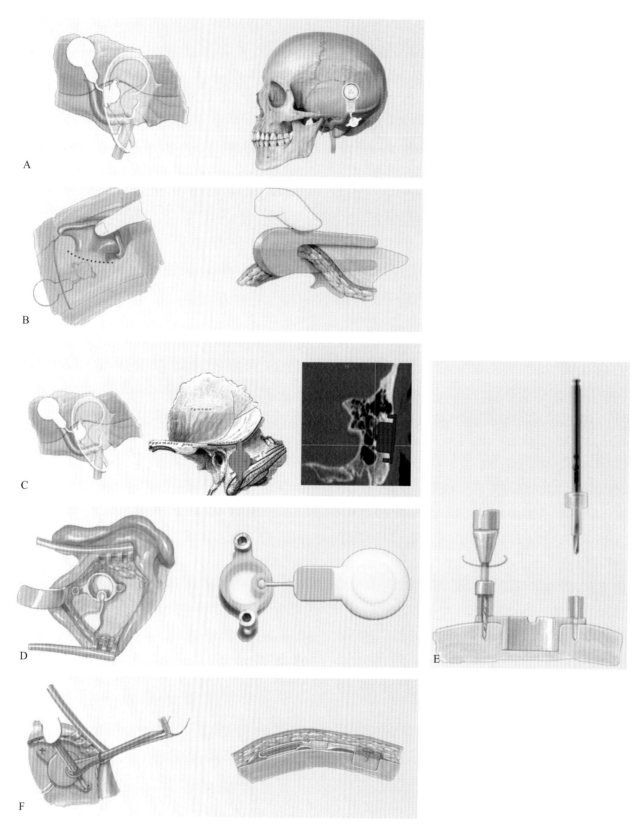

图 12-12　骨桥植入手术流程。A. 骨桥植入体定位；B. 骨桥切口及皮瓣的处理；C. 骨桥植入体骨床定位；D. 研磨植入体骨床；E. 研磨打孔；F. 固定骨桥植入体及缝合

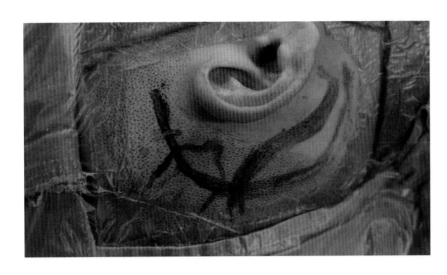

图12-13　迷路径路听神经瘤切除术后同期植入人工耳蜗的手术切口

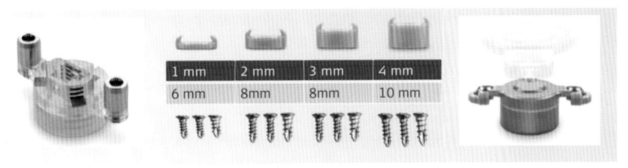

图12-14　Lift（垫片）系统

予以避免。

4. 术后随访　骨桥患者植入开机后一般建议半年后至专业听力师处复查、调适设备。

骨桥植入患者可行1.5 T磁共振检查，植入体会形成伪影，CT检查不受影响（图12-15）。

Steinmetz等报道了一例右侧外耳道闭锁、左侧听神经瘤患者右侧植入骨桥的病例，患者术后以1.5 T磁共振随访听神经瘤，图像伪影较大，肿瘤无法评估。

除了骨桥之外，科利尔公司还有一款BAHA Attract产品，也属于全植入式骨导式助听器，2013年通过美国FDA审批，目前尚未进入中国市场。

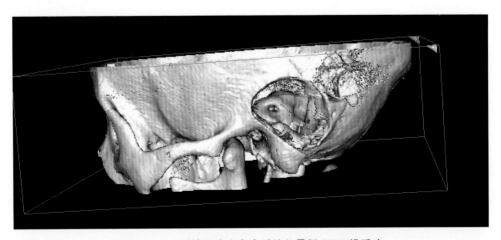

图12-15　听神经瘤患者术后植入骨桥CT三维重建

二、人工耳蜗植入

对于患侧耳为唯一听力耳的听神经瘤患者，一般对侧都无耳蜗手术禁忌证，除了肿瘤巨大造成脑水肿、颅高压等需限期手术解除症状，一般都可考虑于术前行对侧人工耳蜗手术。若对侧植入效果不佳，处理患侧听神经瘤应尽可能谨慎。此种手术的手术方法、适应证及禁忌证都与一般的人工耳蜗手术别无二致，本书在此不再赘述。

对于神经纤维瘤病2型患者，由于双侧听力丧失为其不可避免的结局，因此人工耳蜗及听觉脑干等人工听觉植入是其听觉重建与康复的两种选择。现有的研究结果均显示，听神经瘤术后耳蜗植入患者的听力一般优于听觉脑干植入的患者。值得注意的是，处理神经纤维瘤病2型患者必须非常谨慎，应尽可能保全双侧蜗神经的完整性和功能。

听神经瘤患者人工耳蜗植入意味着耳蜗神经的解剖和功能的完整性必须保留。这包括了三种情况：听神经瘤切除后同侧植入、听神经瘤放疗后植入及听神经带瘤植入。

（一）相关研究

1989年，Hoffman等报道了世界第一例神经纤维瘤病2型患者带瘤植入人工耳蜗，术后测试发现人工耳蜗对于听力的提高效果较为有限。但临床医师并未就此放弃努力，1995年，Arriaga等尝试了首次听神经瘤摘除术中同期植入人工耳蜗，术后报道效果不佳。截至2012年，全球有报道的神经纤维瘤病2型患者植入人工耳蜗病例共43例，其中31例为听神经瘤切除后植入人工耳蜗，10例为放疗后植入人工耳蜗，2例为带瘤植入。43例患者中32例可达到满意的开放式言语识别能力，27例患者愿意每日使用人工耳蜗。

放疗后和带瘤植入的人工耳蜗手术与普通人工耳蜗植入方法和手术流程并无较大差异，然而听神经瘤切除术后人工耳蜗植入在植入策略及切口选择等方面都尚未形成定论。一般来说，在经迷路径路听神经瘤切除术等不保留听力的手术中，若患者在术前术侧已丧失听力，可在术前行鼓岬电刺激，确认患者具有一定程度的音感。术中根据电诱发听性脑干反应（eABR）和蜗神经直接动作电位（CNAP）的结果判断蜗神经的结构和功能是否完好。根据目前的研究结果，若eABR和CNAP显示蜗神经功能良好，可提示人工耳蜗植入术后效果较好；若eABR和CNAP潜伏期延长、波幅降低，人工耳蜗植入后效果也不一定很差。因此，eABR和CNAP结果好是支持植入的证据，eABR和CNAP结果不佳并非人工耳蜗植入的禁忌证。

（二）手术方法和选择

若决定在听神经瘤切除术后二期植入人工耳蜗，则肿瘤切除术后需要CT和磁共振随访，在耳蜗完全骨化前行人工耳蜗植入。Simon等随访了65例经迷路径路听神经瘤切除术后的患者，发现有1/3的患者出现了部分或完全耳蜗骨化，因此术者若计划行二期植入，建议肿瘤切除手术和人工耳蜗植入手术中间的时间窗不宜过长。

如术耳拟同期行人工耳蜗植入，听神经瘤切除术应采取改良的迷路径路，保留耳蜗神经，这样耳蜗植入就可在同一手术切口内施行。在迷路径路时，乳突已被切除，面神经骨管已被轮廓化。在已被轮廓化的乳突腔后方颅骨上按照人工耳蜗接收器的轮廓磨出骨槽、后鼓室切开、耳蜗开窗、植入电极等步骤已有许多书籍专门介绍，在此不作赘述。如已经乙状窦后或颅中窝径路摘除肿瘤，听力未能保留，评估后可在对侧耳或术耳植入人工耳蜗。

人工耳蜗一般在植入后1个月左右开机。

（三）术后随访

由于人工耳蜗植入体中包含磁铁，因此虽然

可以行 1.5 T 磁共振检查,但由于植入体植入部位会产生伪影,部分有可能会干扰桥小脑角区域的影像显示,造成肿瘤随访困难。

Benjamin 等随访了 23 例人工耳蜗植入患者的术后 1.5 T 磁共振检查情况,在未取出植入体磁铁的情况下,仅有 1 例因疼痛终止检查,22 例均完成了检查,同侧和对侧的桥小脑角均可完全显示,肿瘤随访可靠,同时并未出现植入体的移位改变。在局麻下取出磁铁后复查磁共振发现,伪影相应有所缩小。

吴皓等随访了 6 例神经纤维瘤病 2 型植入人工耳蜗患者,所有患者均可耐受 15 T 场强的磁共振检查,双侧桥小脑角完全显示,可以用来随访神经纤维瘤病 2 型的肿瘤生长变化情况(图 12-16)。

因此目前认为,神经纤维瘤病 2 型患者人工耳蜗术后,应在检查向患者充分告知检查过程中可能出现的疼痛、压迫感等不适症状并予正确的心理疏导,在将植入体加压包扎后,可以安全地行 1.5 T 磁共振检查,随访肿瘤生长情况。若患者局部出现强烈疼痛感,可予 2% 利多卡因局部注射后再次检查。若伪影过大影响桥小脑角区域影像显示,则可考虑局麻下取出植入体磁铁后再行检查。

三、听觉脑干植入

听觉脑干区域较复杂,有多个核和传导束介导身体几个区的感觉和运动功能。位于此区的听神经瘤(例如神经纤维瘤病 2 型)能够明显影响神经功能,引起耳聋和其他障碍。通过手术完全切除肿瘤经常会导致耳蜗神经离断和耳聋,耳蜗植入在这样的患者中没有效果,只能进行听觉脑干植入。美国的 House 耳研所开发并于 1979 年为一位神经纤维瘤病 2 型的女患者植入了第一例听觉脑干。这种植入装置的原理与耳蜗植入相似,即给予代表环境声的电刺激。听觉脑干植入衍生于耳蜗植入,与耳蜗植入不同的是它的刺激电极是一个电极片,而且其电刺激的对象是脑干的耳蜗神经核复合体。1991 年,世界上进行了第一例多通道听觉脑干植入。1994 年,多通道植入装置渐渐取代了最初的单通道装置,并开始了 FDA 临床试验。

切除神经纤维瘤病 2 型的一侧肿瘤时,就应讨论是否植入听觉脑干。在对侧听力好的情况下,植入体的应用将大打折扣。尽管如此,有些学者还是认为这是对听力康复的一个补充机会。当对侧肿瘤大和(或)对侧残余听力差时,建议植入。肿瘤先前已被摘除或肿瘤经过放疗并不是植入的禁忌证。从听觉脑干植入的角度来说,应避开肿瘤造成

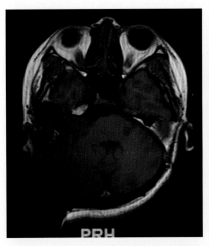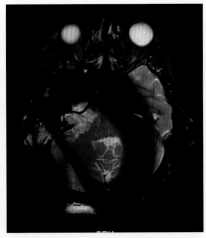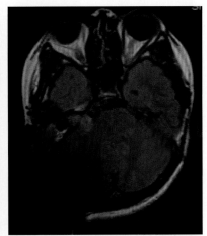

图 12-16 神经纤维瘤病 2 型患者,左侧肿瘤全切除,右侧放疗后植入人工耳蜗,术后 1.5 T 磁共振随访肿瘤生长情况

的明显的脑干变形以便电极放置的位置最佳。但值得注意的是,携带植入体给影像学的随访带来了困难。

(一)局部解剖

听觉脑干植入的位置在耳蜗核复合体的表面,而耳蜗核复合体位于脑干的背外侧斜面。它包括两个核,即背侧核和腹侧核,后者又被分为腹侧尾核和腹侧喙核。这些核与第四脑室的外侧隐窝毗邻。耳蜗神经所有的轴突止于耳蜗腹侧核和耳蜗背侧核。当不同的电极被激活时,听觉脑干植入患者所体验的音调感即来源于神经元的频率选择性。

人类的耳蜗核是一个位于脑干内部的结构,通过外科手术的径路(尤其是最常用的迷路径路)这些核在表面很难被看到。可用的标记是听神经、面神经、舌咽神经和迷走神经出脑干的根部,以及脉络丛和小脑绒球。最理想的电极放置位置是第四脑室外侧隐窝。在这个水平,耳蜗背侧核和耳蜗腹侧核的部分尾核约有 8 mm 长、3 mm 宽的表面。外侧隐窝的入口(Luschka 孔),以听神经、面神经、舌咽神经为边界,可能因为肿瘤压迫或脑干扭曲而移位。外侧纵纹斜经外侧隐窝的根部,即为耳蜗腹侧核的表面标志。应注意不要将有时在听神经和舌咽神经之间见到的凹面与隐窝口混淆。通过术中电生理(听觉脑干反应)的检测可帮助精确定位耳蜗核。电极放置太深或太浅均会引起令人苦恼的非听力感觉,使调机复杂化,影响装置的使用。同样,如果电极和耳蜗核表面接触不好,就需要更高水平的刺激,后者产生更大的电场,增加了激活非听力结构的可能性。植入几日后,纤维组织长入电极载体,使电极固定。电极的正确放置,加上听觉脑干系统合适的程序控制,是取得好的效果的关键。

因为耳蜗核区域存在多个神经中心,听觉脑干植入后可引起较轻的但不容忽视的非听觉感觉(多数为麻刺感)。多数患者在至少几个电极上会体验到这种非听力感觉,这种感觉来源于面神经、小脑绒球或小脑脚。术中听觉脑干反应监测可以提醒医师,重新放置电极。

植入的效果受各因素的影响。例如,如果术后电极发生移位,因为纤维组织粘连,重新放置比较困难。前次手术后形成的瘢痕也使植入变得复杂。磁共振能有效地判断这些潜在的危险,包括脑干解剖的变异、肿瘤或其他原因对其可能的损害,以及外侧隐窝大小的变异。隐窝大可增加电极稳定放置的困难程度,以至于电极不能与脑干表面很好地接触。

(二)听觉脑干植入装置

1979 年 Hitselberger 和 House 首次将球型电极植入患者脑干,从那以后,听觉脑干系统的硬件经历了许多改进。主要的改进包括从原来穿过皮肤连接到植入物改为跨皮肤的转换线圈与植入物相连,条带电极改为直径约 1 mm 的圆盘形电极,并设计制成半柔软硅电极载体,其背面有一层特制的丝网作衬底,防止电极移动。自 1992 年以后,大多数接受听觉脑干植入患者都使用 8 个电极的矩阵,它们是 8 个铂圆盘,安装在带孔的硅和涤纶网载体上,并与可植入接收器/刺激器相连接。House 耳研所开发的第一个听觉脑干植入实际上是基于 Nucleus® 的耳蜗植入,刺激电极包含 8 个电极。以后又有了 Freiburg 大学开发的基于 Nucleus® 的 21 电极、Lille 大学开发的基于 MXM 的 Digisonic® 耳蜗植入的 15 电极脑干植入。它们植入后的结果是相似的(图 12-17、图 12-18)。

以 Cochlear 公司的 Nucleus 多通道听觉脑干植入为例,电极组包括可弯曲的 21-接触式硅树脂和纤维组件,大小 2.5 mm × 8 mm,与耳蜗核大小相匹配。铂-铱盘电极直径为 0.7 mm,分别通过可弯曲的导线组件贴附于接收器-刺激器盒,后者位于耳后耳蜗植入相似的位置。接收器-刺激器盒包括

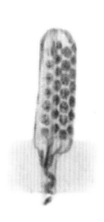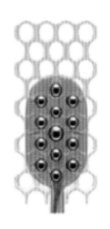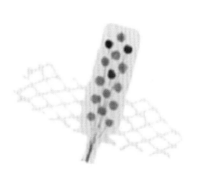

图12-17 不同型号听觉脑干植入体

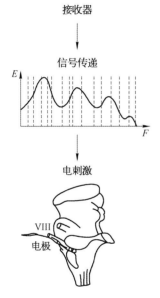

图12-18 听觉脑干植入工作原理

专有的电子插件和天线组合,解码来自外部的发送器线圈和声处理器的数字脉冲,而声处理器提供声刺激的幅度和频率成分。装置产生的电荷强度在神经刺激的安全范围内。

如同耳蜗植入,Nucleus听觉脑干植入程序系统允许在几个刺激模式下评估电阈值和最大舒适响度强度,包括单极(远距离参考接地)、双极(电极组邻近的一个电极作为接地)和变量(电极组上用户可选的接地)在内的接地配置可供使用。这种配置的灵活性可避免非听觉感觉并为刺激识别特征性的通道。为求得听觉脑干植入最佳功能的编程,需要对听觉感觉(特别是音调)和非听觉感觉进行评估。编程系统的灵活性允许对这些感觉进行评估,可以根据需要修改,用于改善听觉脑干植入的声音质量、可用性和性能。

(三)患者选择

听觉脑干植入最初是为了用于神经纤维瘤病2型、双侧听神经瘤的患者,目前也可应用于其他一些听神经功能损害的疾病,如听神经抽出和耳蜗发育不全。表12-6列出了听觉脑干植入的适应证。

表12-6 听觉脑干植入的适应证

明确诊断为双侧听神经瘤,并累及内听道或桥小脑角
双侧极重度聋或未能保留耳蜗神经
具有语言潜能
年龄≥12岁

（续表）

精神状态合适
能配合随访研究
有现实的期望值

听觉脑干植入的绝对禁忌证是中耳感染活动期。另外，如果耳蜗神经保留完整时，首先考虑耳蜗植入。

听觉脑干植入最初应用于神经纤维瘤病2型患者听神经瘤被摘除之后。年龄、视力等因素会影响听觉脑干植入的效果，如配合唇读装置的效果最佳。在患者的选择和治疗时考虑这些因素很重要，因为听觉脑干植入的效果差于耳蜗植入，从装置获得的实质性的益处就较慢，因此植入前详细的咨询对获得满意的效果有很大帮助。患者的期望必须合理。尽管最初从多通道听觉脑干植入获得的收益不大，但是有使声音利用最大化的动机和在康复时的早期坚持，一般都会为患者回馈长期的交流方面的进步。

目前的治疗方案既允许在一侧或双侧肿瘤切除的同时进行听觉脑干植入，也允许先行肿瘤切除，二期再行听觉脑干植入。如果患者在一侧肿瘤切除的同时即行听觉脑干植入，可使其对植入物有一个适应过程，使其在失去全部听力的时候表现更好。如果在一侧肿瘤切除时进行听觉脑干植入，即使第一次植入失败，那么在对侧肿瘤切除后植入也能获得听功能，这样就给患者提供了两次获得最佳听功能的机会。

（四）术前评估与咨询

听觉脑干植入的目标是植入一个安全、稳定、无副作用的设备，使之能为患者提供一定程度的环境声感知力和分辨力，同时结合唇读来提高患者的交流能力。与人工耳蜗植入前所作的工作类似，听觉脑干植入的候选者要经过2～3次的术前评估和咨询，让患者充分了解手术的目标、装置的局限性和手术风险。要让患者充分认识到，尽管听觉脑干植入装置与人工耳蜗相似，但其表现还远未达到人工耳蜗水平，还需要时间来逐步提高其效能。手术前要充分评估患者的期望值，并获其知情同意。手术需要一支涉及多门学科、富有经验的医疗小组，包括神经内外科医师、听力学家、神经/听觉生理学家、解剖学家和放射科专家等。

有许多因素影响植入的成功，其中医疗小组的临床经验和技术熟练程度对结果影响最大。其他主要影响因素包括正确辨认植入部位以及电极矩阵的平稳放置，这两点对于通过电刺激获得听觉并优化听觉脑干植入的性能非常重要。此外，肿瘤切除总体效果和术后恢复情况等因素也起一定作用。例如由于术后面神经功能受损而产生的眼干等症状可能会影响患者的唇读能力。总体健康状况、社会活动水平以及是否有精神物质支持也会影响听觉脑干植入的使用和效果。患者的期望值非常重要，往往会受人工耳蜗植入的宣传影响。术前正确评估患者对听觉脑干植入的期望值、确保知情同意是非常重要的，但这两点往往会由于术前患者对听觉脑干植入的过高期望而受影响。术前耐心、坦诚地向患者说明听觉脑干植入可能会带来的益处、缺陷，以及对仪器适应需要一个过程等，有助于患者能长期满意地接受听觉脑干植入。

（五）手术方法和植入过程

神经纤维瘤病2型患者的听神经瘤摘除后，如果要植入听觉脑干，常用的是迷路径路（图12-19）。经迷路径路颅骨切开为肿瘤切除和第四脑室

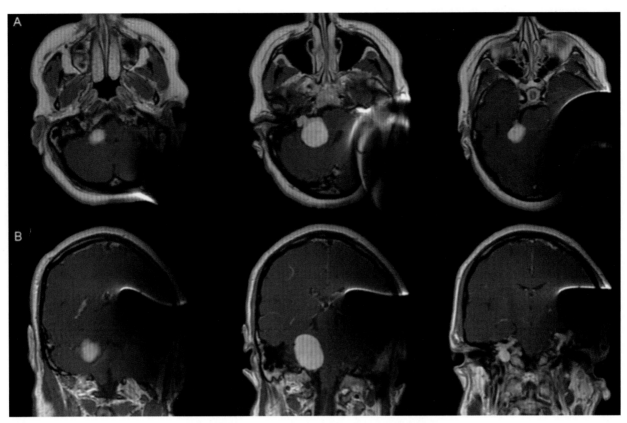

图12-19　NF2患者植入听觉脑干后MRI表现

的外侧隐窝的暴露提供了最佳通路。先要放置监测电极来记录电诱发听觉脑干反应（EABR）。在消毒铺巾前，将针状皮下电极分别置于患者的头顶、第7颈椎以及枕部发际处。将电极矩阵放置于脑干上，接收器（刺激器）固定于颅骨后，将转换线圈放在接收器天线表面。使用双向电流脉冲作为诱发反应刺激。在植入术中，电生理监测可以确保电极矩阵放在可以刺激听觉系统的位置，并且可以评估非听性脑干结构的活动。当巨大的肿瘤使脑干的解剖标志发生变异时，常使术者在放置电极时不能确定正确的位置，而电诱发听觉脑干反应的记录可以帮助术者正确放置电极。如果在某一位置能反复记录到电位，则提示刺激位置正是脑干的听觉系统。同时监护面神经和舌咽神经。除了标准的面神经监护方法外，可将双极电极插入同侧软腭肌肉内，用于监测舌咽神经的活动。如果在植入中予以电刺激时，肌电图记录到非听中

枢活动，或者看到诱发的肌电位，则提示电极矩阵位置不对，需重新放置。

先辨认外侧隐窝，在隐窝内放置一棉子做标记。辨认外侧隐窝的标志有：① 面神经、前庭耳蜗神经、舌咽神经和迷走神经的根部；② 小脑绒球（flocculus）；③ 脉络丛出外侧隐窝开口（Luschka孔）处。

正常未受损的脉络丛结构标志着外侧隐窝开口（Luschka孔），在解剖上脉络丛带是呈斜向横跨在外侧隐窝顶上，将脉络丛向后、外牵拉即可显露隐窝开口。但是这些结构通常因为脑桥和延髓外侧的巨大肿瘤压迫而变形。在这种情况下，最简单的方法是沿着听神经根可以找到外侧隐窝开口。听神经的根部与耳蜗背侧核延续。即使听神经被切断，它的断端也应能辨认。此外，舌咽神经是寻找外侧隐窝的另一参考。听神经与舌咽神经的交角指向Luschka孔的下界。在听神经和舌咽神经

之间有一个固定的凹陷间隙,极像外侧隐窝的开口,应小心鉴别。当麻醉师对患者施行 Valsalva 手法时,可通过脑脊液流出证实外侧隐窝的位置。外侧隐窝的开口通过标准的标志被确定后,这种方法应作为最后的检查,因为脑脊液被快速引流,多次 Valsalva 手法后这种方法的优点随之消失。

肿瘤完全切除、外侧隐窝被辨认之后,在乳突腔的后上方确定一位置以容纳内接收器,将这一位置的颞肌剥离骨面并切除。用一接收-刺激器的模型为参照,用切割钻磨薄此区域的骨皮质,并磨出一骨沟与乳突腔相通以放置电极线。在接收-刺激器骨槽的两侧磨出缝线隧道孔,在电极放置之前以丝线固定,这样导引的操作不会改变电极的位置。一旦内接收器被植入,只能用双极电凝止血,因为如果用单极电凝,电流将会通过植入体传导到脑干。

从 Luschka 孔移去棉子后,将嵌在 Rosen 针上的电极向上方插入外侧隐窝。当电极被完全置入外侧隐窝内时,植入体的功能较好,而非听觉的副作用较少。放置之后,选择性地激活矩阵中部分电极以证实它们在耳蜗核上的位置。测试 EABR 是否存在,邻近脑神经(面神经和舌咽神经)是否被刺激,以及是否有其他生命体征改变。电极矩阵的位置通常需要微调,以使听觉刺激最大化,来自其他神经的肌电图能描记出的反应最小化。

用小片特氟隆毡填充到外侧隐窝内以加固电极矩阵。随后向内生长的纤维组织最终将电极矩阵稳定于原位。电极线置于乳突腔和骨沟内。去除接收-刺激器里的磁体,用无磁的钛体替代,以便将来可行 MRI 随访。无磁的钛体有助于在接收-刺激器上形成一个光滑的皮肤轮廓。因为在植入时从接收-刺激器去掉了磁体,所以在最初的刺激时较难辨别接收-刺激器的位置。外部发射线圈放置不当会导致刺激失败。为防止这种情况出现,手术时在接收-刺激器天线(磁体去除处)中央之上的皮肤上做标记。分三层缝合切口,在关闭切口时注意不要牵拉导线。无需常规引流。

听觉脑干植入术后恢复到比较稳定的状态一般需要 4～6 周,此后才能进行开机调试。脑干植入的第一次调机大多在术后的 5～6 周进行。考虑到非听力刺激的可能性,第一次最好在心血管监护下进行。首次调机应能区分植入电极的听性反应和非听性反应,确定听阈和舒适阈。在可能的情况下,探索所植入电极中的听性反应的音频。音频预设和不同电极的重新调整通常是不必要的。去除电极所引起的不需要的效应(眩晕、咽痛不适、面部刺激)或调节刺激(频率、幅度、脉冲时间)的特征。

听觉脑干植入的整体效益可通过客观标准评价,如对于大多数患者来说,借助唇读言语识别可改善;对于某些患者来说,戴机状态下就能理解言语;个别患者能进行简单的电话交谈,但也可通过主观标准评价,如在提高与家庭或周围亲近的人的交流能力之后生活质量改善。在不同的系列报道中,并发症和非听力的、不需要的效应极少。

(六)术后并发症

听觉脑干植入手术的总体并发症发生率并不比人工耳蜗植入高,如术中首先摘除前庭神经鞘膜瘤,也不增加肿瘤切除的手术风险。听觉脑干植入手术偶然会出现脑出血或脑干损伤这一类较严重的并发症,多由于术中止血不彻底或者刺激脑干引起,因此该手术需要术者有丰富的颅底外科手术经验。然而,该手术最常见的并发症则是脑脊液漏、电极移位和非听性感觉反应。严重者将导致患者死亡。

1. 脑脊液漏 与常规经迷路径路手术后脑脊液经咽鼓管耳鼻漏不同,听觉脑干植入后其电极及导线成为术后脑脊液漏的"引流条",脑脊液常顺此引流至皮瓣下,从切口渗出。自从将单导听觉脑干植入的穿皮肤连接器改为可完全植入皮下的接收器后,脑脊液漏明显减少。Sennaroglu 报道了一例经乙状窦后径路听觉脑干植入术后出现了脑脊液鼻漏的儿童患者,经再次手术修补了脑脊液瘘口。临床上,大多数脑脊液漏可通过保守方法治愈,可以避免再次手术探查。据Otto等报道,在61例听神经瘤切除术后的患者中有2例发生脑脊液漏,都通过保守治疗治愈。

2. 电极移位　通常发生电极移位的原因有两个:定位不准确和术后移位。电极的位置通常可通过高分辨率的CT来确认,术后应常规行CT检查以确定电极是否有移位。Behr曾报道了一例电极移位的病例,术后CT扫描显示电极在正确的位置,但当听觉脑干植入体开机时,患者没有听觉感受。再次CT扫描与第一次扫描相比,发现电极发生了移位。术中eABR监测有助于判定电极位置是否理想,是防止电极移位发生的有效手段。

3. 非听性感觉反应　听觉脑干植入术并发症还有非听觉性的感觉反应,如恶心、头晕、视野晃动等。非听觉性感觉反应的发生可能与电极放置位置的精确度有关。为避免非听觉性感觉反应的发生,术中应准确地将电极完全置于侧突之内,这样邻近电极的三叉神经、面神经、舌咽神经及其上方的小脑绒球等结构受到的刺激程度最小,所产生的非听觉性感觉反应也最少。若患者术后相关症状非常严重,可通过调整刺激的持续时间、变换参考电极或关闭相关电极来消除或减少这些反应。

四、听觉中脑植入

对于神经纤维瘤病2型患者,切除双侧听神经瘤后多数会出现双侧听力丧失,要想改善患者听力,需行人工听觉脑干植入术(ABI)。ABI植入的位置是脑桥蜗神经核,但是有些体积较大的肿瘤,

肿瘤本身已经破坏了蜗神经核或者术中损坏了蜗神经核,这样即使做了ABI手术,术后患者的听力改善也不理想。2007年Colletti等首次报道听觉中脑植入(auditory midbrain implant, AMI)的听力重建术,AMI需把电极植入下丘,并取得了一定的效果,目前已有5例AMI的报道。

下丘是听觉传导通路上的第三级神经元所在的位置,是听觉传导的一个中继站,将电极植入下丘,下丘远离桥小脑角,即使大型听神经瘤破坏蜗神经核,理论上AMI也不受其影响。下丘的听觉核团为中央核,其解剖结构是分层结构,下丘植入时电极最理想的位置是沿着中央核的张力梯度(tonotopic gradient of the central nucleus)的方向植入。

AMI的电极是属于脑深部电刺激(deep brain stimulation, DBS),在神经外科DBS广泛用于椎体外系疾病的治疗,将电极植入神经核团内,来调控神经功能。AMI电极长6.2 mm,含有20个铂金属环电极,直径为0.4 mm。AMI电极为针刺电极,植入时将电极刺入下丘,而不是像ABI那样将电极帖附于脑干表面。2007年开展首例AMI的听力重建术,但此例患者双侧听神经瘤已经切除,手术仅行AMI,手术方法是经中线幕下小脑上入路安置电极。之后,Samii等改良枕下乙状窦后入路,提出外出枕下入路对神经纤维瘤病2型患者行一期肿瘤切除+AMI手术,此入路优点是能一次开颅,利用两个解剖间隙一期完成肿瘤切除和中脑电极植入。

(汪照炎　杨　洁　朱伟栋)

------------------------ 参 考 文 献 ------------------------

[1] Aftab S, Semaan M T, Murray G S, et al. Cochlear implantation outcomes in patients with autoimmune and immune-mediated inner ear disease[J]. Otology &

Neurotology, 2010, 31(8): 1337–1342.

[2] Agterberg M J, Snik A F, Hol M K, et al. Improved horizontal directional hearing in bone conduction

device users with acquired unilateral conductive hearing loss[J]. Journal of the Association for Research in Otolaryngology, 2011, 12(1): 1–11.

[3] Ahsan S, Telischi F, Hodges A, et al. Cochlear implantation concurrent with translabyrinthine acoustic neuroma resection[J]. Laryngoscope, 2003, 113(3): 472–474.

[4] Andersen H T, Schrøder S A, Bonding P. Unilateral deafness after acoustic neuroma surgery: subjective hearing handicap and the effect of the bone-anchored hearing aid[J]. Otology & Neurotology, 2006, 27(6): 809.

[5] Archbold S, Lutman M E, Marshall D H. Categories of auditory performance[J]. Annals of Otology Rhinology & Laryngology Supplement, 1995, 166(9): 312–314.

[6] Arístegui M, Denia A. Simultaneous cochlear implantation and translabyrinthine removal of vestibular schwannoma in an only hearing ear: report of two cases (neurofibromatosis type 2 and unilateral vestibular schwannoma)[J]. Ontology & Neurotology, 2005, 26(2): 205–210.

[7] Arunachalan P S, Kilby D, Meikle D, et al. Bone-anchored hearing aid: quality of life assess by glasgow benefit inventory[J]. Clinical Otolaryngology & Allied Sciences, 2000, 111(7): 1260–1263.

[8] Badran K, Arya A K, Bunstone D, et al. Long-term complications of bone-anchored hearing aids: a 14-year experience[J]. Journal of Laryngology & Otology, 2009, 123(2): 170–176.

[9] Baguley D M, Bird J, Humphriss R L, et al. The evidence base for the application of contralateral bone anchored hearing aids in acquired unilateral sensorineural hearing loss in adults[J]. Clinical Otolaryngology, 2006, 31(1): 6.

[10] Ballance C. The Operative Treatment of Facial Palsy: with Observations on the prepared Nerve-Graft and on Facial Spasm: (Section of Otology and Section of Laryngology)[J]. Proceedings of the Royal Society of Medicine, 1934, 27(10): 1367.

[11] Bayazit Y A, Kosaner J, Cinar B C, et al. Methods and preliminary outcomes of pediatric auditory brainstem implantation[J]. Annals of Otology Rhinology & Laryngology, 2014, 123(8): 529–536.

[12] Behr R, Müller J, Shehatadieler W, et al. The High Rate CIS Auditory Brainstem Implant for Restoration of Hearing in NF-2 Patients[J]. Skull Base Surgery, 2007, 17(2): 91–107.

[13] Bento R F, Monteiro T A, Bittencourt A G, et al. Retrolabyrinthine approach for cochlear nerve preservation in neurofibromatosis type 2 and simultaneous cochlear implantation[J]. Int Arch Otorhinolaryngol, 2013, 17(17): 351–355.

[14] Bernardo B, Andrea F, Silvano F, et al. Cross-facial nerve graft and masseteric nerve cooptation for one-stage facial reanimation: principles, indications, and surgical procedure[J]. Head & Neck, 2014, 36(2): 235–240.

[15] Bosman A J, Hol M, Snik A, et al. Bone-anchored hearing aids in unilateral inner ear deafness[C]// Collegium on Oto-Rhino-Laryngologicum Amicitiae Sacrum. 2003: 258–260.

[16] Bosman A J, Snik A F, Ct V D P, et al. Audiometric evaluation of bilaterally fitted bone-anchored hearing aids[J]. Audiology Official Organ of the International Society of Audiology, 2001, 40(3): 158.

[17] Bosman A J, Snik A F, Mylanus E A, et al. Fitting range of the BAHA Cordelle[J]. International Journal of Audiology, 2006, 45(8): 429–337.

[18] Bosman A J, Snik F M, Mylanus E A, et al. Fitting range of the BAHA Intenso[J]. International Journal of Audiology, 2009, 48(6): 346–352.

[19] Bouhabel S, Arcand P, Saliba I. Congenital aural atresia: Bone-anchored hearing aid vs. external auditory canal reconstruction[J]. International Journal of Pediatric Otorhinolaryngology, 2012, 76(2): 272–277.

[20] Brackmann D E. The facial nerve in the infratemporal approach[J]. Otolaryngol Head Neck Surg, 1987, 97(1): 15.

[21] Bunnell S. Surgical repair of the facial nerve[J]. Archives of Otolaryngology, 1937, 25(3): 235–259.

[22] Burrell S P, Cooper H C, Proops D W. The bone anchored hearing aid — the third option for otosclerosis[J]. Journal of Laryngology & Otology Supplement, 1996, 21(21): 31–37.

[23] Camilleri A E, Toner J G, Howarth K L, et al. Cochlear implantation following temporal bone fracture[J]. Journal of Laryngology & Otology, 1999, 113(5): 454–457.

[24] Carlson M L, Neff B A, Link M J, et al. Magnetic Resonance Imaging With Cochlear Implant Magnet in Place: Safety and Imaging Quality[J]. Otology & Neurotology, 2015, 36(6).

[25] Charles M. Luetje MD Facs, C. Keith Whittaker MD Facs. The benefits of VII–VII neuroanastomosis in acoustic tumor surgery[J]. Laryngoscope, 1991, 101(12): 1273–1275.

[26] Colletti L, Colletti G, Mandalà M, et al. The Therapeutic Dilemma of Cochlear Nerve Deficiency: Cochlear or Brainstem Implantation?[J]. Otolaryngology Head & Neck Surgery, 2014, 151(2): 308.

[27] Colletti L, Wilkinson E P, Colletti V. Auditory brainstem implantation after unsuccessful cochlear implantation of children with clinical diagnosis of

cochlear nerve deficiency［J］. Annals of Otology Rhinology & Laryngology, 2013, 122(10): 605.

［28］Colletti L, Zoccante L. Nonverbal cognitive abilities and auditory performance in children fitted with auditory brainstem implants: preliminary report［J］. Laryngoscope, 2008, 118(8): 1443–1448.

［29］Colletti V, Carner M, Miorelli V, et al. Auditory brainstem implant in posttraumatic cochlear nerve avulsion［J］. Audiology & Neurotology, 2004, 9(9): 247–255.

［30］Colletti V, Shannon R, Carner M, et al. The first successful case of hearing produced by electrical stimulation of the human midbrain［J］. Otology & Neurotology, 2007, 28(1): 39–43.

［31］Conley J. Hypoglossal crossover—122 cases［J］. Transactions, 1977, 84(4 Pt 1): ORL.

［32］Corrales C E, Monfared A, Jackler R K. Facial and vestibulocochlear nerve avulsion at the fundus of the internal auditory canal in a child without a temporal bone fracture［J］. Otol Neurotol., 2010, 31(9): 1508–1510.

［33］Costello M S, Golub J S, Barrord J V, et al. Cochlear implantation after radiation therapy for acoustic neuroma［J］. Journal of Radiosurgery & Sbrt, 2016.

［34］Desmet J, Bouzegta R, Hofkens A, et al. Clinical need for a Baha trial in patients with single-sided sensorineural deafness. Analysis of a Baha database of 196 patients［J］. European Archives of Oto-Rhino-Laryngology, 2012, 269(3): 799–805.

［35］de Wolf M J, Hol M K, Huygen P L, et al. Clinical outcome of the simplified surgical technique for BAHA implantation［J］. Otology & Neurotology, 2008, 29(8): 1100–1108.

［36］de Wolf M J, Hol M K, Mylanus E A, et al. Bone-anchored hearing aid surgery in older adults: implant loss and skin reactions［J］. Annals of Otology Rhinology & Laryngology, 2009, 118(7): 525–531.

［37］Di N W, Fetoni A, Buldrini S, et al. Auditory brainstem and cochlear implants: functional results obtained after one year of rehabilitation［J］. European Archives of Oto-Rhino-Laryngology, 2001, 258(1): 5–8.

［38］Dlo T N R F, Frcs S N D M D, Dlo K G F. Modified incisions for reduction of soft tissue for one-stage, bone-anchored hearing aid implantation［J］. Laryngoscope, 2000, 110(9): 1584–1585.

［39］Doersten P G V, Jackler R K. Anterior facial nerve rerouting in cranial base surgery: A comparison of three techniques［J］. Otolaryngol Head Neck Surg, 1996, 115(1): 82–88.

［40］Donnelly N, Jackson C, Tam Y, et al. MRI without Magnet Removal in NF2 Patients with Cochlear and Auditory Brainstem Implants［J］. Journal of Neurological Surgery Part B, 2012.

［41］Doshi J, Mcdermott A L. Bone anchored hearing aids in children［J］. Current Opinion in Otolaryngology & Head & Neck Surgery, 2009, 17(6): 488–493.

［42］Dublin W B. The cochlear nuclei revisited［J］. Otolaryngol Head Neck Surg, 1982, 90(6): 744–760.

［43］Edgerton B J, House W F, Hitselberger W. Hearing by cochlear nucleus stimulation in humans［J］. Annals of Otology Rhinology & Laryngology Supplement, 1982, 91(2 Pt 3): 117–124.

［44］Eisenberg L S, Johnson K C, Martinez A S, et al. Comprehensive evaluation of a child with an auditory brainstem implant［J］. Otology & Neurotology, 2008, 29(2): 251–257.

［45］Evenhuis H M, van Zanten G A, Brocaar M P, et al. Hearing loss in middle-age persons with Down syndrome［J］. American Journal of Mental Retardation Ajmr, 1992, 97(1): 47–56.

［46］Faber H T, de Wolf M J, de Rooy J W, et al. Bone-anchored hearing aid implant location in relation to skin reactions［J］. Arch Otolaryngol Head Neck Surg, 2009, 135(8): 742–747.

［47］Fisch U, Dobie R A, Gmür A, et al. Intracranial facial nerve anastomosis［J］. American Journal of Otology, 1987, 8(1): 23.

［48］Fisch U. Infratemporal fossa approach to tumours of the temporal bone and base of the skull［J］. The Journal of Laryngology and Otology, 1979, 92(11): 949–967.

［49］Fisch U, Rouleau M. Facial nerve reconstruction［J］. Journal of Otolaryngology, 1980, 9(6): 487–492.

［50］Flynn M C, Sadeghi A, Halvarsson G. Results of the first clinical evaluation of Cochlear™ Baha® BP100［J］. Cahiers De Laudition, 2010, 23(1): 54–58.

［51］Gavron J P, Clemis J D. Hypoglossal-facial nerve anastomosis: a review of forty cases caused by facial nerve injuries in the posterior fossa［J］. Laryngoscope, 1984, 94(1): 1447–1450.

［52］Glasscock M E, Miller G M, Fred D D, et al. Surgery of the skull base［J］. British Journal of Oral & Maxillofacial Surgery, 1978, 88(6): 905–923.

［53］Gluth M B, Eager K M, Eikelboom R H, et al. Long-term benefit perception, complications, and device malfunction rate of bone-anchored hearing aid implantation for profound unilateral sensorineural hearing loss［J］. Otology & Neurotology, 2010, 31(9): 1427.

［54］Goffi-Gomez M V S, Magalhães A T, Neto R B, et al. Auditory brainstem implant outcomes and MAP parameters: Report of experiences in adults and children［J］. International Journal of Pediatric Otorhinolaryngology, 2012, 76(2): 257–264.

[55] Grayeli A B, Bouccara D, Kalamarides M, et al. Auditory brainstem implant in bilateral and completely ossified cochleae[J]. Otology & Neurotology, 2003, 24(1): 79–82.

[56] Grayeli A B, Kalamarides M, Bouccara D, et al. Auditory brainstem implant in neurofibromatosis type 2 and non-neurofibromatosis type 2 patients [J]. Otology & Neurotology, 2008, 29(8): 1140–1146.

[57] Gurgel R K, Jackler R K, Dobie R A, et al. A new standardized format for reporting hearing outcome in clinical trials[J]. Otolaryngol Head Neck Surg, 2012, 147(5): 803.

[58] Harii K, Ohmori K, Torii S. Free gracilis muscle transplantation, with microneurovascular anastomoses for the treatment of facial paralysis. A preliminary report[J]. Plastic & Reconstructive Surgery, 1976, 57(2): 133–143.

[59] Heng-Wai Y, Daniel B, Kari S, et al. Management of single-sided deafness with the bone-anchored hearing aid [J]. Otolaryngol Head Neck Surg, 2009, 141(1): 16.

[60] Hitselberger W E, House W F, Edgerton B J, et al. Cochlear nucleus implants[J]. Otolaryngol Head Neck Surg, 1984, 92(1): 52–54.

[61] Hobson J C, Roper A J, Andrew R, et al. Complications of bone-anchored hearing aid implantation[J]. Journal of Laryngology & Otology, 2010, 124(2): 132.

[62] Hol M K S, Bosman A J, Snik A F M, et al. Bone-Anchored Hearing Aid in Unilateral Inner Ear Deafness: A Study of 20 Patients[J]. Audiology & Neurotology, 2004, 9(5): 274–281.

[63] House J L. Disorders of the facial nerve[J]. Journal of the Indiana State Medical Association, 1983, 76(10): 678–680.

[64] House W F, De l C A, Hitselberger W E. Surgery of the skull base: transcochlear approach to the petrous apex and clivus[J]. Otolaryngology, 1978, 86(5): ORL–770–779.

[65] House W F, Hitselberger W E. The transcochlear approach to the skull base[J]. Archives of Otolaryngology, 1976, 102(6): 334.

[66] Jackler R K. Acoustic Neuroma (Vestibular Schwannoma)[M]// Neurotology. 2005.

[67] Jin Y, Ghahremani M, Gu S, et al. The interfascicular nerve-grafting of the median and ulnar nerves[J]. Journal of Bone & Joint Surgery, 1972, 54(4): 727–750.

[68] Kunihiro T, Higashino K, Kanzaki J. Classic hypoglossal-facial nerve anastomosis after acoustic neuroma resection[J]. ORL J Otorhinolaryngol Relat Spec, 2003, 65(1): 1.

[69] Le C N, Herman P, Kania R, et al. Comparison of 3 procedures for hypoglossal-facial anastomosis[J]. Otology & Neurotology, 2013, 34(8): 1483–1488.

[70] Luetje C M, Whittaker C K. The benefits of VII–VII neuroanastomosis in acoustic tumor surgery[J]. Laryngoscope, 1991, 101(12): 1273–1275.

[71] Luxford W M, Brackmann D E. Facial nerve substitution: a review of sixty-six cases[J]. American Journal of Otology, 1985, Suppl(Suppl): 55.

[72] Marquet J. Microsurgery of the Skull Base[M]. Thieme, 1989.

[73] Martin R C. Late results of facial nerve repair[J]. Annals of Otology Rhinology & Laryngology, 1955, 64(64): 859–869.

[74] Mathes S, Alpert B, Manktelow R, et al. Panel Discussion: Reanimation of the Paralyzed Face[J]. Seminars in Plastic Surgery, 1990, 4(01): 49–80.

[75] Millesi H. Nerve grafting[J]. Clinics in Plastic Surgery, 1984, 11(1): 105.

[76] Pensak M L, Jackson C G, Gulya A J. Facial reanimation with the VII – XII anastomosis: analysis of the functional and psychologic results[J]. Otolaryngol Head Neck Surg, 1986, 94(3): 305.

[77] Rouleau M, Crepeau J, Tetreault L, et al. Facial nerve sutures: epineural vs. perineural sutures[J]. Journal of Otolaryngology, 1981, 10(5): 338.

[78] Samii M, Alimohamadi M, Khouzani R K, et al. Comparison of direct side-to-end and end-to-end hypoglossal-facial anastomosis for facial nerve repair [J]. World Neurosurgery, 2015, 84(2): 368–375.

[79] Samii M, Gerganov V, Samii A. Improved preservation of hearing and facial nerve function in vestibular schwannoma surgery via the retrosigmoid approach in a series of 200 patients[J]. Journal of Neurosurgery, 2006, 105(4): 527.

[80] Shah S B, Jackler R K. Facial nerve surgery in the 19th and early 20th centuries: The evolution from crossover anastomosis to direct nerve repair[J]. American Journal of Otology, 1998, 19(2): 236–245.

[81] Sobol S M, May M, Mester S. Early facial reanimation following radical parotid and temporal bone tumor resections[J]. American Journal of Surgery, 1990, 160(4): 382–386.

[82] Spector J G, Peterein J, Lee P, et al. Facial nerve regeneration through autologous nerve grafts: A clinical and experimental study[J]. Laryngoscope, 1991, 101(5): 537–554.

[83] Terzis J, Faibisoff B, Williams B. The nerve gap: suture under tension vs. graft[J]. Plastic & Reconstructive Surgery, 1975, 56(2): 166–170.

[84] Terzis J K. Pectoralis minor: a unique muscle for correction of facial palsy[J]. Plastic & Reconstructive Surgery, 1989, 83(5): 767–776.

［85］ Terzis J, Tzafetta K. The "babysitter" procedure: minihypoglossal to facial nerve transfer and cross［J］. Plastic & Reconstructive Surgery, 2009, 123(3): 865–876.

［86］ Ueda K, Harii K H, Yamada A. Neurovascular free muscle transfer combined with cross-face nerve grafting for the treatment of facial paralysis in children［J］. Plastic & Reconstructive Surgery, 1998, 101(7): 1765.

［87］ Yamamoto E. Experimental study on facial nerve suturing: comparison between epineural and perineural sutures［J］. 1988, 15(1): 19–24.

［88］ Yammine F G, Dufour J J, Mohr G. Intracranial facial nerve reconstruction［J］. Journal of Otolaryngology, 1999, 28(3): 158.

［89］ Yarbrough W G, Brownlee R E, Pillsbury H C. Primary anastomosis of extensive facial nerve defects: an anatomic study［J］. American Journal of Otology, 1993, 14(3): 238.

［90］ Ylikoski J, Hitselberger W E, House W F, et al. Degenerative changes in the distal stump of the severed human facial nerve［J］. Acta Oto-Laryngologica, 1981, 92(1–6): 239.

［91］ 王炜, 张涤生. 跨面吻合血管神经的背阔肌移植一期治疗面神经瘫痪［J］. 中华显微外科杂志, 1989（3）: 155–158.

［92］ 王炜. 整形外科学（下册）［M］. 杭州: 浙江科学技术出版社, 1999.

第十三章

听神经瘤术后随访及复发处理

第一节 | 听神经瘤术后随访

听神经瘤术后随访的目的包括两部分，一是观察手术后疗效，包括面神经功能恢复情况、听力情况及残留后遗症的康复情况，一般面神经功能恢复在术后1年左右稳定，在术后1～3年还有进一步的恢复，但进展较为缓慢，3年后面神经功能基本稳定，如随访过程中面神经功能恢复不良，可以及时行面神经功能重建手术；听力保留的患者术后有可能出现渐进性听力下降，需要长期随访听力水平。后组脑神经损伤后需要长期康复锻炼，若声音嘶哑、呛咳、代偿不佳，术后半年左右可以做声带脂肪注射，如果有其他并发症，也需要长期康复锻炼并随访康复效果，必要时做康复方案调整。随访的另一目的是观察肿瘤有无复发，而且应该是终身随访，磁共振（MRI）已成为听神经瘤术后必不可少的影像学随访方法。对于随访复发患者，可结合临床症状和影像学资料决定术后相应的治疗和随访策略。

尽管目前一致认同术后MRI随访，但是随访的时间和周期仍存在争议。一般术中全切除的患者，术后1年随访MRI，若无复发，则每年1次，连续随访3年，其后改为术后第5年随访1次，以后每

5～10年随访1次。术中未行全切除或术后随访中有小块肿瘤复发者，随访策略与未手术的小听神经瘤一致，先是半年后随访MRI，若无增大，则每半年1次，连续随访3年，若肿瘤无增大或缓慢生长，则改为每年复查1次直至术后第10年，然后每5年随访1次。放疗后肿瘤周围水肿，随后出现中央坏死纤维化，因此在MRI表现先增大再中央坏死再缩小的过程，一般需要2年才能判定放疗效果。因此放疗后MRI随访策略与未行全切除的患者一致。对于神经纤维瘤病2型（NF2）患者需要终身MRI随访。

术后MRI包括T_1和T_2加权像、T_1增强像和脂肪抑制像。术后影像学根据所选径路而有不同的表现。

一、经迷路径路

经迷路径路切除听神经瘤，术毕须在术腔内填塞脂肪、肌肉或筋膜，所以在术后MRI上可见颞骨区一尖端向内、底向外的三角形影（图13-1）。T_1加权像上，脂肪呈高信号，而肌肉、筋膜成等信号，可见上鼓室与前庭区均被脂肪填塞（图13-2）；

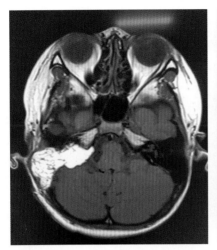

图13-1　迷路径路听神经瘤术后MRI随访

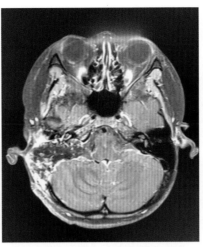

图13-2　迷路径路听神经瘤术后MRI脂肪抑制像

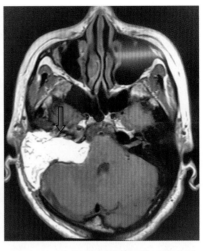

图13-3　扩大迷路径路听神经瘤术后MRI随访,箭头所示为耳蜗

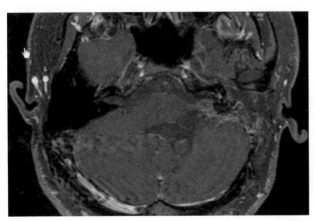

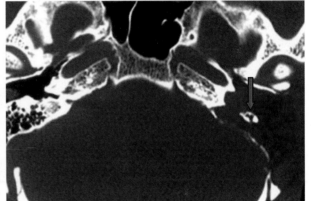

图13-4　耳囊径路听神经瘤术后随访,箭头所示为面神经骨桥

在扩大迷路径路中可见整个中耳腔被脂肪填塞,而耳蜗仍在原位(图13-3);在耳囊径路中可见整个颞骨被脂肪填塞(图13-4)。术腔中所填塞脂肪的体积和数量随年份的增加或受皮肤向内的压力而缩小,但质地均匀。

二、非迷路径路

非迷路径路为保留听力径路,包括乙状窦后径路、颅中窝径路和迷路后径路。若选择乙状窦后径路,术后MRI的脂肪影一般位于内听道后缘,以及乙状窦后颅骨切开后的骨窗(术中用脂肪填塞封闭,见图13-5)。术中过度牵拉小脑,往往在术后随访中可见小脑液化(图13-6)。颅中窝径路,脂肪影位于内听道内或内听道上方(图13-7)。迷路后径路术后的脂肪影主要位于乳突区(图13-8),可见正常半规管形态。

术后MRI影像上,可鉴别肿瘤复发病灶、肿瘤周围瘢痕组织及术腔所填脂肪。虽然术中所填脂肪组织与术后复发病灶在T_1和T_1增强上均呈高信号影,但在脂肪抑制像上,脂肪影因被抑制而呈低信号,而复发病灶则仍为高信号影,如此即可鉴别术后脂肪影和复发病灶。脂肪或瘢痕表现多为边缘性或线性增强,可与肿瘤复发灶所形成的结节影鉴别。不同径路全切除听神经瘤术后复发率不等,0～10%。其中,经迷路径路切除听神经瘤术后复发率最低,仅为0～1%。并且,并非所有在

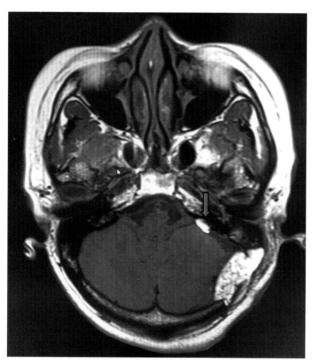

图 13-5　乙状窦后径路听神经瘤术后随访，
箭头所示为内听道口脂肪

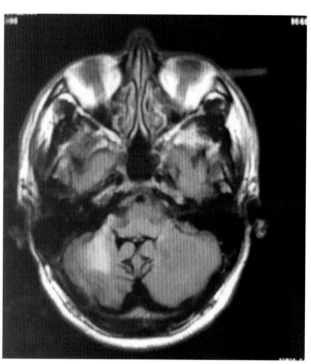

图 13-6　乙状窦后径路听神经瘤术后随访（小脑损伤）

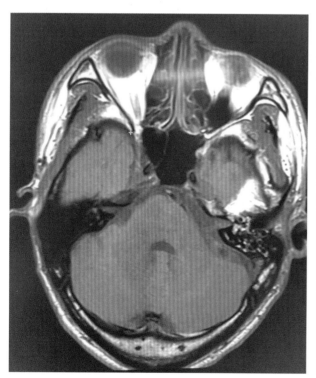

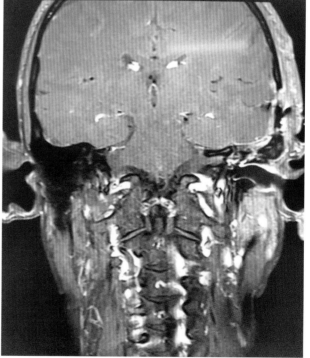

图 13-7　颅中窝径路听神经瘤术后 MRI 随访

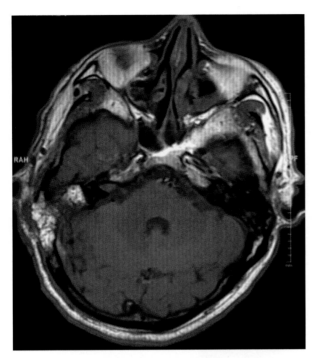

图13-8 迷路后径路听神经瘤术后MRI随访

MRI影像上显示的内听道增强影均为复发灶,应该特别注意术后桥小脑角、内听道内结节状增强影,而非线性增强影,因为线性增强影更可能是脑膜水肿影。

放疗后肿瘤周围水肿,随后出现中央坏死纤维化,因此在MRI表现为先增大再中央坏死再缩小的过程,一般需要2年才能判定放疗效果(图13-9)。

三、人工听觉植入后的随访

NF2患者需要长期随访观察,不仅是双侧听力下降,还包括颅内和脊髓内其他部位肿瘤的随访,制订综合治疗方案。图13-10显示右侧听神经瘤切除术后随访表现,需要长期随访左侧听神经瘤。图13-11显示NF2患者右侧听神经瘤放疗后的随访表现。NF2的治疗决策需要更多地考虑听力问题。图13-12显示右侧带瘤植入人工耳蜗的术后MRI表现,可以发现人工耳蜗的金属伪影较小,能同时显示桥小脑角肿瘤,术后MRI 1.5T随访时患者局部需加压包扎。

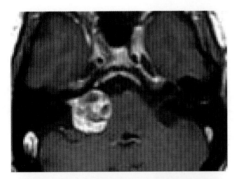
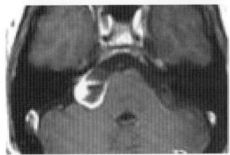
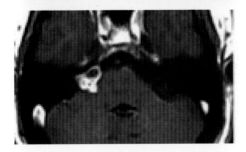

图13-9 非迷路途径放疗后随访

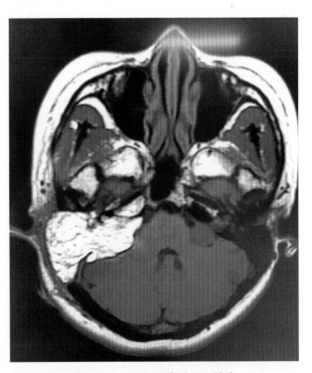

图13-10 NF2手术后MRI随访

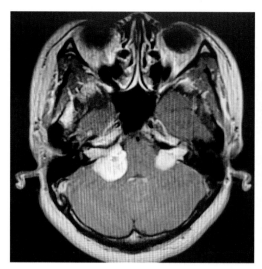
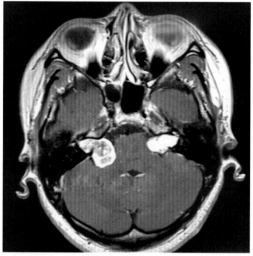

图13-11　NF2放疗前与放疗后MRI

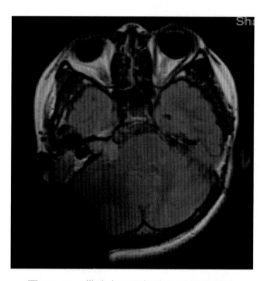

图13-12　带瘤人工耳蜗植入后MRI随访

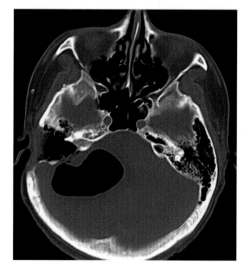
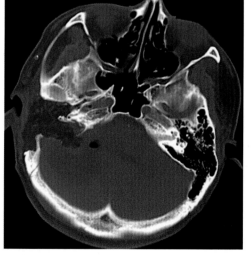

图13-13　听神经瘤术后随访中发现颅内积气

术后MRI影像学能够发现远期局部复发病灶。术后近期并发症，如脑梗死病灶以及血肿等，通常也需要MRI检查评估。严格意义上，这种MRI检查不属于术后随访，即使术后遗留颅脑后遗症，也主要通过康复锻炼观察症状恢复情况。如果术后颅脑症状加剧，影像学随访检查是必需的，图13-13患者右侧听神经瘤迷路径路术后脑脊液漏脑室腹腔分流术后，脑脊液漏控制，但长期乏

力、卧床、丧失劳动能力，CT显示右侧颅内积气，说明咽鼓管与颅腔相通，脑室腹腔分流术后颅内负压形成气脑，经乳突手术封闭咽鼓管后积气吸收，恢复劳动能力。

总之，听神经瘤术后随访以MRI为主，虽然术后随访时间、周期有待进一步论证，但它在并发症、复发灶的诊断，以及对进一步治疗的指导意义不容忽视。

第二节　听神经瘤术后复发

随着手术技术的日益成熟和听神经瘤的早期诊断，听神经瘤手术目的已经发生了根本的转变，不再局限于对肿瘤的全切除，而是在全切肿瘤的基础上，积极保留面、听神经功能，提高患者术后生活质量。

降低复发率的唯一办法就是提高肿瘤全切除率。但是减少复发和减小面神经的损伤似乎是矛盾的，Seol等报道，大型肿瘤全切除后面神经功能良好率（H-B分级为Ⅰ级或Ⅱ级）为15.4%，而肿瘤次全切除后面神经功能良好率为46.6%；但前者复发率为3.8%（1/26），后者为27.6%（16/58）。无论是迷路径路或乙状窦后径路，在切除与面神经紧密粘连的肿瘤组织时最容易损伤面神经。

为了达到提高患者术后生活质量的目的，Sterkers认为，如果肿瘤粘连脑干、面神经而无法切除，或在乙状窦后径路中因肿瘤位于内听道底而在这些部位残留＜5 mm的小片肿瘤，应被视为近似全切除。近年来有学者提出在全切除肿瘤有牺牲脑神经功能危险时，可以在神经表面残留少许病变以维持神经功能的近全切除（near total resection）概念，即在面神经表面遗留部分与神经粘连紧密的肿瘤包膜组织。尽管这些都是在保证残留不会导致肿瘤复发，或即便复发通过立体定

向放射治疗也可以控制病变的前提上提出，但其目前是否属于全切除尚存争议。随访结果发现，近全切除的术后复发率与全切除相似，而术后面神经功能要明显优于全切除。对肿瘤血供的研究发现，在面神经表面遗留部分肿瘤包膜是可行的，但含肿瘤的面神经必须是悬挂在桥小脑角部分，若肿瘤残留在面神经内听道部，则毫无疑问会因有充足血供而复发。

次全切除与部分切除均指未完全切除，属于残留性质，与术后复发有区别。肿瘤复发应是在全切肿瘤后，在局部再次发现肿瘤组织。因此，听神经瘤的复发定义本身就有争议，很多学者认为听神经瘤是良性肿瘤，不存在复发，所谓复发就是肿瘤残留或肿瘤残留后再生长。

另外，对于放疗患者来说，放射治疗仅是控制肿瘤，并非全切除肿瘤，所以肿瘤复发的概念并不适用于放疗患者，而应称为肿瘤再生长或肿瘤失控制。

一、听神经瘤术后复发率

随着听神经瘤手术技术不断发展和成熟，部分切除率和全切除率所占比例呈现不断变化状态。Cushing认为听神经瘤不应全切除，只能部分切除，而Dandy认为全切除肿瘤可降低听神经

的复发、再手术率。20世纪60年代，意见出现了分歧，Pool和Olivercrona分别报道了他们的听神经瘤全切除率，结果相差较大，为24%比84%。以后随着耳神经外科和影像学的发展，肿瘤全切除率发生了根本的改变。House在20世纪60年代的手术全切除率仅为70%，而在其90年代末的500例中则提高至93.4%，其余6.6%的患者则接受了部分或近全切除，主要残留原因为肿瘤与面神经粘连（2.3%，中等大小肿瘤）或与脑干粘连（5.8%，大肿瘤）。而从平均值来看，听神经瘤全切除率也从20世纪60年代的平均60%上升到目前的88%～100%。

二、听神经瘤术后复发的临床症状和影像学

不同手术径路，听神经瘤术后复发的症状有所不同。保留听力的术后复发，首先表现为听力下降。其他症状包括肿瘤增大时产生的共济失调、面部感觉异常、头痛，甚至发音困难，而面瘫症状报道较少。当然，术后复发的临床症状轻微，除非复发灶巨大，否则仅凭临床症状很难做出诊断。而对于不保留听力者，复发后的症状较前者更为隐匿，一般仅能通过术后MRI随访才能发现。

定期行钆增强的MRI随访是发现术后复发的最好方法，通过T_1、T_2、T_1增强、脂肪抑制影像，可区别肿瘤复发病灶、肿瘤周围瘢痕组织以及术腔所填脂肪。但并非内听道内增强影即为复发灶，应该特别注意，术后桥小脑角、内听道内结节状增强影才是复发灶，而非线性增强影。例如听神经瘤术后脑干处复发（图13-14）、听神经瘤术后内听道处复发（图13-15）；听神经瘤迷路径路部分切除术后（图13-16）；听神经瘤后径路术后（图13-17）。一般散发性听神经瘤术后1年应复查增强内听道MRI，而神经纤维瘤病2型（NF2）、次全切除者，则应持续观察。

三、听神经瘤术后复发灶

听神经瘤术后的复发灶可因手术过程中滋养血管的破坏而生长缓慢，El Kashlan认为复发灶生长速度缓慢，大部分仅需观察随访，仅25%的复发患者需要在术后7年再手术治疗，但Shelton发现复发灶生长速度为2.8 mm/年。

复发的原因一般可有两种：① 听神经瘤细胞与神经纤维缺少完整包膜间隔，有时也可侵入神经纤维中，造成术后复发；② 与手术径路的选择有关，颅中窝径路和乙状窦后径路术后复发率稍高于迷路径路。

术后较易复发的位置包括：① 内听道口处，此处肿瘤与硬脑膜、面神经、耳蜗神经易粘连；② 前庭耳蜗神经残端，此处肿瘤细胞易侵入神经纤维；③ 内听道底。

Shelton认为原发性肿瘤与复发性肿瘤生物学特性并无不同，区别仅在于大小。复发性听神经瘤一般体积微小，在术后随访中可通过影像学发现。

四、听神经瘤复发后的治疗

复发后的治疗可分为随访和再手术。是否再手术，取决于复发灶的大小位置和进展速度。最常见的复发位于两个部位，内听道底复发往往是乙状窦后径路未能完全切除内听道底部分肿瘤；脑干部复发多为肿瘤与脑干粘连紧密，界限不清导致。如果是内听道底复发，初次随访时建议继续密切随访，肿瘤血供不佳，并不一定会生长；如果是脑干部复发，局部血供丰富，肿瘤多会继续生长。再次手术患者听力不再考虑保留，而且第一次手术后及复发灶使局部瘢痕粘连严重，因此再手术通常使用迷路径路。尽管在分离肿瘤时可保留面神经的解剖完整，但由于牵拉等因素，使得术后面神经功能保留不佳。同时，脑脊液漏、血管性并发症发生率较高。

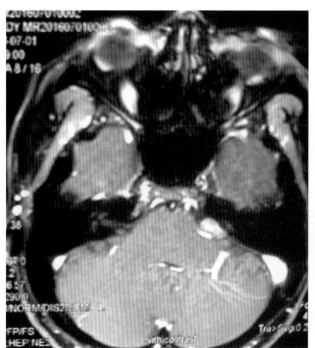

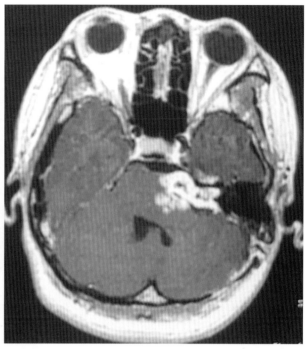

图 13-14　听神经瘤术后复发（脑干处）

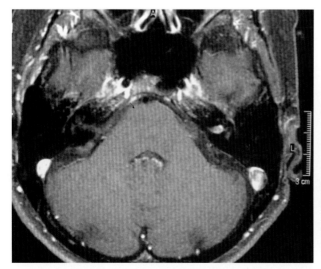

图 13-15　听神经瘤术后复发（内听道处）

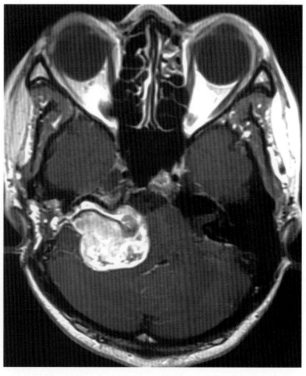

图 13-16　迷路径路听神经瘤部分切除术后

放疗后肿瘤再生长的比例各家不一(图13-18、图13-19),缺乏10年以上的大宗资料随访,一般认为肿瘤再生长需要手术干预的比例在5%~10%。

放疗后肿瘤呈现明显的纤维化,与面神经和周围脑组织粘连紧密,术后面神经解剖保留率多低于60%,功能保留率更低。

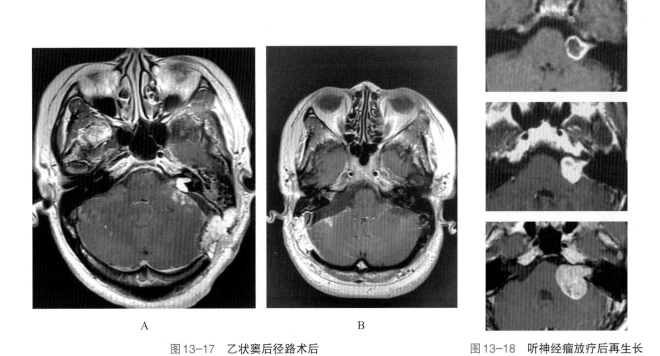

A   B

图13-17 乙状窦后径路术后   图13-18 听神经瘤放疗后再生长

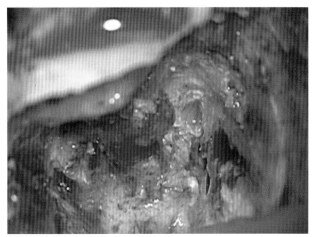

图13-19 听神经瘤放疗后增加手术难度

(汪照炎 朱伟栋)

参 考 文 献

［1］ Battista R A, Bojrab D I, Wang A M. Evaluation of residual acoustic schwannoma using gadolinium-DTPA enhanced magnetic resonance imaging with the fat suppression technique［J］. American Journal of Otology, 1995, 16(16): 628-633.

［2］ Beatty C W, Ebersold M J, Harner S G. Residual and recurrent acoustic neuromas［J］. Laryngoscope, 1987, 97(10): 1168-1171.

［3］ Bennett M L, Jackson C G, Kaufmann R, et al. Postoperative imaging of vestibular schwannomas［J］. Otolaryngol Head Neck Surg, 2008, 138(5): 667-671.

［4］ Bloch D C, Oghalai J S, Jackler R K, et al. The fate of the tumor remnant after less-than-complete acoustic neuroma resection［J］. Otolaryngol Head Neck Surg, 2004, 130(1): 104-112.

［5］ Brors D, Schäfers M, Bodmer D, et al. Postoperative magnetic resonance imaging findings after transtemporal and translabyrinthine vestibular schwannoma resection［J］. Laryngoscope, 2003, 113(3): 420-426.

［6］ Cerullo L, Grutsch J, Osterdock R. Recurrence of vestibular (acoustic) schwannomas in surgical patients where preservation of facial and cochlear nerve is the priority［J］. Br J Neurosurg, 1998, 12(6): 547-552.

［7］ Ekvall L, Bynke O. The translabyrinthine approach in 100 patients with acoustic tumours［J］. Acta Oto-Laryngologica, 1988, 105(Supp 449): 213-216.

［8］ Elkashlan H K, Zeitoun H, Arts H A, et al. Recurrence of acoustic neuroma after incomplete resection［J］. American Journal of Otology, 2000, 21(3): 389-392.

［9］ Freeman S R, Ramsden R T, Saeed S R, et al. Revision surgery for residual or recurrent vestibular schwannoma［J］. Otology & Neurotology, 2007, 28(8): 1076.

［10］ House W F. Partial tumor removal and recurrence in acoustic tumor surgery［J］. Archives of Otolaryngology, 1968, 88(6): 644-654.

［11］ Jackler R K, Shapiro M S, Dillon W P, et al. Gadolinium-DTPA enhanced magnetic resonance imaging in acoustic neuroma diagnosis and management［J］. Otolaryngol Head Neck Surg, 1990, 102(6): 670-677.

［12］ Marquet J F, Forton G E, Offeciers F E, et al. The solitary schwannoma of the eighth cranial nerve. An immunohistochemical study of the cochlear nerve-tumor interface［J］. Arch Otolaryngol Head Neck Surg, 1990, 116(9): 1023.

［13］ Mazzoni A, Calabrese V, Moschini L. Residual and recurrent acoustic neuroma in hearing preservation procedures: neuroradiologic and surgical findings［J］. Skull Base Surg, 1996, 6(02): 105-112.

［14］ Ramina R, Coelho N M, Bordignon K C, et al. Treatment of large and giant residual and recurrent vestibular schwannomas［J］. Skull Base, 2009, 17(2): 109.

［15］ Sanna M, Falcioni M, Taibah A, et al. Treatment of residual vestibular schwannoma［J］. Otology & Neurotology, 2002, 23(6): 980-987.

［16］ Schmerber S, Palombi O, Boubagra K, et al. Long-term control of vestibular schwannoma after a translabyrinthine complete removal［J］. Neurosurgery, 2005, 57(4): 693-698.

［17］ Sekiya T, Suzuki S, Iwabuchi T. Changes in intracochlear and intracanalicular nerves after acoustic neurinoma excision confirmed by magnetic resonance imaging［J］. Neurosurgery, 1990, 27(4): 587.

［18］ Shelton C. Unilateral acoustic tumors: How often do they recur after translabyrinthine removal?［J］. Laryngoscope, 1995, 105(9 Pt 1): 958.

［19］ Thomassin J M, Pellet W, Epron J P, et al. Recurrent acoustic neurinoma after complete surgical resection［J］. Annales d'oto-laryngologie et de chirurgie cervico faciale: bulletin de la Société d'oto-laryngologie des hôpitaux de Paris, 2001, 118(1): 3.

［20］ Wiet R J, Kazan R P, Ciric I, et al. Acoustic neuroma (vestibular schwannoma) revision［J］. Otolaryngologic Clinics of North America, 2006, 39(4): 751-762.

［21］ 杨军, 吴皓, 曹荣萍, 等. 扩大迷路径路切除经枕下径路手术后复发的听神经瘤［J］. 临床耳鼻咽喉头颈外科杂志, 2004, 18（7）: 390-392.

第十四章

神经纤维瘤病2型

神经纤维瘤病（neurofibromatosis, NF）是一种在神经通路上有肿瘤生长的疾病，可分为两种类型：神经纤维瘤病1型（NF1）和神经纤维瘤病2型（NF2）。其中，神经纤维瘤病1型多见于外周神经的纤维瘤，又称为Von Recklinghausen病。神经纤维瘤病2型由Wishart在1822年首先提出，多为大脑、脑神经、脊髓的肿瘤，最常见的是双侧听神经瘤。换而言之，神经纤维瘤病2型是一种以听神经良性肿瘤为特征，或以中枢神经系统肿瘤的发展为特征的疾病。

神经纤维瘤病2型为常染色体显性遗传病。

目前已知神经纤维瘤病2型的基因位于22号染色体上，确切定位于22q12.2。这是一种肿瘤抑制基因，通过联系肌动蛋白细胞骨架而发挥功能，它的正常功能是对细胞生长和分裂起制动闸的作用，确保细胞不会无控制地分裂，就如其在肿瘤中控制细胞分裂一样。神经纤维瘤病2型基因突变削弱了它自身的功能，这解释了在多发性神经纤维瘤患者中观察到的临床症状。由于神经纤维瘤病2型具有常染色体显性遗传特征，男女受影响的概率均等，患者的子代有50%的可能发病，所以受到影响的每个儿童均有50%的遗传概率。

第一节 | 神经纤维瘤病2型的临床表现

神经纤维瘤病2型具有侵袭性，需要多学科合作治疗。由于双侧听神经瘤，神经纤维瘤病2型患者的首发症状是双侧进行性听力下降，亦有部分患者表现为单侧严重的听力下降、波动性听力下降或突发性耳聋。

一、与神经纤维瘤病1型鉴别

尽管神经纤维瘤病1型和2型是两个独立的疾病，但它们有许多共同的临床表现。详细的病史询问和检查有助于鉴别神经纤维瘤病1型和2型。神经纤维瘤病1型和2型均为常染色体显性遗传病，因此50%的患者子女会遗传突变基因。这两种类型的神经纤维瘤病均有很高外显率，但不同个体之间的表现形式以及严重程度差异很大。大约50%的神经纤维瘤病1型和2型患者源于遗传基因偶发突变，这个突变率是目前所知的人类遗传病中最高的。80%的神经纤维瘤病1型突变基因源于父系染色体。神经纤维瘤病1型患者的17号染色体异常,具有独特的临床症状。

　　神经纤维瘤病1型和2型临床表现亦有差别。神经纤维瘤病1型较2型更早出现临床症状和体征。在出生时或婴儿期通过皮肤检查即可确诊神经纤维瘤病1型。典型的咖啡牛奶斑主要位于躯干部,多数神经纤维瘤病1型患儿在出生第1年即可出现,而大多数患儿4岁时都存在此斑。神经纤维瘤病1型患者多在青春期前出现神经纤维瘤,到成年期肿瘤数目增多且体积增大。而神经纤维瘤病2型的临床表现较1型隐匿。神经纤维瘤病2型的体征常常到青春期或成年早期才出现,但有时到60～70岁才出现。因此,有神经纤维瘤病2型遗传基因的高危人群必须密切随访多年,了解是否有听神经瘤形成。尽管神经纤维瘤病1型和2型均有咖啡牛奶斑和神经纤维瘤,但神经纤维瘤病2型患者的咖啡牛奶斑和神经纤维瘤数目较1型患者少。腋窝区雀斑是神经纤维瘤病1型的特征表现。典型的神经纤维瘤病1型患者没有发生听神经瘤的危险。

　　凡有咖啡牛奶斑和神经纤维瘤的患者,可通过眼科检查来区分神经纤维瘤病1型和2型,因为不同类型的神经纤维瘤病患者可伴随不同的眼部病变。85%以上的青春期后发病的神经纤维瘤病1型患者会出现虹膜Lisch结节,而在2型患者中罕有报道。该结节是由黑色素细胞组成的错构瘤,在虹膜表面呈黄色或棕色半球形隆起。神经纤维瘤病2型患者中40%～50%存在晶状体后囊下混浊,但在1型患者中未有报道。视神经胶质瘤仅出现于1型患者。

　　表14-1为神经纤维瘤病1型的主要临床表现。

表14-1　神经纤维瘤病1型的主要临床表现

肿　　瘤	表　　现
神经纤维瘤	皮　肤
	结　节
	丛　状
胶质瘤	视神经胶质瘤
	星形细胞瘤
	多形性胶质母细胞瘤
肉　瘤	神经纤维肉瘤(MPNST)
	横纹肌肉瘤
	蝾螈瘤
神经内分泌肿瘤	嗜铬细胞瘤
	类　癌
造血系统肿瘤	幼年性慢性白血病
骨病变	脊柱侧凸
	降低高度
	巨　脑

（续表）

肿　　瘤	表　　现
骨病变	假关节
	蝶骨翼发育不良
神经系统发育不良	智力障碍
	癫　痫
	神经病
	脑积水（导水管狭窄）
血管病变	纤维肌肉增生症（肾动脉）

美国国家卫生研究院（NIH）诊断标准（1987年）如下，具有以下几项中任两项以上表现者可诊断为神经纤维瘤病1型：① 6个或6个以上直径>5 mm的皮肤牛奶咖啡色斑（Cafe-au-lait macule），青春期前最大直径>5 mm，青春期后>15 mm；② 2个或2个以上任何类型的神经纤维瘤或1个丛状神经纤维瘤；③ 腋窝或腹股沟区雀斑；④ 视神经胶质瘤或其他脑实质胶质瘤；⑤ 2个或2个以上虹膜错构瘤（iris hamartomas），或称Lisch小结；⑥ 特征性的骨性病变，包括蝶骨发育不良、假关节或长骨骨皮质变薄；⑦ 直系亲属中有神经纤维瘤病1型家族史。

二、神经纤维瘤病2型的特征

1. 神经纤维瘤病2型的诊断　1987年美国国家卫生研究院（NIH）发布了神经纤维瘤病2型的诊断指南。神经纤维瘤病2型以双侧听神经瘤，伴多发性脑膜瘤、颅内肿瘤、神经胶质瘤和脊柱瘤为特征。明确的诊断基于双侧听神经瘤的存在，或不到30岁时发生的单侧听神经瘤，以及与神经纤维瘤病2型患者有一级亲属关系，或至少有下列两项与神经纤维瘤病2型有关的表现：脑膜瘤、胶质瘤、神经鞘膜瘤或青少年晶状体后囊下混浊（juvenil

posterior subcapsular lenticular opacity）/皮质性白内障（cortical cataract）。神经纤维瘤病2型的诊断标准见表14-2。

表14-2　神经纤维瘤病2型的诊断标准

1. 双侧听神经瘤；或
2. 直系亲属有神经纤维瘤病2型；或
a. 单侧听神经瘤；或
b. 脑膜瘤、神经鞘瘤、胶质瘤、眼球后包膜下混浊，或大脑钙化；或上列标准的2项
3. 下列标准的2项
a. 单侧听神经瘤
b. 多发性脑膜瘤
c. 或神经鞘瘤、胶质瘤、神经纤维瘤、眼球后包膜下混浊及大脑钙化

神经纤维瘤病2型的临床表现和基因突变表现出相当大的异质性，但在同一家族内，其表现非常一致。这两者提示神经纤维瘤病2型的遗传学病因，但在观察到的表型中有很大的差异。许多研究表明，截断突变（无义密码子和移码）可能与严重的神经纤维瘤病2型类型有关。被称为Wishart型的严重的神经纤维瘤病2型类型，自儿童期鞘

膜瘤和脑膜瘤就不停地生长,特别具有侵袭性,可导致失明、耳聋、瘫痪,不到40岁即死亡。该型患者甚至有出现肺内脑膜瘤。尽管基因型和表型之间有很强的关联,个体之间肿瘤的生长却不同,使得很难预测某个个体随时间的推移肿瘤将如何改变,即使基因型是已知的。较轻的神经纤维瘤病2型类型被称为Gardner型,鞘膜瘤的大小可数年维持不变,脑膜瘤几乎不进展,患者没有临床症状直至晚年,很少出现残疾。

2. 流行病学和发病率　多数患者症状出现平均约7年后被诊断为神经纤维瘤病2型,诊断时的平均年龄约为25岁。没有年龄和种族的差异。流行病学的研究显示,神经纤维瘤病2型的发病率在1/87 410 ～ 1/40 000。

3. 分子遗传　1987年,神经纤维瘤病2型的基因被锁定在22号染色体,1993年又进一步被定位于22q12.2。突变的类型如单个碱基替代、插入、缺失等已被区分。神经纤维瘤病2型的Gardner型可能与错义突变有关,而其他突变与表型之间的关系并不十分清楚。神经纤维瘤病2型并不仅限于携带突变的家庭。单侧听神经瘤也可表现出与神经纤维瘤病2型相同的基因标记,但突变仅出现于瘤体组织。神经纤维瘤病2型的患者,突变同样存在于其他类型的细胞。

4. 家族史　有发展成为神经纤维瘤病2型的危险者应进行筛查以便早期诊断。危险者包括神经纤维瘤病2型患者的子女和他们(同父或同母)的同胞。神经纤维瘤病2型有50%的外显率,因此神经纤维瘤病2型患者的所有子女患病的可能为50%。在家族内,神经纤维瘤病2型的临床表现通常是相似的。

应早期筛查,以便在症状出现前发现肿瘤。筛查的方法之一是做全颅的MRI T_1增强,内听道薄层(3 mm)扫描。这种方法可发现绝大多数的患者。如果头颅MRI有阳性发现,应考虑脊柱或眼科检查。纯音听阈和听觉脑干反应很可能漏掉小的听神经瘤,但MRI能够在症状出现之前协助诊断。如果已出现神经纤维瘤病2型相关症状(听力下降或面部无力)则应尽早进行MRI检查。

三、神经纤维瘤病2型的肿瘤类型和临床表现

1. 双侧听神经瘤　神经纤维瘤病2型患者的肿瘤类型见表14-3,其中以双侧听神经瘤最常见。

表14-3　神经纤维瘤病2型的肿瘤类型

肿瘤类型	百分比(%)
双侧听神经瘤	99
皮　肤	50
脑膜瘤	46
脊　柱	60

在神经纤维瘤病2型患者中,双侧听神经瘤是良性肿瘤。图14-1、图14-2示神经纤维瘤病2型双侧听神经瘤。肿瘤通常位于内听道内、神经胶质-施万细胞连接处的前庭上神经。听神经瘤所造成的后果很多,包括头晕、平衡障碍、耳鸣、渐进性聋、面神经麻痹、脑干压迫,如果不治疗,可导致死亡。

尽管神经纤维瘤病2型有很强的基因型的影响,但在肿瘤类型(表14-3)、进展速度和致残方面有非常大的差异。这种巨大的差异同样体现在患者的临床表现上,有些患者可能没有症状。尽管NIH的诊断标准需要双侧听神经瘤才能诊断神经纤维瘤病2型,但有些患者在年幼时先有单侧听神经瘤而无其他肿瘤,或者成年患者表现为多发的脑膜瘤(颅内或脊柱)而无听神经瘤。

在House耳科研究所所做的神经纤维瘤病2型的一项研究中,关于听神经瘤的自然病史的数据显示,12.5%的患者在诊断时无症状,23.8%除了双侧听神经瘤以外有颅内脑膜瘤和脊柱脑膜瘤。接近一半(47.5%)的患者在进入研究之前被摘除了一侧的听神经瘤。进入研究之前被摘除的听神

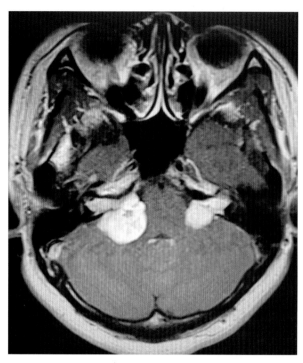

图14-1　双侧听神经瘤

经瘤通常在发现后1.5年摘除，摘除时平均直径为2.1 cm。在进入研究之前，很少有患者的脊柱肿瘤或脑膜瘤被摘除。这个结果提示，对于这组患者来说，最突出的问题是他们的听神经瘤的生长。

2. 神经纤维瘤病2型的其他肿瘤类型　神经纤维瘤病2型伴有多发性的中枢神经系统肿瘤，最常见的是颅内脑膜瘤、脊柱肿瘤和视神经胶质瘤。几乎所有神经纤维瘤病2型的患者都会有这些肿瘤：50%有听神经瘤和脑膜瘤，除听神经瘤外90%有脊柱肿瘤。超过一种类型肿瘤的存在通常表明病程更具侵袭性。听神经瘤和脑膜瘤一同出现与生长速度的协同效应有关，增加了听神经瘤和脑膜瘤的生长速度，这种速度超过了散发性听神经瘤和脑膜瘤的预期。尽管患多发性肿瘤的患者很多，但多数脑膜瘤和脊柱肿瘤是无症状的，往往是在MRI检查中发现。另外，多发性皮肤肿瘤见于神经纤维瘤病

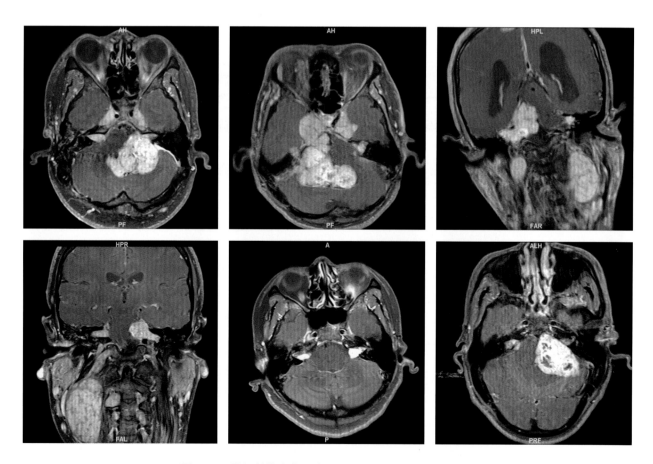

图14-2　神经纤维瘤病2型MRI T$_1$WI Gd-DTPA增强影像

2型的患者。近年来有报道以喉部丛状神经纤维瘤为首发症状的患者,甚至有食管及胃、肠周的神经纤维瘤。还有脑膜瘤出现在肺部的报道。

　　各种脊柱肿瘤出现于神经纤维瘤病2型患者,可见于颈区、胸区、腰区。根据它们相对于脊髓的位置(图14-3),这些肿瘤被进一步分为髓外或髓内肿瘤。髓外肿瘤通常是鞘膜瘤或脑膜瘤,而髓内肿瘤常为室管膜瘤,也可是星形细胞瘤。尽管有研究试图确定脊柱肿瘤的数量,但因太多而无法数清,使得多数观察到的数字仅仅是一估计值。脊柱肿瘤可包括实质性和囊性成分,可引起脊髓压迫和骨侵蚀。

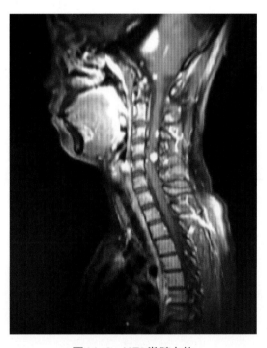

图14-3　NF2脊髓占位

　　3.临床表现　神经纤维瘤病2型的首发症状见表14-4。

　　绝大多数的听神经瘤患者有听力下降,但随着病程的进展听力如何变化却不是很清楚。Rosenberg对80例非神经纤维瘤病2型的听神经瘤患者的自然病史(平均为4.4年)进行研究,发现肿瘤生长与纯音听阈升高呈正相关,但肿瘤生长与言语识别、脑干听觉诱发反应(ABR)的变化、冷

表14-4　神经纤维瘤病2型的首发症状

症　状	百分比(%)
神经症状	17.5
皮肤肿瘤	11.7
视力下降	10.7
无症状	10.7
耳　鸣	7.8
无　力	2.9
眩　晕	1.0
其他/非特异性症状	4.9

热眼震电图测试反应没有统计学意义上的相关。Lalwani等报道,在较轻类型的患者中,肿瘤大者的纯音听阈、言语接受阈、言语识别率明显差于肿瘤小者。声反射消失、ABR的Ⅲ波和Ⅴ波延长也与肿瘤大小相关。相反,在严重的神经纤维瘤病2型类型的患者中,肿瘤大小与纯音听阈、言语接受阈、言语识别率无关,无相关性可能由于在评估时听力已完全丧失。

　　生长的脑膜瘤会导致颅内压增高、顽固性头痛、脑积水、癫痫发作。视神经胶质瘤会导致失明。神经纤维瘤病2型的患者也倾向于发展成后囊下白内障,也会引起失明。已经在几例患者中发现了视网膜错构瘤,但并不常见。一些患者(2% ～ 3%)的手臂或腿有麻木或麻刺感。脊柱肿瘤的持续生长会引起运动能力丧失、麻木、麻刺感,最终瘫痪。超过30%的患者需要手术摘除脊柱肿瘤,但与神经纤维瘤病2型相关的脊柱肿瘤的进展未见有详细的报道。

　　听神经瘤很少转化为恶性,有时单侧的听神经瘤可能完全退化。肿瘤的生长似乎与杂合性的丧失(基因水平分析)或听功能(表型水平分析)无关。因此至少1年做一次MRI以跟踪肿瘤大小的变化。

第二节 神经纤维瘤病2型的评估与治疗策略

一、神经纤维瘤病2型的评估

神经纤维瘤病2型患者的最初评估是复杂的,因为这是一种多系统疾病。早期的诊断和治疗本会防止进一步的损害,因此正确的诊断非常重要。需要一个团队,包括神经内科医师、遗传学家、神经外科医师或耳神经外科医师,来共同评估和治疗。

对肿瘤的随访来说,最初证实双侧听神经瘤存在的MRI扫描是不够的。头颅扫描一般不包括内听道,而脊柱扫描只集中于脊柱的某一段。因此,包括内听道的头颅增强MRI和薄层扫描是必要的。需要做MRI脊柱扫描,虽然是否对所有神经纤维瘤病2型患者做脊柱的筛查还有争论,但患者有颅内肿瘤、有脊柱肿瘤的家族史、有脊柱肿瘤的症状时应进行全脊柱MRI扫描。

听力评估是必要的,以确定听力损害的程度。听力检查至少包括纯音测听和言语测听。做ABR检查以判断耳蜗神经的功能,当考虑听力保留时特别有帮助。眼震电图和前庭肌源性诱发电位可帮助确定肿瘤的部位。

对于可疑的神经纤维瘤病2型患者,有必要做彻底的神经系统检查。例如,做皮肤感觉和肌肉的张力检查以判断有无潜在的脊柱损害。对于已经有缓慢代偿的患者,脑神经检查可发现细微的异常,此时患者可能并不知道自己的病变。

所有神经纤维瘤病2型患者均需做神经及眼科学检查。这些患者极大可能有耳聋,所以要尽一切可能保存视力。

因此,最初的评估至少包括钆增强的内听道MRI、听力评估和体检。之后的检查包括头颅MRI、全脊柱MRI、ABR和眼科学检查。

二、神经纤维瘤病2型的治疗策略

当每一个与神经纤维瘤病2型有关的肿瘤生长并压迫周围的结构时,可选择的治疗包括外科切除或放疗(或外科手术加放疗)。在疾病早期的另一个治疗选择是外科减压,为生长的肿瘤创造空间,从而使颅内或脊髓的压力得到缓解。

因为肿瘤的大小和临床表现不同,针对双侧听神经瘤患者的治疗策略选择有很大不同。当讨论治疗措施时,必须将有关的症状(脑干压迫或脑积水)、实用听力的保留以及其他颅内肿瘤的情况考虑在内。

(一)听力保留

最大径小于2 cm的双侧小听神经瘤,如果有实用听力,可以考虑保留。选择肿瘤较大侧或听力较差侧肿瘤全切除。如果第一侧的听力成功保留,6个月后摘除对侧的肿瘤。

单侧小听神经瘤的听力保留率已经达到70%。但是神经纤维瘤病2型患者的听力保留效果没有散发性听神经瘤患者好。Doyle 和Shelton经颅中窝径路对67%的神经纤维瘤病2型患者施行听力保留手术,其中38%的患者术后成功保留实用听力。

(二)随访观察

随访观察是用于神经纤维瘤病2型患者中的小肿瘤位于唯一听力耳或双侧肿瘤太大而想保存听力者的最常用的治疗选择,但需除外脑干压迫或脑积水等情况。表14-5为神经纤维瘤病2型患者随访观察的指征。

神经纤维瘤病2型患者的随访各中心不尽

表14-5 神经纤维瘤病2型患者随访观察的指征

第二个听神经瘤位于唯一听力耳
肿瘤位于有听力耳,且最大直径>2 cm(肿瘤切除后,听力很难保留)
由于其他肿瘤、疾病或年老等原因,预计生存期短
具有实用听力,且经MRI扫描及听力学检查肿瘤无显著生长,听力稳定

一致,我们推荐诊断后6个月重新检查,之后每年做头颅和脊柱的MRI,神经系统检查和听力学测试。其中一些检查可根据肿瘤的生长速度安排,例如,脊柱肿瘤发展缓慢,一旦确定诊断,可以每隔1～5年做影像学检查。特别是有严重疾病的患者有新的肿瘤形成的可能性,所以把这些信息告知患者以便更好地随访。在诊断后的6个月做MRI,之后每年MRI扫描记录肿瘤大小,决定是否有干预的必要。如果有威胁生命的并发症出现、肿瘤特别大(增加了围手术期的死亡率)或听力明显下降,需考虑外科干预。

(三)手术治疗

1. **手术策略** 先切除肿瘤较大一侧,因为肿瘤较大侧往往听力较差。如果两侧肿瘤大小相似,则选择听力较差一侧手术。如果肿瘤较大侧听力较好,可次全或部分切除,为耳蜗植入保留耳蜗神经;如保留失败,可听觉脑干植入。也可摘除肿瘤较小而听力较差侧,因为损伤面神经、耳蜗神经的风险较低,之后植入人工耳蜗。这两种情况都是合理的,要与患者充分讨论。

2. **颅中窝径路内听道减压而不摘除肿瘤** 颅中窝径路内听道减压而不摘除肿瘤的方法允许肿瘤生长而不引起压迫听神经和面神经。广泛地切除围绕内听道的骨质,使整个肿瘤与面听神经减压。因为会增加听力下降的危险,所以不切除肿瘤。这种方法会使病情稳定,甚至听力改善。

3. **乙状窦后径路部分摘除肿瘤** 与单侧听神经瘤相反,乙状窦后径路部分摘除肿瘤的方法应用于神经纤维瘤病2型患者有很大的风险,因为听神经纤维散在于肿瘤中。部分切除时听力下降的危险相当高。

4. **非听力保留——迷路/乙状窦后径路肿瘤全切除** 迷路/乙状窦后径路肿瘤全切除是治疗神经纤维瘤病2型患者最常用的方法,多数患者因为肿瘤太大不考虑保留听力,或听力已下降至比较差的水平。这种方法也用于肿瘤较大、有脑干压迫的患者,即使存在实用听力。但是,如果肿瘤是复发的,通常采用迷路或扩大迷路径路。当不再考虑听力保留时,治疗目标就在于将肿瘤全部切除同时保留面神经功能。

5. **听力保留** 在有可能的情况下,总要试图保留或通过听觉植入恢复部分听力。有几种情况:经颅中窝或乙状窦后径路切除肿瘤、听力保留;肿瘤切除后如果耳蜗神经能被保留,可以考虑人工植入;如果耳蜗神经被切除,可以考虑行听觉脑干植入来恢复部分听力。

6. **听觉脑干植入** 迷路径路切除肿瘤后,可植入人工听觉脑干。植入后,大多数患者交流能力增强。

(四)立体定向放疗

立体定向放疗已经被推荐治疗一些神经纤维瘤病2型患者,但它的应用必须慎重,因为辐射可引起或加速肿瘤的生长。Baser等报道4例之前接受过放射治疗的患者中有2例发展成恶性肿瘤。但近年也有给予直线加速器立体定向放射治疗,肿瘤大小得以控制的报道。

进行性听力下降出现在64%的立体定向放射治疗的患者中,34%的患者出现治疗后肿瘤进行性生长,暂时性面瘫的出现率约为12%,面部感觉过敏的发生率约为4%。脑水肿也是立体定向放疗的并发症之一。除此之外,立体定向放疗还可引起组织纤维化,导致肿瘤增大而必须再次手术的难度增加。组织纤维化还会引起解剖结构改变,使听觉脑干植入电极的放置失败。在体积较大的肿瘤的治疗中,还有引起毗邻的脑干和小脑放射性坏死的危险。

三、神经纤维瘤病2型的随访观察

神经纤维瘤病2型患者的神经鞘膜瘤具有侵袭性。相比于散发性听神经瘤每年1.9 mm的平均增长率,神经纤维瘤病2型的平均生长速率达到4 mm/年,且面听神经功能受损的发生率更高。神经纤维瘤病2型放射治疗仍有争议,临床研究表明,放疗控制神经纤维瘤病2型有效率小于50%,且面听神经受损的比例明显增加。因此,对于神经纤维瘤病2型患者并不推荐伽马刀等放射治疗。但是,这有违于一般的常识,放疗应该对增殖细胞有凋亡效果,而且神经纤维瘤病2型细胞的增殖远高于散发性神经鞘膜瘤。可能的原因为放射治疗仅仅阻塞了神经鞘膜瘤的血供,而神经纤维瘤病2型患者

的神经鞘膜瘤可能拥有多种遗传优势可以抵抗放射治疗的效果。事实上,散发性神经鞘膜瘤也表达可以促进心血管形成的血管内皮生长因子。这一点可以解释神经纤维瘤病2型的神经鞘膜瘤放射治疗的失败,或者可能是一些不明确的原因导致的。

神经纤维瘤病2型主要的治疗途径为手术,但双侧神经鞘膜瘤手术后可能造成双侧听力下降、面瘫、双侧前庭病和振动幻觉。因此,对于中等大小的神经纤维瘤病2型,采用随访观察策略可能更为有效。如果肿瘤早期发现且较小,则可以采用保留听力手术径路完全切除肿瘤。可以根据MRI和听力学检查结果选择一侧先进行手术。如果听力丧失而耳蜗神经功能得到保留,则可以考虑进行人工耳蜗植入。如果神经纤维瘤病2型的神经鞘膜瘤较大或进行性增大,可以考虑迷路径路手术和脑干植入。

总之,神经纤维瘤病2型的具体治疗方案须综合评估之后确定。

第三节 | 神经纤维瘤病2型的药物靶向治疗

听神经瘤本质上是施万细胞瘤,为良性肿瘤。手术是唯一能根治听神经瘤的方法,但会引起面神经损伤、耳聋等不良预后。而通过药物靶向治疗听神经瘤,除了能控制肿瘤生长获得良好的疗效外,还能避免手术可能造成的面神经损伤等不良预后。

听神经瘤的发生与merlin的功能失活密切相关,由该蛋白质失活引发的失调信号网路提示药物靶向治疗应阻断多条信号通路的交汇点或者多个靶点联合阻断以达到理想的疗效。近年来,以生长因子以及受体RTKs为干预靶点的研究为热点,PDGFR、EGFR、ErbB2等生长受体抑制剂或药物在体外实验中能有效抑制施万细胞瘤生长,尤

其是靶向内皮生长因子VEGF的药物Avastin在体内实验及临床试验中被发现均能显著抑制听神经瘤生长。而针对RTKs下游Rac/Pak/JNK、Raf/MEK/ERK、PI3K/Akt/mTORC1三条增殖信号通路的研究也有不少发现,靶向阻断Pak、Akt、MEK信号能有效抑制施万细胞瘤增殖,MEK抑制剂Selumetinib更能明显增加PDFGR抑制剂Nilotinib的疗效。近年来,听神经瘤药物治疗临床试验虽取得一些进展,但只有小部分显示有效,且均是早期的发现,仍需继续研究。

一、merlin介导的细胞接触抑制效应

大量证据表明,听神经瘤与NF2基因产物

merlin的功能失活相关，该蛋白质最显著的特性是折叠成"闭合状态"发挥抑瘤作用，*NF*2突变或merlin的磷酸化均能干扰其成功形成"闭合状态"而失活。施万细胞瘤的典型特征是细胞接触抑制效应的丧失。正常施万细胞接触过程中，merlin在paxillin的诱导下定位于黏合连接（adherens Junctions, AJs），通过与AJs核心成分N-cadherin、β-catenins的联系促进细胞间黏附，并与跨膜蛋白Integrin、RTKs作用继而抑制两者共同介导的Rac/Pak/JNK、Raf/MEK/ERK和PI3K/Akt/mTOR癌信号通路。当merlin失活时，上调的PDGF-RTKs信号导致β-catenin磷酸化并促其与N-cadherin分离造成细胞间黏附的不稳固，同时上述三条癌信号路径激活，尤其在Rac/Pak/JNK活化信号介导下，β-catenin从细胞膜转位至细胞核，通过激活LEF/TCF转录因子、促进cyclin D1等基因表达推动细胞周期进展，从而使施万细胞失去接触抑制继而成瘤或施万细胞瘤失控生长。

二、神经纤维瘤病2型的药物靶向治疗进展

毫无疑问，细胞离开周围的生存环境会发生凋亡。在细胞外Integrin结合ECM、RTKs生长因子、CD44，它们提供的生长信号均可能在听神经瘤的发生或发展过程中占有重要地位。在正常的施万细胞，这些生长信号驱动merlin在细胞膜和细胞核中发挥抑瘤作用，包括增强细胞间黏附介导接触抑制效应、阻断Integrin与RTKs协同介导的三条癌信号通路、抑制CRL4^{DCAF1}发挥抑瘤活性。外界刺激信号的促增殖效应和merlin负性调节作用相互拮抗，然而merlin失活后，上述平衡被打破，出现细胞界面微环境的改变包括细胞间接触不稳固、细胞与ECM的黏附增强，导致细胞内一系列失调癌信号，继而影响细胞形态、增殖、生存、凋亡、分化等生物学过程，最终使施万细胞成瘤。施万细胞瘤中存在复杂的失调信号网路（图14-4），

提示药物靶向治疗听神经瘤应阻断多条信号通路的交汇点或者多个靶点联合阻断以达到理想的疗效。目前以针对RTKs及其下游信号为靶点的药物治疗研究为热点。

Bevacizumab/Avastin是首个靶向VEGF的单抗型血管生成抑制剂，目前已被批准用于包括神经胶质瘤在内的多种肿瘤的治疗。2009年的临床试验报道，10例神经纤维瘤病2型患者经Bevacizumab治疗后，9例瘤体缩小并中度改善听力状况，其中6例瘤体缩小了至少20%。2010年的一项独立试验，Bevacizumab使2例神经纤维瘤病2型患者的瘤体缩小超过40%，其中治疗6个月的病例主客观听力均改善，而另外1例治疗3个月的患者仅有主观听力改善。

Imatinib及Nilotinib在原代施万细胞瘤中能抑制PDFGR介导的增殖信号，尤其Nilotinib，其增殖抑制效应出现所需要的浓度是同样接受该药物治疗的慢性粒细胞白血病患者的1/4。PDGFR介导的增殖效应主要由MEK/ERK信号驱动，Selumetinib作为MEK选择性抑制剂在原代施万细胞瘤中能完全抑制PDGFR介导的ERK信号和细胞增殖。虽然效果不及Nilotinib和Sorafenib，但Selumetinib能显著增加Nilotinib的疗效。

Sorafenib作为PDGFR及Raf的抑制剂能同时减少Integrin/Src/Ras信号介导的基础活性及PDGFR/Src介导的Raf/MEK/ERK增殖活性，而这个效果出现所需要的浓度是同样接受该药物治疗的肾细胞癌患者的1/9。考虑到在良性肿瘤需要长时间的治疗，药物低浓度起效尤其重要，故Sorafenib可能是听神经瘤靶向药物治疗的较好选择。

Lapatinib是美国FDA批准的能同时抑制EGFR与ErbB2的药物。原代施万细胞瘤的实验中，Lapatinib能抑制Nrg介导的ErbB2、ERK、Akt信号活化及细胞增殖。最近纽约大学医学院的一项Lapatinib治疗9例神经纤维瘤病2型的二期临床试验报道，1例神经纤维瘤病2型在3个疗程后

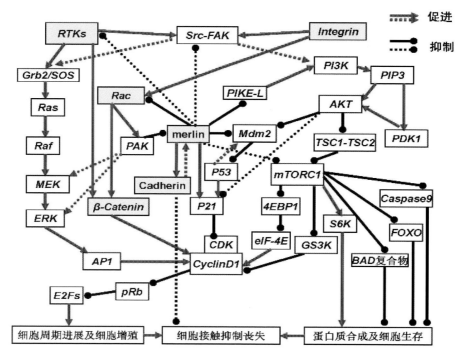

图14-4 merlin与各种蛋白质或因子相互作用形成的失调信号网络

肿瘤体积缩小约16.6%，2例肿瘤继续发展而中断治疗，其余6例仍在试验中。

IPA-3通过结合Pak1的自动抑制区阻断该信号。merlin、Rac、Pak组成的正反馈环路促使merlin进一步磷酸化失活和Rac高水平信号形成，此外Pak对于Raf/MEK/ERK增殖信号的传导必不可少，所以Pak是可能的听神经瘤药物靶点。IPA-3在施万细胞瘤中能通过抑制Pak阻断Rac活化，然而IPA-3包含二硫键，会在细胞内失活而不适合治疗。另外一个Pak抑制剂PF-3758309被认为适合神经纤维瘤病2型患者的治疗。

OSU-03012作为PDK1的小分子抑制剂能间接抑制PI3K/Akt癌信号。OSU-03012被发现能有效抑制人类听神经瘤细胞及恶性施万细胞瘤（HMS-97）的增殖，进一步在HMS-97异种移植小鼠体内实验发现，OSU-03012口服治疗具有良好的耐受性且肿瘤生长抑制效果好，这提示OSU-03012也许能用于治疗进展性的神经纤维瘤病2型肿瘤。此外一种去乙酰化酶抑制剂AR42在施万

细胞瘤的体内外实验中被发现能抑制Akt活化信号及诱导凋亡。

RAD001（Rapamycin）是mTORC1的特异性抑制剂。mTORC1能通过阻止cyclinD1降解及提高cyclinD1的mRNA的转录来推动细胞周期进展，此外mTORC1促进蛋白质合成及抑制细胞凋亡。最近在纽约大学医学院的动物实验的研究提示，RAD001联合Bevacizumab或Laptinib可能为神经纤维瘤病2型患者的药物治疗选择，目前正在开展RAD001靶向治疗神经纤维瘤病2型的二期临床试验。

目前Nutlin-3作为Mdm2的小分子干扰抑制剂已经进入早期临床研究。研究表明merlin能解除Mdm2对p53的抑制效应从而正调节p53。Wang等在p53+/+和p53-/-的HCT细胞系的研究发现，NF2基因沉默后p53+/+细胞增殖较之前活跃，而p53-/-细胞增殖速度却没有改变，提示merlin可能通过p53凋亡信号发挥抑瘤作用。据此提出假设，merlin失活时Mdm2对p53的抑制增强，

此过程可能参与施万细胞瘤的发生或发展。因此Nutlin-3以Mdm2为靶点治疗听神经瘤可能具有良好的应用前景。

还有一些报道如Hsp90抑制剂、蜂蜜提取物被发现能抑制施万细胞瘤生长,但具体机制尚不明了。此外,干预靶点如DCAF1、cyclinD1-CDK、FAK/Src均具有研究价值。听神经瘤药物靶向治疗,尤其是应用RTKs抑制剂的好处是相对于手术更容易见效,而且较细胞毒性药物副作用少,适合长期治疗,更重要的是能避免术后并发症。

随着听神经瘤生物学发生或发展机制的不断深入和药物临床研究的继续开展,相信会有组织特异性强、副作用小、疗效佳的药物给听神经瘤患者尤其是神经纤维瘤病2型患者带来福音。

(汪照炎　张治华　朱伟栋　陈洪赛)

参 考 文 献

[1] 3Rd S W, Brackmann D E, Hitselberger W. Middle fossa approach for hearing preservation with acoustic neuromas[J]. American Journal of Otology, 1997, 18(5): 596.

[2] Altuna X, Lopez J P, Yu M A, et al. Potential role of imatinib mesylate (Gleevec, STI-571) in the treatment of vestibular schwannoma[J]. Otology & Neurotology, 2011, 32(1): 163-170.

[3] Ammoun S, Cunliffe C H, Allen J C, et al. ErbB/HER receptor activation and preclinical efficacy of lapatinib in vestibular schwannoma[J]. Neuro-Oncology, 2010, 12(8): 834.

[4] Ammoun S, Flaiz C, Ristic N, et al. Dissecting and targeting the growth factor-dependent and growth factor-independent extracellular signal-regulated kinase pathway in human schwannoma[J]. Cancer Research, 2008, 68(13): 5236-5245.

[5] Ammoun S, Schmid M C, Triner J, et al. Nilotinib alone or in combination with selumetinib is a drug candidate for neurofibromatosis type 2[J]. Neuro-Oncology, 2011, 13(7): 759-766.

[6] Baser M E, Mautner V F, Ragge N K, et al. Presymptomatic diagnosis of neurofibromatosis 2 using linked genetic markers, neuroimaging, and ocular examinations[J]. Neurology, 1996, 47(5): 1269-1277.

[7] Baser M E, Ragge N K, Riccardi V M, et al. Phenotypic variability in monozygotic twins with neurofibromatosis 2[J]. American Journal of Medical Genetics, 1996, 64(4): 563-567.

[8] Bouzas E A, Parry D M, Eldridge R, et al. Visual impairment in patients with neurofibromatosis 2[J]. Neurology, 1993, 43(1): 622-623.

[9] Bush M L, Oblinger J, Brendel V, et al. AR42, a novel histone deacetylase inhibitor, as a potential therapy for vestibular schwannomas and meningiomas[J]. Neuro Oncol 2011, 13(9): 983-999.

[10] Doyle K J, Shelton C. Hearing preservation in bilateral acoustic neuroma surgery[J]. American Journal of Otology, 1993, 14(6): 562.

[11] Evans D G R, Lye R, Neary W, et al. Probability of bilateral disease in people presenting with a unilateral vestibular schwannoma[J]. Journal of Neurology Neurosurgery & Psychiatry, 1999, 66(6): 764-767.

[12] Fernandezvalle C, Tang Y, Ricard J, et al. Paxillin binds schwannomin and regulates its density-dependent localization and effect on cell morphology[J]. Nature Genetics, 2002, 31(4): 354-362.

[13] Gardner W J, Frazier C H. Bilateral acoustic neurofibromas: a clinical study and field survey of a family of five generations with bilateral deafness in thirty-eight members[J]. Archives of Neurology & Psychiatry, 1930, 23(2): 266-302.

[14] James M F, Han S, Polizzano C, et al. NF2/merlin is a novel negative regulator of mTOR complex 1, and activation of mTORC1 is associated with meningioma and schwannoma growth[J]. Molecular & Cellular Biology, 2009, 29(15): 4250.

[15] Kaempchen K, Mielke K, Utermark T, et al. Upregulation of the Rac1/JNK signaling pathway in primary human schwannoma cells[J]. Human Molecular Genetics, 2003, 12(11): 1211-1221.

[16] King A, Gutmann D H. The question of familial meningiomas and schwannomas: NF2B or not to be? [J]. Neurology, 2000, 54(1): 4-5.

[17] Kuo Y H, Roos D, Brophy B P. Linear accelerator radiosurgery for treatment of vestibular schwannomas

in neurofibromatosis 2[J]. Journal of Clinical Neuroscience, 2008, 15(7): 744-748.

[18] Lallemand D, Curto M, Saotome I, et al. NF2 deficiency promotes tumorigenesis and metastasis by destabilizing adherens junctions[J]. Genes & Development, 2003, 17(9): 1090-1100.

[19] Lalwani A K, Abaza M M, Makariou E V, et al. Audiologic presentation of vestibular schwannomas in neurofibromatosis type 2[J]. Am J Otol, 1998, 19(19): 352-357.

[20] Lan K, Mautner V F. A missense mutation in the NF2 gene results in moderate and mild clinical phenotypes of neurofibromatosis type 2[J]. Human Genetics, 1996, 97(2): 224.

[21] Lee T X, Packer M D, Huang J, et al. Growth inhibitory and anti-tumour activities of OSU-03012, a novel PDK-1 inhibitor, on vestibular schwannoma and malignant schwannoma cells[J]. European Journal of Cancer, 2009, 45(9): 1709-1720.

[22] Li W, You L, Cooper J, et al. Merlin/NF2 Suppresses Tumorigenesis by Inhibiting the E3 Ubiquitin Ligase CRL4DCAF1 in the Nucleus[J]. Cell, 2010, 140(4): 477-490.

[23] Long S A, Arriaga M, Nelson R A. Acoustic neuroma volume: MRI-based calculations and clinical implications[J]. Laryngoscope, 1993, 103(10): 1093.

[24] Matthies C, Samii M, Krebs S. Management of vestibular schwannomas (acoustic neuromas): radiological features in 202 cases-their value for diagnosis and their predictive importance[J]. Neurosurgery, 1997, 40(3): 481-482.

[25] Mautner V F, Baser M E, Kluwe L. Phenotypic variability in two families with novel splice-site and frameshift NF2 mutations[J]. Human Genetics, 1996, 98(2): 203-206.

[26] Mautner V F, Lindenau M, Köppen J, et al. Type 2 neurofibromatosis without acoustic neuroma[J]. Zentralblatt Für Neurochirurgie, 1995, 56(2).

[27] Mautner V F, Nguyen R, Kutta H, et al. Bevacizumab induces regression of vestibular schwannomas leading to improved hearing in neurofibromatosis type 2 patients[J]. Aktuelle Neurologie, 2009, 36(S 02): 14-18.

[28] Morrison H, Sherman L S, Legg J, et al. The NF2 tumor suppressor gene product, merlin, mediates contact inhibition of growth through interactions with CD44[J]. Genes & Development, 2001, 15(8): 968-980.

[29] Nagato T, Katada A, Yoshizaki T, et al. Laryngeal plexiform schwannoma as first symptom in a patient with neurofibromatosis type 2[J]. Clinical Neurology & Neurosurgery, 2010, 112(6): 505-508.

[30] Patronas N J, Courcoutsakis N, Bromley C M, et al. Intramedullary and spinal canal tumors in patients with neurofibromatosis 2: MR imaging findings and correlation with genotype1[J]. Radiology, 2001, 218(2): 434-442.

[31] Plotkin S R, Stemmerrachamimov A O, Ii F G B, et al. Hearing improvement after bevacizumab in patients with neurofibromatosis type 2[J]. New England Journal of Medicine, 2009, 361(4): 358.

[32] Ragge N K, Baser M E, Klein J, et al. Ocular abnormalities in neurofibromatosis 2[J]. American Journal of Ophthalmology, 1995, 120(5): 634-641.

[33] Retrosi G, Nanni L, Ricci R, et al. Plexiform schwannoma of the esophagus in a child with neurofibromatosis type 2[J]. Journal of Pediatric Surgery, 2009, 44(7): 1458.

[34] Rouleau G A, Merel P, Lutchman M, et al. Alteration in a new gene encoding a putative membrane-organizing protein causes neuro-fibromatosis type 2[J]. Nature, 1993, 363(6429): 515-521.

[35] Rouleau G A, Wertelecki W, Haines J L, et al. Genetic linkage of bilateral acoustic neurofibromatosis to a DNA marker on chromosome 22[J]. Nature, 1987, 329(6136): 246.

[36] Ruttledge M H, Andermann A A, Phelan C M, et al. Type of mutation in the neurofibromatosis type 2 gene (NF2) frequently determines severity of disease[J]. American Journal of Human Genetics, 1996, 59(2): 331.

[37] Slattery, Iii W H, Brackmann, et al. Hearing preservation and restoration in CPA tumor surgery[J]. Neurosurgery Quarterly, 1997, 7(3): 169-182.

[38] Walter J, Kuhn S A, Brodhun M, et al. Pulmonary meningioma and neurinoma associated with multiple CNS tumours in a patient with neurofibromatosis type 2[J]. Clinical Neurology & Neurosurgery, 2009, 111(5): 454-459.

[39] Wang Z, Lu Y, Tang J, et al. The phosphorylation status of merlin in sporadic vestibular schwannomas[J]. Molecular and Cellular Biochemistry, 2009, 324(1): 201-206.

[40] Welling D B, Guida M, Goll F, et al. Mutational spectrum in the neurofibromatosis type 2 gene in sporadic and familial schwannomas[J]. Human Genetics, 1996, 98(2): 189-193.

[41] Yang C, Asthagiri A R, Iyer R R, et al. Missense mutations in the NF2 gene result in the quantitative loss of merlin protein and minimally affect protein intrinsic function[J]. Proc Natl Acad Sci U S A, 2011, 108(12): 4980.

[42] Zhou L, Ercolano E, Ammoun S, et al. Merlin-deficient human tumors show loss of contact inhibition and activation of Wnt/β-catenin signaling linked to the PDGFR/Src and Rac/PAK pathways[J]. Neoplasia, 2011, 13(12): 1101-1112.

附　录

一、听神经瘤诊断和治疗建议

中华耳鼻咽喉头颈外科杂志编辑委员会　中华医学会耳鼻咽喉头颈外科学分会

听神经瘤为主要起源于内听道前庭神经鞘膜雪旺细胞的良性肿瘤[1-3]，亦称前庭神经鞘膜瘤，占桥小脑角肿瘤的80%～90%及颅内肿瘤的6%～8%[4-5]。因其生长于内听道、桥小脑角区域，随着肿瘤生长，逐渐压迫周围重要组织，可出现严重症状，甚至威胁患者生命，需要采取合理的处理策略。

近年来，随着诊断技术的不断发展，听神经瘤早期检出率大幅提高，且呈现早期化和小型化的趋势[6-7]。听神经瘤治疗目标从降低高死亡率、高致残率逐渐向低死亡率、低并发症率、神经功能保留、提高生活质量等方向发展[8-12]。治疗方法不再局限于单纯手术切除，而是逐渐引入随访观察、立体定向放疗等手段[13-18]，处理策略倾向于个体化。

分　　型

一、按照单发或多发分型

可分为单发性听神经瘤与神经纤维瘤病2型（neurofibromatosis type 2，NF2）。

1. 单发性听神经瘤：无家族史和遗传性，肿瘤为单侧孤立性，约占听神经瘤的95%，发病较晚，多见于成人。

2. NF2：为常染色体显性遗传性疾病，多表现为双侧听神经瘤，以伴多发性脑膜瘤、颅内肿瘤、视神经胶质瘤和脊柱肿瘤为特征[19]，约占听神经瘤的5%，发病年龄较早，青少年和儿童期即可出现症状。

二、按照影像学分型

可分为实性听神经瘤与囊性听神经瘤。

1. 实性听神经瘤：影像学表现为实体肿瘤，占听神经瘤的52%～96%（平均80%）[20-22]。

2. 囊性听神经瘤：为听神经瘤特殊类型，占4%～48%（平均20%）[20-22]，具有以下特点：① 生长快速（2～6 mm/年）[23]；② 容易压迫粘连周围颅神经和脑干，产生脑水肿和相关神经症状[24]；③ 生物学行为难以预测。其病因目前未明。影像学上既可表现为中央型厚壁囊肿，即中央型囊性听神经瘤；也可表现为周围型薄壁单个或多个小囊肿，即周围型囊性听神经瘤[22]。

三、按照组织病理学分型

可分为Antoni-A型和B型。

1. Antoni-A型：镜下呈致密纤维状，由密集、成束的

DOI：10.3760/cma.j.issn.1673-0860.2014.03.002

梭形或卵圆形细胞交织在一起,呈漩涡状或栅栏状。

2. Antoni-B型:镜下呈稀疏网眼状,为退变型,细胞质稀少,易有黏液变性,细胞间液体较多,细胞间质内有黏液和酸性黏多糖,相互交接成疏松网络结构。

主要临床表现及辅助检查

一、主要临床表现

听神经瘤在瘤体增大过程中逐渐压迫周围重要结构,包括听神经、面神经、三叉神经、展神经、后组颅神经、小脑、脑干等,从而产生相应症状。

1. 听力下降:为听神经瘤最常见临床表现,约占95%[25],为蜗神经受压损伤或耳蜗血供受累所致,主要表现为单侧或非对称性渐进性听力下降,多先累及高频,但也可表现为突发性听力下降,其原因可能为肿瘤压迫所致的内听动脉痉挛或阻塞。

2. 耳鸣:约占70%[25],以高频音为主,顽固性耳鸣在听力完全丧失后仍可存在。

3. 眩晕:可反复发作,大多非真性旋转性眩晕,而以行走不稳和平衡失调为主。多出现在听神经瘤生长的早期,为前庭神经或迷路血供受累所致,症状可随前庭功能代偿而逐渐减轻或消失。

4. 面部疼痛或感觉减退:为肿瘤生长压迫三叉神经所致,体检可发现角膜反射减弱或消失,面部痛触觉减退。

5. 步态不稳、共济失调、辨距不良:为小脑脚及小脑半球受压所致,通常出现在较大听神经瘤。

6. 颅高压表现:肿瘤生长可导致脑脊液循环通路闭塞,引起脑室系统扩张,产生头痛、恶心呕吐、视乳头水肿等颅内压增高症状。

7. 面神经麻痹及味觉改变:听神经瘤患者很少出现面神经麻痹,特殊情况下因肿瘤推移、压迫面神经而出现不同程度的周围性面神经麻痹及同侧舌前2/3味觉减退或消失。少数管内型听神经瘤,由于内听道口相对狭窄,可在早期出现面神经麻痹。

8. 声音嘶哑、吞咽困难、饮水呛咳:为后组颅神经,特别是Ⅸ、Ⅹ颅神经受累所致,可出现在肿瘤生长晚期,体检可发现同侧舌后1/3味觉减退或消失、软腭麻痹、同侧咽反射消失。

9. 偏瘫、躯体感觉减退:不常见。若肿瘤增大向内侧直接压迫脑干,可引起脑干内传导束功能障碍,出现对侧肢体不同程度的偏瘫、浅感觉减退;若肿瘤推挤脑干使之受压于对侧天幕裂孔边缘,则可出现患侧或双侧偏瘫、感觉减退。

二、辅助检查

1. 听力学检查:包括纯音测听、听性脑干反应(ABR)、畸变产物耳声发射(DPOAE),纯音测听常表现为单侧或不对称的感音神经性听力下降,ABR常表现为蜗后病变。DPOAE早期可引出。

2. 前庭功能检查:眼震电图常见向健侧的自发性眼震,冷热试验及前庭诱发肌源性电位(vestibular evoked myogenic potential, VEMP)有助于判断听神经瘤的起源部位。

3. 影像学检查:包括颞骨CT、内听道及桥小脑角增强MRI。

听神经瘤的CT表现为桥小脑角区域等密度或低密度团块影。瘤体内一般无钙化,形态大多为圆形、椭圆形,少数形态不规则。骨窗可显示内听道正常或不对称性扩大。增强后肿瘤实体部分明显强化,而囊性部分无明显强化。

内听道及桥小脑角增强MRI为诊断听神经瘤的首选方法,可显示内听道内的微小听神经瘤,肿瘤位于内听道及桥小脑角,在T_1加权像呈低信号或等信号,在T_2加权像呈不均匀高信号,增强后呈不均匀强化。应与脑膜瘤、面神经瘤、三叉神经鞘瘤、后组颅神经鞘瘤及胆脂瘤等鉴别。

诊 断 流 程

对于以单侧或非对称性听力下降、耳鸣、眩晕为主诉的门诊患者,应首先行听力学及前庭功能检查,必要时行内听道及桥小脑角增强MRI检查确诊（附图1-1）。

对于NF2的诊断，应行详细的全身检查（神经学和神经眼科学等检查），还需行头颅、全脊柱增强MRI检查。诊断标准（Manchester诊断标准）[26]：符合以下4项描述中的任何一项，即可诊断为NF2。

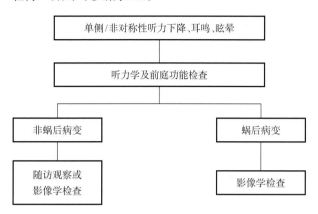

附图1-1　门诊对单侧或非对称性听力下降、耳鸣、眩晕患者检查流程

1. 双侧听神经瘤。

2. NF2家族史，加以下条件：

  1）单侧听神经瘤。

  2）或以下任意2项：脑膜瘤、胶质瘤、神经纤维瘤、鞘膜瘤、晶体后囊下混浊。

3. 单侧听神经瘤，加以下任意2项：脑膜瘤、胶质瘤、神经纤维瘤、鞘膜瘤、晶状体后部包膜下混浊。

4. 多发性脑膜瘤（2个及以上），加以下条件：

  1）单侧听神经瘤。

  2）或以下任意2项：胶质瘤、神经纤维瘤、鞘膜瘤、白内障。

NF2按轻重程度可分为重型（Wishart型）和轻型（Gardner型）。前者发病年龄常小于25岁，多发生3个以上肿瘤，预后差，很少生存至50岁；后者在25岁以后发病，病程进展缓慢，多以双侧听神经瘤为主，可生存至50岁以上。

主要评估指标

一、肿瘤分期

听神经瘤分期标准繁杂[27-32]，本建议根据以下确定分期标准：

1. 肿瘤分期基于影像学与临床症状的关联；

2. 肿瘤测量以肿瘤在桥小脑角中的最大直径为依据，见附表1-1和附图1-2[33]。

附表1-1　听神经瘤分期标准

分　期	桥小脑角最大直径（mm）
Ⅰ（管内）	0（肿瘤局限于内听道内）
Ⅱ（小）	1～15（肿瘤进入桥小脑角，但未触及脑干）
Ⅲ（中）	16～30（肿瘤触及脑干）
Ⅳ（大）	31～40（肿瘤明显压迫脑干和小脑）
Ⅴ（巨大）	＞40（肿瘤压迫脑干致明显移位）

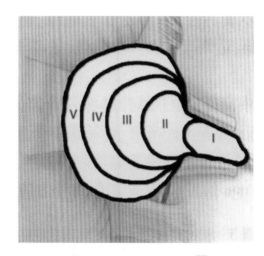

附图1-2　听神经瘤分期示意[33]

二、面神经功能评估

常规采用House-Brackmann面神经功能分级系统（HB分级）对术前、术后面神经功能进行主观评估，分别将术后出院时和术后1年面神经功能定义为短期和长期面神经功能。面神经临床电生理检查可作为面神经功能评估的参考指标。

三、听力评估

采用美国耳鼻咽喉头颈外科学会（American Academy of Otolaryngology-Head and Neck Surgery，AAO-HNS）听力分级法，根据纯音平均听阈和言语识别率进行术前、术后听力评估（附表1-2和附图1-3）[34]。

附表1-2　AAO-HNS听力评估分级

听力分级	听力情况	评 估 指 标
A级	听力良好	PTA≤30 dB，SDS≥70%
B级	有实用听力	PTA≤50 dB，SDS≥50%
C级	有可测听力	PTA>50 dB，SDS≥50%
D级	无可测听力	SDS<50%

注：PTA：纯音平均听阈；SDS：言语识别率

术后听力保留率以听力水平C级以上（含C级）为统计依据，术后听力良好率以听力B级以上（含B级）为统计依据。

四、肿瘤切除范围评估

可分为全切除（total removal）、近全切除（near total removal）、次全切除（subtotal removal）和部分切除（partial removal）[27]。全切除者无残留肿瘤；近全切除者仅限于为保留面、听神经完整性，在神经表面残留小片肿瘤（≤2%）；次全切除者仅限于为保留面、听神经和脑干完整性，在这些结构表面残留小块肿瘤（≤5%）；部分切除者，其残留肿瘤比例>5%。

残留肿瘤大小用互相垂直的直径表示（如5 mm×4 mm），同时注明残留肿瘤位置，如内听道内残留、桥小脑角内沿神经残留、脑干表面或小脑表面残留等。

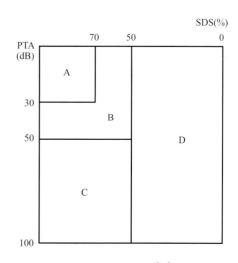

附图1-3　AAO-HNS评估标准图示[34] PTA：纯音平均听阈；SDS：言语识别率

处理策略及适应证

听神经瘤处理策略包括随访观察、手术治疗和立体定向放疗，其选择取决于肿瘤分期、位置、生长速度、是否囊性变、患侧及对侧听力水平、患者年龄、全身状况和期望值等。单发性听神经瘤和NF2处理策略不尽相同。

一、单发性听神经瘤

1. 随访观察：对于Ⅰ～Ⅱ期听神经瘤，以随访观察为主，在随访观察过程中采取如下策略（附图1-4）。

2. 手术治疗：主要适用于以下三种情况：①Ⅲ期以上肿瘤［但在以下情况时可采取其他处理策略：一是老年患者（>70岁），肿瘤症状耐受，可采取随访观察；二是患者全身情况差，无法手术者］；②Ⅰ～Ⅱ期肿瘤（满足以下

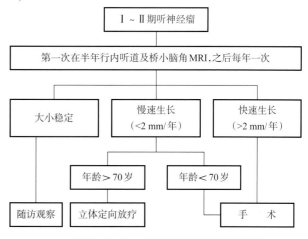

附图1-4　Ⅰ～Ⅱ期听神经瘤随访观察策略

条件：听力良好，未侵犯内听道底，术后有听力保留可能，或伴难治性眩晕和平衡失调）；③ 囊性听神经瘤。

3. 立体定向放疗：主要适用于70岁以上、全身条件差、无手术适应证的Ⅲ期以下肿瘤患者。

二、NF2

NF2为多发性肿瘤，其处理复杂，涉及神经耳科学、神经内外科学、神经影像科学和遗传学，处理策略包括随访观察、手术、立体定向放疗和遗传咨询。

1. 随访观察：适用于暂无威胁生命或重要功能病灶的NF2患者，通常应第一次半年、之后至少每年一次行MRI检查，随访过程中如出现肿瘤生长迅速或明显脑干压迫或脑积水，再考虑手术治疗。对单耳听力患者有听力侧的手术应尽量延迟。

2. 手术治疗：在NF2患者，桥小脑角区域可多种肿瘤并存，面神经常穿经肿瘤，功能保留较困难。其手术处理原则如下：① 解除患者生命威胁；② 提高患者生活质量。

手术方法包括减压和切除。减压既可缓解肿瘤对颅内重要结构的压迫，又可保留颅神经功能。切除手术侧别选择原则如下：① 若双侧肿瘤大小相近，则优先处理听力较差侧；② 若听力水平相近，则优先处理肿瘤较大侧。一侧处理后，若听力保留，则可在6个月后处理对侧，否则，应采取随访观察或对侧减压。

听力保存或重建是NF2患者处理中的重要内容。若听力较好，则待其下降至无实用听力时再考虑手术，但如有可能保留听力，或是有可能保留蜗神经并在之后行人工听觉植入，则建议早期切除小肿瘤。人工耳蜗植入或听觉脑干植入为NF2患者处理中听力重建的可能手段。

3. 立体定向放疗：放疗对NF2肿瘤控制率低，且辐射可能引发肿瘤生长加速、恶变、脑水肿及组织纤维化，导致再手术困难、人工听觉植入电极放置失败、脑干和小脑放射性坏死等，故仅适用于肿瘤迅速生长而又不能耐受手术或拒绝手术者。

4. 遗传咨询：NF2为常染色体显性遗传疾病，NF2基因是唯一与之相关的基因，其突变遗传和新发突变各占50%。若先证者家族中有其他罹患者，则子代遗传率为50%；若已证实基因突变与家族发病关联，可行产前诊断。

手术径路及适应证

听神经瘤手术径路包括迷路或扩大迷路径路、耳囊径路、乙状窦后径路、颅中窝径路（附表1-3）[35-39]。

1. 迷路径路或扩大迷路径路：以骨性外耳道后壁和面神经垂直段为前界、颅中窝底硬脑膜为上界、乙状窦为后界、颈静脉球为下界，切除乳突及部分迷路，进入内听道和桥小脑角，是从颅外到达桥小脑角的最短径路，无需牵拉小脑，易于在内听道底定位面神经，适用于任意大小、不考虑保存听力的听神经瘤。

2. 耳囊径路：是迷路径路向前的扩展，切除范围除迷路径路的范围外，还包括外耳道、鼓室内容物及耳蜗，面神经以骨桥形式保留在原位，能充分暴露岩尖及桥小脑角前部，适用于大听神经瘤，尤其是侵犯耳蜗、岩尖及向桥小脑角前方扩展较多的肿瘤。

3. 乙状窦后径路：经乙状窦后缘、横窦下缘进入桥小脑角，适用于任意大小肿瘤，是可能保留听力的径路。

4. 颅中窝径路：于颞骨鳞部开骨窗，经颅中窝底、内听道上壁进入内听道，可暴露整个内听道及部分桥小脑角，适合于切除管内或桥小脑角部分直径不超过10 mm的肿瘤，是可能保留听力的径路。

附表1-3　听神经瘤手术径路及其适应证

手术径路	适应证
迷路或扩大迷路	任意大小肿瘤，不考虑保留听力者
耳囊	Ⅳ期以上肿瘤，不考虑保留听力，或肿瘤累及耳蜗、岩尖者
乙状窦后	Ⅰ～Ⅱ期肿瘤，听力A或B级，内听道底未受累及，考虑保留听力者；或任意大小肿瘤、不考虑保留听力者
颅中窝	Ⅰ～Ⅱ期肿瘤，听力A或B级

术中面、听神经监护

一、术中面神经监护

听神经瘤手术中应常规使用面神经监护。术中记录采用多导联模式，包括额肌、眼轮匝肌、口轮匝肌和颈阔肌导联，每导联采用双针电极。神经监护的意义在于：① 定位面神经走行；② 提示术中操作对面神经的刺激和损害；③ 预测术后面神经功能。监测过程中应注意避免肌松剂对结果的干扰。

二、术中听神经监护

在保留听力的听神经瘤手术中可使用听觉监护技术，具体包括 ABR、耳蜗电图（ECochG）、DPOAE 和听神经复合动作电位（CAP）监护技术，可根据具体情况选择。前三项均反映延迟性反馈信息，CAP 则反映神经实时监测信息。术中单一监测技术应用局限，应联合监护，最大限度发挥优势[40-41]。

手术主要并发症及处理

一、面神经麻痹

1. 术中发现面神经离断，可行面神经重建，方法如下：① 面神经端端吻合：适用于面神经近端完好，两断端存在且缺损长度较短者，如缺损 > 3 ~ 4 mm，可行远端改道后吻合；② 耳大神经或腓肠神经移植：适用于面神经近端完好，两断端存在但缺损长度 > 5 ~ 10 mm 者；③ 面-舌下神经吻合：适用于面神经近端无法确认者。

2. 术后面神经麻痹的处理：术后出现面神经麻痹者，应注意眼部护理，预防角膜炎。术后面神经功能 Ⅵ 级并在 1 年内无明显恢复者，可考虑行面-舌下神经吻合。

二、颅内出血

颅内出血为术后严重并发症，以意识、瞳孔、生命体征改变为特征。术后必须密切观察患者生命体征，若出现意识障碍，如淡漠、嗜睡甚至昏迷，应尽快行急诊 CT 检查，明确是否为桥小脑角出血。若出血量少，脑干压迫移位不明显，患者生命体征稳定，可保守观察，否则应尽快手术清除血肿并止血。若患者生命体征变化较快，甚至出现一侧瞳孔散大，应在床边迅速打开伤口减压，然后送手术室止血。

三、脑脊液漏

听神经瘤术后最常见并发症为脑脊液漏，术后脑脊液漏分切口漏、鼻漏和耳漏，以切口漏为多见，易导致颅内感染。

发生脑脊液漏后，首先考虑保守治疗，包括绝对卧床制动、降颅压药物应用和局部加压包扎，如未能见效，可进一步行腰椎穿刺、腰穿置硬膜外导管持续引流、手术修补、脑室-腹腔引流等。

肿瘤残留和复发

残留和复发病例处理原则同原发性肿瘤（见处理策略及适应证）。但因术后听力保留效果不佳，手术往往以迷路或扩大迷路径路为主，力求保留面神经功能[42-43]。

立体定向放疗后肿瘤再生长病例，手术风险增大，再手术的面听功能保存率低[44-46]。

执笔：吴　皓　张治华

参与讨论及定稿成员（按姓氏汉语拼音顺序排列）：

迟放鲁　戴　朴　高志强　龚树生　韩德民
韩东一　黄　琦　姜学钧　金　昕　孔维佳
李华伟　倪道凤　邱建华　孙建军　王海波
魏均民　吴　皓　夏　寅　杨　军　杨仕明
杨伟炎　殷善开　张　华　张　劲　张学渊
张治华

参考文献

[1] Neff BA, Welling DB, Akhmametyeva E, et al. The molecular biology of vestibular schwannomas: dissecting the pathogenic process at the molecular level[J]. Otol Neurotol, 2006, 27(2): 197−208.

[2] Welling DB, Packer MD, Chang LS. Molecular studies of vestibular schwannomas: a review[J]. Curr Opin Otolaryngol Head Neck Surg, 2007, 15(5): 341−346.

[3] Chang LS, Welling DB. Molecular biology of vestibular schwannomas[J]. Methods Mol Biol, 2009, 493: 163−177.

[4] Mahaley MS Jr, Mettlin C, Natarajan N, et al. Analysis of patterns of care of brain tumor patients in the United States: a study of the Brain Tumor Section of the AANS and the CNS and the Commission on Cancer of the ACS [J]. Clin Neurosurg, 1990, 36: 347−352.

[5] Tos M, Charabi S, Thomsen J. Incidence of vestibular schwannomas[J]. Laryngoscope, 1999, 109(5): 736−740.

[6] Thomsen J, Tos M, Harmsen A, et al. Surgery of acoustic neuromas. Preliminary experience with a translabyrinthine approach[J]. Acta Neurol Scand, 1977, 56(4): 277−290.

[7] Stangerup SE, Tos M, Thomsen J, et al. True incidence of vestibular schwannoma?[J]. Neurosurgery, 2010, 67(5): 1335−1340.

[8] Han DY, Yu LM, Yu LM, et al. Acoustic neuroma surgery for preservation of hearing: technique and experience in the Chinese PLA General Hospital[J]. Acta Otolaryngol, 2010, 130(5): 583−592.

[9] Zhang Z, Wang Z, Huang Q, et al. Removal of large or giant sporadic vestibular schwannomas via translabyrinthine approach: a report of 115 cases[J]. ORL J Otorhinolaryngol Relat Spec, 2012, 74(5): 271−277.

[10] 韩东一, 于丽玫, 杨仕明, 等. 听神经瘤手术的听力保护[J]. 中华耳科学杂志, 2004, 2(3): 174−178.

[11] 于春江, 闫长祥. 听神经瘤显微外科治疗[J]. 中华神经医学杂志, 2004, 3(2): 81−84.

[12] 吴皓, 周水淼, 李兆基, 等. 扩大迷路进路切除大听神经瘤18例报告[J]. 临床耳鼻咽喉科杂志, 2000, 14(10): 435−437.

[13] van de Langenberg R, de Bondt BJ, Nelemans PJ, et al. Predictors of volumetric growth and auditory deterioration in vestibular schwannomas followed in a wait and scan policy[J]. Otol Neurotol, 2011, 32(2): 338−344.

[14] Whitmore RG, Urban C, Church E, et al. Decision analysis of treatment options for vestibular schwannoma[J]. J Neurosurg, 2011, 114(2): 400−413.

[15] Müller S, Arnolds J, van Oosterhout A. Decision-making of vestibular schwannoma patients[J]. Acta Neurochir (Wien), 2010, 152(6): 973−984.

[16] Theodosopoulos PV, Pensak ML. Contemporary management of acoustic neuromas[J]. Laryngoscope, 2011, 121(6): 1133−1137.

[17] Evans DG, Kalamarides M, Hunter-Schaedle K, et al. Consensus recommendations to accelerate clinical trials for neurofibromatosis type 2[J]. Clin Cancer Res, 2009, 15(16): 5032−5039.

[18] 张荣, 周良辅, 毛颖. 听神经瘤的锁孔手术治疗[J]. 中国微侵袭神经外科杂志, 2005, 10(3): 100−101.

[19] Gutmann DH, Aylsworth A, Carey JC, et al. The diagnostic evaluation and multidisciplinary management of neurofibromatosis 1 and neurofibromatosis 2[J]. JAMA, 1997, 278(1): 51−57.

[20] Jones SE, Baguley DM, Moffat DA. Are facial nerve outcomes worse following surgery for cystic vestibular schwannoma?[J]. Skull Base, 2007, 17(5): 281−284.

[21] Sinha S, Sharma BS. Cystic acoustic neuromas: surgical outcome in a series of 58 patients[J]. J Clin Neurosci, 2008, 15(5): 511−515.

[22] Piccirillo E, Wiet MR, Flanagan S, et al. Cystic vestibular schwannoma: classification, management, and facial nerve outcomes[J]. Otol Neurotol, 2009, 30(6): 826−834.

[23] Selesnick SH, Johnson G. Radiologic surveillance of acoustic neuromas[J]. Am J Otol, 1998, 19(6): 846−849.

[24] Pendl G, Ganz JC, Kitz K, et al. Acoustic neurinomas with macrocysts treated with Gamma Knife radiosurgery[J]. Stereotact Funct Neurosurg, 1996, 66 Suppl 1: 103−111.

[25] Matthies C, Samii M. Management of 1000 vestibular schwannomas (acoustic neuromas): clinical presentation[J]. Neurosurgery, 1997, 40(1): 1−9.

[26] Evans DG, Huson SM, Donnai D, et al. A clinical study of type 2 neurofibromatosis[J]. Q J Med, 1992, 84(304): 603−618.

[27] Kanzaki J, Tos M, Sanna M, et al. New and modified reporting systems from the consensus meeting on systems for reporting results in vestibular schwannoma [J]. Otol Neurotol, 2003, 24(4): 642−648.

[28] Hitselberger WE, House WF. Classification of acoustic neuromas[J]. Arch Otolaryngol, 1966, 84(3): 245−246.

[29] Olivecrona H. Acoustic tumors[J]. J Neurosurg, 1967, 26(1): 6−13.

[30] Koos WT, Spetzler RF, Böck FW, et al. Microsurgery

of cerebellopontine angle tumors//Koos WT, B? ck FW, Spetzler RF. Clinical microsurgery[M]. Stuttgart: George Thieme, 1976: 91−112.

[31] Tos M, Thomsen J. Synopsis on: disagreements in measuring tumor size at the Copenhagen Acoustic Neuroma Conference//Tos M, Thomsen J. Acoustic neuroma. Proceedings of the first international conference on acoustic neuroma[M]. Amsterdam: Kugler Pub, 1992: 975−978.

[32] Jackler RK. Acoustic neuroma//Jackler RK, Brackmann DE. Neurotology[M]. St Louis: Mosby-Year Book, 1994: 729−785.

[33] 吴皓, 曹荣萍, 陈向平, 等.听神经瘤分期及治疗效果分析[J].中国耳鼻咽喉头颈外科, 2004, 11(3): 139−141.

[34] American Academy of Otolaryngology-Head and Neck Surgery Foundation, INC. Committee on Hearing and Equilibrium guidelines for the evaluation of hearing preservation in acoustic neuroma (vestibular schwannoma)[J]. Otolaryngol Head Neck Surg, 1995, 113(3): 179−180.

[35] Brackmann DE, Green JD. Translabyrinthine approach for acoustic tumor removal[J]. Otolaryngol Clin North Am, 1992, 25(2): 311−329.

[36] Jenkins HA, Fisch U. The transotic approach to resection of difficult acoustic tumors of the cerebellopontine angle[J]. Am J Otol, 1980, 2(2): 70−76.

[37] Gantz BJ, Fisch U. Modified transotic approach to the cerebellopontile angle[J]. Arch Otolaryngol, 1983, 109(4): 252−256.

[38] Bremond G, Garcin M. Microsurgical approach to the cerebellopontine angle[J]. J Laryngol Otol, 1975, 89(3): 237−248.

[39] Brackmann DE, House JR 3rd, Hitselberger WE. Technical modifications to the middle fossa craniotomy approach in removal of acoustic neuromas[J]. Am J Otol, 1994, 15(5): 614−619.

[40] 于丽玫, 杨仕明, 韩东一, 等.听神经瘤术中连续听力监测的初步探讨.中华耳鼻咽喉头颈外科杂志, 2006, 41(5): 335−340.

[41] 贾欢, 吴皓, 陈向平.听性脑干反应和蜗神经直接动作电位联合听觉监护在侧颅底手术中的应用[J].临床耳鼻咽喉科杂志, 2006, 20(13): 594−596.

[42] 杨军, 吴皓, 曹荣萍, 等.扩大迷路径路切除经枕下径路手术后复发的听神经瘤[J].临床耳鼻咽喉科杂志, 2004, 18(7): 390−392.

[43] 于丽玫, 杨仕明, 韩东一, 等.听神经瘤术后复发再手术[J].中国耳鼻咽喉头颈外科, 2005, 12(11): 709−713.

[44] 王振涛, 吴皓, 曹荣萍, 等.伽玛刀治疗听神经瘤失败后再手术治疗(附4例报道)[J].中国耳鼻咽喉头颈外科, 2004, 11(3): 143−146.

[45] Gerganov VM, Giordano M, Samii A, et al. Surgical treatment of patients with vestibular schwannomas after failed previous radiosurgery[J]. J Neurosurg, 2012, 116(4): 713−720.

[46] Limb CJ, Long DM, Niparko JK, Acoustic neuromas after failed radiation therapy: challenges of surgical salvage[J]. Laryngoscope, 2005, 115(1): 93−98.

附　录

二、听神经瘤多学科协作诊疗中国专家共识

中国颅底外科多学科协作组

听神经瘤是主要起源于内听道前庭神经鞘膜施万细胞的良性肿瘤[1-3]，又称前庭神经鞘瘤，占颅内肿瘤的6%～9%，占小脑脑桥角肿瘤的80%～90%[4-5]。因其位于内听道及小脑脑桥角区域，随着肿瘤生长而逐渐压迫周围重要组织，可出现严重症状，甚至威胁患者生命，需要采取合理的处理策略。

近年来，随着诊断技术的不断发展，听神经瘤的早期检出率大幅提高。听神经瘤治疗目标已经从单纯切除肿瘤、降低病死率和致残率逐渐向神经功能保留、提高生命质量等方向发展。治疗方法综合了显微外科手术、立体定向放射外科（stereotatic radiosurgery，SRS）、随访观察等多种手段，处理策略也倾向于个体化和多学科协作。个体化治疗方案的选择需要基于肿瘤特征以及患者自身的条件，经神经外科、耳科、颌面外科、整形外科、SRS等多学科协作，制定最佳诊疗方案，并根据不同的治疗阶段，分别由不同学科施以治疗。同时，还应充分利用各种基于电生理学和影像学的检测技术，以提高听神经瘤诊断的准确性、重要解剖结构的可辨识性以及神经功能评估的准确性，从而实现个体化手术方式的制定[6]。

一、分型

1. 按照单发或多发分型：可分为散发性听神经瘤与

神经纤维瘤病2型（NF2）。① 散发性听神经瘤：无家族史和遗传性，肿瘤为单侧孤立性，约占听神经瘤的95%，多见于成人。② NF2：为常染色体显性遗传性疾病，多表现为双侧听神经瘤，以伴多发性脑膜瘤、颅内肿瘤、视神经胶质瘤和脊柱肿瘤为特征[7]，约占听神经瘤的5%，发病年龄较早，青少年和儿童期即可出现症状。

2. 按肿瘤侵袭范围分级：目前存在多种分级方式，可根据掌握程度进行选择。推荐Koos分级[8]（附表2-1）以及2001年日本听神经瘤多学科共识会议提出的分级方法[9]（附表2-2）。

3. 按照影像学分型：可分为实性听神经瘤与囊性听神经瘤[10-12]。

（1）实性听神经瘤：影像学表现为实体肿瘤，占听神

附表2-1　Koos分级

分级	肿瘤直径与位置特点
1	肿瘤局限于内听道
2	肿瘤侵犯小脑脑桥角，直径≤2 cm
3	肿瘤占据小脑脑桥角池，不伴有脑干移位，直径≤3 cm
4	巨大肿瘤，直径＞3 cm，伴有脑干移位

DOI: 10.3760/cma.j.issn.1001-2346.2016.03.001
通信作者：张力伟，100050 首都医科大学附属北京天坛医院神经外科，Email：zlwtt@aliyun.com

附表2-2 2001年日本听神经瘤多学科共识
会议提出的分级方法

分级	肿瘤范围
0	完全局限于内听道内
1	内听道以外1～10 mm
2	内听道以外11～20 mm
3	内听道以外21～30 mm
4	内听道以外31～40 mm
5	内听道以外＞40 mm

经瘤的52%～96%（平均80%）。

（2）囊性听神经瘤：为听神经瘤的特殊类型，占4%～48%（平均20%），具有以下特点：① 生长快速（直径每年增加2～6 mm）；② 容易压迫、粘连周围脑神经和脑干，产生脑水肿和相关神经症状；③ 生物学行为难以预测。其病因目前不明。影像学上既可表现为中央型厚壁囊肿，即中央型囊性听神经瘤；亦可表现为周围型薄壁单个或多个小囊肿，即周围型囊性听神经瘤。

4. 按照组织病理学分型：可分为Antoni-A型、Antoni-B型以及Antoni-AB型。① Antoni-A型：肿瘤组织镜下呈致密纤维状，由密集、成束的梭形或卵圆形细胞交织在一起，呈旋涡状或栅栏状。② Antoni-B型：镜下呈稀疏网眼状，为退变型，细胞胞质稀少，易有黏液变性，细胞间液体较多，细胞间质内有黏液和酸性黏多糖，相互交接成疏松网状结构。

（3）Antoni-AB混合型：同一瘤体同时表现为以上两种病理类型。

二、主要临床表现和辅助检查

1. 主要临床表现：听神经瘤在瘤体增大的过程中逐渐压迫周围重要结构，包括蜗神经、面神经、三叉神经、展神经、后组脑神经、小脑、脑干等，从而产生相应症状。① 听力下降：为听神经瘤最常见的临床表现，约占95%，为蜗神经受压损伤或耳蜗血供受累所致。主要表现为单侧或非对称性渐进性听力下降，多先累及高频听力，但也可表现为突发性听力下降，其原因可能为肿瘤累及内耳滋养血管。② 耳鸣：约占70%，以高频音为主，顽固性耳鸣在听力完全丧失后仍可存在。③ 眩晕：可反复发作，大多非真性旋转性眩晕，而以行走不稳和平衡失调为主。多出现在听神经瘤生长的早期，为前庭神经或迷路血供受累所致，症状可随前庭功能代偿而逐渐减轻或消失。④ 面部疼痛或感觉减退：为肿瘤生长压迫三叉神经所致，体检时可发现角膜反射减弱或消失，面部痛、触觉减退。⑤ 步态不稳、共济失调、辨距不良：为小脑脚及小脑半球受压所致，通常出现在瘤体较大的听神经瘤患者。⑥ 颅高压表现：肿瘤生长可导致脑脊液循环通路闭塞，引起脑室系统扩张，从而产生头痛、恶心、呕吐、视乳头水肿等颅内压增高症状。⑦ 面神经麻痹：听神经瘤患者较少出现面神经麻痹，特殊情况下因肿瘤推移、压迫面神经而出现不同程度的周围性面神经麻痹以及同侧舌前2/3味觉减退或消失。少数听神经瘤患者由于内听道口相对狭窄，可在早期出现面神经麻痹，偶伴面肌痉挛。⑧ 声音嘶哑、吞咽困难、饮水呛咳：为后组脑神经受累所致，可出现在肿瘤生长晚期，体检可发现同侧舌后1/3味觉减退或消失、软腭麻痹、同侧咽反射消失及声带麻痹。⑨ 偏瘫、躯体感觉减退：不常见。若肿瘤增大向内侧直接挤压脑干，可引起脑干内传导束功能障碍，出现对侧肢体不同程度的偏瘫、浅感觉减退；若肿瘤推挤脑干使之受压于对侧小脑幕裂孔边缘，则可出现患侧或双侧偏瘫、感觉减退。

2. 辅助检查：① 听力学检查：包括纯音测听（pure tone audiometry，PTA）、听性脑干反应（auditory brainstem response，ABR）、言语识别率（speech-discrimination score，SDS）、畸变产物耳声发射（distortion product otoacoustic emission，DPOAE）等。PTA：常表现为单侧或两侧不对称的感音神经性听力下降。ABR：常表现为蜗后病变，Ⅰ、Ⅲ、Ⅴ波潜伏期延长、波幅下降。SDS：多数（72%～80%）有异常，准确性不如MRI和ABR。DPOAE：早期可引出。② 面神经功能检查：包括肌电学检查和非肌电学检查。目前常用的面神经功能试验主要是其肌电学检查部分。肿瘤源性面瘫患者的肌电图可见纤颤电位和多相电位，表明有变性和再生同时发生。当肿瘤生长相当缓慢时，肌纤维有足够时间被神经再生新芽重新支配，其速度与失神经支配的速度相似，故可不出现纤颤电位，而且运动单元较大，随意运动所受干扰不明显。患侧肌电图试验应与健侧对比，以发现两侧的微小差异。③ 前庭功能检查：眼震电图常见向健侧的自发性眼震，冷热试验及前庭诱发肌源性电位(vestibular evoked myogenic potential，VEMP)有助于判断听神经瘤的起源神经。④影像学检查：包括颞骨CT、内听道及小脑脑桥角增强MRI。由于后颅窝CT检查有较明显的伪影，有时会影响对小脑脑桥角区的观察，故推荐MRI为首选方法，包括平扫和增强检查。MRI平扫检查包括T₁WI、T₂WI以及FLAIR序列，通常包括矢状面、横断面检查；增强检查应包括矢状面、横断面和冠状面检查，其中建议横断面增强检查为脂肪抑制序列。MRI可显示内听道内的微小听神经瘤，肿瘤位于内听道及小脑脑桥角，T₁WI呈低信号或等信号，T₂WI呈不均匀高信号，增强后呈不均匀强化。听神经瘤常常出现囊变及坏死区。诊断时应与脑膜瘤、表皮样囊肿、面神经瘤、三叉神经鞘瘤、后组脑神经鞘瘤等鉴别。听神经瘤CT检查可见小脑脑桥角区域等密度或低密度团块影。瘤体内一般无钙化，形态大多为圆形、椭圆形，少数形态不规则。骨窗可显示内听道正常或不对称性扩大。增强扫描可见肿瘤实体部分明显强化，而囊性部分无明显强化。

三、主要评估指标

1. 面神经功能评估：可采用多种分级系统或量表对面神经功能加以评估。目前通常采用House-Backmann面神经功能分级系统(附表2-3)[9]，分别于术前、术后1周、3个月、6个月、9个月、1年及2年对面神经功能进行评估，判定面神经状态，以决定下一步的治疗。此外，根据掌握程度，还可以选择性使用区域性H-B分级系统、面神经分级系统2.0(FNGS 2.0)、Sunnybrook量表、Terzis量表等[13-15]，对面神经功能进行更为精细的评估。面神经临床电生理检查亦可作为面神经功能评估的参考指标。

2. 听力评估：采用美国耳鼻咽喉头颈外科学会(AAO-HNS)听力分级法[16]，根据PTA和SDS进行术前、术后的听力评估(附表2-4，附图2-1)。

术后听力保留率以听力水平C级以上(含C级)为统计依据，术后听力良好率以听力B级以上(含B级)为统计依据。

3. 肿瘤切除范围评估：可分为全切除、近全切除、次全切除和部分切除。其中，全切除是指术中肿瘤全切，影像学无肿瘤残余；近全切除仅限于为保留面、听神经的完整性，在神经表面残留小片肿瘤，影像学无肿瘤残余；次全切除仅限于为保留面神经核、听神经核、脑干等结构的完整

附表2-3　House-Backmann面神经功能分级

分级	表　现
I	面神经功能正常
II	轻度障碍 总体：近距离观察可见轻微异常；可能有轻微联带运动 休息时：双侧对称 运动时： 　前额：有中度至良好的功能 　眼睑：闭合不费力 　嘴角：轻度不对称
III	中度障碍 总体：双侧明显不对称；不严重的联带运动、挛缩和(或)半面痉挛 休息时：双侧对称 运动时： 　前额：轻度至中度运动 　眼睑：可费力闭合 　嘴角：用力时也可见轻度异常
IV	中重度障碍 总体：明显异常和(或)毁容性不对称 休息时：双侧对称 运动时： 　前额：无运动 　眼睑：不完全闭合 　嘴角：明显不对称
V	重度障碍 总体：勉强可见的运动 休息时：不对称 运动时： 　前额：无运动 　眼睑：不完全闭合 　嘴角：轻微运动
VI	完全瘫痪；无运动

附表2-4　AAO-HNS听力评估分级

听力分级	听力情况	评 估 指 标
A	听力良好	PTA ≤ 30 dB, SDS ≥ 70%
B	有实用听力	PTA ≤ 50 dB, SDS ≥ 50%
C	有可测听力	PTA > 50 dB, SDS ≥ 50%
D	无可测听力	SDS < 50%

注：PTA：纯音测听；SDS：言语识别率

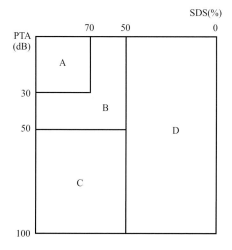

附图2-1　美国耳鼻咽喉头颈外科学会(AAO-HNS)评估标准(A、B、C、D分别代表听力分级A、B、C、D级；PTA：纯音测听；SDS：言语识别率)

性，在这些结构表面残留块状肿瘤；部分切除者，其残留肿瘤较大。

残留肿瘤的大小以互相垂直的直径表示(如5 mm×4 mm)，同时注明残留肿瘤位置，如内听道内残留、小脑脑桥角内沿神经残留、脑干表面或小脑表面残留等。

四、处理策略及适应证

散发性听神经瘤的处理策略包括随访观察、手术治疗和SRS治疗，对于症状出现恶化的患者，必要时还可采取包括脑室-腹腔分流术等其他补救措施在内的治疗手段。听神经瘤手术难度较大，因此建议开展听神经瘤手术的医疗机构或科室需达到相应的资质和技术水平，并配备术中电生理监测等必要设备。同时，听神经瘤手术已逐渐成为功能性手术，患者对保留面听功能的要求非常高。因此，对于听神经瘤的治疗，临床医生应将保留面听功能作为选择治疗指征和方式的重要参考因素，应尊重患者的知情权和选择权，充分考虑肿瘤分期、部位、生长速度、是否囊性变、患侧或对侧的听力水平、患者的年龄、全身状况、心理预期、社会角色等，综合选择治疗方式。

参照Koos分级，建议处理原则如下[17]：

Ⅰ级：以随访为主，每6个月进行一次MRI增强扫描。如随访过程中出现肿瘤生长，且患者存在有效听力，可以考虑采取保留听力的手术治疗；如患者已无有效听力，则首选手术治疗，但对于70岁以上、全身条件差无法耐受手术的患者，应首选SRS治疗。

Ⅱ～Ⅲ级：如患者存在有效听力，可以考虑采取保留听力的手术入路或SRS治疗；若患者已无有效听力，则首选手术治疗，SRS治疗可作为备选。对于体积不大又无生长的Ⅱ～Ⅲ级听神经瘤，可先行保守观察；如肿瘤增大，可以考虑采取保留听力的手术入路或SRS治疗。

Ⅳ级：首选手术治疗，如患者不能耐受手术或拒绝手术时，可尝试SRS治疗。

五、手术入路及适应证

听神经瘤手术的常用入路包括乙状窦后入路、迷路入路、耳囊入路、颅中窝入路等[18]。

1. 乙状窦后入路：经乙状窦后缘、横窦下缘进入小脑脑桥角。① 适应证：适用于任意大小的肿瘤。② 优势：能够保留听力，可以处理肿瘤与脑干的粘连。暴露肿瘤所需时间较短。③ 不足：术后颅内血肿、脑梗死发生率高于经迷路入路。

2. 迷路入路：以骨性外耳道后壁和面神经垂直段为前界、颅中窝底硬脑膜为上界、乙状窦为后界、颈静脉球为下界，切除乳突及部分迷路，进入内听道和小脑脑桥角。① 适应证：适用于任意大小、不考虑保留听力的听神经瘤。② 优势：该手术入路较为直接，对脑组织牵拉小。术后面瘫发生率低于乙状窦后入路。③ 不足：术后手术侧听力丧失，手术操作时间相对较长。

3. 耳囊入路：切除范围除迷路入路涉及的范围外，还包括外耳道、鼓室内容物及耳蜗，面神经以骨桥形式保留在原位，能充分暴露岩尖及小脑脑桥角前部，适用于大听神经瘤，尤其是侵犯耳蜗、岩尖及向小脑脑桥角前方扩展较多的肿瘤。

4. 颅中窝入路：该入路于颞骨鳞部开骨窗，经颅中窝底、内听道顶壁进入内听道，可暴露内听道所有内容物及部分小脑脑桥角。①适应证：适用于内听道或小脑脑桥角部分直径 ≤ 10 mm 的肿瘤。②优势：无需牺牲听力即可充分暴露内听道的 3 个侧壁，为可能保留听力的径路。③不足：面神经损伤风险相对较大，暴露空间及角度有限、颞叶损伤等。

六、术中面、听神经监护

常用的术中监测技术主要包括听觉诱发电位、自由描记肌电图、诱发性肌电图及经颅电刺激面神经运动诱发电位（facial nerve motor evoked potential，FNMEP）、体感诱发电位等。

1. 术中面神经监护[19-21]：听神经瘤手术中应常规使用自由描记肌电图联合诱发性肌电图对面神经、三叉神经、后组脑神经等进行监测。术中记录采用多导联模式，包括额肌、咀嚼肌、眼轮匝肌、口轮匝肌、颏肌等导联。监测中可分为自由肌电反应和诱发肌电反应。诱发肌电图刺激量 1 ~ 3 V 提示神经保留完整；5 ~ 10 V 提示可能有损伤；电刺激量 > 15 V 则提示面神经功能不可逆损伤。

由于肌电图监测存在"假阳性"缺陷，即使面神经横断后刺激远端仍有反应，在条件允许情况下应采用 FNMEP 联合监测技术。刺激电极置于面运动体表投射区或者脑电图国际 10/20 系统 M1/M2、M3/M4 等位置，记录电极位置选择口轮匝肌和颏肌。术中观测 FNMEP 波幅和潜伏期。术中运动诱发电位波幅下降 ≤ 50%，术后可获得较好的面神经功能；波幅下降 > 50% 可能预示术后不同程度面瘫。

面神经监护的意义在于：① 定位面神经走行；② 提示术中操作对神经的刺激和损害；③ 预测术后神经功能。监测过程中应注意避免肌松剂对监测结果的干扰。

2. 术中听神经监护：在保留听力的听神经瘤手术中可使用听觉监护技术，具体包括脑干听觉诱发电位（brain stem auditory evoked potential，BAEP）、耳蜗电图和听神经复合动作电位（compound action potential，CAP）监测技术，可根据具体情况选择。BAEP 反映延迟性反馈信息，CAP 则反映神经实时监测信息，有条件可联合使用多项监测手段。

听神经动作电位为一种直接记录第Ⅷ神经的复合性动作电位，又称"CPA 动作电位"。听神经 CAP 监护技术大大降低了因术中听神经损伤导致听力丧失的可能性，但也存在电极放置困难以及由于电极漂移造成的"假阳性"结果。

听神经瘤术中对 BAEP 的Ⅰ、Ⅲ、Ⅴ波及潜伏期进行监测，其中Ⅴ波几乎在任何情况下均可引出，因此当术中Ⅴ波潜伏期延长或波幅下降时，需应及时通知术者，以便进行调整，甚至停止操作，直至Ⅴ波恢复。

3. 术前脑干及面神经功能评估：为保证术中监测达到较为理想的效果，术前可通过 ABR 检查对脑干功能进行评估，通过瞬目反射、神经传导速度的测定、面神经 F 波监测以及面肌肌电图等多种技术手段对面神经功能进行全面评估，进一步指导术中监测，有效解读技术指标并合理指导预后。考虑到单一技术监测的局限性，术中应采用多种手段联合监护，最大限度发挥优势。

七、手术主要并发症及处理

1. 颅内出血：颅内出血为术后严重并发症，以意识、瞳孔、生命体征改变为特征。术后必须密切观察患者的生命体征，若出现意识障碍，如淡漠、嗜睡甚至昏迷，应尽快行急诊 CT 检查，明确是否为小脑脑桥角出血。若出血量少、脑干压迫移位不明显、患者生命体征稳定，可保守观察，否则应尽快手术清除血肿并止血。若患者生命体征变化较快，甚至出现一侧瞳孔散大，应在床边迅速切开伤口减压，并立即送手术室。

2. 脑脊液漏：听神经瘤术后最常见并发症为脑脊液漏，术后脑脊液漏分切口漏、鼻漏和耳漏，以鼻漏最为多见，易导致颅内感染。发生脑脊液漏后，首先考虑保守治疗，包括绝对卧床、应用降颅压药物和局部加压包扎，如效果不佳，可行腰椎穿刺、腰大池置管引流、手术修补、脑室-腹腔分流术等措施。

3. 面神经麻痹

（1）术中发现面神经离断，可行面神经重建，方法如下：① 面神经端端吻合：适用于面神经近端完好，两断端存在且缺损长度较短者，如缺损长度 > 3 ~ 4 mm，可行远端改道后吻合；② 耳大神经移植：适用于面神经近端完好，两断端存在但缺损长度 > 5 ~ 10 mm 者；③ 面-舌下神经吻合：适用于面神经近端无法确认者，常用腓肠神经进行吻合。

（2）术后面神经麻痹的处理：非手术治疗措施包括眼部护理，预防角膜炎；对于泪液分泌减少的患者可给予人工泪液、湿房眼镜、睡眠时眼膏保护，采用胶布缩短睑裂、保护性的角膜接触镜片等。建议术后 2 周开始进行面肌功能训练，以延缓表情肌的萎缩，促进神经功能恢复。如患者面神经功能为Ⅳ级，并在术后 1 年内无明显恢复，可考虑行面-舌下神经吻合、舌下神经转位术、咬肌神经-面神经吻合等手术。对于眼睑闭合不全的患者,可以采用局部神经转位手术、跨面神经移植手术、下睑退缩或外翻治疗,以及上睑Muller肌切除手术、金片植入手术等方式。对于超过2年的晚期面瘫患者,还可考虑行颞肌筋膜瓣修复术或行血管神经化的游离肌肉移植。术后面神经麻痹的处理较为复杂,不同的医疗机构需结合实际情况选择治疗方式,必要时由整形科医生参与面神经的修复。

4. 听力丧失:听力能否保留主要与肿瘤大小、部位、生长方式和术前的听力状况等有关。保存耳蜗结构、保留耳蜗神经、避免刺激内听动脉等方可能保留听力。

对于肿瘤直径<3 cm、耳蜗神经结构正常、听力丧失的患者,可采用人工耳蜗植入重建听力;未能保留耳蜗神经者可考虑植入骨锚式助听器(BAHA)。

八、听神经瘤的SRS治疗

1. 治疗方法:可通过伽马刀、射波刀、改良的直线加速器(linear accelerator, LINAC)和质子束实现。

2. 剂量选择:伽马刀治疗通常以50%的等剂量曲线包裹肿瘤,对于保留有用听力的患者,给予肿瘤周边12～13 Gy的处方剂量;对已无有用听力的患者,周边剂量为13～14 Gy,耳蜗受照射剂量不超过4～5 Gy。LINAC治疗使用无头架定位系统,分3～5次治疗,一般使用80%的周边剂量曲线,平均总的周边剂量为17 Gy。由于并发症发生率的高低与照射剂量及肿瘤体积呈正相关,因此较高的剂量照射其风险较大。

3. 治疗后的处理:治疗结束后立即拆除立体定向头架;可给予静脉注射甲泼尼龙40 mg或地塞米松10 mg,以缓解放射后的急性反应。伽马刀治疗后可观察数小时,一般24 h内出院。

4. 并发症:① 急性反应:射线引发的急性反应包括治疗后即刻出现的头痛、头晕、恶心、呕吐等,治疗前、后糖皮质激素的应用能很好地预防或缓解这些症状。② 中期反应:治疗后数月出现的头痛、头晕、患侧面痛、麻木、无力、平衡障碍,甚至脑积水症状等。这些反应为肿瘤膨胀或瘤周水肿导致,多数为一过性,经休息、药物治疗可缓解。③ 晚期反应:治疗2～3年后出现新症状,其发生多由于肿瘤复发或脑积水引起,需要相应的处理。放射直接引起的脑神经损伤很难恢复。

5. 疗效评估[22-24]:SRS治疗后的患者均需进行神经影像(MR或CT)的连续定期随访,建议治疗后6个月、1年、2年及逐年或隔年随诊。保留有用听力的患者在影像学复查的同时,应做测听试验(PTA和SDS)。

九、肿瘤残留和复发

残留和复发病例处理原则同原发性肿瘤[25]。(见处理策略及适应证)。

对于SRS治疗后肿瘤再生长病例,其手术风险增大,再手术的面听神经保存率低。

共识编写委员会成员(按姓氏汉语拼音排序):

鲍圣德(北京大学第一医院神经外科);蔡志刚(北京大学口腔医院);高培毅(首都医科大学附属北京天坛医院神经影像科);高志强(北京协和医院耳鼻喉科);韩东一(中国人民解放军总医院耳鼻喉科);华清泉(湖北省人民医院耳鼻喉科);惠旭辉(四川大学华西医院神经外科);贾桂军(首都医科大学附属北京天坛医院神经外科);贾旺(中华神经外科杂志编辑部、首都医科大学附属北京天坛医院神经外科);刘阿力(首都医科大学北京市神经外科研究所伽马刀中心);刘丕楠(首都医科大学附属北京天坛医院神经外科);刘松(法国国立健康与医学研究院);漆松涛(南方医科大学南方医院神经外科);乔慧(北京市神经外科研究所电生理室);孙时斌(首都医科大学北京市神经外科研究所伽马刀中心);汪照炎(上海交通大学附属新华医院耳鼻喉科);王海波(山东省立医院耳鼻喉科);王炜(上海交通大学附属第九人民医院整形外科);吴皓(上海交通大学附属第九人民医院耳鼻喉科);吴震(首都医科大学附属北京天坛医院神经外科);夏寅(首都医科大学附属北京天坛医院耳鼻喉科);游潮(四川大学华西医院神经外科);于春江(北京三博脑科医院);杨智勇(昆明医科大学第一附属医院神经外科);袁贤瑞(中南大学湘雅医院神经外科);张军(中国人民解放军总医院神经外科);张俊廷、张力伟(首都医科大学附属北京天坛医院神经外科);张喜安(南方医科大学南方医院神经外科);赵刚(吉林大学第一医院神经外科);钟平(复旦大学附属华山医院神经外科)。

共同执笔者:张力伟、贾旺、薛湛、张鹏(首都医科大学附属北京天坛医院神经外科)

参 考 文 献

[1] Neff BA, Welling DB, Akhmametyeva E, et al. The molecular biology of vestibular schwannomas: dissecting the pathogenic process at the molecular level[J]. Otol Neurotol, 2006, 27(2): 197−208. DOI: 10.1097/01. mao. 0000180484.24242.54.

[2] Welling DB, Packer MD, Chang LS. Molecular studies of vestibular schwannomas: a review[J]. Curr Opin Otolaryngol Head Neck Surg, 2007, 15(5): 341−346. DOI: 10.1097/MOO.0b013e3282b97310.

[3] Chang LS, Welling DB. Molecular biology of vestibular schwan-nomas[J]. Methods Mol Biol, 2009, 493: 163−177. DOI: 10. 1007/978−1−59745−523−7_10.

[4] Mahaley MS, Mettlin C, Natarajan N, et al. Analysis of patterns of care of brain tumor patients in the United States: a study of the Brain Tumor Section of the AANS and the CNS and the Commission on Cancer of the ACS [J]. Clin Neurosurg, 1990, 36: 347−352.

[5] Tos M, Charabi S, Thomsen J. Incidence of vestibular schwannomas[J]. Laryngoscope, 1999, 109(5): 736−740. DOI: 10. 1097/00005537−199905000−00011.

[6] 张力伟.颅底外科多学科合作的价值与思考[J].中华神经外科杂志, 2012,28(8): 757−758. DOI: 10. 3760/cma. j. issn. 1001−2346.2012.08.001.

[7] Gutmann DH, Aylsworth A, Carey JC, et al. The diagnostic evaluation and multidisciplinary management of neurofibromatosis 1 and neurofibromatosis 2[J]. JAMA, 1997, 278(1): 51−57. DOI: 10. 1001/jama. 1997.03550010065042.

[8] Koos WT, Spetzler RF, Bòck FW, et al. Microsurgery of cerebell-opontine angle tumors//Koos WT, Bòck FW, Spetzler RF. Clinical microsurgery[M]. Stuttgart: George Thiieme, 1976: 91−112.

[9] Kanzaki J, Tos M, Sanna M, et al. New and modified reporting systems from the consensus meeting on systems for reporting results in vestibular schwannoma [J]. Otol Neurotol, 2003, 24(4): 642−648; discussion 648−649. DOI: 10.1097/00129492−200307000−00019.

[10] Jones SE, Baguley DM, Moffat DA. Are facial nerve outcomes worse following surgery for cystic vestibular schwannoma?[J]. Skull Base, 2007, 17(5): 281−284. DOI: 10.1055/s−2007−986436.

[11] Sinha S, Sharma BS. Cystic acoustic neuromas: surgical outcome in a series of 58 patients[J]. J Clin Neurosci, 2008, 15(5): 511−515. DOI: 10.1016/j. jocn. 2007.01.007.

[12] Piccirillo E, Wiet MR, Flanagan S, et al. Cystic vestibular schwannoma: classification, management, and facial nerve outcomes[J]. Otol Neurotol, 2009, 30(6): 826−834. DOI: 10. 1097/MAO. 0b013e3181b04e18.

[13] Vrabec JT, Backous DD, Djalilian HR, et al. Facial Nerve Grading System 2.0[J]. Otolaryngol Head Neck Surg, 2009, 140(4): 445−450. DOI: 10.1016/j. otohns.2008.12.031.

[14] Rivas A, Boahene KD, Bravo HC, et al. A model for early prediction of facial nerve recovery after vestibular schwannoma surgery[J]. Otol Neurotol, 2011, 32(5): 826−833. DOI: 10. 1097/MAO.0b013e31821b0afd.

[15] Rozen SM, Harrison BL, Isaacson B, et al. Intracranial Facial Nerve Grafting in the Setting of Skull Base Tumors: Global and Regional Facial Function Analysis and Possible Implications for Facial Reanimation Surgery[J]. Plast Reconstr Surg, 2016, 137(1): 267−278. DOI: 10.1097/PRS.0000000000001881.

[16] Committee on Hearing and Equilibrium guidelines for the evaluation of hearing preservation in acoustic neuroma (vestibular schwannoma). American Academy of Otolaryngology-Head and Neck Surgery Foundation, INC [J]. Otolaryngol Head Neck Surg, 1995, 113(3): 179−180.

[17] Daveau C, Zaouche S, Jouanneau E, et al. Experience of multidisciplinary team meetings in vestibular schwannoma: a preliminary report[J]. Eur Arch Otorhinolaryngol, 2015, 272(11): 3187−3192. DOI: 10.1007/s00405−014−3375−x.

[18] Cole T, Veeravagu A, Zhang M, et al. Retrosigmoid Versus Translabyrinthine Approach for Acoustic Neuroma Resection: An Assessment of Complications and Payments in a Longitudinal Administrative Database[J]. Cureus, 2015, 7(10): e369. DOI: 10. 7759/cureus. 369.

[19] Cosetti MK, Xu M, Rivera A, et al. Intraoperative Transcranial Motor-Evoked Potential Monitoring of the Facial Nerve during Cerebellopontine Angle Tumor Resection[J]. J Neurol Surg B Skull Base, 2012, 73(5): 308−315. DOI: 10. 1055/s−0032−1321507.

[20] Goldbrunner RH, Schlake IIP, Milewski C, et al. Quantitative parameters of intraoperative electromyography predict facial nerve outcomes for vestibular schwannoma surgery[J]. Neurosurgery, 2000, 46(5): 1140−1146; discussion 1146−1148. DOI: 10. 1097/ 00006123−200005000−00023.

[21] Dong CC, Macdonald DB, Akagami R, et al. Intraoperative facial motor evoked potential monitoring with transcranial electrical stimulation during skull base surgery[J]. Clin Neurophysiol, 2005, 116(3): 588−596. DOI: 10.1016/j. clinph.2004.09.013.

［22］Chung WY, Liu KD, Shiau CY, et al. Gamma Knife surgery for vestibular schwannoma: 10-year experience of 195 cases［J］. J Neurosurg, 2005, 102 Suppl: 87-96. DOI: 10.3171/jns.2005.102. s_supplement. 0087.

［23］Hasegawa T, Kida Y, Kobayashi T, et al. Long-term outcomes in patients with vestibular schwannomas treated using gamma knife surgery: 10-year follow up［J］. J Neurosurg, 2005, 102(1): 10-16. DOI: 10.3171/jns. 2005.102.1.0010.

［24］Hasegawa T, Kida Y, Kato MT, et al. Long-term safety and efficacy of stereotactic radiosurgery for vestibular schwannomas: evaluation of 440 patients more than 10 years after treatment with Gamma Knife surgery［J］. J Neurosurg, 2013, 118(3): 557-565. DOI: 10. 3171/2012.10. JNS12523.

［25］于丽玟, 杨仕明, 韩东一, 等.听神经瘤术后复发再手术［J］.中国耳鼻咽喉头颈外科, 2005, 12(11): 709-713. DOI: 10.3969/j. issn. 1672-7002.2005.11.012.

Summary and consensus in 7th International Conference on acoustic neuroma: An update for the management of sporadic acoustic neuromas

Hao Wu [a,e,f,*], Liwei Zhang [b,f,**], Dongyi Han [c,f,***], Ying Mao [d,f,****], Jun Yang [e,f], Zhaoyan Wang [a,e,f], Wang Jia [b,f], Ping Zhong [d,f], Huan Jia [a,e]

[a] Department of Otolaryngology Head and Neck Surgery, Shanghai Ninth People's Hospital, Shanghai Jiaotong University School of Medicine, Shanghai 200011, China
[b] Department of Neurosurgery, Beijing Tiantan Hospital, Capital Medial University, Beijing 100050, China
[c] Department of Otolaryngology Head and Neck Surgery, People's Liberation Army General Hospital, Beijing 100853, China
[d] Department of Neurosurgery, Huashan Hospital, Shanghai Medical College, Fudan University, Shanghai 200040, China
[e] Department of Otolaryngology Head and Neck Surgery, Xinhua Hospital Shanghai University School of Medicine, Shanghai 200092, China
[f] Committee of 7th International Conference on Acoustic Neuroma, Shanghai, China

Received 4 May 2016; received in revised form 17 October 2016; accepted 19 October 2016
Available online 24 December 2016

* Corresponding author. Department of Otolaryngology Head and Neck Surgery, Shanghai Ninth People's Hospital, Shanghai Jiaotong University School of Medicine, Shanghai 200011, China.
** Corresponding author. Department of Neurosurgery, Beijing Tiantan Hospital, Capital Medial University, Beijing 100050, China.
*** Corresponding author. Department of Otolaryngology Head and Neck Surgery, People's Liberation Army General Hospital, Beijing 100853, China.
**** Corresponding author. Department of Neurosurgery, Huashan Hospital, Shanghai Medical College, Fudan University, Shanghai 200040, China.
E-mail addresses: wuhao622@sina.cn (H. Wu), zlwtt@aliyun.com (L. Zhang), hdy301@263.net (D. Han), maoying@fudan.edu.cn (Y. Mao).
Peer review under responsibility of Chinese Medical Association.

http://dx.doi.org/10.1016/j.wjorl.2016.10.002

KEYWORDS

Sporadic acoustic
neuroma;
Vestibular
schwannoma;
Management;
Symptoms grading;
Tumor stage;
Microsurgery;
Radiotherapy

Abstract   Sporadic vestibular schwannoma (acoustic neuroma) is a benign tumor arising from cochleovestibular nerve. Nowadays, various specialties and medical centers are treating this disease, and the multidisciplinary collaboration is the trend. In an effort to promote a uniform standard for reporting clinical results, even for treatment indications, the mainly controversies were posed and discussed during the 7th International Conference on acoustic neuroma, and the agreement was summarized by the Committee of this conference. The main symptoms grading and tumor stage should note its name of classification for making them comparable. The goal of the modern managements for vestibular schwannoma is to improve the quality of life with lower mortality, lower morbidity and better neurological function preservation. The experience of surgical team and their preference might be a major factor for the outcome. Because of lacking of long-term follow-up large data after radiotherapy, and with the development of microsurgery, radiotherapy is now less recommended except for recurrent cases or elderly patients.
Copyright © 2016 Chinese Medical Association. Production and hosting by Elsevier B.V. on behalf of KeAi Communications Co., Ltd. This is an open access article under the CC BY-NC-SA license (http://creativecommons.org/licenses/by-nc-sa/4.0/).

Introduction

The 7th International Conference on acoustic neuroma was held on April 12—15, 2015 in Shanghai, China. This series conference, where gathers the outstanding experts worldwide, is the most remarkable meeting in the field of acoustic neuroma. The 7th conference was co-hosted by the Xinhua Hospital, People's Liberation Army General Hospital, Tiantan Hospital, and Huashan Hospital. There were more than 700 participants, including 345 foreign attendees from 41 countries, composed of neurosurgeons, neurotologists, radiotherapists, neuro-radiologists, audiologists, plastic surgeons, and basic researchers. After several multidisciplinary discussions, some ancient controversies reached an agreement, and this consensus summarized by the committee of this conference.

Nomenclature

Acoustic neuroma (AN) is also known as vestibular schwannoma, since this benign tumor almost originates from superior or inferior vestibular branch of the cochleovestibular nerve in the internal auditory canal (IAC).[1] Moreover, the tumor is schwannoma in pathology rather than neuroma. The two nomenclatures are both accepted, however, vesctibular schwannoma (VS) is preferable.

Sporadic Vestibular Schwannoma is basically distinct from Neurofibromatosis type 2 (NF2). If it is not specifically noted, VS refers to the sporadic vestibular schwannoma in the context.

Cystic vestibular schwannnoma (CVS) should be distinguish from solid vestibular schwannoma (SVS) because of the their variant clinical, radiological, histopathological features and surgical outcomes.[2-5] CVS can be peripherally located thin-walled tumors, and centrally located thick-walled tumors based on CT or MRI images. CVS frequently presents rapid progression of symptoms with facial nerve involvement.

Standardization of main symptoms grading

The purpose of standardizing the grading of the main symptoms is to unify the description of patients' status, and then to make analyzing management strategy and outcome more precisely. Classically, the AAO-HNS Hearing Classification System,[6] House-Brackmann Facial Nerve Grading System,[7] Tinnitus Handicap Inventory[8] and Dizziness Handicap Inventory[9] are widely accepted and used for VS. But the two latters are in the form of questionnaire which is more complicated, this consensus attempts to classify them into four grades as alternatives (Tables 1 and 2).

Tumor size and stages

Several stage grading systems have been reported according to tumor size.[10-13] Generally, the tumor size should be measured on MRI images, and the maximum diameter (also called tumor diameter) means the one measured in cerebellopontine angle (CPA) along the long axis of tumor. The type of tumor within the IAC should be classified separately. Four commonly used tumor grading are Sterkers classification, House classification, Koos classification and Samii classification (Fig. 1).

Table 1   Tinnitus grading system for acoustic neuromas.

Grade	Descriptions
I	No tinnitus
II	Intermittent or mild tinnitus, can only be heard when the ambient noise is low
III	Persistent or moderate tinnitus, can be heard every day
IV	Persistent and severe tinnitus, interfere with work and sleep

Table 2   Dizziness grading system for acoustic neuromas.

Grade	Descriptions
I	No dizziness or imbalance
II	Occasional and mild dizziness or imbalance
III	Persistent or moderate vertigo or imbalance
IV	Persistent and severe dizziness or imbalance, disturbing daily life

Tumor size (CPA maximum diameter)	Sterkers	House	Koos	Samii	Tumor Description
0 (Intracanalicular)	Tube type	Intracanalicular	Grade I	T1	Confining to IAC
≤10 mm	Small	Grade 1 (Small)	Grade II	T2	Surpassing IAC
≤15 mm		Grade 2 (Medium)		T3a	Tumor occupying CPA
≤20 mm					
≤30 mm	Mild	Grade 3 (Moderately Large)	Grade III	T3b	Tumor occupying CPA and contacting the brain stem without compression
≤40 mm	Large	Grade 4 (Large)	Grade IV	T4a	Tumor compressing the brain stem
>40 mm	Huge	Grade 5 (Giant)		T4b	Severe brain stem displacement and deformation of the fourth ventricle under tumor compression

Fig. 1 **Main grading systems for acoustic neuromas.** The classifications on the left side (blue area) are mainly based on tumor size, while those on the right side (green area) are based on the anatomical relationship around the tumor. Koos classification combines the tumor size and anatomical relationship for larger tumors.

As an alternative, rather than using a particular staging systems mentioned above, indicative of intracanalicular type (with size in millimeters) and simple reference to tumor size in the CPA in 10 mm increments might simplify the VS grading and render more consistent tumor size reporting from all centers.

Management goal and strategy

The goal of the modern managements for VS is to improve the quality of life with lower mortality, lower morbidity and better neurological function preservation. VS management is no longer simply limited to surgical resection. The conception of "wait and scan" is accepted worldwide, especially for the small, primary and sporadic tumor.[14—17] Radiotherapy is accepted as mainstream method for the patients with surgical contra-indication.[18,19] The management strategy becomes individual, which mainly depends on the radiological features (cystic or not, tumor size and extension), the biologic feature (tumor growth rate), the severity of symptoms (ipsilateral and contralateral hearing, facial function, other complications), the patient's age, and the general situation and expectations.[17,20—26]

Small tumors with useful hearing

Several long term follow-up studies have found that, during the follow-up of small tumor, the possibility of hearing loss after 5 years was about 70% whether a tumor was increased or not.[27—29] For the small tumor, the hearing preservation probability after surgery is about 60% in experienced institutes if the fundus of IAC free of tumor involvement.[15,30—35] Attending experts in the 7th conference agreed that for younger patients, with grade B or grade A hearing level and free IAC fundus, surgical intervention can be considered earlier. However, for small tumors involving the IAC fundus, the hearing preservation rate is lower than 50% even in experienced institute.[36] Therefore, this consensus proposes that a planned follow-up should be the first choice under this circumstance in consideration of quality of life. However, surgical procedure is reasonable to perform in those patients who are well-informed and willing to take the risk of surgery regarding the situation and options for management.

Small tumors with refractory vertigo or imbalance

In such a situation, regular treatment and observation must go through for 6 months and whether the quality of life of such patient is affected by vertigo or imbalance is determined. If vertigo cannot be alleviated in the short term, surgical intervention should be taken into account.

Small tumors without useful hearing in young people

It has been reported that VS grows slowly. According to a large number of reports, facial paralysis rate after surgery for small tumors with no useful hearing in young people was 10%.[37—41] Therefore, young patients who might be expected to live 25—30 years (or longer) with slow growing tumor and without hearing might be recommended to be followed for at least one year. However, surgical procedure is reasonable to perform in those patients who are well-informed and willing to take the risk of surgery regarding their situation and options for management.

CVS

VS with cystic degeneration or cystic degeneration appears during follow-up often means rapid tumor growth.[15,42,43]

Moreover, this type of VS is less sensitive to radiotherapy has been documented.[44,45] Therefore, the optimal choice of treatment is surgery for these patients and should be performed as soon as possible.

Difference among medical centers

More important, not all centers where manage VS patients achieve comparable results in terms of surgical treatment. The experience of surgical team and their preference might be a major factor. The ratio of post-operative hearing preservation for small tumors can be apparent various among centers, also for the relationship between hearing preservation and internal auditory canal (IAC) fundal involvement. Management strategy should be specific for a patient with VS in any center, in this way the patient could make an informed decision in their particular situation.

Surgical approaches

There are three main surgical approaches, including translabyrinthine approach, retrosigmoid approach, and middle fossa approach. The selection of approach should defer to surgeon's preference and experience. It is generally accepted that the retrosigmoid approach is recommended when hearing preservation is considered. Nowadays, in virtue of endoscopic technique and advanced surgical experience, the extent or/and IAC fundus involvement are no longer the opposition for this approach because some centers achieve excellent hearing outcomes in patients with small tumors with fundus involvement.[46] The translabyrinthine, or enlarged translabyrinthine,[47,48] or modified translabyrinthine approach, as well as in combination with a retrosigmoid exposure,[49] is appropriate to removal of VSs for any size. Because of the endoscope assisted technique in the retrosigmoid approach, the middle fossa approach becomes less selected for hearing preservation, however, this approach is still the main approach for moderate or small tumor in some centers with excellent outcome.[32,50]

Evaluation of tumor resection

Tumor resection only includes total resection, near total resection, subtotal resection, and partial resection. Total resection means no tumor residue. Near-total resection (NTR) was assigned when a small piece of tumor remnant (size was no greater than 25 mm^2 and 2 mm thick, and could not be detected by routine MRI) was intentionally left *in situ* in an effort to preserve neural integrity. Subtotal resection (STR) was used to describe any situation where less than NTR was performed.[51] Partial resection (PR) was defined and used a percentage of the original tumor when Tumor residues greater than >5%.[52]

The size of the residual tumor is indicated by the vertical diameter of each other. Meanwhile, the location of the residual tumor should be documented, for example, residue in IAC, in CPA, on brainstem surface, or on cerebellar surface, etc.

Evaluation and follow-up after radiotherapy

Long-term follow-up is mandatory after tumor radiotherapy which just controls tumor growth. So far, there is a lack of long-term follow-up large data. It has been documented that in longer term follow up after fractionated stereotactic radiotherapy, 30% of tumors continued to grow (defined as at least 15% increase in tumor volume).[53] Furthermore, either the tumor did or did not increase in size after the typical 18 month time frame after radiation in which tumor edema may have occurred.[54,55] Thus, for the young people with VS, radiotherapy is not recommended. Radiotherapy is applied to recurrent cases after surgery or elderly patients. The grade of radiotherapy outcome is shown in Table 3.

Table 3 Radiotherapy outcome for acoustic neuromas.

Grade	Description
1	Tumor control, tumor diameter is reduced by more than 2 mm, and the volume is reduced by more than 10%
2	Tumor stability, tumor diameter reduction is less than 2 mm, and the volume reduction is less than 10%
3	Tumor growth, the tumor does not shrink or tumor size re-increases after shrinking

References

1. Pineda A, Feder BH. Acoustic neuroma: a misnomer. *Am Surg.* 1967;33:40—43.
2. Benech F, Perez R, Fontanella MM, Morra B, Albera R, Ducati A. Cystic versus solid vestibular schwannomas: a series of 80 grade III-IV patients. *Neurosurg Rev.* 2005;28:209—213.
3. Moon KS, Jung S, Seo SK, et al. Cystic vestibular schwannomas: a possible role of matrix metalloproteinase-2 in cyst development and unfavorable surgical outcome. *J Neurosurg.* 2007; 106:866—871.
4. Wandong S, Meng L, Xingang L, et al. Cystic acoustic neuroma. *J Clin Neurosci.* 2005;12:253—255.
5. Tang IP, Freeman SR, Rutherford SA, King AT, Ramsden RT, Lloyd SK. Surgical outcomes in cystic vestibular schwannoma versus solid vestibular schwannoma. *Otol Neurotol.* 2014;35: 1266—1270.
6. Committee on hearing and equilibrium guidelines for the evaluation of hearing preservation in acoustic neuroma (vestibular schwannoma). *Otolaryngol Head Neck Surg.* 1995; 113:179—180.
7. House JW, Brackmann DE, House JW, Brackmann DE. Facial nerve grading system. *Otolaryngol Head Neck Surg.* 1985;93: 146—147.
8. Newman CW, Jacobson GP, Spitzer JB. Development of the tinnitus handicap index. *Arch Otolaryngol Head Neck Surg.* 1996;122:143—148.
9. Jacobson GP, Newman CW. Development of the dizziness handicap index. *Arch Otolaryngol Head Neck Surg.* 1990;116: 424—427.
10. Sterkers JM, Morrison GA, Sterkers O, El-Dine MM. Preservation of facial, cochlear, and other nerve functions in acoustic

neuroma treatment. *Otolaryngol Head Neck Surg.* 1994;110: 146–155.

11. Hitselberger WE, House WF. Classification of acoustic neuromas. *Arch Otolaryngol.* 1966;84:245–246.

12. Koos WT, Day JD, Matula C, Levy DI. Neurotopographic considerations in the microsurgical treatment of small acoustic neurinomas. *J Neurosurg.* 1998;88:506–512.

13. Samii M, Matthies C. Management of 1000 vestibular schwannomas (acoustic neuromas): surgical management and results with an emphasis on complications and how to avoid them. *Neurosurgery.* 1997;40:11–21.

14. Silverstein H, McDaniel A, Norrell H, Wazen J. Conservative management of acoustic neuroma in the elderly patient. *Laryngoscope.* 1985;95:766–770.

15. Bozorg Grayeli A, Kalamarides M, Ferrary E, et al. Conservative management versus surgery for small vestibular schwannomas. *Acta Otolaryngol.* 2005;125:1063–1068.

16. Hoistad DL, Melnik G, Mamikoglu B, Battista R, O'Connor CA, Wiet RJ. Update on conservative management of acoustic neuroma. *Otol Neurotol.* 2001;22:682–685.

17. Mackeith SA, Kerr RS, Milford CA. Trends in acoustic neuroma management: a 20-year review of the oxford skull base clinic. *J Neurol Surg B Skull Base.* 2013;74:194–200.

18. Pollock BE, Driscoll CL, Foote RL, et al. Patient outcomes after vestibular schwannoma management: a prospective comparison of microsurgical resection and stereotactic radiosurgery. *Neurosurgery.* 2006;59:77–85.

19. Boari N, Bailo M, Gagliardi F, et al. Gamma Knife radiosurgery for vestibular schwannoma: clinical results at long-term follow-up in a series of 379 patients. *J Neurosurg.* 2014;121: 123–142.

20. Lee CC, Wu HM, Chung WY, Chen CJ, Pan DH, Hsu SP. Microsurgery for vestibular schwannoma after Gamma Knife surgery: challenges and treatment strategies. *J Neurosurg.* 2014;121: 150–159.

21. Muzevic D, Legcevic J, Splavski B, Cayé-Thomasen P. Stereotactic radiotherapy for vestibular schwannoma. *Cochrane Database Syst Rev.* 2014;12. CD009897–CD009897.

22. Régis J, Carron R, Park MC, et al. Wait-and-see strategy compared with proactive Gamma Knife surgery in patients with intracanalicular vestibular schwannomas: clinical article. *J Neurosurg.* 2013;119:105–111.

23. Zygourakis CC, Oh T, Sun MZ, Barani I, Kahn JG, Parsa AT. Surgery is cost-effective treatment for young patients with vestibular schwannomas: decision tree modeling of surgery, radiation, and observation. *Neurosurg Focus.* 2014;37:E8.

24. Bittencourt AG, Alves RD, Ikari LS, Burke PR, Gebrim EM, Bento RF. Intracochlear schwannoma: diagnosis and management. *Int Arch Otorhinolaryngol.* 2014;18:322–324.

25. Van de Langenberg R, Hanssens PE, Van Overbeeke JJ, et al. Management of large vestibular schwannoma. Part I. Planned subtotal resection followed by Gamma Knife surgery: radiological and clinical aspects. *J Neurosurg.* 2011;115:875–884.

26. Van de Langenberg R, Hanssens PE, Verheul JB, et al. Management of large vestibular schwannoma. Part II. Primary Gamma Knife surgery: radiological and clinical aspects. *J Neurosurg.* 2011;115:885–893.

27. Breivik CN, Nilsen RM, Myrseth E, et al. Conservative management or gamma knife radiosurgery for vestibular schwannoma: tumor growth, symptoms, and quality of life. *Neurosurgery.* 2013;73:48–56. discussion 56–57.

28. Fayad JN, Semaan MT, Lin J, Berliner KI, Brackmann DE. Conservative management of vestibular schwannoma: expectations based on the length of the observation period. *Otol Neurotol.* 2014;35:1258–1265.

29. Combs SE, Welzel T, Kessel K, et al. Hearing preservation after radiotherapy for vestibular schwannomas is comparable to hearing deterioration in healthy adults and is accompanied by

local tumor control and a highly preserved quality of life (QOL) as patients' self-reported outcome. *Radiother Oncol.* 2013; 106:175–180.

30. Samii M, Gerganov V, Samii A. Hearing preservation after complete microsurgical removal in vestibular schwannomas. *Prog Neurol Surg.* 2008;21:136–141.

31. Khrais T, Sanna M. Hearing preservation surgery in vestibular schwannoma. *J Laryngol Otol.* 2006;120:366–370.

32. Arts HA, Telian SA, El-kashlan H, Thompson GB. Hearing preservation and facial nerve outcomes in vestibular schwannoma surgery: results using the middle cranial fossa approach. *Otol Neurotol.* 2006;27:234–241.

33. Woodson EA, Dempewolf RD, Gubbels SP, et al. Long-term hearing preservation after microsurgical excision of vestibular schwannoma. *Otol Neurotol.* 2010;31:1144–1152.

34. Yamakami I, Yoshinoir H, Saeki N, Wada M, Oka N. Hearing preservation and intraoperative auditory brainstem response and cochlear nerve compound action potential monitoring in the removal of small acoustic neuroma via the retrosigmoid approach. *J Neurol Neurosurg Psychiatry.* 2009;80: 218–227.

35. Nguyen QT, Wu AP, Mastrodimos B, Cueva RA. Impact of fundal extension on hearing after surgery for vestibular schwannomas. *Otol Neurotol.* 2012;33:455–458.

36. Goddard JC, Schwartz MS, Friedman RA. Fundal fluid as a predictor of hearing preservation in the middle cranial fossa approach for vestibular schwannoma. *Otol Neurotol.* 2010;31: 1128–1134.

37. Samii M, Gerganov V, Samii A. Improved preservation of hearing and facial nerve function in vestibular schwannoma surgery via the retrosigmoid approach in a series of 200 patients. *J Neurosurg.* 2006;105:527–535.

38. Brackmann DE, Cullen RD, Fisher LM. Facial nerve function after translabyrinthine vestibular schwannoma surgery. *Otolaryngol Head Neck Surg.* 2007;136:773–777.

39. Anaizi AN, Gantwerker EA, Pensak ML, Theodosopoulos PV. Facial nerve preservation surgery for koos grade 3 and 4 vestibular schwannomas. *Neurosurgery.* 2014;75:671–675. discussion 676–677; quiz 677.

40. Dunn IF, Bi WL, Erkmen K, et al. Medial acoustic neuromas: clinical and surgical implications. *J Neurosurg.* 2014;120: 1095–1104.

41. Springborg JB, Fugleholm K, Poulsgaard L, Cayé-Thomasen P, Thomsen J, Stangerup SE. Outcome after translabyrinthine surgery for vestibular schwannomas: report on 1244 patients. *J Neurol Surg B Skull Base.* 2012;73:168–174.

42. Charabi S, Mantoni M, Tos M, Thomsen J. Cystic vestibular schwannomas: neuroimaging and growth rate. *J Laryngol Otol.* 1994;108:375–379.

43. Nutik SL, Babb MJ. Determinants of tumor size and growth in vestibular schwannomas. *J Neurosurg.* 2001;94:922–926.

44. Delsanti C, Regis J. Cystic vestibular schwannomas. *Neurochirurgie.* 2004;50:401–406.

45. Link MJ, Driscoll CL, Foote RL, Pollock BE. Radiation therapy and radiosurgery for vestibular schwannomas: indications, techniques, and results. *Otolaryngol Clin North Am.* 2012;45: 353–366. viii–ix.

46. Kari E, Friedman RA. Hearing preservation: microsurgery. *Curr Opin Otolaryngol Head Neck Surg.* 2012;20:358–366.

47. Wu H, Sterkers J. Translabyrinthine removal of large acoustic neuromas in young adults. *Auris Nasus Larynx.* 2000;27: 201–205.

48. Zhang Z, Wang Z, Huang Q, Yang J, Wu H. Removal of large or giant sporadic vestibular schwannomas via translabyrinthine approach: a report of 115 cases. *ORL J Otorhinolaryngol Relat Spec.* 2012;74:271–277.

49. Zou P, Zhao L, Chen P, et al. Functional outcome and postoperative complications after the microsurgical removal of

large vestibular schwannomas via the retrosigmoid approach: a meta-analysis. *Neurosurg Rev.* 2014;37:15—21.

50. Wang AC, Chinn SB, Than KD, et al. Durability of hearing preservation after microsurgical treatment of vestibular schwannoma using the middle cranial fossa approach. *J Neurosurg.* 2013;119:131—138.

51. Carlson ML, Van Abel KM, Driscoll CL, et al. Magnetic resonance imaging surveillance following vestibular schwannoma resection. *Laryngoscope.* 2012;122:378—388.

52. Schwartz MS, Kari E, Strickland BM, et al. Evaluation of the increased use of partial resection of large vestibular schwanommas: facial nerve outcomes and recurrence/regrowth rates. *Otol Neurotol.* 2013;34:1456—1464.

53. Kapoor S, Batra S, Carson K, et al. Long-term outcomes of vestibular schwannomas treated with fractionated stereotactic radiotherapy: an institutional experience. *Int J Radiat Oncol Biolphys.* 2011;81:647—653.

54. Hasegawa T, Kida Y, Kato T, Iizuka H, Kuramitsu S, Yamamoto T. Long-term safety and efficacy of stereotactic radiosurgery for vestibular schwannomas: evaluation of 440 patients more than 10 years after treatment with Gamma Knife surgery. *J Neurosurg.* 2013;118:557—565.

55. Maniakas A, Saliba I. Microsurgery versus stereotactic radiation for small vestibular schwannomas: a meta-analysis of patients with more than 5 years' follow-up. *Otol Neurotol.* 2012;33:1611—1620.

Edited by Jie Gao